Laboratory Diagnosis and Clinical Practice
of Gastrointestinal Tract Infections

胃肠道感染
实验诊断与临床诊治

主编 周庭银 倪语星 陈 敏 倪 武 苏建荣

上海科学技术出版社

图书在版编目(CIP)数据

胃肠道感染实验诊断与临床诊治/周庭银等主编.
—上海:上海科学技术出版社,2016.5
ISBN 978 - 7 - 5478 - 3029 - 1

Ⅰ.①胃… Ⅱ.①周… Ⅲ.①胃肠病-感染-实验室
诊断②胃肠病-感染-诊治 Ⅳ.①R573

中国版本图书馆 CIP 数据核字(2016)第 058790 号

胃肠道感染实验诊断与临床诊治
主编 周庭银 倪语星 陈 敏 倪 武 苏建荣

上海世纪出版股份有限公司
上海科学技术出版社 出版
(上海钦州南路 71 号 邮政编码 200235)

上海世纪出版股份有限公司发行中心发行
200001 上海福建中路 193 号 www. ewen. co
上海中华商务联合印刷有限公司印刷
开本 787×1092 1/16 印张 28
字数 600 千字
2016 年 5 月第 1 版 2016 年 5 月第 1 次印刷
ISBN 978 - 7 - 5478 - 3029 - 1/R · 1105
定价:148.00 元

内容提要

　　《胃肠道感染实验诊断与临床诊治》是我国首部关于胃肠道感染实验室诊断和临床诊治的专著，全面系统地介绍了胃肠道感染的实验诊断技术、临床诊断和治疗原则，以及国内外的研究热点和最新进展。

　　本书图文并茂，特色鲜明。首先，结合大量原创的典型病原体图片（均是从临床微生物检验工作中精心收集的实物照片），形象地将病原体的检测难点、检测过程的关键点及鉴别点展现给读者，并附有典型疑难病例讨论。其次，编者挖掘、整理、归纳实验室人员在检验过程中遇到的各种常见疑难问题，以问答的形式，编写了60余道原创题，内容涉及肠道病原菌血清学诊断、分离培养、标本采集和检验流程等。本书的第三大特色是，将临床医学与预防医学、临床诊治与实验室诊断相融合，有机整合各种标本的实验室诊断技术，是系统医学、转化医学、精准医学的理念在胃肠道感染领域的应用和实践。此外，本书还着重收录了沙门菌属诊断抗原表（内含2 500余种血清型），内容实用，指导性强。

　　本书共有彩图（照片）300余幅，示意图20余幅，原创性强，具有很高的权威性和学术价值，是临床医师、临床微生物检验人员以及疾病预防控制人员必备的实用工具书和参考书。

主编介绍

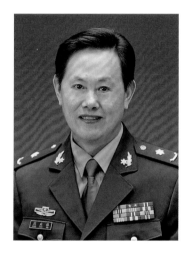

周庭银 第二军医大学附属长征医院实验诊断科主任技师。从事临床微生物检验及科研工作40余年,在临床微生物鉴定方面积累了丰富的经验,尤其是对疑难菌、少见菌株鉴定的研究有独到之处。在国内首次发现卫星状链球菌(缺陷乏养菌)、星座链球菌、霍氏格里蒙菌、拟态弧菌等多株新菌株。近年来,先后帮助国内多家医院鉴定40余株疑难菌株。主办国家医学继续教育"疑难菌株分离与鉴定"学习班19期(培训2 200余人),2013年发起成立上海疑难菌读片会,并已成功举办7期。针对血培养瓶内有细菌生长但转种任何平板无细菌生长这一难题研究出解决方法,并首次将瑞氏染色的方法应用于一些阳性血培养瓶中有细菌但革兰染色看不到病原菌的问题中。研制了新型双相显色血培养瓶、多功能体液显色培养瓶、尿培养快速培养基、抗酸杆菌消化液,以及一种既适用于痰细菌培养,又适用于结核分枝杆菌和抗酸杆菌培养的痰标本液化留置容器。

获国家实用新型专利5项、发明专利1项。主编临床微生物学专著8部,其中《临床微生物学诊断与图解》获华东地区优秀科技图书一等奖;参编著作3部。以第一作者发表论文40余篇。

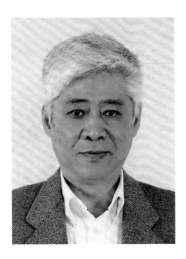

倪语星 博士生导师，上海交通大学医学院附属瑞金医院检验医学系副主任、临床微生物科主任、医院感染科主任，国家卫生和计划生育委员会医院感染控制标准专业委员会委员，国家卫生和计划生育委员会抗菌药物合理应用专家小组委员，中华预防医学会医院感染控制分会常委，中国医院协会医院感染管理专业委员会常委，上海抗感染和化疗学会副主任委员，上海检验学会顾问。为《中华微生物学和免疫学杂志》《微生物与感染》《中国抗感染化疗杂志》《中国实验诊断学》《诊断学理论与实践》等编委，《中华检验医学杂志》特邀编委，《检验医学》常务编委。

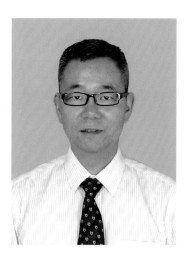

陈　敏　1992年7月毕业于上海第二医科大学检验医学专业,同年进入上海市卫生防疫站(现上海市疾病预防控制中心)工作。长期从事传染病病原体以及环境、食品、水中病原体的实验室检测和相关检验技术的研究,病原体分子溯源技术的研究及应用和推广,耐药细菌的监测和机制研究,各类应急突发事件的实验室检测和现场处置,大型活动和重要会议的公共卫生安全保障。自2010年以来,获上海市科技成果一等奖1项(排名第六),申请专利2项,以第一负责人承担国家"十二五"重大传染病专项(任务级)、上海市科学技术委员会、上海市卫生和计划生育委员会、上海市重点学科建设等项目各1项,发表论文20余篇。同时,作为主要参与者参加各类科研项目近10项。

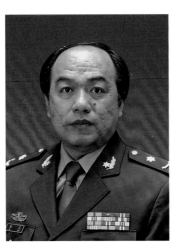

倪 武 第二军医大学附属长征医院感染科前任主任,副教授,硕士生导师。兼任上海市医学会感染病专科分会副主任委员、中华医学会感染病学分会委员、中国微生物学会干扰素及细胞因子专业委员会委员、上海市微生物学会医学真菌学专业委员会委员等。

主要研究方向:HBV 不同基因变异在耐药及肝癌发生中的作用及机制研究,长期不明原因发热的诊治研究。

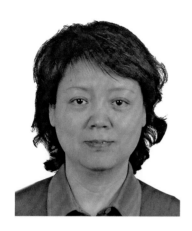

苏建荣 医学博士、主任医师、教授、博士生导师，现任首都医科大学附属北京友谊医院临床检验中心主任、输血科主任，首都医科大学临床检验学系副主任。2002—2004 年在美国得克萨斯大学（Texas University）做博士后研究工作。现兼任中华医学会检验学会委员、中华医学会北京检验学会副主任委员、国家食品药品监督管理总局评审专家、《中华检验医学杂志》编委、《中华全科医师杂志》编委，以及国家卫生和计划生育委员会抗生素临床合理应用全国普及计划专家等。研究方向是微生物感染的病原诊断与防治，曾为多例临床少见病原微生物感染做出明确诊断并提出合理治疗方案。细菌耐药机制、实验检测以及菌群特征研究等科研课题先后获得国家自然科学基金、北京市自然科学基金、留学人员择优资助重点项目、青年科技骨干培养基金等资助，与美国多项 NIH 研究课题合作并发表学术论文，2 次获得北京市科技进步奖。主编、副主编和参编著作7 部。曾被北京市委、市政府授予"北京市优秀青年知识分子"称号，获得"首都劳动奖章"，入选北京市卫生系统"十百千优秀人才工程"和首批北京市"215 人才工程"医学骨干人才。

作者名单

主　　编　周庭银　倪语星　陈　敏　倪　武　苏建荣

主　　审　张秀珍　翁心华

副 主 编（以姓氏笔画为序）

王俊学　伍　勇　吴文娟　陈　茶　罗燕萍　周　琳　赵　虎　赵玲莉
胡继红　侯铁英　徐修礼　殷建华

编　　委（以姓氏笔画为序）

王　皓	副主任技师、副主任	第二军医大学附属长征医院
王传清	主任技师、主任	复旦大学附属儿科医院
王俊学	副教授、副主任	第二军医大学附属长征医院
王敬华	副主任技师	上海市临床检验中心
邓安梅	教授、主任	第二军医大学附属长海医院
朱　雄	副主任技师、副主任	海南省三亚市人民医院
朱元杰	副教授	第二军医大学附属长征医院
朱淮民	教授、主任	第二军医大学
伍　勇	教授、主任	中南大学湘雅三医院
刘　华	主任技师	四川省人民医院
李　敏	教授、主任	上海交通大学医学院附属仁济医院
李擎天	副教授	上海交通大学医学院
吴文娟	主任技师、主任	同济大学附属东方医院南院
何丽华	主管技师	同济大学附属东方医院南院
陈　茶	教授、主任	广东省中医院
陈　海	副主任技师、主任	海南省三亚市人民医院
陈洪友	副主任医师	上海市疾病预防控制中心
陈家旭	研究员、主任	中国疾病预防控制中心寄生虫病预防控制所
罗燕萍	主任技师、主任	中国人民解放军总医院
金大智	研究员、科长	浙江省疾病预防控制中心微生物检验所

周　琳	副教授、主任	第二军医大学附属长征医院
屈平华	副教授	广东省中医院
赵　虎	教授、主任	复旦大学附属华东医院
赵玲莉	教授、主任	青海大学附属医院
胡继红	主任技师、主任	国家卫生和计划生育委员会临床检验中心
侯铁英	主任医师、主任	广东省人民医院
俞　蕙	教授、主任	复旦大学附属儿科医院
施　斌	副教授	第二军医大学附属长征医院
徐文胜	副教授、主任	第二军医大学附属长征医院
徐修礼	主任技师	第四军医大学第一附属医院（西京医院）
殷建华	副教授、副主任	第二军医大学
郭晓奎	教授、副院长	上海交通大学基础医学院
黄海辉	主任医师	复旦大学附属华山医院
曹　伟	副主任	中南大学湘雅二医院
屠丽红	副主任技师	上海市疾病预防控制中心
葛　平	副主任技师、主任	上海市临床检验中心
谢晓红	主任技师	上海市奉贤区疾病预防控制中心
阚　飙	研究员、副所长	中国疾病预防控制中心
樊笑霞	副主任技师、副主任	第二军医大学附属长征医院
滕　峥	主任技师	上海市疾病预防控制中心

参 编 者（以姓氏笔画为序）

王　剑	主治医师	第二军医大学附属长征医院
王　瑶	助理研究员	中国医学科学院 北京协和医学院
卢　昕	副研究员	中国疾病预防控制中心传染病预防控制所
朱红梅	副教授	第二军医大学附属长征医院
庄　源	主管技师	上海市疾病预防控制中心

刘耀婷	主管技师	第二军医大学附属长征医院
李　娟	研究员	中国疾病预防控制中心传染病预防控制所
杨乐园	主管技师	上海市第一人民医院宝山分院
杨再兴	助理研究员	第二军医大学附属长征医院
杨秋林	副教授	南华大学医学院
吴志勤	主治医师	第二军医大学附属长征医院
辛海光	主治医师	第二军医大学附属长征医院
张金艳	主任技师、主任	河北医科大学第四医院
张雯雁	主管技师	同济大学附属东方医院
张雯霞	主管技师	上海市疾病预防控制中心
张源净	主治医师	第二军医大学附属长征医院
陈　众	主管技师、主任	洛阳市第一中医院
陈　峰	主管技师	上海交通大学医学院附属新华医院
陈险峰	技师	第二军医大学附属长征医院
杭小锋	主治医师	第二军医大学附属长征医院
周　蕾	研究员	军事医学科学院微生物流行病研究所
周芬芬	博士研究生	复旦大学附属华山医院
周珍文	主任技师	广州市妇女儿童医疗中心
居建华	主管技师	上海市疾病预防控制中心
胡海清	主管技师	第二军医大学附属长征医院
逄　波	研究员	军事医学科学院流行病微生物研究所
秦娟秀	主管技师	上海交通大学医学院附属仁济医院
都　琳	主治医师	第二军医大学附属长征医院
盛跃颖	主管技师	上海健康医学院
梁丽荣	主任	吉林大学中日联谊医院开运院区
谢　莹	主治医师	第二军医大学附属长征医院
颜小平	主管技师	四川省自贡市第三人民医院

前　言

胃肠道感染一直是威胁人类健康的重要疾病之一,是导致人类疾病和死亡的重要原因,胃肠道感染的准确诊断和规范治疗至关重要。由于不同地区、不同级别实验室的检测方法和人员技术水平参差不齐,导致肠道病原体阳性检出率较低,成为临床诊治与实验室检验共同面临的难题。

胃肠道感染实验诊断与临床诊治的关系非常密切,国内外尚没有一本将两者结合,且通过图文并茂的形式介绍胃肠道感染实验诊断与临床诊治及预防相关知识的专著。本书编者均为临床感染性疾病和临床微生物检验方面的资深专家,根据多年的临床经验积累,结合胃肠道感染的国内外最新研究进展,编写了这本《胃肠道感染实验诊断与临床诊治》。本书向读者系统介绍了胃肠道感染实验诊断与临床诊治的相关知识,提出了胃肠道感染的治疗与预防原则,并附有大量原创的典型病原体图片和疑难病例讨论,对抗菌药物的合理使用具有重要的指导意义,对临床医生和微生物检验人员拓宽思路、提高诊疗和检验水平提供了极大的帮助。同时,本书可供临床医师、临床检验人员、公共卫生人员以及从事医学教育的教师参考使用。

本书在编写过程中得到了多位专家和同仁的指导和帮助,复旦大学附属华山医院翁心华教授作为主审,为本书的编写提出了许多宝贵的意见,在此,我代表全体作者对其付出的辛劳深表感谢。本书在编写和出版的过程中,始终得到第二军医大学附属长征医院实验诊断科周琳主任,樊笑霞、王皓副主任的关怀与支持,在此谨向各位专家和同仁表示诚挚的谢意。由于编者水平有限,时间仓促,错误之处在所难免,恳请专家和读者不吝指正!

2016 年 2 月

目　录

第一篇　总论
General Considerations

第二篇　胃肠道感染实验诊断
Laboratory Diagnosis of Gastrointestinal Tract Infections

第三篇　胃肠道感染的临床诊治
Clinical Diagnosis and Treatment of GI Tract Infection

第一篇

总 论

General Considerations

第一章 胃肠道感染的基本知识

Basic Knowledge of Gastrointestinal Tract Infections

第一节 概念及类型

Conceptions and Types

（一）胃肠道感染的概念

胃肠道感染是指由细菌、真菌、寄生虫、病毒感染或菌群失调引起的一类胃肠道疾病。主要包括两大方面：一是由病原微生物直接引起感染；二是罹患感染性疾病后，机体抵抗力下降所致的机会性感染。胃肠道感染包括肠道传染病（细菌性痢疾、霍乱等）、细菌性食物中毒、细菌和病毒性胃肠炎等。引起胃肠道感染的病原体种类较多，致病作用各不相同。胃肠道感染常见的病原体见表1-1。

表 1-1　胃肠道感染常见病原体

以肠毒素为主的病原菌	以侵袭性为主的病原菌	病　　毒	真菌和寄生虫
霍乱弧菌、志贺菌、大肠埃希菌、金黄色葡萄球菌、艰难梭菌、产气荚膜梭菌	沙门菌、大肠埃希菌、志贺菌、弯曲菌、副溶血弧菌、小肠结肠炎耶尔森菌、结核分枝杆菌、白念珠菌	轮状病毒、埃可病毒、诺如病毒、甲型肝炎病毒、戊型肝炎病毒、腺病毒	隐孢子菌、蓝氏贾第鞭毛虫、溶组织内阿米巴

（二）胃肠道感染的类型

1. **感染性腹泻**　为胃肠炎的一种常见症状，可由多种病原体感染所致。病原菌种类较多，在病原治疗上有差别，对严重病例需确定病原。常见的细菌有沙门菌属、肠致病性大肠埃希菌、小肠结肠炎耶尔森菌、副溶血弧菌、葡萄球菌、弯曲菌等。真菌性腹泻多见于白念珠菌，病毒性胃肠炎常见于轮状病毒，A组轮状病毒致婴幼儿腹泻，B组轮状病毒引起成人腹泻，腺病毒也可引起儿童和成人腹泻；诺如病毒引起学龄儿童和成人腹泻；埃可病毒常引起婴幼儿腹泻。近年来，病毒性胃肠炎的发病率呈上升趋势。

2. **肠道传染病**　包括霍乱与细菌性痢疾（简称菌痢）等，均为法定传染病。霍乱是由古典生物型、埃尔托生物型和O139型霍乱弧菌引起的烈性传染病，腹泻严重时，患者每小时的失水量可达1 L，排出物呈米泔水样，很快出现脱水、电解质紊乱、酸中毒、休克等，患者死亡率达60%。菌痢主要由志贺菌属引起，临床上常有里急后重和脓血便，中毒性痢疾常见于小儿。病原诊断对治疗和阻止疫情蔓延具有重要价值。

3. 细菌性食物中毒　因食入污染菌产生的肠毒素而引起的临床病症。常见于肠致病性大肠埃希菌、葡萄球菌、肉毒梭菌、蜡样芽胞杆菌、副溶血弧菌、沙门菌等，多发生于夏秋季，以暴发和集体发病为特征，是一种严重的可危及生命的病症，及时明确致病菌有利于制订合理的治疗方案。

4. 艰难梭菌相关性疾病　艰难梭菌可引起抗菌药物相关性假膜性肠炎，严重病例中毒症状明显可致死。需结合艰难梭菌培养、毒素 A 和 B 检测以及临床症状来及时诊断。

5. 幽门螺杆菌(Hp)感染　幽门螺杆菌是引起胃及十二指肠球部炎症和溃疡的病原菌，而且还可能参与胃癌的形成。经规范的抗 Hp 联合用药治疗可取得较好的疗效。

第二节　流行病学及临床表现
Epidemiology and Clinical Manifestations

(一) 胃肠道感染的流行病学

全世界范围内胃肠道感染都有较高的发病率和死亡率，特别是在老年人和 5 岁以下儿童中。在发展中国家，腹泻是 5 岁以下儿童常见的死亡原因，每年约有 200 万例死亡病例。即使在发达国家，腹泻也有较高的发病率。在美国，每年有超过 150 万例的急性腹泻门诊儿童，有 20 万例住院病例、300 例死亡病例。尽管急性腹泻通常是自限性的，但一些个体的感染性腹泻仍需及时诊治。

美国 CDC 报告每年约有 1.79 亿例急性胃肠炎发生，是一个重大公共卫生问题。2009～2010 年，42 个州和哥伦比亚特区共有 2 259 次人传人急性胃肠炎暴发的报告，导致 81 491 人发病、1 339 人住院治疗，136 人死亡。其中 40% 的暴发病因不明，在 1 419 起病因明确的疫情中，1 270 次(89%)证实是由诺如病毒引起，其他病因包括志贺菌感染 86 次、沙门菌感染 16 次、肠致病性大肠埃希菌 11 次、轮状病毒 10 次。由诺如病毒或未知病因引起的急性胃肠炎主要发生在冬季，而痢疾志贺菌或其他疑似或确诊病因最常发生在春季或夏季期间。

我国肠道传染病主要包括细菌引起的细菌性痢疾、伤寒、副伤寒、霍乱和食物中毒等，以及阿米巴原虫引起的阿米巴痢疾，相关病毒引起的病毒性肝炎、脊髓灰质炎(小儿麻痹)等。大多数肠道传染病发病时会有恶心、呕吐、腹痛、腹泻、食欲不振等胃肠道症状，有些伴发热、头痛、肢体疼痛和全身中毒症状，若不及时治疗，可引起严重的并发症，甚至导致死亡。

肠道传染病经 4 种途径传播：① 经水传播：患者或病原携带者的粪便、呕吐物排入水中，洗涤被病原体污染的衣裤、器具、手等都可使水受到污染。水源受到污染后可引起肠道传染病的暴发流行。霍乱、伤寒和菌痢被称为三大水媒病。② 经食物传播：食品在生产、加工、运输、贮存和销售的过程中都存在被病原体污染的危险。食品中的病原体可来自存放容器、进餐用具、手的接触、施用粪肥及被昆虫污染等。③ 接触传播：通过握手，使用或接触衣物、文具、门把手、钱币等都有可能造成病原体的传播和扩散。④ 昆虫传播：苍蝇、蟑螂等都能起机械搬运病原体的作用，有些病原体还能在昆虫的肠管里存活一段时间，甚至繁殖。四处活动的苍蝇、蟑螂等昆虫也是造成肠道传染病扩散的重要原因。

预防和控制急性胃肠炎暴发主要取决于适当的手卫生和隔离措施。加强疫情监测可以帮助识别病原体、疫情场所和易感人群，指导发展有针对性的干预措施，以避免暴发或减轻感染的蔓延。

（二）胃肠道感染的临床表现

虽然很多微生物都会引起传染性胃肠炎，但临床上致病菌往往比较集中，这点非常重要，因为没有实验室可以检测到所有可能的病原体，包括病毒、细菌和原虫。需要考虑的关键因素是：该感染是社区感染还是医院相关性感染、感染症状持续时间、旅行史以及患者是否为免疫抑制状态等。引起胃肠炎的主要原因有细菌、真菌感染，抗菌药物相关性腹泻，细菌毒素引起的感染，病毒或原虫引起的感染等。

1. 细菌性腹泻（bacterial diarrhea） 社区获得性腹泻伴随着腹痛或者全身症状应该被评估为细菌性病原体，包括沙门菌、志贺菌、弯曲杆菌、肠产毒性大肠埃希菌和耶尔森菌。近期旅行或者食用未加工的甲壳类动物会增加弧菌感染的可能性。这些细菌不太可能是住院超过 3 日后出现胃肠炎的病因。在重度免疫抑制患者中需要考虑分枝杆菌感染。表 1-2 描述了部分肠道内常见细菌感染的诊断，其中许多细菌可以引起肠道外感染。

表 1-2 胃肠道细菌感染及腹膜炎评估

病原菌或疾病	临床表现	组织病理学和影像学	微 生 物 学	其他诊断方法
空肠弯曲菌	急性肠炎伴随腹泻（可能是水样或血样），发热，腹痛	组织病理学不作为常规评价标准	粪便涂片标本革兰染色具有 50%～70% 的灵敏度；弯曲杆菌的粪便培养必须在微需氧的条件下进行	白细胞和红细胞常出现在粪便涂片中；在弯曲杆菌感染后期，抗 GM1 神经节苷脂的抗体可能被检测出
大肠埃希菌	水样或血样腹泻，溶血性尿毒症综合征（HUS），可能伴有志贺毒素引起的肠内感染（如 O157：H7）	组织病理学不作为常规评价标准	常规粪便培养可以作为怀疑 O157：H7 感染的检测方法；需要特殊培养基	HUS 可分离培养出 O 和 H 血清型；免疫分析可以检测出志贺毒素
分枝杆菌（AIDS 患者）	水样腹泻，腹痛，恶心，呕吐，体重减轻，夜间盗汗	淋巴结、肝脏、骨髓组织切片可以显示抗酸菌，小肠组织切片中不会出现	血培养是最常见的培养方法；粪便和痰培养敏感度低，不作为常规使用	AIDS 患者的肠内症状先于分枝杆菌浸润
肠炎沙门菌或鼠伤寒沙门菌	非出血性腹泻，发热，恶心，呕吐和腹部绞痛	组织病理学不作为常规评价标准	常规粪便培养、血培养阳性率低（低于 5%）	分离培养血清型鉴定可用于流行病学分析；粪便涂片通常含有中性粒细胞

（续表）

病原菌或疾病	临床表现	组织病理学和影像学	微生物学	其他诊断方法
伤寒沙门菌或甲型副伤寒沙门菌	发热，腹痛，腹泻，肝脾大，虚弱，体重减轻，"玫瑰斑点"	组织病理学不作为常规评价标准	常规粪便培养、血培养具有50%～70%敏感度；骨髓培养具有90%敏感度；十二指肠液可以用于培养	血清学检测价值不大
志贺菌（痢疾志贺菌）	痢疾伴随腹痛、血便	组织病理学不作为常规评价标准	常规粪便培养	直接粪便涂片常包含大量中性粒细胞；血清学检测无效
霍乱弧菌	中度或暴发性水样腹泻；严重时出现痢疾	组织病理学不作为常规评价标准	霍乱弧菌在新鲜的粪便涂片中可见运动；粪便培养需在选择性培养基中进行	血清学检测可能有效
小肠结肠炎耶尔森菌	小肠结肠炎伴随腹泻、腹痛、发热；反应性多发性关节炎和结节性红斑可能在腹泻后发生	组织病理学不作为常规评价标准	必须在选择性培养基中进行粪便培养，用于分离细菌	关节炎的血清学检测可能有用，用于评估多发性关节炎患者
原发性腹膜炎（常见于儿童及肝硬化患者）	发热，腹痛，恶心，呕吐，腹泻	组织病理学评价通常对诊断意义不大	革兰染色及腹水培养鉴别意义最大（按可能性顺序）：肺炎克雷伯菌，金黄色葡萄球菌，肠球菌	腹水蛋白含量减低（<3.5 g/L），白细胞计数升高（常>1 000/μl），以中性粒细胞为主
继发性腹膜炎（穿孔、阑尾炎及胆囊炎引起）	败血症伴发热、心动过速、呼吸急促、低血压	组织病理学评价通常对诊断意义不大；腹部超声或CT扫描有助于鉴别疑似腹内脓肿	革兰染色、腹水培养或脓肿引流物常表现为需氧和厌氧微生物混合感染，大肠埃希菌、脆弱拟杆菌和白念珠菌常见	腹水检测意义不明确，外周血白细胞升高

2. 艰难梭菌和其他梭菌感染（*Clostridium difficile* and other clostridial infections）艰难梭菌感染是抗菌药物相关性腹泻和大多数假膜性结肠炎的常见诱因，严重者可危及生命，需要药物与手术相结合的干预治疗。常使用的抗菌药物包括氨苄西林、阿莫西林、头孢菌素和克林霉素。在使用上述抗菌药物治疗时，会破坏结肠内正常菌群，随后会出现艰难梭菌的定植，肠道内定植的艰难梭菌可经粪-口途径传播。艰难梭菌产生的毒素 A 和毒素 B 可引起液体分泌、黏膜破坏、肠内炎症，其芽胞耐热，能在环境中存活数月。可以从地板、坐便器、床单、床上用品和所有粘有感染者粪便的地方培养出艰难梭菌。

艰难梭菌感染在住院的婴儿和成人中最为典型。该菌在新生儿中定植时无症状，而且大多数新生儿对艰难梭菌的毒素具有抵抗作用。该菌在成人中也有可能出现无症状定植。有症状的艰难梭菌感染常出现轻度到中度的腹泻和下腹绞痛。艰难梭菌感染者通常早期曾使用抗菌药物，可在抗菌药物治疗数周后出现迟发症状。继续发展成为假膜性结肠炎的患者会出现严重腹泻、腹部压痛和全身症状。病情继续加重可能会出现暴发性威胁生命的结肠炎，需及时治疗以避免肠穿孔。具有组织毒性的梭菌性肠炎，尤其是气性坏疽，毒素常与中性粒细胞减少的结肠炎相关，在中性粒细胞减少、发热、腹痛和腹泻的肠道或骨盆恶性肿瘤患者中可见。表1-3总结了艰难梭菌结肠炎、产气荚膜梭菌引起的食物中毒及中性粒细胞减少性小肠结肠炎的诊断评估。

表1-3　胃肠道梭菌属感染的评估

感染类型	内镜对疑似受损部位活检	免疫或其他方法检测毒素	粪　便　培　养
艰难梭菌结肠炎	有侵袭性，昂贵，更适合严重病例	通常检测腹泻粪便中是否存在毒素A或毒素B来判断艰难梭菌感染，对腹泻粪便过滤后进行组织培养检测毒素B可见细胞发生病变，敏感性为70%～95%，一些因素可导致假阴性，所以阴性结果不能排除艰难梭菌感染	最为敏感，需特殊培养基，必须确定分离菌株产毒素；患者可能为无症状的菌落定植；可用DNA扩增检测
A型产气荚膜梭菌导致的食物中毒	无意义	在食物中毒中有多种方法可检测产气荚膜梭菌产生的具有毒力效应的肠毒素，公共卫生实验室常用	不做粪便培养；每克粪便中孢子达10^6个或每克可疑食物中产气荚膜梭菌达10^5个可支持食物中毒
败血梭菌及其他病原菌所致的中性粒细胞减少性小肠结肠炎	通常不使用内镜，但如果肠内容物清除后可显现炎性或坏死等特点	常规不开展	不作为常规开展

3. 病毒性胃肠炎（viral gastroenteritis）　在免疫功能正常的人群中，出现自限性的恶心、呕吐和（或）腹泻的社区感染病例主要是由病毒（轮状病毒、肠内腺病毒和诺如病毒）引起的。病毒检测并不作为实验室常规检测项目，除非它们具有大暴发的流行病学意义，比如在邮轮或者医疗机构中的暴发。轮状病毒引起的患者无症状或出现急性胃肠炎症状。腺病毒引起的症状比轮状病毒引起的更为温和，但在新生儿中却可造成致命性的感染。虽然肠内的病毒一般是通过粪-口途径获得，但通常都会引起全身感染；胃肠炎症状并不是典型的临床表现。巨细胞病毒（CMV）尤其是在免疫功能不全的患者中，会引起暴发性的水样腹泻。表1-4总结了轮状病毒、腺病毒、巨细胞病毒和诺如病毒引起胃肠道感染的临床表现、影像学、组织病理学和实验室检查的诊断特征。

表 1-4　病毒引起胃肠道感染的评估

病 原 体	临 床 表 现	组织病理学和影像学	微 生 物 学
轮状病毒	水样腹泻,发热,呕吐(冬季多发于婴幼儿)	组织病理学评价不适用于常规诊断	通过 ELISA 法对粪便样本直接进行抗原检测,难以进行病毒培养
腺病毒	婴儿水样腹泻,发热	组织病理学评价不适用于常规诊断	肠道内腺病毒不可培养,可通过 ELISA 法在粪便样本中检测出腺病毒
巨细胞病毒(免疫抑制的患者)	暴发性腹泻(可能是水样或血便),发热	结肠组织切片可以显示病毒包含物和炎症(结肠炎)	巨细胞病毒可以从结肠组织切片中被培养
诺如病毒	无血样腹泻,呕吐,低热,肌肉疼痛	组织病理学评价不适用于常规诊断	RT-PCR 可在临床样本中检测诺如病毒

4. 寄生虫感染(protozoal infections)　寄生虫是一组可寄生或无需寄生的单细胞真核生物,大多包含滋养体和包囊两种形态。根据流行病学和临床表现可将肠道寄生虫分为五类,其中包含致病性和非致病性的寄生虫。尽管后者不需要治疗,但它们的存在表明宿主曾暴露于粪-口途径的污染。

(1) 鞭毛虫类:病原体包括蓝氏贾第虫和脆双核阿米巴。在美国,贾第虫属是最常见的肠道寄生虫。感染来源包括污染水源及医疗机构内人-人之间的传播。贾第虫属可导致腹泻、腹部痉挛和腹胀等,症状通常可持续 1 周以上。

(2) 阿米巴:溶组织内阿米巴在世界范围内是导致肠道感染的主要因素,特别是在公共卫生设施缺乏的热带地区。临床可表现为无症状的肠道定植、腹泻、阿米巴肠炎或痢疾及肠外形成脓肿(通常为肝脏)。由于溶组织内阿米巴形态与迪斯帕内阿米巴无法区分,所以阿米巴病的诊断较困难。其他非致病性阿米巴包括结肠内阿米巴等。

(3) 双孢子球虫:人类致病性双孢子球虫包括隐孢子虫属、环孢子虫属及贝氏等孢子球虫。这些病原为顶复虫类家族成员,与组织弓形虫和疟原虫有种源关系。隐孢子虫属感染在美国相对常见,饮用水污染、游泳池和公园水池水污染等可造成暴发感染。隐孢子虫在免疫功能正常人群中通常可引起自限性腹泻,但对获得性免疫缺陷综合征(AIDS)人群可引起严重的持续性腹泻。有报道称环孢子虫暴发与进口食品相关,如覆盆子等。等孢子球虫感染通常只见于免疫抑制患者。

(4) 纤毛虫类:结肠肠袋虫是唯一具有致病性的纤毛虫。

(5) 微孢子虫目:尽管这类病原虫归属于寄生虫,但最近的系统发生学分析认为它们更接近于真菌。贝氏微孢子虫在正常宿主内可导致自限性腹泻,而在 AIDS 宿主内可造成慢性腹泻,并可移位至胆道。脑炎微孢子虫属在免疫抑制宿主可导致腹泻及一系列肠外感染。

大多数肠内寄生虫可用粪便标本染色进行检测,敏感的免疫方法适用于检测由贾第虫和隐孢子虫产生的抗原。迪斯帕内阿米巴不激发抗体反应,血清学试验可用来检测和鉴别侵袭性溶组织内阿米巴。表1-5描述了一些致病寄生虫导致的感染。寄生虫感染常见于肠道,但也可见于其他器官和组织。

表1-5 寄生虫引起胃肠道感染的诊断评估

病原体	临床表现	组织病理学及影像学	微生物学	评价
微孢子虫目				
脑炎微孢子虫属和肠孢子虫属(微孢子虫病)	慢性水样腹泻,脱水,体重减轻,发热,腹痛,呕吐	十二指肠、胆汁引流液或肠上皮细胞内可见孢子,电子显微镜或可协助诊断	粪便标本进行铬变素染色可用来检测孢子	D木糖及脂肪吸收不良常见,血清学检测通常无意义
阿米巴				
溶组织内阿米巴	感染可无临床症状,也可出现急性阿米巴肠炎或暴发性肠炎,常伴随血性腹泻	结肠刮片或活检可查见包囊及滋养体,如怀疑阿米巴肝囊肿,应进行超声或CT扫描等腹部成像检查	粪便标本中可见包囊及滋养体	血清学检测或可用于阿米巴肝囊肿和肠阿米巴病
福氏耐格里阿米巴	主要导致脑膜脑炎,常伴随突然发作的头痛、发热、恶心、呕吐、咽炎;可有快速的疾病进程	尽管脑活检可检测到病原菌,但因脑脊液可产生微生物,所以不推荐常规开展脑活检	新鲜脑脊液检测(湿片法)可观察到运动的滋养体,可进行吉姆萨染色,脑活检可进行培养	脓性脑脊液常无病原菌检出,儿童及青壮年暴露在淡水河中为危险因素
纤毛虫类				
结肠肠袋虫	感染可无临床症状,亦可导致急性腹泻和痢疾,在发展成痢疾之前,病程可持续数周至数月	结肠肠袋虫可侵袭结肠黏膜,继而导致溃疡;组织切片中可查见病原虫	新鲜的浓缩粪便印片检测可查到滋养体及包囊,病原虫虫体较大,在低倍显微镜视野可见	病原虫染色效果不佳,使固定染色涂片进行识别和鉴定较为困难
鞭毛虫类				
蓝氏贾第鞭毛虫	急性或慢性水样腹泻,恶心,食欲低下,低热,寒战	滋养体可通过内镜毛刷细胞学检测、黏膜涂片、肠内活检的组织病理学检测查见	滋养体及包囊可在粪便标本中查见,直接抗原检测有助于检查	
双孢子球虫				
小球隐孢子虫和人型隐孢子虫	水样、霍乱样腹泻,腹痛,恶心,发热,疲劳	小肠活检可见病原虫	标本经富集后可在抗酸染色及直接荧光抗体检测中查见卵囊;直接粪便抗原检测可能检测到病原虫	血清学检测通常无意义

（续表）

病　原　体	临床表现	组织病理学及影像学	微　生　物　学	评　　价
环孢子虫	水样腹泻，便秘，恶心，食欲低下，腹部痉挛，体重减轻	空肠活检可见炎性病灶、绒毛状萎缩或隐窝增生；抗酸染色或可查见病原虫	新鲜粪便中可见卵囊，粪便抗酸染色有时可查见；在365 nm处激发卵囊可呈现蓝绿色自发荧光	血清学检测通常不使用
贝氏等孢子球虫	大量水样腹泻，腹痛，腹部痉挛，体重减轻，低热，尤其是在HIV感染患者中表现严重	肠活检切片中可见病原虫	新鲜或保存的粪便进行湿片涂片可见卵囊，卵囊抗酸染色呈红色	血清学检测通常不使用

第三节　致　病　因　素

Pathogenic Factor

肠道病原体是否引起胃肠道感染，取决于宿主与入侵微生物间的相互关系。

（一）宿主因素

人体自身具有防御微生物感染的能力，如酸性胃液可有效限制进入下消化道的微生物种类和数量；肠道正常蠕动帮助微生物迁移至直肠；上皮细胞黏液层诱陷微生物并推动其通过肠道；正常菌群可抑制致病菌的繁殖和生长。

在机体免疫功能低下或长期应用广谱抗菌药物而破坏肠道菌群平衡时，正常情况下无害的菌群或弱毒的外源性微生物可造成感染，即机会性感染。如晚期肿瘤患者的细胞免疫和体液免疫功能都明显减弱，感染成为其最大威胁，患者易感染各种微生物，病原体以革兰阴性细菌尤其是假单胞菌如铜绿假单胞菌较为常见。免疫抑制剂类固醇激素、抗代谢药、烷化剂和叶酸拮抗剂等的应用可导致免疫缺陷，因此也常引起继发性感染。身体虚弱者及慢性病患者也常出现免疫功能减退，较易发生感染。AIDS患者HIV病毒主要侵犯辅助性T淋巴细胞，使这种细胞的数量明显减低。隐孢子虫经常引起AIDS患者、旅行者以及日间护理流行病患者和与动物接触人群腹泻。隐孢子虫可能会导致严重的艾滋病患者长期腹泻。此外，某些抗菌药物的长期应用，可抑制正常菌群，有利于某些条件致病菌生长，从而导致机会性感染。

（二）微生物因素

微生物的毒力是重要致病因素。微生物必须具备一种或多种因子以打破宿主的防御功能并进入机体，如结核分枝杆菌、志贺菌、大肠埃希菌O157∶H7和艰难梭菌可耐受胃酸，与对酸敏感的细菌（如沙门菌）相比，其致病所需的细菌量更少。

1. **主要致病机制**　正常成人的消化道每日接收多达8 L的摄入流体，再加上各种消化腺(唾液腺、胰腺、胆囊、胃)的分泌液,其中少量流体将被胃再吸收,任何正常体液流动的中断或液体被吸收,都将影响机体功能。根据与人类宿主的相互作用,肠道病原体可能通过以下 3 种途径中的一种或多种引起疾病(表 1-6)。

表 1-6　胃肠道感染的致病机制及主要微生物

致病机制	微生物名称
产生毒素	
肠毒素	霍乱弧菌
	非典型霍乱弧菌
	痢疾志贺菌
	肠产毒性大肠埃希菌
	沙门菌
	艰难梭菌(毒素 A)
	气单胞菌
	空肠弯曲菌
细胞毒素	志贺菌属
	艰难梭菌(毒素 B)
	肠出血性大肠埃希菌
神经毒素	肉毒梭状芽胞杆菌
	金黄色葡萄球菌
	蜡样芽胞杆菌
黏附于黏膜细胞	肠致病性大肠埃希菌
	肠出血性大肠埃希菌
	小球隐孢子虫
	贝氏等孢子球虫
	轮状病毒
	肝炎病毒(甲、乙、丙)
	诺如病毒
侵袭	志贺菌属
	肠侵袭性大肠埃希菌
	溶组织内阿米巴
	结肠小袋纤毛虫
	空肠弯曲菌
	类志贺邻单胞菌
	小肠结肠炎耶尔森菌
	迟钝爱德华菌

(1) 通过改变小肠内水的精细平衡,引起大量电解质分泌。在许多情况下,这是由肠毒素介导的一种非炎症性过程。

(2) 结肠内微生物在侵入宿主细胞和(或)产生细胞毒素后,引起细胞破坏和(或)明显的炎症反应。

(3) 微生物穿透肠黏膜后,播散至淋巴管内或网状内皮细胞内增殖,引起全身系统性感染。

2. 毒素

(1) 肠毒素：肠毒素改变了肠代谢上皮细胞的活性，导致电解质和流体流入管腔中。肠毒素主要作用于空肠和回肠上部。肠毒素性腹泻患者的粪便多是水样的，红细胞或多形中性粒细胞并不突出。

肠毒素最典型的例子是霍乱弧菌。这种毒素有 2 个亚基——A 和 B。A 亚基是由一个 A1 分子、半个毒素分子和一个 A2 分子构成，A2 与 5 个 B 亚基结合。B 亚基将毒素结合到肠细胞膜受体（神经节苷脂结合的毒素，酸性糖脂）上。一旦结合，毒素作用于腺苷酸环化酶，催化三磷酸腺苷（ATP）转变成环磷酸腺苷（cAMP）。cAMP 水平的增加刺激细胞积极分泌离子进入肠腔，为维持渗透压的稳定，细胞分泌液体进入肠腔。大量体液从身体的血管中流出，因此患者会迅速出现脱水甚至低血压。其他生物也可产生类似霍乱的肠毒素。一组与霍乱弧菌相似但血清型不同的弧菌，称非霍乱弧菌，也是通过一个非常类似的毒素起作用。

肠产毒性大肠埃希菌（ETEC）产生的不耐热毒素（LT）类似霍乱毒素，共享交叉反应抗原决定簇。一些沙门菌（包括亚利桑那沙门菌）、副溶血弧菌、空肠弯曲菌、艰难梭菌、产气荚膜梭菌、蜡样芽胞杆菌、嗜水气单胞菌、痢疾志贺菌，以及许多其他肠杆菌科细菌也产生至少一种肠毒素。

某些大肠埃希菌菌株除了产生不耐热毒素，也产生热稳定毒素（ST）。ST 可促进液体分泌到肠腔，其作用由鸟苷酸环化酶激活介导，从而导致环鸟苷一磷酸（GMP）增加，这将产生与 cAMP 增加相同的效果。对 ST 的测试包括：ELISA、免疫扩散、细胞培养及经典的乳鼠试验（即将培养滤液放置到乳鼠的胃中，以流体的体积增多来测量肠容量）。分子生物学技术包括 DNA 探针及多重 PCR 分析等，可用来检测临床标本或分离培养的细菌菌落中的 ETEC。

(2) 细胞毒素：细胞毒素的作用是破坏肠道上皮细胞结构。肠道上皮细胞受损后从黏膜表面蜕去，使之裸露并无保护，黏膜细胞不再执行分泌和吸收功能。受损组织引起了强烈的炎症反应，进一步造成组织损伤。粪便中常见多形中性粒细胞和红细胞，疼痛、痉挛和里急后重是常见的症状。长期痢疾时，这种黏膜的破坏性几乎发生于全部结肠。

大肠埃希菌具有多种致病机制。一些菌株产生的毒素会破坏上皮细胞和血细胞；某些菌株产生的毒素会影响 Vero 细胞（非洲绿猴肾细胞），类似由志贺菌产生的志贺毒素；肠出血性大肠埃希菌（EHEC）与出血性结肠炎、溶血性尿毒症综合征及血栓性血小板减少性紫癜（TTP）有关。

除外大肠埃希菌，艰难梭菌、痢疾志贺菌、金黄色葡萄球菌、产气荚膜梭菌、副溶血弧菌均可产生细胞毒素导致腹泻。其他细菌，如嗜水气单胞菌、空肠弯曲菌表面也会产生细胞毒素，但该毒素与致泻及合并症之间的关系尚不确定。

(3) 神经毒素：食物中毒是由于摄取了微生物分泌的毒素所致。严格地说，食物中毒属于胃肠道感染的一种。特别是在金黄色葡萄球菌和肉毒梭菌食物中毒时，致病微生物也许不会存在于患者的粪便中。

葡萄球菌食物中毒是最常报道的食源性疾病类型。金黄色葡萄球菌或蜡样芽胞杆菌生长在温热的食物中,主要是肉类或乳制品,产生的神经毒素能引起呕吐,于肠黏膜上部起作用。临床症状通常发生在摄取食物2～6 h后。蜡样芽胞杆菌产生两类毒素,其中之一是催吐毒素,让人呕吐。另一类可能涉及多种肠毒素,引起腹泻。

最常见的能引起食物中毒的是A型产气荚膜梭菌,在宿主摄入后产生毒素。实际上,相对轻度的自限性(通常为24 h)胃肠炎经常在医院内暴发。肉类和肉汁是典型的感染源食品。

已知的最强烈的神经毒素之一是由肉毒梭菌产生的。肉毒毒素对人的最低致死量为0.1 μg,其毒性比氰化钾大1万倍。肉毒毒素可阻断胆碱能神经末梢释放乙酰胆碱,使眼和咽肌麻痹,出现眼睑下垂、复视、斜视、吞咽困难,严重者可因呼吸肌麻痹而死。

3. 黏附　绝大多数病原菌进入宿主体内后,感染的第一步通常是附着于宿主的呼吸道、消化道或泌尿生殖道等黏膜上皮细胞。黏膜细胞表面覆盖有黏液,细菌必须穿透黏液才能够到达上皮细胞表面。鞭毛运动、黏多糖酶分解黏液以及纤毛静止蛋白抑制纤毛运动等都有助于病原菌穿透黏液。

黏附可由黏附素(adhesin)介导。黏附素是病原菌细胞表面的蛋白质或多糖,能增强病原菌黏附至宿主细胞表面的能力。研究较多的黏附素有大肠埃希菌的菌毛和定植因子抗原(colonization factor antigen,CFA)。宿主黏膜上皮细胞表面有黏附素受体,一般是糖蛋白或糖脂。病原菌黏附素与黏膜上皮细胞表面受体的相互作用具有高度特异性,因而病原菌感染具有组织特异性。引起腹泻的大肠埃希菌借助Ⅰ型菌毛与小肠黏膜上皮细胞的D甘露糖受体结合。值得注意的是,肠出血性大肠埃希菌有附着于肠上皮细胞的能力,同时产生志贺毒素扩散到血液中,从而导致肾、结肠、小肠和肺等血管内皮细胞的全身性损害。

蓝氏贾第鞭毛虫是美国常见的胃肠道感染病原体。这种原虫黏附于小肠黏膜,可以通过腹吸盘破坏黏膜细胞,没有证据表明有入侵或毒素产生。隐孢子虫也可能黏附于肠黏膜。

4. 侵袭　病原菌与宿主细胞表面受体结合后可启动侵袭过程,引发一系列基因表达、细菌与细胞间信号转导、宿主细胞表面改变、细胞内细胞骨架重排等。经过最初和必要的黏附到胃肠道黏膜细胞,一些肠道致病菌能进入到细胞内环境。入侵微生物到达深层组织之后,能得到细菌繁殖必要的营养成分,并可能逃避宿主免疫系统的攻击。

志贺菌、肠侵袭性大肠埃希菌 inv 基因编码侵袭素(invasin),通过M细胞转运侵入上皮细胞。M细胞是散布在肠道黏膜上皮细胞间的特殊抗原转运细胞(specialized antigen transporting cell)或抗原捕获细胞,是病毒、细菌和其他病原体进入肠黏膜的门户。福氏志贺菌的侵袭性质粒编码Ipa B、Ipa C等侵袭性蛋白,使该病菌向邻近细胞扩散;释放的细胞因子白细胞介素(IL)-1和IL-8破坏结肠黏膜,引起炎症反应,加重感染。伤寒沙门菌等能穿过黏膜上皮细胞或通过细胞间质进入皮下组织或血液中。

伤寒沙门菌的Vi抗原、大肠埃希菌的K抗原具有抵抗吞噬细胞吞噬的作用,阻止吞噬体(phagosome)与溶酶体(lysosome)融合,从而能在吞噬细胞内生存,并逃避宿主的免疫应答。某些血清型沙门菌,如伤寒沙门菌和猪霍乱沙门菌利用结肠上皮细胞侵入到黏膜下层,使肠系膜淋巴结肿大,随后进入血液。沙门菌的入侵是一个复杂的过程,涉及几个关键的基因以及特定环境条件下的宿主细胞。现有研究发现,弧菌、弯曲杆菌、小肠结肠炎耶尔森菌、志贺邻单胞菌、爱德华菌的致病也与侵袭有关。

某些寄生虫,特别是溶组织内阿米巴、结肠小袋纤毛虫侵入肠上皮细胞,将其作为一个主要的感染部位。阿米巴痢疾其特征在于出血和较多的白细胞,患者有腹部绞痛和里急后重的症状。其他寄生虫,如旋毛虫,在迁移过程中通过宿主的肠道黏膜到达偏好的部位,可能会导致短暂的出血性腹泻和疼痛。

(三) 其他致病因素

其他尚有多种致病因素参与胃肠道感染,如蠕动、趋化和黏蛋白酶产生等。此外,某些抗原和某些细胞壁成分也与病原微生物毒力相关。

(吴文娟　倪语星)

───────── 参 考 文 献 ─────────

[1] Forbes BA, Sahm DF, Weissfeld AS. Bailey & Scott's Diagnostic Microbiology[M]. 12th ed. St. Louis: Mosby, 2007.

[2] Versalovic J, Carroll KC, Funke G, et al. Manual of Clinical Microbiology[M]. 10th ed. Washington DC: American Society for Microbiology, 2011.

[3] Wikswo ME, Hall AJ. Outbreaks of acute gastroenteritis transmitted by person-to-person contact — United States, 2009 - 2010[J]. Am J Public Health, 2014, 104(11): e13 - 14.

[4] King CK, Glass R, Bresee JS, et al. Managing acute gastroenteritis among children: oral rehydration, maintenance, and nutritional therapy[J]. MMWR Recomm Rep, 2003, 52(RR - 16): 1 - 16.

第二章 胃肠道感染的现状
Current Situation of the Gastrointestinal Tract Infections

第一节 胃肠道感染的研究热点
Hotspots in Gastrointestinal Tract Infections

人类肠道是一个多元化和充满活力的微生态系统,其结构和功能已成为目前生命科学、临床医学和公共卫生的研究热点。估计人类肠道拥有 1 000～1 150 种、约 100 万亿个细菌,在这个空间中它们与人体生理代谢相互作用,对人体健康产生了很大影响,其中有积极的作用,同时也伴随着潜在的威胁。已明确人类肠道内的微生物群对人体健康是发挥保护作用的,同时也会因摄入一些具有致病性的微生物而导致疾病。对人体具有高致病性的肠道病原菌包括霍乱弧菌、伤寒和非伤寒沙门菌、致腹泻大肠埃希菌等,也有一些条件性肠道致病菌,如铜绿假单胞菌、气单胞菌、变形杆菌等。结合临床医学和微生物学的方向,针对当前肠道微生物学的一些研究热点,本节主要集中在引起胃肠道感染的病原微生物的实验室检测、耐药分析、病原菌基因分型及其在公共卫生中的作用等研究方面。

一、胃肠道致病菌检测技术研发 Development of Detection Methods of the Gastrointestinal Bacterial Pathogens

对于肠道致病菌的检测,传统的培养方法发挥了巨大的作用,但是也存在很多未能解决的问题,比如培养要求的时间长、灵敏度低、没有通用的培养基能够检测所有的致病菌,甚至目前技术尚不能培养一些微生物等。建立快速、灵敏、多重或高通量的检测方法是目前致病菌检测技术的研究方向,在主要研究内容上,按照原理可分为免疫学检测技术与分子生物学检测技术等,按照检测模式可分为单靶标检测与多靶标检测等。

1. 免疫学检测技术

(1) 酶联免疫吸附技术(enzyme linked immunosorbent assay,ELISA):经典的酶联免疫吸附测定是一种把抗原与抗体的免疫反应和酶的高效催化作用原理结合起来的检测技术,通过底物显色对待测物进行分析。近年来,研发领域逐渐开始采用荧光底物来代替生色底物,即酶联荧光技术,以期进一步提高检测分析的灵敏度。目前已研发出针对单种病原的时间分辨荧光 ELISA 检测方法,以及同时检测多种病原菌的多通路化学发光 ELISA 法,并且已有以酶联荧光技术为基础的微型全自动荧光酶标分析仪,只需加一次人工样品,其余过程均可由仪器自动完成,已用于检测李斯特菌、产单核细胞李斯特菌、沙门菌等多种致病菌,操作简单,实现了自动化、标准化,并极大地提高了检测灵敏度、精确度和检测效率。

（2）免疫层析技术（lateral flow assay，LFA）：是近年来快速发展的一种即时检测（point-of-care testing，POCT）技术。该技术借助毛细作用使样品在硝酸纤维素膜上流动,并在特定部位与膜上的生物配体相结合,通过标记物进行着色反应或产生荧光信号,在5～15 min实现对待测物的定性或定量分析。目前国内外免疫层析试纸主要以胶体金为标记物,该类标记物大量聚集后被检测,灵敏度相对偏低,并且只能进行定性检测或半定量检测。而上转发光颗粒（up-converting phosphor，UCP）、量子点等新型纳米材料,光学特性优良,发光强度高,作为标记物用于免疫层析试纸,不仅可以提升检测灵敏度,而且能够实现定量检测。其中,UCP性能尤为突出,其具有自然界中独一无二的上转发光特性（在低能量光激发下,发射出高能量光）,作为标记物可以实现免疫层析无背景干扰、稳定、灵敏、定量的检测。近年采用该技术方法进行腹泻致病菌检测的报道不断出现,灵敏度也更高。

（3）免疫磁珠分离技术（immunomagnetic separation，IMS）：该技术实际是对样品中目标微生物进行富集的方法,将特异性抗体偶联在磁性颗粒表面,与样品中被检致病菌发生特异性结合,然后通过磁场的作用使磁珠向磁极移动,从而实现目标菌的有效分离和富集。目前免疫磁珠分离技术可以与显色培养基分离技术、PCR技术、免疫学技术、电化学技术以及流式细胞仪分析等技术联合应用,以实现对腹泻致病菌的快速检测,由于免疫磁珠的富集过程会去掉许多不利于后续反应进行的因素,因此,免疫磁珠的分离过程会极大地提高后续反应的检测灵敏度。并且,随着免疫磁珠分离技术的不断发展,已经建立了一些不需要增殖培养就可以实现对目标菌检测的技术方法,如将免疫磁珠分离技术与电化学免疫传感器相结合,可在1 h内实现肠炎沙门菌的检测,样品无需培养。

2. 分子生物学检测技术

（1）聚合酶链反应技术（PCR）：PCR是一种核酸体外扩增技术,因其特异性强、敏感度高、操作简便、快速高效等特点而成为分子生物学技术研究的基础性工具,并且已广泛运用于各种病原微生物检测中。常规的PCR主要是单靶标单病原检测,而多重PCR（multiplex PCR，mPCR）的出现和发展,实现了PCR检测技术从单靶标到多靶标检测的突破。多重PCR的原理与PCR基本相同,只是在同一反应体系中加入多对引物同时扩增多条目的DNA片段,从而同时检测多种病原菌。这方面的应用实例非常多,检出率也高于常规培养法。但多重PCR在应用中也存在污染问题等不足,一旦有极少量外源性DNA污染,就有可能出现假阳性结果。

（2）实时荧光PCR（real-time PCR）：是指在PCR反应体系中加入荧光探针（如TaqMan探针、分子信标）或荧光染料（SYBR Green I，Eva Green等）,利用荧光信号的产生和积累实时监测整个PCR进程,最后通过标准曲线对DNA模板进行定量分析。目前还衍生出了更多分析策略的技术方法。相较于常规PCR,real-time PCR将扩增和产物分析结合在一起,并进行动态检测和自动分析,因而操作也更为简单、快速,同时可保证反应体系环境完全密闭,避免了污染,具有更优的检测特异性和敏感性。近年来,许多研究将 mPCR 技术应用到 real-time PCR 检测中,同时对多种致病菌进行检测,进一步提高了检测效率。

(3) 环介导等温扩增 PCR(loop-mediated isothermal amplification of DNA,LAMP):该技术是近期提出的一种新型核酸扩增技术,采用了一种特殊的 DNA 聚合酶,即链置换 DNA 聚合酶(Bst DNA polymerase),在恒温条件下(60~65℃)即可进行靶核酸序列的扩增,并且可产生肉眼可见的白色沉淀(焦磷酸镁),产物亦无需进行电泳分析,通过肉眼观察即可得到定性的结果,亦可通过比浊仪进行半定量分析,或在反应体系中加入荧光染料后,通过荧光信号进行定量分析。有研究显示比 PCR 检测灵敏度至少高出 10 倍,并且该技术可发展为多重检测,实现了对多种病原体的同时检测。相比常规 PCR 技术,LAMP 技术操作简单,无需昂贵的 PCR 仪器,只需一个恒温水浴锅即可进行,具有灵敏、快速、特异、所需设备简单等特点,适合在现场快速检测以及基层条件下使用。需要注意的是,LAMP 扩增体系中含有多对引物,扩增中容易产生引物二聚体导致假阳性结果,因而对于引物的设计具有较高的要求。

(4) 基因芯片(DNA microarray):是 20 世纪 90 年代初发展起来的一种快速、高通量的核酸序列检测分析方法。它采用微加工和微电子技术将大量的寡核苷酸探针有规律地固定于尼龙膜或硅片固相支持物表面,做成一高密度的探针阵列,然后与待检样品中的同源核酸分子杂交,通过扫描仪定量分析荧光分布模式,从而得到样品中的基因核酸序列信息。由于基因芯片具有高通量、可并行检测、特异性强等优点,因而在食品微生物多病原同时检测领域有着较好的发展前景。这些检测方法的敏感度高于传统方法,并行筛查能力强,提高了诊断效率。尽管目前仪器和耗材较为昂贵,相信随着技术的发展,其成本会大幅降低。

(5) 样品中核酸的深度测序:近年来,随着测序技术的成熟和成本的降低,使对样本中的病原微生物直接进行测序成为可能。利用这种技术,腹泻患者的粪便标本无需分离培养,直接提取基因组进行测序,可以分析出该腹泻患者粪便的细菌种群构成、病原菌特征序列、病毒和寄生虫的基因组序列等,以寻找到其中的致病微生物。三代测序技术有着足够的读长,会更进一步推进基于测序技术的肠道病原菌检测技术的发展。该技术对样本和不同感染有基本相同的处理方式,目前需要在降低测序成本、大量序列数据的计算分析能力、数据快速分析及对结果的判断等方面继续深入研究。

二、胃肠道致病菌的耐药分析与研究 Surveillance and Researches on the Antibiotic Resistance of the Gastrointestinal Pathogens

抗生素的临床应用大大降低了全球细菌性传染病的发病率和死亡率,但随着抗生素的广泛使用,耐药菌、多重耐药菌、泛耐药菌大量涌现,甚至出现了对所有常用抗菌药物均耐药的超耐药菌,对人类健康构成了严重威胁,成为全球亟待解决的重大公共卫生问题。肠道是人体微生物菌群最多的地方,其微生态平衡与机体的健康和疾病的发生息息相关。抗菌药物的使用可导致肠道敏感菌株大量死亡、耐药菌株大量生长而成为优势菌。耐药菌株可能是有益菌，也可能是中性菌抑或是病原菌。无论是哪种功能的菌株优势生长，都会引起菌群结构被破坏，对机体健康造成损害。目前抗生素对菌群结构的影响已经有较多的研究，肠道微生物在细菌耐药性发生、传递中的作用一直以来被忽略，是近年来研究的热点。

1. 细菌耐药性的产生、传播研究　细菌的耐药基因往往位于质粒、转座子、整合子等可移动元件上，可以通过接合、转座、重组等基因横向转移方式在不同种属细菌之间传递。使用抗菌药物导致的耐药菌富集增加了肠道菌群中耐药基因的负荷。由于肠道内多种类、大量菌株共存，耐药基因的增加也极大地增加了耐药基因在不同种属细菌间传递的风险。耐药基因从一个基因簇向另一个基因簇传递，完成耐药基因簇的积累、重排和流动，创造出多种多样的耐药基因簇，从而促进了耐药菌和多重耐药菌的产生。近三十年来，不断复杂的整合子——耐药基因盒系统介导的水平转移是革兰阴性菌耐药性迅速扩散的最主要机制之一。

此外，肠道也是机体微生物与环境微生物互通的桥梁。抗菌药物使用后肠道内耐药菌株通过粪便排出，如果不加处理直接排入环境中，其中的耐药菌株和耐药基因将增加环境中耐药菌株和耐药基因的负荷。加速耐药性在人类、动物、水体和土壤等整个生态环境中的传播。

抗菌药物的使用导致肠道微生态改变，使优势菌群发生替换，耐药菌株和耐药元件富集。因此研究粪便中细菌的种类，并深入分析细菌所携带的耐药基因和元件，能够推测耐药性在肠道细菌群体中的分布和传递机制。因此，当前对细菌耐药的一个研究方向是针对耐药基因的传递及其机制。这其中既包括从微生物学角度研究不同种类细菌的耐药以及细菌间和在一些微生态环境中的传递机制，也包括从公共卫生和社会学角度研究分析耐药性在食物生产供应链中的传播程度和机制。另外，检测和监测粪便中残存的未被完全分解的抗菌药物，也能对肠道细菌的耐药性起到指示作用。

2. 常见肠道病原菌耐药性及变迁研究　大肠埃希菌、肺炎克雷伯菌、肠球菌等肠道中性菌也是临床重要的条件致病菌，沙门菌、志贺菌、霍乱弧菌是常见和重要的肠道病原菌。它们的耐药性是临床、公共卫生工作关注的重点。

无论是发展中国家还是发达国家，沙门菌都是导致人类感染的常见肠道病原菌。我国的统计结果显示，十年间沙门菌的耐药性略有增加，以氨苄西林最为显著；沙门菌属细菌对其他抗菌药物，如头孢哌酮-舒巴坦、环丙沙星、阿莫西林-克拉维酸的耐药率没有明显改变，耐药率仍保持在10%以下，但不同血清型的沙门菌抗菌药物的耐药率有差异。鼠伤寒沙门菌的耐药率普遍高于其他沙门菌，对氨苄西林和甲氧苄啶-磺胺甲噁唑的耐药率超过50%，提示在鼠伤寒沙门菌感染时，使用氨苄西林和甲氧苄啶-磺胺甲噁唑治疗失败的可能性较大。

志贺菌属细菌可引起细菌性痢疾。我国监测显示，十年间在所检测的抗菌药物中，志贺菌对氨苄西林的耐药率最高，且呈现缓慢上升的趋势，对其他抗菌药物的耐药率波动较大。志贺菌对青霉素类和头孢菌类耐药率高，已不适用于经验用药。喹诺酮类药物耐药率相对较低,可用于志贺菌感染的经验治疗(但应限制在儿童中使用)。

大肠埃希菌是临床分离率最高的细菌。近年来,该类细菌引起的泌尿系统、呼吸道、腹腔、皮肤软组织及血流感染问题日益严重,耐药率大幅上升,多重耐药菌株急剧增加,耐药谱逐渐增宽。从 2005 年以来的十年间,大肠埃希菌对不同抗菌药物的耐药性发生了一定程度的变迁,对部分第二、三代头孢菌素类抗生素耐药率呈稳定上升趋势,对氨基糖苷类抗生素耐药性呈缓慢下降趋势,对氨苄西林-舒巴坦的耐药率高于 50%,但对其他酶抑制剂复方清除剂的耐药率均低于 20%,对碳青霉烯类抗生素的耐药率小于 5%。虽然目前大肠埃希菌对碳青霉烯类抗生素的耐药率整体仍较低,但其耐药率逐年上升,尤其近两年上升明显。而且由于获得横向转移的碳青霉烯酶是其耐药的主要分子机制,耐药性在肠道菌中横向转移和大范围传播的风险较大,需密切关注其耐药性的发展动向。

肠球菌是肠道中最主要的革兰阳性菌,被认为是革兰阳性菌中细菌耐药性的指示菌。肠球菌可导致血流感染、手术部位感染、尿路感染等。临床各样品分离的肠球菌多为粪肠球菌和屎肠球菌,也有少量的鸟肠球菌、铅黄肠球菌和鹑鸡肠球菌。不同种属肠球菌耐药率差别较大,屎肠球菌对各抗菌药物的耐药率明显高于粪肠球菌。万古霉素耐药肠球菌(VRE)自 1988 年首次被报道后备受关注,在部分国家或地区已成为严重威胁人类健康的重要耐药菌。我国 VRE 临床分离率仍保持在较低水平,为 5% 左右,以 CC17 克隆群屎肠球菌为主,除对万古霉素耐药外,对氨苄西林、高浓度氨基糖苷类和喹诺酮类均耐药,应关注其发展动向。

基于以上所述,目前对肠道致病菌和条件致病菌的耐药检测和监测仍是公共卫生和临床上的重点。一方面监测不同抗生素耐药率的变化,另一方面监测新的耐药菌出现。另外,研究耐药基因变异、新耐药机制也是基于细菌耐药监测基础上的深入研究方向。

三、胃肠道致病菌监测技术研究与应用 Molecular Subtyping Techniques of the Gastrointestinal Pathogens

临床上对胃肠道感染病例的病原确诊能够促进对患者的有效治疗。在获得这些致病菌后,通过进一步的分子分型,能够在公共卫生层面上发挥更大的作用,并应用于院内感染的发现和溯源,能够及时发现暴发、预警暴发、追溯暴发源头,从而采取高效率的控制策略与措施,达到更好的公共卫生预防与控制效果。而要实现暴发发现和溯源就要依靠对致病菌的分型技术。对病原菌的分型方法主要包括表型分型和基因分型。

1. 表型分型　是基于病原体生长、代谢过程中产生的产物所表现的差异对细菌进行区分,包括血清分型、抗生素敏感性分型、多位点酶电泳分型、生化反应分型等。这方面已应用多年,但存在的问题是分型能力有限,同时有些表型分析还不够稳定。

2. 基因分型　是基于病原体的核苷酸序列变异而对细菌进行甄别,包括脉冲场凝胶电泳(pulse field gel electrophoresis,PFGE)、多位点可变数目串联重复序列分析(multiple-locus variable number tandem repeat analysis,MLVA)、多位点序列分型(multilocus

sequence typing，MLST）、全基因组多位点序列分型（whole genome MLST，wgMLST）、全基因组单核苷酸多态性（whole genome single nucleotide polymorphism，wgSNP）等。随着微生物基因组测序技术的飞速发展和数据的迅速积累，基因分型逐步成熟，在菌株进化研究、流行病学溯源调查中逐渐占据主导地位。

实验室内使用分型技术对病原体进行分析，从而观察病原体的变异，对所使用的分型方法的分辨能力、可重复性以及不同实验室之间和同一实验室不同批次实验之间的可比性有较高的要求。与表型分型相比，基因分型技术能够更好地满足上述要求，因此适合在病原体实验室网络化监测中使用。

目前，在病原体网络化监测中使用最为广泛和成熟的技术是 PFGE。PFGE 选用识别稀有酶切位点的内切酶切割细菌基因组 DNA，获得的 DNA 大片段在外加脉冲电场的低浓度琼脂糖凝胶中分离，产生数量有限的 DNA 条带。通过比较不同细菌所产生的 DNA 条带达到区分细菌的目的。目前，在多种细菌中已经建立了 PFGE 的标准方案。由于 PFGE 以全基因组 DNA 为研究对象，使用标准的技术方案进行分析，因此在不同的实验室之间以及同一实验室不同批次的结果之间具有良好的可比性，并且易于网络化。PFGE 已经在多种细菌引起的传染病暴发调查中发挥了良好的作用。MLVA 针对在细菌染色上不同位点的串联重复序列，比较不同菌株之间相同位点串联重复序列的数目差异，从而达到区分不同细菌的目的。与 PFGE 相比，MLVA 操作更简便，通量更高，在某些情况下具有更高的区分能力，但是，由于某些细菌的串联重复序列变异速率过快，因此在结果的解释方面需要结合其他方法。MLST 是基于核苷酸序列的一种分析方法，通常选用 7 个管家基因，使用测序的方法获得这些管家基因部分区段的序列信息，之后比较不同细菌之间 7 个位点序列的差异。由于 MLST 的目标基因是管家基因，其变异速率相对较慢，序列多样性较低，因此更适合大的时间尺度范围内菌株的变异监测和研究。

目前细菌基因组测序的费用和测序仪器的费用都已经下降到可以在单个实验室开展工作的范围，并将继续下降，在不久的将来，测序仪将会像 PCR 仪器一样在普通实验室普及。当前，基因组数据的产生已经不是问题，基因组数据应用的瓶颈在于如何使用标准化的方法对海量的数据进行处理和分析，使其在病原体监测中发挥作用。目前，基于全基因组序列的分子分型方法仍然在研究中。其中，比较有发展前景的代表性方法是 wgMLST 和 wgSNP。wgMLST 是在 MLST 方法的基础上，使用更多的位点（上百个或者几百个）的序列对细菌进行分型。而 wgSNP 是选择染色体上一定数目和位点上的 SNP，比较不同细菌基因组中这些位点 SNP 的信息，从而达到区分不同细菌的目的。这两种方法由于使用了尽可能多的基因组信息，因此，与以往的方法相比，能够反映更多的基因组变异信息，理论上能够提供更好的分辨率。另外，由于这两者均直接使用序列信息，因此，结果具有良好的重复性和可比性，并且更易于标准化和网络化。

然而，目前这两种方法面临着共同的问题。一是在方案的标准化过程中，如何选择合适的位点才能满足区分暴发相关菌株和非暴发相关菌株的要求；二是在海量数据的处理过程中,如何建立新的算法,满足流行病学调查对时间的要求。因此,在未来的一段时间内,基于全基因组数据的分型方法至少需要从两个方面开展研究,以适用于病原体网络化监测的需求。针对不同细菌病原体,比较不同数量和组成的位点序列信息(包括位点的数量以及位点的组合)的区分能力及其与流行病学的一致性,建立标准化的位点选择方案。需要继续研究建立基于互联网、以中心数据库为基础的病原体基因组数据处理自动化流程,包括简化和标准化基因组数据分析流程、建立快速分析全基因组数据的新算法、发展从全基因组数据抽取特定信息的工具等。从而实现网络实验室之间、网络实验室与中心实验室数据,甚至网络实验室与全球数据之间的比对和分析。

另外,除了在肠道菌群对胃肠道病原微生物感染的抵抗作用、其自身组成的紊乱导致胃肠道问题等研究之外,有越来越多的研究表明,人类多种慢性非传染性疾病甚至精神疾病也与微生物菌群有关联。近年来科学界提出了"慢性病的肠源性学说",指出人类的共生细菌在生存活动中产生的代谢物可以进入人的血液,从而影响人的健康。有益菌可以产生抗感染、镇痛、抗氧化物质,还可以合成维生素、氨基酸、丁酸盐等营养成分,对人体有滋养保护作用,而有害菌则可产生神经毒素、致癌物质和游离抗原,进入血液后引起儿童孤独症、老年痴呆、肥胖、糖尿病、冠心病,甚至癌症等各种慢性病。因此,围绕肠道微生物群与人类健康的研究也已成为科研热点。

(卢　昕　周　蕾　李　娟　逢　波　阚　飙)

第二节　胃肠道感染临床和实验室诊断方面存在的问题
Problems in Clinical and Laboratory Diagnosis for Gastrointestinal Tract Infections

一、胃肠道病原菌阳性检出率低 Lower Pathogen Positive Rate in Gastrointestinal Tract

肠道病原菌阳性检出率低是目前普遍存在的共性问题,其原因大致可归纳为以下几点。

(1) 在感染性腹泻的病例中,因细菌感染引起的腹泻,其数量只占一半不到或者是更少,同时包括细菌感染在内的腹泻,绝大多数具有自限性。

感染性腹泻的病原体包括细菌、真菌、病毒及寄生虫等,随着微生物学鉴定技术和分子生物学的发展应用,临床上仍有 20%～30% 的腹泻患者未能明确其病因,被称为"非特异性急性胃肠炎"。在已知的感染性腹泻病原体监测中,病毒是感染性腹泻主要的病原体,其比例远超于其他的病原体。

(2) 在感染性腹泻标本的检测中,实验室所涉及检测病原体的覆盖面、检测能力、操作的规范化、临床标本采集的合格性和送检的时效性均与病原菌检出的阳性率有着密切的关系。

1) 检测病原体的覆盖面:因实验场地、技术、设备、试剂、人员、经济效益、生物安全等因素的制约，一般基层医院只开展常规腹泻病原菌的检测培养，主要是以分离志贺菌、沙门菌属为目的。对于一些有特殊要求的细菌培养基本无条件常规开展，如致腹泻大肠埃希菌，因限于条件只能分离 1～2 种；空肠弯曲菌由于其微需氧的培养特性，分离培养时需要额外的微需氧条件的设施和试剂；艰难梭菌除了严格专性厌氧的培养环境外，对培养基也有一定的要求（加入环丝氨酸）。这些因素往往致使一些致腹泻性细菌感染引起的腹泻不能及时明确诊断，使肠道病原菌阳性检出率降低。

2) 检测能力：在不同地区、不同级别的实验室间、实验室人员个体间，存在着包括技术、经验、认知等多方面的差异，使检测能力和水平也不尽相同，是影响肠道病原菌阳性检出率的一个重要因素。

3) 标本的质量：合格的标本是致病菌检出率及检验结果准确性的基础与保证。为提高致病菌检出率，避免诊断错误或漏检，用于粪便细菌培养的标本，采集时必须遵循：① 在急性期、在用药之前采集。② 挑取其脓血、黏液部分 2～3 g，液体粪便取絮状物 2～3 ml。③ 使用无菌容器或置于保存液（Cary-Blair 培养基）或运送培养基中送检。④ 如不易获得粪便时，或排便困难的患者及婴儿，可用直肠拭子采取，插入无菌容器内送检。不合格的标本使致病菌检出率大大降低。

4) 送检的时效性：粪便标本采集后送检的时效性同样与致病菌检出率及检验结果的准确性密切相关。标本采集后应该立即送检，室温保存不能超过 2 h，如不能及时送检可以放入磷酸盐甘油（pH 7.0）或转运培养基，但不能超过 24 h。如采用 GN 肉汤送检，转运时间不宜超过 6 h。如不及时送检，将导致非病原菌快速生长并发生数量的改变，使病原菌的分离更加困难，造成漏诊或误诊。

5) 操作的规范化：实验室应遵循世界卫生组织（WHO）的腹泻病纲要及我国国家卫生和计划生育委员会、临床检验中心等机构颁布的指南性文件，建立标准的操作规程和完善的质量控制制度以保证检验质量的正确性和稳定性。收到标本后应根据不同感染特征、粪便性状、筛查目标等选择适合的培养基并立即接种，严格按操作规程进行各种病原微生物的鉴定。

（3）住院的感染性腹泻患者，绝大多数都曾经使用过抗菌药物，90%以上的患者无法分离到与感染相关的病原体，使粪便的细菌培养基本失去意义，阳性检出率降低。

根据美国病理学家建议：对常规粪便培养采用"3 日的标准"，即常规粪便培养应局限在门诊患者或住院 3 日以内的患者。住院 3 日后绝大多数患者都使用过抗菌药物，故常规粪便培养的阳性率极低。

（4）社区的感染性腹泻患者，多为急性腹泻，病程短且大多数腹泻又具有自限性，医院就诊率较低。

（5）常规的粪便细菌培养周期长，往往滞后于临床实际诊疗行为。得到培养结果（无论阴性或阳性）时患者已基本痊愈，导致部分医生不重视粪便细菌培养，使病原菌漏检。

（6）临床医生对感染性腹泻的诊治，在认知、导向、判断及经验等诸多方面存在差异，同样是影响肠道病原菌阳性检出率的因素。

不是所有的腹泻都是由感染引起,很多因素都能导致腹泻。临床医生对患者的感染特征、粪便性状不加判别,把常规粪便细菌培养用于任何腹泻,如消化不良性腹泻、病毒性腹泻、菌群失调性腹泻,这也是培养阳性率低的原因之一。

如今肠道致病菌已经发生了重大变迁。对于临床诊断为"菌痢"的腹泻患者,以往习惯认为这类感染多由志贺菌、沙门菌所致,但这类患者粪便中志贺菌和沙门菌的检出率往往较低,而表现为大肠埃希菌优势生长,给临床诊断和治疗带来困难。致腹泻大肠埃希菌种类很多,在发达国家或发展中国家均为腹泻的重要病原菌。此外,特殊感染性腹泻增多,一是免疫功能低下发生的腹泻,如艾滋病患者的隐孢子球菌感染,自身免疫性疾病使用免疫抑制剂者、器官移植者使用抗排斥药物等容易被真菌、原虫感染等。二是抗菌药物相关性腹泻的艰难梭菌引起的假膜性肠炎发病率上升。三是耐药细菌的感染,过度使用抗菌药物是耐药细菌增加的原因。四是医院相关的感染性腹泻,其特点是细菌感染比例较高,且感染菌多为耐药菌。上述病原菌的变迁,应引起临床医生高度重视并加以仔细判别。

二、解决问题的方法 Methods for Problems Solving

1. 实验室诊断

(1)积极主动,有效沟通:实验室应与临床建立良好的沟通渠道,积极主动与临床医护人员进行交流。应从微生物标本的规范采集、运送开始,对临床医护人员、患者进行宣传和教育。告知标本采集、运送、保存的要求及注意事项,提高他们对微生物标本正确送检的意识和认知。同时,实验室工作人员要不断提高自我专业素养,积极主动参与临床对话、会诊及病例讨论,并做好报告的结果解释和临床意义、影响因素分析等工作,确保检验结果的正确应用及再评价。

(2)改变观念,规范操作:长期以来,常规粪便细菌培养主要是以分离志贺菌、沙门菌属为目的。随着新的病原菌不断被发现以及各种因素造成的食物中毒、菌群失调等引起的腹泻不断增多,传统的粪便细菌培养方法和内容已经难以适应现代化医学诊治的要求。基层实验室应该根据自身特点,改变现有检测手段,不断提高检测能力,开展能满足临床需求的检测项目。对于本实验室无法检测的项目或遇到疑难、新病原体时,应及时联系当地 CDC 肠道病实验室,寻求帮助及验证。

(3)立足当前,展望未来:近年来,通过各种免疫学技术检测疾病相关的抗原与相应抗体以及通过分子生物学技术大大提高了检测的敏感性和可靠性,但细菌培养是无可替代的金标准,培养得到的病原体是进一步鉴定和药敏检测的基础,这种情况在今后还将长期存在。

2. 临床诊治 首先要明确腹泻是感染性的还是非感染性的。应根据该类疾病的诊断标准、指南、专家共识等进行规范诊疗,认真仔细地询问病史,观察患者的临床表现,同时应根据流行病学、腹泻物性状、病情的轻重和粪便常规检查的结果进行初步判断。通过粪便镜检及培养明确感染的病原体,确诊腹泻的性质,有助于经验治疗后治疗方案的调整,同时为临床用药提供依据。粪便细菌培养结果的数据分析和积累在腹泻流行病学和病原学监测方面有重要的意义。

临床一线医生还应及时掌握和了解本地区致病菌感染的菌型、分布、耐药情况及流行预警。同时应重视特殊感染性腹泻的诊治,合理使用抗菌药物,对腹泻患者进行正确的判断与治疗。

(张雯雁　何丽华　杨乐园)

参 考 文 献

［1］ Zadernowska A，Chajęcka-Wierzchowska W，Kłębukowska L. Vidas UP-enzyme-linked fluorescent immunoassay based on recombinant phage protein and fluorescence in situ hybridization as alternative methods for detection of Salmonella enterica serovars in meat［J］. Foodborne Pathog Dis，2014，11(9)：747-752.

［2］ Zhao X，Lin CW，Wang J，et al. Advances in rapid detection methods for foodborne pathogens［J］. J Microbiol Biotechnol，2014，24(3)：297-312.

［3］ Notomi T，Mori Y，Tomita N，et al. Loop-mediated isothermal amplification (LAMP)：principle，features，and future prospects［J］. J Microbiol，2015，53(1)：1-5.

［4］ Mammeri H，Van De Loo M，Poirel L，et al. Emergence of plasmid-mediated quinolone resistance in Escherichia coli in Europe［J］. Antimicrob Agents Chemother，2005，49(1)：71-76.

［5］ Wichmann F，Udikovic-Kolic N，Andrew S，et al. Diverse antibiotic resistance genes in dairy cow manure［J］. mBio，2014，5(2)：e01017.

［6］ Looft T，Johnson T，Allen H，et al. In-feed antibiotic effects on the swine intestinal microbiome［J］. Proc Natl Acad Sci USA，2012，109(5)：1691-1696.

［7］ Maiden MC，Bygraves JA，Feil E，et al. Multilocus sequence typing：a portable approach to the identification of clones within populations of pathogenic microorganisms［J］. Proc Natl Acad Sci USA，1998，95(6)：3140-3145.

［8］ Swaminathan B，Barrett TJ. PuseNet：The molecular subtyping network for foodborne bacterial disease surveillance，United States［J］. Emerg Infect Dis，2001，7(3)：382-389.

［9］ Harris SR，Feil EJ，Holden MT，et al. Evolution of MRSA during hospital transmission and intercontinental spread［J］. Science，2010，327(5964)：469-474.

［10］ Zhao L，Shen J. Whole-body systems approaches for gut microbiota-targeted，preventive healthcare［J］. J Biotechnol，2010，149(3)：183-190.

［11］ 缪晓辉.对感染性腹泻的新认知［J］.中华传染病杂志,2006,24(4)：217-219.

［12］ 聂青和.感染性腹泻的研究现状［J］.传染病信息,2007,20(4)：193-196.

［13］ 孙杰,王玉珍,耿亮.成年住院病人何时大便培养是恰当的［J］.国际内科学杂志,2002,29(7)：313.

［14］ 缪晓辉,冉陆,张文宏,等.成人急性感染性腹泻诊疗专家共识［J］.中华传染病杂志,2013,31(12)：705-714.

［15］ 苏加云.腹泻患者粪便病原微生物培养方法的探讨［J］.检验医学与临床,2011,08(8)：924-927.

第三章 胃肠道微生态学

Microecology of Gastrointestinal Tract

第一节 肠道菌群的形成与演化

Formation and Evolution of Intestinal Flora

人类生活在一个遍布微生物的世界。对人体而言,与外界接触的所有部位都有数量、种类繁多的微生物存在,人体微生物的数量大约为人体总细胞数的 10 倍,构成了与人体健康休戚相关的微生态系统。在这一微生态系统中,占比最大、与人体健康关系最密切、涉及人体疾病最多的微生态系统是肠道微生态系统,即我们常说的"肠道微生物群"。

(一) 肠道微生物群概况

胃肠道的微生物以细菌最为重要,包括厌氧菌、兼性厌氧菌、需氧菌等,其中专性厌氧菌达 97%～99%。胃肠道不同部位的菌群数量和优势菌见表 3-1。胃内由于 pH 很低,仅有乳酸杆菌($L.~acidophilus$)、酵母菌、链球菌、葡萄球菌等,而肠道是一个庞大的微生态系,生活着 60～400 种不同的微生物,总数可达数百万亿个,粪便干重的 1/3 左右为细菌,其中厌氧菌的数量是需氧菌的 100～10 000 倍或以上。十二指肠正常菌群与胃相似;空肠浓度一般小于 10^5/ml;回肠末端细菌浓度为 10^3～10^7/ml;结肠细菌的数量远超过空肠和回肠,达到 10^{11}～10^{12}/ml。

表 3-1　胃肠道不同部位的菌量和优势菌种

细菌概况	胃	十二指肠	空 肠	回 肠	结 肠
每克微生物数	10^1	10^3	10^4	10^7	10^{12}
优势菌组成	乳酸杆菌属 幽门螺杆菌 韦荣球菌属	链球菌属 乳球菌属 葡萄球菌属	乳酸杆菌属 链球菌属 肠球菌属	分节丝状菌 肠杆菌科 拟杆菌属 梭菌属	拟杆菌属 梭菌属 毛螺旋菌 变形菌门 放线菌 普氏菌

一般来说,肠道微生物群的优势菌多为专性厌氧菌,如双歧杆菌、拟杆菌等;此外,还有肠杆菌、肠球菌等兼性厌氧菌,是肠道微生物群的必要组分,如果肠道微生物群失调,这些兼性厌氧菌可能致病;肠道病原性细菌多为外源的一过性细菌,在肠道微生物群失调、病原菌

数量过多、宿主免疫功能低下时致病。

　　影响肠道微生物群组成特征的因素很多，包括遗传因素、年龄因素、地域气候因素、饮食习惯、用药情况等。如有研究发现，素食者的肠道微生物群中，拟杆菌所占比例增加而梭菌比例降低；与非洲人群相比，欧洲人群的肠道微生物群中，放线菌、拟杆菌所占比例更高，而厚壁菌门、变形杆菌的比例较低；一般而言，在人的一生中，从出生到婴儿阶段以双歧杆菌为主，到成人阶段以厚壁菌门、拟杆菌、变形杆菌、放线菌占优，老年以后，肠道微生物群的拟杆菌增加而双歧杆菌减少。

（二）肠道微生物群的形成特征

　　1. 人体肠道微生物群的形成特征　　新生儿出生以前肠道是无菌的，出生后不久，肠道内即有细菌定植，并在一周左右菌群达到初步演替和平衡，而微生态系的建立是一个缓慢渐进的动态演变过程，一般需要 2 年左右。婴儿期是肠道微生物群快速演替的重要阶段。

　　研究显示，在 1 月龄时，正常健康婴儿肠道中双歧杆菌为优势菌，同时含有大量的乳酸杆菌和大肠埃希菌。随着生长发育，双歧杆菌数量略有增加，仍为优势菌，乳酸杆菌也逐渐增加，但大肠埃希菌在 6 月龄时明显下降，以后则相对平稳。研究显示 1～9 月龄正常健康婴儿肠道中双歧杆菌优势明显，双歧杆菌数量明显高于乳酸杆菌和大肠埃希菌。

　　2. 人体肠道微生物群形成的影响因素　　婴幼儿期是肠道微生物群快速演替的重要阶段，肠道微生物群不稳定，易受外界因素影响而发生菌群失调。许多因素可影响肠道正常菌群的建立和构成，如遗传因素、地理环境、分娩方式、喂养方式、胎龄、卫生状况及抗生素的应用等。

　　（1）分娩方式：如表 3-2 所示，不同的分娩方式可能影响婴儿肠道微生物群的定植。正常产道分娩的婴儿肠道微生物群以乳酸杆菌、普氏菌、纤毛菌为主，而剖宫产的婴儿可见葡萄球菌、棒状杆菌、丙酸杆菌的大量定植。

表 3-2　人体肠道微生物群的形成及其影响因素

特　点	出生前	出　　生	1 个月		6 个月	2 岁
影响因素	宿主遗传	分娩方式	喂养方式	治疗	环境暴露和辅食	影响定植的因素
菌群组成与改变	自然分娩婴儿乳酸杆菌、普氏菌、纤毛菌占比更高　剖宫产婴儿葡萄球菌、棒状杆菌、丙酸杆菌占比更高		母乳喂养婴儿双歧杆菌占比更高　配方奶粉喂养婴儿肠杆菌科细菌占比更高	使用益生菌的幼儿双歧杆菌、乳酸杆菌占比更高　使用抗生素的幼儿菌群多样性降低		拟杆菌门、厚壁菌门细菌占比增加
整体特征	兼性厌氧菌肠杆菌		专性厌氧菌双歧杆菌拟杆菌梭状芽胞杆菌			多样性增高，更加类似成人菌群

（2）喂养方式：无论是母乳喂养儿还是人工喂养儿，最初定植的都是需氧菌，而后是厌氧菌。在母乳喂养儿中双歧杆菌增长迅速，约在出生后第6日时成为优势菌，而人工喂养儿在出生后第6日双歧杆菌仍然不是优势菌。可见，母乳成分对婴儿肠道微生物群的定植有影响，双歧杆菌、乳酸杆菌能够通过免疫排斥、免疫清除、免疫调节来加强胃肠道防御的各个防线，发挥抗感染作用。

（3）抗生素使用：抗生素对感染性疾病的治疗是非常有意义的，但对肠道微生物群是有损害的，可以减低正常菌群的定植力，有利于潜在致病菌的生长，导致菌群失调和二重感染，引起消化道症状。总体而言，抗生素的使用会引起肠道微生物群的多样性降低。抗生素相关性腹泻的发病机制与肠道微生物群失调有关，目前认为主要是肠道益生菌减少；其次有的抗生素能引起肠道黏膜的变态反应或对黏膜有直接毒性作用。还有的抗生素如红霉素有促进胃肠排空作用，克拉维酸能刺激肠蠕动等，均可导致腹泻。

（4）益生菌：益生菌的使用可以增加肠道微生物群中双歧杆菌和乳酸杆菌的比例。研究表明，应用益生菌可使抗生素相关性腹泻的发生率降低，且腹泻程度亦较对照组轻。

使用抗生素的过程中同时服用益生菌能有效预防抗生素相关性腹泻。益生菌可减少症状，缩短患者住院天数，减少住院费用；可以减少抗生素治疗对肠道微生物群的干扰，并减少腹泻的发生率。目前认为益生菌防治抗生素相关性腹泻的作用机制主要是阻止致病菌在肠道定植，在肠道中对病原微生物产生营养竞争、黏附竞争及生物化学抑制。

除上述主要影响因素外，辅食使用的时机和种类、出生时的胎龄和体重、住院时间和入住重症监护病房时间、消化道插管、家庭环境等，都会影响婴幼儿肠道微生物群的形成和稳定。

（三）肠道微生物群的演化特征

由于肠道微生物群的组成和各菌种所占比例的影响因素繁多，在既往研究中，并未明确公认的肠道微生物群随年龄增长的演化模式，但有一些共同特点值得在今后的研究中注意。

（1）肠道微生物群在2岁左右形成，此后相对稳定，多样性随年龄降低。多项研究表明，新生儿肠道微生物群的最初定植菌来自母体的肠道微生物群，其后，在1周左右即形成最初的肠道微生物群。但这一菌群组成并不稳定，受喂养、环境、药物使用的影响很大，大约在2岁时，形成相对稳定的肠道微生物群，其多样性也达到稳定。

随着年龄增长，肠道微生物群的多样性有降低趋势。2011年美国科学院学报研究显示，对青年人和老年人的对比研究发现，在门的水平上，老年人的菌群多样性显著低于青年人。其中，老年人厚壁菌门所占比例为40%，青年人为51%；老年人拟杆菌所占比例为57%，青年人为41%。

（2）肠道微生物群厚壁菌门/拟杆菌比值随年龄有降低趋势。多项研究的综合结果显示，在肠道微生物群的主要占比菌种中，厚壁菌门的相对量随年龄增长而降低，而拟杆菌随年龄增长却升高。在此基础上建立的定量PCR方法计算的厚壁菌门/拟杆菌比值随同年龄增长而降低。这一结果表明不仅存在"健康"和"疾病"的肠道微生物群组成，还可能存在"年轻"和"年老"的肠道微生物群组成特征。

（3）遗传、地域、生活方式影响肠道微生物群多样性。遗传因素和生活方式共同影响肠道微生物群的组成和多样性。研究发现，同一家庭成员的肠道微生物群组成和结构相近，而无关对照人群的组成和结构差异较大。

Yatsunenko 等于 2012 年在 *Nature* 发表文章，对马拉维人、美洲印第安人和美国人的肠道微生物群进行了多样性分析。分析结果显示从出生直到 2 岁，不同人群的肠道微生物群组成之间的差异显著增大，显示出遗传、地域、生活方式等对 2 岁以下婴幼儿的巨大影响。相比而言，2 岁以后样品间的多样性的差异相对比较稳定。另外，从出生直到 2 岁，不同组别的肠道微生物群菌落种类均显示急剧增加，而在 2 岁以后，其多样性相对稳定。马拉维人、美洲印第安人和美国人相比，美国人在不同年龄组的肠道微生物群多样性都是最低的。一般认为，肠道微生物群中的菌群种类越多，其组成的微生态环境越趋向稳定。

第二节　肠道菌群与疾病
Intestinal Flora and Diseases

与人体其他部位的微生态环境相比，肠道微生物群不但最为复杂和丰富，对人体健康的影响也最大。

（一）肠道微生物群与炎症性肠病

炎症性肠病（inflammatory bowel disease，IBD）是一类多种病因引起的异常免疫介导的肠道慢性和复发性炎症，有终身复发倾向。一般临床表现为腹痛、腹泻、血便、消瘦等。溃疡性结肠炎（ulcerative colitis，UC）和克罗恩病（Crohn disease）是其主要疾病类型，其中溃疡性结肠炎仅累及结肠与直肠，克罗恩病可累及整个胃肠道，裂隙样溃疡、瘘管、非干酪性肉芽肿是克罗恩病的特征性表现。

1. **肠道微生物群参与炎症性肠病的发生和发展**　炎症性肠病的发病目前认为是多因素相互作用的结果，包括环境因素、遗传因素、感染因素及免疫因素等。其中，感染因素中肠道微生物群的数量和结构异常在炎症性肠病发生和发展中所起的作用已越来越备受关注。临床研究显示，抗生素或微生态制剂对某些炎症性肠病患者有效。而对炎症性肠病患者的肠道微生物群分析也显示，与健康人相比，炎症性肠病患者的肠道微生物群组成有显著性差异。除去微生物群的直接作用，其他与炎症性肠病发生和发展相关的因素也可受到微生物群的调控。因此，肠道微生物群已成为炎症性肠病发生、发展的关键点。

2. **肠道微生物群促进炎症发展**　多种因素参与炎症性肠病的发生和发展，主要包括菌群失调、机体代谢、肠道屏障系统被破坏、肠道神经系统功能失调，以及固有免疫和获得性免疫作用，而这些因素都可受到微生物群的调控。

（1）菌群失调：炎症性肠病患者肠道细菌多样性显著减少。除整体菌群多样性减少之外,优势菌群与有害菌群之间也存在一定比例特点。国内外研究均发现克罗恩病患者都存在不同程度的肠道菌群紊乱现象,对回肠型克罗恩病患者的研究发现,柔嫩梭菌属和罗氏菌属减少,大肠埃希菌和瘤胃球菌增多,而结肠型克罗恩病患者双歧杆菌、柔嫩梭菌属、小拟杆菌属和某一梭状芽胞杆菌属增多,瘤胃球菌减少。双歧杆菌、乳酸杆菌较健康对照组少,而拟杆菌较对照组多。整理以上研究结果,优势菌群与有害菌群的改变特点大致归纳为:优势菌群(如拟杆菌、双歧杆菌)数量减少,有害菌(如葡萄球菌、梭状芽胞杆菌)数量增加;优势菌单菌种之间比例失衡;某些正常菌(如肠杆菌、拟杆菌)过度增生。

另外,肠道微生物的多样性可随疾病所处的阶段不同而发生改变,研究发现活动期的克罗恩病与缓解期及健康个体相比,拟杆菌门的多样性减少。对回肠型克罗恩病、结肠型克罗恩病、溃疡性结肠炎及健康人分组进行研究,发现各组粪便细菌成分均不相同。在结肠型克罗恩病患者中,厚壁菌门的多样性增加,而回肠型克罗恩病的厚壁菌门多样性减少,提示同一疾病的不同部位、不同表型,肠道微生物的多样性也会存在差异。

(2)微生物群代谢产物的作用:一方面,肠道微生物群参与机体的代谢,代谢产物有的是维持机体正常生理功能所必需的,如微生物分解产生的短链脂肪酸(丁酸等)为肠上皮细胞提供能量,保护肠上皮细胞。而有些产物则会对宿主产生有害作用,如菌群中产 H_2S 的细菌增多,H_2S 对宿主肠道黏膜有破坏作用,诱导机体炎症因子产生增多,促进炎症发展。另一方面,肠道微生物群还参与药物的代谢,如肠道中的迟缓埃格特菌会利用心脏病类药物地高辛而使其失活,这可能解释抗感染药物在不同患者之间有效性不同的原因。

(3)微生物群与肠道屏障系统之间的关系:正常肠道黏膜屏障由机械屏障、化学屏障、免疫屏障与生物屏障共同构成。机械屏障是指完整的彼此紧密连接的肠黏膜上皮结构;肠黏膜屏障以机械屏障最为重要,其结构基础为完整的肠黏膜上皮细胞以及上皮细胞间的紧密连接。正常情况下,肠道常驻菌与宿主的微空间结构形成了一个相互依赖又相互作用的微生态系统,且肠道内微生物群构成了一个对抗病原体的重要保护屏障。当这个微生态菌群的稳定性遭到破坏后,肠道定植抵抗力大为降低,可导致肠道中潜在性病原体(包括条件致病菌)的定植和入侵。

有研究显示,肠道微生物群对肠上皮细胞的紧密连接蛋白的表达有调控作用,异常的菌群会降低肠上皮细胞的紧密连接,增加肠黏膜的通透性,使细菌及毒性物质入侵,促进炎症发展。肠黏膜上皮细胞分泌的 Mucin 蛋白和 sIgA 抗体是重要的肠道保护分子,某些微生物能够降解肠黏膜中的 Mucin 蛋白,或降解 sIgA 抗体,使肠道黏膜保护能力下降,对炎症的发生有促进作用。而肠道中诱导机体产生 IgA 抗体的菌越多,机体对炎症的敏感性就越高。

(4)肠道微生物群调节免疫反应:免疫功能紊乱是导致炎症性肠病发生的一个至关重要的机制,固有免疫和获得性免疫都参与其中。与其他感染性疾病不同,炎症性肠病在发达国家的发病率远远高于发展中国家,引起了人们对炎症性肠病病因的探讨。最为著名的是"卫生学说"的提出,由于发达国家婴儿在成长过程中,卫生条件好,消毒剂、杀菌剂的使用广泛,人工剥夺了机体与细菌的接触,使得定植在婴儿体内的细菌数量和多样性都很低,其结果造成了免疫系统的发育异常,使免疫相关的疾病发病率上升,包括炎症性肠病。

肠道微生物群的失调会加重免疫系统的紊乱,研究显示,活动性炎症性肠病患者炎症肠黏膜固有层单个核细胞在体外与自身肠道内细菌裂解液共育后发生强烈的增殖反应,伴大量细胞因子如 IL‑12、IL‑10 等产生,而正常人单个核细胞对自身肠菌裂解液不发生增殖。可见,正常肠黏膜免疫系统对肠道正常菌群耐受,肠黏膜固有层仅保持一定的前炎症状态。而炎症性肠病患者肠道菌群发生改变,肠黏膜免疫系统对正常菌群的耐受亦被打破。感染后肠易激综合征肠道黏膜内 T 淋巴细胞数量增多,T 淋巴细胞活化并分泌炎症介质,加重炎症反应。

3. 炎症性肠病的微生物疗法　临床上应用微生态制剂调整微生物群对炎症性肠病的发生和发展有抑制作用,也从一个侧面反映了肠道微生物群与炎症性肠病之间的关系,肠道微生物群也成了炎症性肠病治疗的新靶标。

(1)炎症性肠病与益生菌疗法:在炎症性肠病的治疗中,研究较多的是乳酸杆菌和双歧杆菌的功能。有研究对 2002 年至 2012 年国外关于益生菌对炎症性肠病患者的作用效果进行了较详细的总结,发现大多数益生菌能安全有效地缓解活动性溃疡性结肠炎,降低其活动度;但也有个别实验研究发现益生菌对溃疡性结肠炎无缓解作用。

(2)炎症性肠病与粪菌移植:粪菌移植是治疗炎症性肠病的新兴方案。所谓粪菌移植,现在普遍认为是将健康个体的粪便移植到患者肠道,通过改善及重建肠道菌群以达到治疗疾病的目的。首次应用于炎症性肠病的治疗见于 1988 年,粪菌移植应用于溃疡性结肠炎患者取得了临床和组织学上的痊愈。多项研究表明,粪菌移植是一种安全有效的治疗炎症性肠病的方法,并且具有很大的前景和发展空间,从目前数据来看,其对克罗恩病患者的疗效较好,对溃疡性结肠炎患者的疗效各项研究结果不一致,还有待进一步的研究。此外,一系列的问题还有待解决,譬如患者的依从性、供者的选择、样本量及移植途径等,都需要进一步的循证研究。

(二)肠道微生物群与肿瘤

人体微生物群和肿瘤之间的关系可分为致病性微生物的单独作用和微生物群的群体性作用。

1. 幽门螺杆菌与胃癌的关系

(1)幽门螺杆菌的发现及其与胃癌的关系:1983 年,澳大利亚病理学家 Robin Warren 和消化科医生 Barry Mashall 从慢性胃炎患者胃黏膜病理标本中分离出了幽门螺杆菌(*Helicobacter pylori*,Hp),并发现 Hp 感染与很多消化性疾病的发生相关,包括慢性胃炎、消化性溃疡,甚至胃腺癌和胃淋巴瘤。1994 年,国际癌肿组织将 Hp 列为Ⅰ类致癌因子,这也是唯一一个被列为致癌因子的原核细胞微生物。

很多临床研究证实了 Hp 感染与胃部肿瘤之间的关系:① 无论是早期胃癌还是进展期胃癌,患者中幽门螺杆菌感染率显著高于无肿瘤人群;② Hp 抗体阳性的人群发生胃癌的危险性要大于 Hp 抗体阴性的人群;③ 根治 Hp 有助于降低胃癌切除术后复发率;④ 幽门螺杆菌感染与萎缩性胃炎的病变范围扩大和疾病进展有关,Hp 感染患者中肠上皮化生、异型增生检出率明显提高,并经根除幽门螺杆菌治疗后,以上病变有不同程度好转甚至消失;⑤ Hp 直接诱发蒙古沙鼠的实验性胃癌取得成功。

近年来有研究显示,虽然清除 Hp 感染可以降低胃癌的发病率,但清除后却导致食管癌的发病率上升,因此,对于幽门螺杆菌感染与肿瘤之间的关系还需要很多机制方面的研究。

(2) Hp 感染诱发胃癌可能的机制:Hp 感染对胃黏膜致突变作用的机制目前还没有完全阐述清楚,但有些可能的机制研究得到了一定程度的证实:① 通过干扰某些维生素、酶及过氧化物的代谢;② 促进淋巴细胞释放淋巴因子,包括 TNF-α、IFN-γ、EGF 等;③ Hp 感染可引起胃酸分泌减少,胃腔内 pH 升高,有利于其他细菌生长;④ Hp 感染致胃黏膜上皮细胞凋亡增加;⑤ 通过对癌基因及一些蛋白产物产生影响,导致细胞产生突变。

2. **肠道微生物群与大肠癌** 大肠癌已成为欧美国家发病率位于第二位的恶性肿瘤,在中国,随着饮食习惯和生活习惯的改变,大肠癌的发病率也呈现逐年上升的趋势,尤其是经济越发达的地区,发病率越高。目前认为,大肠癌的发生主要是遗传背景和环境因素共同作用的结果。其中,30%～50%的病例与饮食密切相关。以高脂为主要特征的"西式饮食"被认为是与大肠癌发生最密切相关的环境因素。

高脂饮食对肠道微生物群的数量和构成有着很重要的影响,研究显示,高脂饮食会造成肠道微生物群失衡,有益的双歧杆菌数量下降,而产硫化氢、亚硝基和诱导产生次级胆汁酸的细菌显著增多,由这些细菌产生的代谢产物对肠上皮细胞有毒性作用,诱导肠上皮细胞发生癌变。此外,肠道微生物群的改变对肠黏膜上皮通透性也有影响,会增加肠黏膜通透性,使细菌及其代谢产物和脂多糖等成分进入肠黏膜,刺激免疫系统,使结肠上皮中的炎症介质增多,炎症反应通路被激活,肠道处于长期的慢性炎症状态,肠上皮细胞癌基因的表达被激活,抑癌基因的表达被抑制,大肠癌的发病率上升。因此,肠道微生物群的改变可能是导致大肠癌发生和发展的重要因素,而调整微生物群可能成为大肠癌预防和治疗的新契机。

(三) 肠道微生物群与精神性疾病

精神性疾病是在各种生物学、心理学以及社会环境因素影响下,大脑功能失调,导致以认知、情感、意志和行为等精神活动出现不同程度障碍为临床表现的疾病,是指精神或行为模式异常,导致痛苦和日常生活失能(残疾),非发育或社会规范所致的疾病,通常定义为个人如何感觉、行为、认为或察觉的组合。

肠道微生物群与孤独症、抑郁症、精神分裂症、焦虑症、阿尔茨海默病等精神性疾病均有密切联系。孤独症患者往往同时罹患炎症性肠病和肠道功能异常;超过 1/3 的抑郁症患者肠道通透性增加,使得肠道细菌进入血液;阿尔茨海默病患者肠道微生物群的构成与健康对照组亦有显著不同。

1. **脑肠轴** 由脑的各级中枢和脊髓接受内外环境变化时传入的各种信息,经过整合,再由自主神经系统和神经-内分泌系统将其调控信息传送到肠神经系统或直接作用于胃肠效应细胞。这种在不同层次将胃肠道与中枢神经系统联系起来的神经-内分泌网络称为脑肠轴。

对无菌小鼠(GF 小鼠)和无病原体小鼠(SPF 小鼠)的研究发现,青春期是脑肠轴形成的关键期。相对无菌小鼠而言,无病原体小鼠焦虑行为更高,更少在明亮处停留。无菌小鼠 3 周转移 SPF 鼠粪便,表现正常焦虑行为,10 周去除,则降低焦虑行为。10 周以后再转移 SPF 鼠粪便时,则不容易出现焦虑样行为表现。

肠道微生物群通过脑肠轴实现与大脑的交流。肠道微生物群可调节神经递质多巴胺的水平,而后者会增加身体紧张和压力。肠道微生物群改变可导致细菌化学物质的吸收,而肠壁炎症增加 TNF-α 和 5-HT 分泌,增加机体对疼痛的敏感性。脑、肠、微生物之间存在双向的相互作用,即大脑调节肠道功能以及肠道刺激的感知,外部压力可引起情绪变化;而肠道微生物群与基于肠道的效应系统和内脏传入途径建立双向交互的脑-肠-菌群轴。

2. **肠道微生物群与孤独症**　孤独症又称为孤独症谱系障碍(ASD),是广泛性发育障碍的一种亚型,主要表现为不同程度的言语发育障碍、人际交往障碍、兴趣狭窄和行为方式刻板。约有 3/4 的患者伴有明显的精神发育迟滞,部分患儿在一般性智力落后的背景下某方面具有较好的能力。

ASD 最初被认为是一种静态的、可遗传的神经发育障碍,对它的理解和认识正经历着重大转变。许多 ASD 患者有使用抗生素或住院经历,有胃肠道症状、不良饮食习惯和独特肠道微生物群,并与症状严重程度有关。例如,有病例研究显示一位 14 岁的患儿,诊断为孤独症,大便失禁 9 个月,有恶臭。既往病史有腹泻 2 年,豆制品(谷蛋白、酪蛋白)不耐受。患儿表现为有攻击性和自残行为,既往使用利培酮、可乐定、丙戊酸钠等抗精神病药物;粪便检测显示病原菌过度生长,检出溶血性链球菌、肠出血性大肠埃希菌、梭状芽胞杆菌、耐氟康唑、伊曲康唑。经甲硝唑、酮康唑治疗 20 日,患儿大便失禁痊愈,攻击性和自残行为显著改善。

该病例显示,抗生素治疗可改善胃肠道功能,减少攻击性和自残行为。另有研究显示,与对照组相比,孤独症儿童梭状芽胞杆菌更高,使用抗生素可改善症状,如有使用万古霉素(口服)改善孤独症症状的报道。由于万古霉素基本上不通过肠道吸收,这一报道证明了肠道微生物群改变与孤独症之间的相关性。

3. **肠道微生物群与抑郁**　肠道微生物群失调引起的肠易激综合征常合并各种精神疾病。经受日常困扰、重大生活事件(离婚、失业、死亡)以及重大社会事件(大屠杀幸存、革命、社会变革)者是肠易激综合征的易感个体。心理压力可使患者症状加重,并寻求医疗就诊。目前,肠易激综合征标准治疗后的治疗方案中就包括抗抑郁药,如三环类抗抑郁药(TCAs)和选择性 5-羟色胺再摄取抑制剂(SSRIs)。

抑郁症的发作与肠道微生物群关系密切。在临床上,首先进入消化科就诊的抑郁症患者非常常见,抑郁症量表评分与患者消化系统症状也具有良好的相关性。研究显示,抑郁症患者与对照组相比,包括普氏菌在内的肠道微生物群占比相差显著。其中,明显增加的包括普氏菌、克雷伯菌、链球菌、梭菌属、粪球菌属等;明显降低的包括副萨特菌、Butyricimonas、Barnesiella 等。

(郭晓奎　李擎天)

第三节　基于 PCR 的肠道微生物群研究方法

PCR-based Research Methods on Intestinal Flora

由于肠道微生物群极为复杂,部分微生物不能体外培养,更多微生物不能在相同和相近的条件下进行培养,因此,基于分子生物学的 PCR 方法进行肠道微生物群研究已成为近年来的热点。

(一) 利用 PCR 方法研究肠道微生物群

阐述感染性疾病与微生物之间的郭霍法则和体外培养技术对于推动医学微生物学的发展起到了不容忽视的作用。随着对感染和细菌之间相互作用、相互联系认识的不断深入,以菌群为基础的细菌种群的社会性和整体性已经逐步成为现代医学微生物学的热门话题,以此为依托的微生态学便应运而生。

粪便是最便捷的了解肠道微生物群概况的样本。粪便微生物群主要反映在肠道微生物群中细菌含量最多的结肠微生物群,本节所涉及的肠道微生物群研究分析也主要针对结肠微生物群。

传统的基于细菌培养的研究方法(culture-dependent methods)至今仍然是临床医学中诊断各种细菌感染的“金标准”,但同时也存在着无法定量分析、效率低下、众多细菌难培养等缺点,因此并不适合微生物群的分析和研究,尤其不适合最为丰富复杂的肠道微生物群的分析研究。相比而言,基于 PCR 技术的不依赖培养方法(culture-independent methods)可直接通过分析细菌的基因型来达到细菌检出的目的,改变了依赖表现型特征的检出手段,因此可以直接应用于多种混合菌种存在的、经过 DNA 抽提的临床标本,如尿液、粪便、阴道分泌物等。

(二) 特异性 PCR 与广范围 PCR

应用于细菌鉴定和菌群研究的 PCR 方法主要有 2 种,即特异性 PCR 和广范围 PCR。

特异性 PCR 以细菌的各菌种存在不同的种特异性基因为前提,设计菌种特异性引物进行扩增。这种方法相对于培养依赖的方法可以较快速地检出相应的细菌,同时使得体外检出难培养细菌成为可能。该方法以一种假设为前提,因此同一份临床标本需要有不同的引物进行多次反应。多重 PCR 在提高检测效率的同时,由于各基因的扩增效率不同、各种细菌的含量差异,以及引物间的相互干扰及排斥,故对引物设计、反应体系设定、标本处理等方面提出了极为严苛的要求。

广范围 PCR 运用在细菌中广泛存在的种系发育信息的基因片段的保守区为引物设计和结合的“靶点”,用以扩增出包含不同菌种(属)遗传信息的高变区,形成了“一对引物针对待测样本中所有原核生物 DNA”的方法。通过引物与所有细菌所共有的保守区结合,扩增出穿插在保守区中的高变区域,以达到将样本中绝大部分细菌都检出的目的。

细菌的 16S rRNA 基因被称为原核生物的"化石基因",广泛存在于各种细菌的基因组中,且保守区域和高变区域交替出现,非常适宜保守区域的引物设计和高变区域的 PCR 扩增,因此成了运用广范围 PCR 进行菌群研究的首选目的基因。已有诸多文献记载了其在研究医学标本(如粪便、尿液、阴道分泌液)以及环境标本(如海水、土壤)菌群中的应用。

(三) 基于条带和基于序列的微生物群分析

广范围 PCR 信息"读取"技术根据其原理的不同可以分为两大类。

第一类是基于"电泳条带"的方法,该类方法比较典型的技术包括单链构象多态性(single strand conformation polymorphism,SSCP)、变性梯度电泳(denaturing gradient gel electrophoresis,DGGE)、温度梯度电泳(temperature gradient gel electrophoresis,TGGE)、末端限制性长度多态性(terminal restriction fragment length polymorphism,T-RFLP)等,这类方法通过不同细菌在种系发育信息基因的高变区内存在的碱基差异,运用不同温度、酶切的手段在电场力的作用下分离不同条带,对广范围 PCR 产物进行研究。有文献记载该方法已应用于人体心脏瓣膜材料、脑脊液、关节滑液等的菌群研究,并已证明其检出细菌的敏感性要高于培养依赖的方法。

第二类方法是基于"DNA 碱基序列"的方法,即基于测序的方法。该类方法通过直接读取广范围 PCR 混合产物的碱基序列以达到分析的目的。随着第三代测序技术的日臻成熟,使得高通量、多克隆的测序成为可能。第三代测序的主流技术主要包括焦磷酸测序 454、SOLiD 和 SOLEXSA 三大类,实现了不同来源的多克隆样本可在同一体系中完成测序,非常适用于"读取"广范围 PCR 的混合产物。基于测序的方法从本质上改变了对 PCR 产物的读取方式,使得对于序列的全定量研究成为可能。

基于测序的方法解决了大量肠道微生物难以同时同步培养的问题,在肠道微生物群分析方面起到了不可取代的推动作用,但也存在一些问题。第一,目前的应用成本和技术门槛较高;第二,焦磷酸测序的读长相比 Sanger 测序处于劣势,目前多数只能扩增一个 16S rRNA 基因的可变区;第三,PCR 结果可能不能准确反映不同微生物所占比例。这些问题的解决还有待于扩增技术和算法处理的进一步发展,而新技术和新方法的发展也必将使人们更加快速准确地了解肠道微生物群的全貌及其与各类疾病的关系,从而进行积极有效的介入,改善人群健康。

(郭晓奎　李擎天)

参 考 文 献

[1] Haberman Y,Tickle TL,Dexheimer PJ,et al. Pediatric Crohn disease patients exhibit specific ileal transcriptome and microbiome signature[J]. J Clin Invest,2014,124(8):3617-3633.

[2] Wlodarska M,Kostic AD,Xavier RJ. An integrative view of microbiome-host interactions in inflammatory bowel diseases[J]. Cell host & microbe,2015,17(5):577-591.

[3] Claesson MJ,Cusack S,O'Sullivan O,et al. Composition,variability,and temporal stability of the intestinal microbiota of the elderly[J]. Proc Natl Acad Sci USA,2011,108(Suppl 1):4586-4591.

第二篇

胃肠道感染实验诊断

Laboratory Diagnosis of Gastrointestinal Tract Infections

第四章　胃肠道感染实验诊断基本技术

Basic Laboratory Diagnosis Technology for Gastrointestinal Tract Infections

第一节　粪便标本细菌涂片检查

Feces Smear Examination

人类胃肠道内存在着大量正常菌群,在这些细菌中,大部分是非致病性的,当机体免疫力低下或使用大量抗生素时,易出现肠道菌群失调。粪便直接涂片,主要观察细菌数量的增减与细菌种类及比例的改变。通过涂片镜检可以协助诊断胃肠道疾病,如霍乱弧菌、艰难梭菌、假丝酵母菌等。

(一)检验前处理

1. 涂片制作与革兰染色　取新鲜送检粪便的水样、脓血或黏液样部分直接涂片或用无菌生理盐水制成悬液涂片,经自然干燥或烘片机烘干,进行革兰染色。

2. 悬滴法或压滴法检查　取患者粪便,用无菌生理盐水制成悬液标本或压滴标本,直接用高倍镜检查细菌、真菌或寄生虫的形态或运动状况。

3. 球杆菌比例涂片检查　取水样便或黏液便直接滴在洁净载玻片一端,以 $30°\sim40°$ 角匀速推片,厚薄适宜,自然干燥后在酒精灯火焰上通过 3 次固定,进行革兰染色。

(二)镜检与报告方式

1. 霍乱弧菌涂片检查

(1)悬滴法检查:直接取"米泔水"样便,悬滴标本或压滴标本用高倍镜观察细菌,镜下呈穿梭状或鱼群状极活泼地运动,在悬滴涂片中加 O1 群霍乱弧菌诊断血清后,显微镜下观察,若原运动活泼的现象停止,为制动试验阳性,初步推断"疑似 O1 群霍乱弧菌"。

(2)涂片染色检查:油镜观察有无革兰阴性杆菌,若见较小呈直杆状、弧形、香蕉状、逗点状或鱼群状等排列,可报告"找到革兰阴性弧形杆菌,疑似霍乱弧菌"(图 4-1)。

2. 艰难梭菌涂片检查　取疑似抗生素

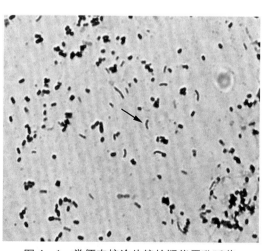

图 4-1　粪便直接涂片镜检疑似霍乱弧菌
(革兰染色,×100)

假膜性肠炎的患者粪便涂片,若发现革兰阳性粗大杆菌,无荚膜,大多形成卵圆形芽胞,位于菌体次极端者可报告"找到革兰阳性芽胞杆菌,疑似艰难梭菌"。

3. 葡萄球菌涂片检查　对于疑似葡萄球菌引起的食物中毒患者,取水样便或肠黏膜样物进行涂片,革兰染色后镜检,见到革兰阳性球菌呈单个、成双、葡萄状排列(图 4-2),则报告"疑似葡萄球菌"。

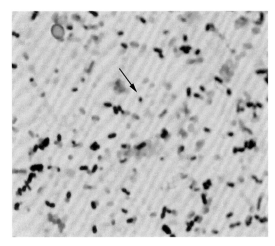

图 4-2　粪便直接涂片镜检疑似葡萄球菌
(革兰染色,×100)

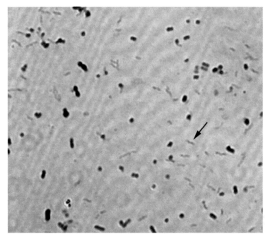

图 4-3　粪便直接涂片镜检疑似弯曲菌
(革兰染色,×100)

4. 弯曲菌涂片检查　取粪便涂片,火焰固定后进行革兰染色,若见革兰阴性弧菌、S 形、螺旋形、海鸥状细菌(图 4-3),则报告"疑似弯曲菌";阴性则报告"未查见弯曲菌"。可作为初步报告。

5. 抗酸杆菌涂片检查　挑取蚕豆样大小的粪块,直接将 10 ml 左右的 4% NaOH 加入粪便中,振荡混匀,取上层液 5 ml 左右,3 000 r/min 离心 15 min,弃上清,加 3 滴 1∶15 稀释血浆混匀,取 20 μl 涂片,厚薄适宜,自然干燥后在酒精灯火焰上通过 3 次固定,进行抗酸染色。若找到红色杆菌,则报告"找到抗酸杆菌";若整个涂片未找到红色杆菌,则报告"未找到抗酸杆菌"。

6. 酵母样菌涂片检查　一般选用湿片法,在载玻片上加一滴生理盐水,用接种环挑取粪便与之混合,加盖玻片后,先用低倍镜然后再用高倍镜观察,可见卵圆形的芽生孢子及假菌丝,也可将涂片进行革兰染色,见革兰阳性芽生孢子及假菌丝即报告"疑似酵母样菌"(图 4-4)。

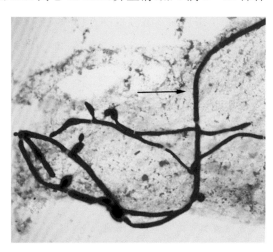

图 4-4　粪便直接涂片镜检疑似酵母样菌
(革兰染色,×100)

(三) 结果解释

(1) 粪便标本细菌涂片镜检,主要用于霍乱弧菌、弯曲菌、结核杆菌、真菌,以及疑似假膜性肠炎的葡萄球菌、艰难梭菌感染等。

(2) 涂片不要太厚,以免影响染色镜检效果。

(3) 正常人粪便球菌/杆菌比值一般约为 1∶10,不同年龄其比例也不同。长期使用广谱抗生素、免疫抑制剂及慢性消耗性疾病患者可发生肠道菌群失调,引起革兰阴性杆菌数量严重减少甚至消失,而葡萄球菌或真菌等明显增多,粪便中球菌/杆菌比值变大。

(4) 找到革兰阴性弧形杆菌疑似霍乱弧菌时应立即报告临床及医院行政管理部门,并做详细记录。

(5) 在涂片查找艰难梭菌时,注意与蜡样芽胞杆菌镜下的区别:两者菌体大小相近,艰难梭菌芽胞为卵圆形,位于菌体次极端;蜡样芽胞杆菌芽胞圆形或柱形,中生或近中生。

(6) 粪便酵母菌是一种肠道寄生菌,属正常菌群。如粪便中检出酵母菌,尚不能作为诊断的直接依据。只有当抗生素使用过度,出现肠道菌群失调而继发腹泻时,粪便真菌涂片检查才具有临床诊断意义。

(周庭银)

第二节　粪便标本培养

Bacterial Culture of Fecal Samples

人类胃肠道内存在着种类繁多的微生物。在这些微生物中,绝大部分是非致病性的,包括大肠埃希菌、肠球菌、厌氧菌等。当肠道发生感染时,可直接从粪便大量的正常菌群中分离出病原菌。

(一) 根据标本检验目的选择合适的琼脂平板(表 4-1)

表 4-1　肠道病原菌培养基选择

细菌名称	培养基	菌落特征	备注
沙门菌	XLD 琼脂平板	红色或中心黑色的半透明菌落	SBG 增菌 18～24 h
	CHROMagar 沙门菌显色平板	紫红色(酒红色)菌落	
志贺菌	XLD 琼脂平板	无色或粉红色半透明菌落	可用 GN 增菌液
霍乱弧菌	TCBS 琼脂平板	黄色菌落	碱性蛋白胨水增菌 6～8 h
副溶血弧菌等	TCBS 琼脂平板	绿色菌落	3% NaCl 碱性蛋白胨水增菌 6～8 h
邻单胞菌、气单胞菌	麦康凯琼脂平板	灰色、灰白色菌落	

（续表）

细菌名称	培　养　基	菌落特征	备　注
耶尔森菌属	麦康凯琼脂平板	无色菌落	
弯曲菌属	CCDA 或 Campy‑BA 平板	灰绿色、黄色或粉红色半透明菌落	初次分离：5% O_2，10% CO_2 和 85% N_2，42℃ 24～72 h 观察结果
肠致病性大肠埃希菌	麦康凯琼脂平板	粉红色菌落	
大肠埃希菌 O157	山梨醇麦康凯琼脂平板 O157 显色平板	无色透明菌落 紫红色菌落	
艰难梭菌	CCFA CDIF	灰白色或淡黄色不透明菌落 粗糙、边缘不整齐的黑色菌落	厌氧培养 48～72 h（需毒素检测）
金黄色葡萄球菌	甘露醇盐琼脂平板 血琼脂平板	黄色菌落 β溶血菌落	
蜡样芽胞杆菌	血琼脂平板	灰色毛玻璃状菌落	
肉毒梭菌	厌氧血琼脂平板	β溶血菌落	厌氧培养 3～5 日，庖肉培养基变黑
产气荚膜梭菌	厌氧血琼脂平板	灰色至灰黄色光滑半透明菌落	厌氧培养 24 h，双圈溶血
真菌	沙保弱琼脂平板 真菌显色平板		28℃需氧培养 5 日 35℃需氧培养 48 h

注：① TCBS：硫代硫酸盐‑枸橼酸盐‑胆盐‑蔗糖；XLD：木糖‑赖氨酸‑脱氧胆酸盐；CCDA：胆酸盐琼脂；CCFA：环丝氨酸‑头孢西丁‑果糖卵黄琼脂；SBG：改良亚硒酸盐磺绿增菌肉汤。② 沙门菌、志贺菌同时接种于强弱选择性不同的两个平板。强选择鉴别培养基可用 XLD 或用沙门菌、志贺菌选择培养基（SS），SS 对痢疾志贺菌 I 型有抑制；弱选择培养基可用麦康凯琼脂平板（MAC）。③ 产气荚膜梭菌在厌氧血琼脂平板上呈双圈溶血环，内层 β 溶血环（θ 毒素所致），外层 α 溶血环（α 毒素所致）

（二）标本接种

接收标本核对信息后进行编号，并在 LIS 系统中签收。

挑取粪便中脓性、血性、黏液部分或直肠拭子接种于 XLD 或 SS 培养基，次日观察平板生长情况。为了提高沙门菌检测阳性率，可进行 SBG 增菌培养 18～24 h。

（三）观察细菌生长情况

观察细菌在平板上的生长情况，将其记录在程序单上（日期、生长情况、分纯、手工生化、克氏双糖铁斜面或三糖铁等）。

1. **血琼脂平板**　查看平板上是否有金黄色或白色、周围有明显 β 溶血环的菌落，挑取疑似菌落进行涂片、染色、镜检，确认是否为革兰阳性球菌，并同时做玻片法凝固酶试验（试管法可同时测定结合型和游离型凝固酶），若阳性则可能为金黄色葡萄球菌。如果没有上述菌落，则继续培养 24 h。同时检查是否有溶血的革兰阴性杆菌菌落，此可能为嗜水气单胞菌。

2. 麦康凯琼脂平板　用于筛查细菌是否分解乳糖。沙门菌及志贺菌不分解乳糖,通常呈无色(除宋内志贺菌个别菌株迟缓发酵乳糖)。若无疑似病原菌,而仅有粉红色的大肠埃希菌菌落,则可接种于山梨醇麦康凯琼脂平板(分区划线)以筛检 *E. coli* O157：H7 菌株,疑似菌落应无色;或直接接种于大肠埃希菌 O157 显色平板,该菌落应呈紫红色。

3. XLD 琼脂平板　筛查培养基上是否具有无色至粉色半透明菌落或中心具有黑色的红色菌落,前者可能为志贺菌,后者则疑似沙门菌。

4. HE 琼脂平板　观察是否有蓝色或蓝绿色菌落存在。

5. CCFA 琼脂平板、艰难梭菌选择性培养基(CDIF)　艰难梭菌在 CCFA 琼脂平板上为圆形、略凸起、白色或淡黄色、不透明、边缘不整齐、毛边样粗糙菌落。在 CDIF 选择性培养基上为表面粗糙、边缘不整齐的黑色菌落。

6. TCBS 琼脂平板　在 TCBS 平板上若有黄色、较大、微凸起的菌落,则疑似霍乱弧菌;若为绿色或蓝色中心、圆形、直径 2～3 mm 的菌落,可能为副溶血弧菌,气单胞菌 TCBS 上不生长。

7. CHROMagar 沙门显色培养基　沙门菌菌落呈酒红色或紫红色。

8. CCDA 平板　培养 24～48 h 后,检查弯曲菌的特征性菌落:扁平的、能扩散的、可以弥漫整个平板表面的菌落;很小的、凸起的、半透明的菌落。颜色可为灰色、黄色或粉红色。

(四) 菌落的选择和挑取

在选择性平板上挑取可疑菌落是微生物检验人员的基本功。由于致病菌在选择性琼脂平板上稀少,往往被正常菌群掩盖,应注意它们之间的区别。在挑取单个菌落时,应仔细寻找,不可草率。在 SS 琼脂平板上,沙门菌为无色透明、半透明、中心黑色的菌落;志贺菌为无色透明、半透明小菌落。在 XLD 琼脂平板上,沙门菌为中心黑色的半透明菌落,志贺菌为红色透明菌落。在挑取菌落时,除上述典型菌落外,也要注意非典型菌落,如有些沙门菌不产 H_2S,在 XLD 琼脂平板上呈红色透明菌落;有些沙门菌可出现黏液型菌落(鼠伤寒沙门菌等);有些宋内志贺菌在 SS 琼脂平板上可为粉红色。即使从事细菌检验多年的工作人员,也可能被不典型的菌落形态所迷惑,因此,在寻找沙门菌和志贺菌时,应多挑取几个典型和非典型菌落进行鉴定,避免漏检。

(五) 生化鉴定

1. 初步生化鉴定　将筛选出的疑似菌落传代至 BAP、克氏双糖铁(KIA)斜面或三糖铁(TSI)。革兰阳性球菌做血浆凝固酶试验。革兰阴性杆菌做氧化酶试验,其中,弧菌属、气单胞菌属、邻单胞菌属、弯曲菌属呈阳性,沙门菌、志贺菌、耶尔森菌、肠致病性大肠埃希菌均为阴性。

如果仅要筛检沙门菌和志贺菌,从平板上挑取可疑菌落 3～5 个分别接种在 KIA 斜面或 TSI 和动力-吲哚-脲酶半固体(MIU)或肠道综合发酵管。

2. 系统生化鉴定　可根据初步生化反应结果,从 TSI 或 KIA 培养基内挑取可疑菌落,进行血清凝集试验。若血清凝集后,须再选择系统生化、API 20E、全自动微生物生化鉴定系统、MALDI‑TOF MS 进行鉴定。

3. **抗生素敏感试验** 对所分离的病原菌进行药物敏感试验(简称药敏试验)。

(六) 结果报告

查到肠道病原菌,报告其菌名和药敏试验结果。若仅有正常菌群而无病原菌存在时,则报告"未检出沙门菌和志贺菌"。

(七) 操作流程(图 4‑5)

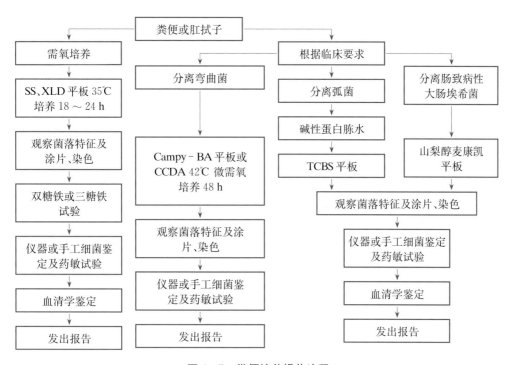

图 4‑5 粪便培养操作流程

(八) 结果解释

(1)粪便标本应立即送检或使用 Cary-Blair 半固体保存培养基或甘油盐水缓冲液(buffered glycerol saline solution)运送,否则影响阳性检出率。由于志贺菌在粪便标本中所能生存的时间极为短暂,易被其他正常菌的代谢物抑制,故采取粪便后应立即接种。自粪便中挑取黏液块接种,可获得较高阳性率。慢性痢疾患者或者带菌者亦可采取肛拭子进行检查,不能立即检查时,应将标本放入保存液中。分离志贺菌直接接种于 XLD 琼脂平板(SS 琼脂平板会抑制 1 型志贺菌),目前没有一种理想的增菌液(GN 肉汤增菌选择性不强,其他肠杆菌科的细菌也会生长)。

(2)XLD 琼脂平板最好新鲜配制,SS 琼脂平板,虽然名称代表沙门菌及志贺菌(*Salmonella* 及 *Shigella*),但据相关文献报道其对志贺菌属分离不佳。

(3)空肠弯曲菌培养在 42℃微需氧环境(厌氧缸系统不含催化剂),CCDA 琼脂平板、Campy‑BA 平板也培养于微需氧环境。

（4）志贺菌属较易死亡，故采集粪便后应立即接种。自粪便中挑取黏液块接种可获得较高阳性率。慢性痢疾患者或者带菌者亦可采取肛拭子进行检查，不能立即检查时，应将标本放入运送培养基中。

（5）挑取的菌落接种于 TSI 或 KIA 斜面内。首先穿刺培养基底层，然后仔细地在斜面上划线。如接种不好，则在培养基底层或斜面上生长不良，可能造成结果误判。

（6）据文献报道，从各种平板上沙门菌菌落数和单个菌落生长大小以及对非沙门菌的抑制能力上看，以 XLD 琼脂平板和 CHROMagar 显色平板相对较好，SS 琼脂平板次之，HE 琼脂平板较差。

（7）引起腹泻的病原菌很多，在分离粪便中的病原菌时，报告方式应根据检验目标菌的结果而定，如粪便培养（沙门菌、志贺菌）阳性者，应报告菌名（如：伤寒沙门菌或宋内志贺菌）；阴性者应报告"未检出沙门菌或志贺菌"，不应采用"未检出致病菌"的报告方式，目前没有一种选择培养基能使所有的致病菌生长，未检出沙门菌或志贺菌并不意味着不存在其他病原菌引起的感染。

（九）传染病报告

培养出的肠道病原菌需根据国家相应法律法规进行传染病报告，霍乱弧菌同时送各级疾病预防控制机构复核。

（周庭银）

第三节　肠道病原体检测和鉴定

Detection and Identification of Gastrointestinal Tract Pathogens

一、胃肠道感染免疫学检测技术 Immunoassays for Gastrointestinal Tract Infection Diseases

不同微生物可有其特异性的抗原，感染后可刺激机体产生特异性的抗体。免疫学技术是以抗原抗体特异性反应为基本原理的分析方法。在微生物检测中，可利用特异性的抗体检测抗原，也可用微生物的抗原检测抗体，从而判断机体的感染状况。随着标记免疫技术水平的提高、单克隆抗体技术的迅速发展，各种免疫学技术如酶联免疫分析技术、免疫胶体金技术等，在检测细菌、病毒和毒素等方面得到了广泛应用。

（一）免疫胶体金技术

免疫胶体金技术（immune colloidal gold technology）是以胶体金为标记物进行抗原或抗体检测的一种免疫技术，反应模式可为双抗体夹心法、间接法、捕获法与竞争法。目前在微生物检测中应用的主要是免疫层析法和斑点免疫金渗滤法，可用于检测流感病毒等病原体以及真菌毒素、人类免疫缺陷病毒抗体等。该技术具有操作简便、无需特殊设备和试剂、结果判断直观、准确等优点，目前主要用于定性检测。

1. 胶体金免疫层析法　是将胶体金的显色特点与免疫层析技术结合进行快速检测与诊断。基本原理是将特异性的抗原或抗体以条带状包被固定在硝酸纤维素膜上的检测区域,胶体金标记的抗体吸附在结合垫上。当待测样品加到试纸条一端的样本垫上后,通过毛细作用向前移动,会先溶解结合垫上的胶体金标记抗体,后可发生相互反应,再移动至包被有特异性抗原或抗体的检测区域。

2. 斑点免疫金渗滤法　是从固相酶免疫测定技术发展而来,其原理是以硝酸纤维素膜为载体,利用了微孔滤膜的可滤过性。先将抗原或抗体点于硝酸纤维素膜上,封闭后加待检样本,再用胶体金标记的抗体或抗原检测相应的抗原或抗体。通过液体的渗滤作用使抗原抗体反应迅速完成,阳性反应表现为膜上出现着色斑点。

(二) 酶联免疫吸附技术

酶联免疫吸附技术(enzyme linked immunosorbent assay,ELISA)是目前应用最广泛的免疫学检测方法之一,基本原理是利用抗原抗体的特异性反应将待测物(抗原或抗体)与酶连接,通过酶与底物产生显色反应,颜色的深浅与待测抗原或抗体的量有关,可定性或定量测定抗原或抗体。ELISA 常用的方法有间接法、双抗体夹心法和竞争法等。

1. 间接法　是检测抗体最常用的方法。其原理为先将针对待测抗体的特异性抗原包被在固相载体上,加入待测标本后,若标本中含有待测抗体,其会与包被的抗原结合。再加入酶标记抗抗体(抗人免疫球蛋白抗体)与固相抗原结合的受检抗体结合,固相载体上的酶量与标本中受检抗体的量相关。加底物显色后,固相上的酶催化底物成为有色产物。通过比色,测知标本中抗体的量。

2. 双抗体夹心法　是检测抗原的常用方法。其原理是先将特异性抗体与固相载体连接,形成固相抗体。加入待测受检标本后,若标本中含有待测抗原,其会与固相抗体结合,形成固相抗原抗体复合物。再加入酶标抗体与固相免疫复合物中的抗原结合,此时固相载体上带有的酶量与标本中受检抗原的量相关。加入底物显色后进行测定。

3. 竞争法　可用于检测抗原或抗体。用于检测抗原时,其原理是标本中的待测抗原和一定量的酶标已知抗原竞争与固相抗体结合。标本中抗原含量愈多,结合在固相上的酶标抗原愈少,最后的显色也愈浅,即结合于固相的酶标抗原量与待测抗原的量呈反比。用于检测抗体时,其原理相同,即标本中的待测抗体和一定量的酶标抗体竞争与固相抗原结合。若标本中抗体量愈多,结合在固相上的酶标抗体愈少,最后的显色也愈浅。

(三) 免疫磁珠检测技术

免疫磁珠检测技术(immunomagnetic beads techniques)整合了免疫反应的高度特异性和磁性分离的高效快速性,其基本原理是将针对特定病原微生物的多克隆抗体或单克隆抗体偶联到磁珠微球体上,将修饰后的磁珠与待检标本混合后,通过抗原抗体反应,若标本中存在靶物质,即可形成磁珠-目标微生物复合物。在外部磁力作用下,将目标微生物从标本中分离出来,可提高目标微生物的分离率。商品化的免疫磁珠主要由瑞士 Dynal 公司、德国 Miltenyi 公司等提供。

目前，我国已将免疫磁珠技术对一些病原微生物的检测纳入国家标准，如 GB/T 4789.1—2008《食品卫生微生物学检验总则》已将该技术作为 *E. coli* O157：H7 检验的可选方法之一。此外，免疫磁珠检测技术不仅可直接应用于病原体的分离培养，还可与其他检测技术联合使用，用于微生物的检测与鉴定。

（陈　敏　盛跃颖）

二、胃肠道感染分子生物学检测和鉴定技术 Molecular Detection and Identification of Gastrointestinal Tract Pathogens

（一）核酸杂交技术

通过核酸分析鉴定微生物遗传型的核酸杂交技术是一种现代鉴定微生物的方法。相对于传统的微生物形态及生理生化特性的鉴定方法，核酸杂交可直接比较不同微生物之间基因组的差异，具有特异性好、敏感性高、诊断速度快和操作较为简便等特点。目前，已建立了多种病原体的核酸杂交检测方法，在病原微生物鉴定和分类研究方面显示出了较为广阔的应用前景。

1. **核酸杂交的基本原理**　是基于核酸变性和复性理论，即在变性条件下，不同来源的 DNA（或 RNA）解开双链，再在复性的条件下让杂交的双方按碱基互补原则重新形成杂交双链（heteroduplex）。核酸杂交过程是高度特异性的，故根据已知的探针序列可以检测未知的靶序列。核酸分子杂交技术的原理是具有互补序列的异源核酸单链在一定条件下通过碱基配对原则形成杂合双链的过程。

2. **核酸分子杂交技术在胃肠道病原检测中的应用**

（1）菌落原位杂交技术：可检测肠产毒性大肠埃希菌 LT 肠毒素与 ST 肠毒素以及志贺菌 *ipaH* 侵袭性基因检测等，例如生物标记探针检测肠产毒性大肠埃希菌 LT 肠毒素。

（2）FISH 技术检测幽门螺杆菌及克拉霉素耐药突变：Hp 的 23S rRNA 基因多肽转移酶区的点突变与克拉霉素耐药性的产生有关。Trebesius 首次成功地将 FISH 运用于 Hp 感染和 Hp 对克拉霉素耐药的检测。

（二）生物芯片技术

生物芯片技术是 20 世纪 90 年代初期发展起来的一门由分子生物学、微电子学、物理学、化学和计算机科学等多学科交叉融合而成的高新技术，包括基因芯片、蛋白质芯片及芯片实验室三大类。微生物检测的生物芯片是指用来检测样品中是否含有微生物目的核酸片段的芯片，具有高通量、微型化和平行分析的特点。微生物检测生物芯片在微生物病原体检测、种类鉴定、功能基因检测、基因分型、突变检测、基因组监测等研究领域中发挥重要作用，具有重大的基础研究价值和明显的产业化前景。

1. **基因芯片（gene chip）**　又称 DNA 芯片（DNA chip）或 DNA 微阵列（DNA microarray），是根据核酸杂交的原理，将大量探针分子固定于支持物上，然后与标记的样品进行杂交，通过检测杂交信号的强度及分布进行分析。

DNA 芯片根据其片基的不同分为无机片基芯片(如半导体硅片和玻璃片等)和有机合成物片基芯片(如特定孔径的硝酸纤维膜和尼龙膜)。按其应用的不同可以分为表达谱芯片、诊断芯片和检测芯片。按其结构的不同可以分为寡核苷酸芯片、cDNA 芯片和基因组芯片。

2. 蛋白质芯片(protein chip)　又称蛋白质微阵列(protein microarray),是用于分析蛋白质之间或蛋白质与其他分子之间的相互作用关系的生物芯片。通常以蛋白质、多肽、酶、抗原、抗体等作为配基,将其有序地固定在固相载体的表面形成微阵列,用标记了荧光的蛋白质或其他分子与之作用,洗去未结合的成分,经荧光扫描等检测方式对杂交信号进行高通量检测和分析。

蛋白质芯片按工作原理分为探针型和凝胶电泳型芯片。按点样蛋白质有无活性功能分为无活性(non-living)芯片和有活性(living)芯片。按作用分为蛋白质表达芯片(protein expression chip, PEC)和蛋白质功能芯片(protein function chip, PFC)。按样品结合方式分为化学型芯片和生物化学型芯片。按载体的不同分为普通玻璃载体芯片、多孔凝胶覆盖芯片和微孔芯片等。

3. 芯片实验室(labs-on-chip)　是高度集成化的集样品制备、基因扩增、核酸标记及检测为一体的便携式生物分析系统。其目的是将生化分析全过程集成在一片芯片上完成,从而使现有的许多烦琐、费时、不连续、不精确和难以重复的生物分析过程实现自动化、连续化和微缩化。芯片实验室是生物芯片技术发展的最终目标。

4. 生物芯片技术在胃肠道病原菌研究中的应用

(1) 基因芯片技术在胃肠道病原菌研究中的应用:基因芯片技术可以对肠道病原菌的标识基因和毒力基因等进行快速、大规模筛查,为菌种鉴定、基因分型、快速诊断、鉴定致病菌与非致病菌等提供高效快捷的技术手段,在很大程度上提高了对突发疫情的应急反应能力。

(2) 蛋白质芯片技术在幽门螺杆菌研究中的应用:Hp 蛋白质芯片作为一种非侵入性方法,具有操作简单、特异性强、准确度高、检测速度快、所需费用低等优点。所需样本量少,因此患者痛苦小,依从性好。更重要的是,可在检测同时对 Hp 进行毒力分型,鉴别出高毒力和低毒力菌株,以决定是否需要行根除治疗。

(三) DNA 测序鉴定技术

DNA 测序鉴定技术是通过 DNA 序列测定和分析工具对微生物的基因进行分析,用于微生物菌种的鉴定和分型分析。相比于传统的生化分型和表型分型方法,DNA 测序鉴定技术更加准确快捷,尤其适用于临床出现的革兰染色不定的疑难菌、不常见菌、新发现的病原菌,以及未认识的新的病原菌。

1. 细菌的 DNA 测序鉴定　目前,大多数的 DNA 自动荧光测序仪均采用双脱氧链终止测序法。细菌的 DNA 测序鉴定,首先是提取细菌的基因组 DNA,以 PCR 的方法扩增用于 DNA 测序的靶基因,然后以四色荧光染料标记的 ddNTP 测序试剂盒进行二次 PCR,得到荧光标记的单链DNA混合物,毛细管电泳经过激光检测器逐个检测并将荧光信号转换为DNA序列,有效序列再通过互联网的远程通信技术进行DNA序列的比对,即获得细菌的鉴定结果。

2. DNA测序在胃肠道感染细菌鉴定中的应用

(1)鉴定和发现新的肠道病原菌:2001年,袁国勇首次在中国香港1例肝硬化患者胸腔脓液和血液中分离到一株革兰阴性海鸥状弯曲菌,通过测序其16S rRNA基因发现该菌与1998年Patureau等命名的 *Microvirgula aerodenitrificans* 相似度为93.8%,无同源性更高的序列。袁国勇等最终将该细菌命名为香港海鸥菌(*Laribacter hongkongensis*)新属新种。

(2)快速鉴定胃肠道感染的特殊病原菌:一些胃肠道感染的病原菌,如弯曲菌、螺杆菌等,分离培养技术复杂且常规生化试验难以进行确切的菌种鉴定,利用16S rRNA基因测序这种非培养分析法可以进行快速的检测和诊断。

(四)脉冲场凝胶电泳分型

脉冲场凝胶电泳(pulsed field gel electrophoresis,PFGE)是近年发展起来的一种分离大分子DNA的电泳技术。PFGE可克服普通琼脂糖凝胶电泳很难分离大于50 kb的DNA分子问题。PFGE因其具有良好的分辨率、特异性、稳定性和易于观察结果,被誉为细菌分子分型技术的"金标准",现已成为国际上普遍采用的细菌流行病学调查的参考方法。

1. 常见细菌的PFGE分型　　PFGE中内切酶的选用至关重要,所采用的内切酶常为寡切点酶,这种酶切后的片段少而大,适合做PFGE电泳。表4-2对常见细菌在PFGE中所用的限制性内切酶进行了总结。

表4-2　PFGE常见细菌所用的限制性内切酶

细　　菌	限制性内切酶	细菌DNA片段长度范围(kb)	大概切割片段数
革兰阳性菌			
肠球菌	*Sma* Ⅰ	5～400	15～20
艰难梭菌	*Sma* Ⅰ	10～900	10～15
艰难梭菌	*Sac* Ⅱ	10～900	10～15
产气荚膜梭菌	*Sma* Ⅰ	45～1 460	12
产气荚膜梭菌	*Sac* Ⅱ	45～1 640	10
金黄色葡萄球菌	*Sma* Ⅰ	10～700	15～20
金黄色葡萄球菌	*Csp* Ⅰ	30～500	10～15
凝固酶阴性葡萄球菌	*Sma* Ⅰ	5～400	15～20
A群和B群链球菌	*Sma* Ⅰ	5～500	15～20
肺炎链球菌	*Sma* Ⅰ	20～300	10～19

（续表）

细　　菌	限制性内切酶	细菌 DNA 片段长度范围(kb)	大概切割片段数
肺炎链球菌	*Apa* I	20～300	10～19
革兰阴性菌			
醋酸钙不动杆菌	*Sma* I	5～300	20～25
鲍曼不动杆菌	*Sma* I	5～300	20～40
鲍曼不动杆菌	*Apa* I	10～300	20～30
拟杆菌属	*Not* I	200～1 200	8～10
百日咳杆菌	*Xba* I	20～700	20～30
伯氏疏螺旋体	*Sma* I	10～300	10～20
洋葱伯克霍尔德菌	*Spe* I	40～700	20～25
空肠弯曲菌	*Sma* I	40～400	8～10
胎儿弯曲菌	*Sma* I	40～400	10～15
胎儿弯曲菌	*Sal* I	40～300	10～15
沙眼衣原体	*Sse*83871	9～220	17
贝氏柯克斯体	*Not* I	10～293	19
肠杆菌属	*Xba* I	10～700	20
大肠埃希菌	*Xba* I	10～500	20
大肠埃希菌	*Not* I	10～1 000	12～15
大肠埃希菌	*Sfi* I	10～700	15～20
流感嗜血杆菌	*Sma* I	10～500	10～12
流感嗜血杆菌	*Rsr* II	10～500	10～12
肺炎克雷伯菌	*Xba* I	10～700	20
嗜肺军团菌	*Sfi* I	50～700	10～15
嗜肺军团菌	*Not* I	50～2 000	5～10
分枝杆菌	*Ase* I	10～700	12～20
淋病奈瑟菌	*Spe* I	10～500	12～17
脑膜炎奈瑟菌	*Not* I	5～200	20～30
脑膜炎奈瑟菌	*Bgl* II	5～200	20～30
奇异变形杆菌	*Sfi* I	50～700	7～10
奇异变形杆菌	*Not* I	75～700	6～10
铜绿假单胞菌	*Spe* I	10～700	20～25
铜绿假单胞菌	*Xba* I	10～300	40～50
沙门菌	*Xba* I	5～400	40～50
志贺菌	*Xba* I	10～700	15～23

（续表）

细　　菌	限制性内切酶	细菌 DNA 片段长度范围(kb)	大概切割片段数
志贺菌	*Not* Ⅰ	10～700	15～20
霍乱弧菌	*Not* Ⅰ	10～400	20～30
嗜麦芽窄食单胞菌	*Xba* Ⅰ	10～700	15
鼠疫耶尔森菌	*Xba* Ⅰ	10～700	20

2. PFGE 在胃肠道病原菌研究中的应用　PulseNet 被列为 21 世纪公共卫生领域最具影响力的创新之一，获得美国科技创新奖。PulseNet 网络已经成为世界卫生组织以及国际公共卫生机构获取传染病疫情信息、应对公共卫生事件的重要数据来源和政策制订依据。中国在 2004 年 9 月正式加入了 PulseNet 网络，成立了 PulseNet China 实验室，建立了 PFGE 标准化方案和数据库。

随着 PFGE 技术的普及与推广，PulseNet China 能够对食源性传染病进行基因水平的监测，观察肠道致病菌的长期动态变化，及时控制感染性腹泻的蔓延，增强了国际疫情信息交流。PulseNet China 平台通过在省市级疾病防控单位以及更多传染病防控单位建立和推广标准化病原菌分子分型技术，提升省市级疾病防控机构传染病监测水平，支持各省市疾控工作，为肠道传染病的监测、预警和控制做出了贡献。

（五）扩增片段长度多态性分析

扩增片段长度多态性分析（amplified fragment length polymorphism，AFLP）是荷兰科学家 Zabeau 和 Vos 联合开发的一种检测 DNA 多态性的方法，AFLP 结合使用了限制性内切酶消化和 PCR 扩增的方法，由限制性内切酶产生特征性的基因片段，再通过 PCR 扩增选择性放大特征性的基因片段，形成可检测的 DNA 指纹图谱。AFLP 技术既具有限制性片段长度多态性分析（restriction fragment length polymorphism，RFLP）的可靠与高重复性，又具有 PCR 技术快速、高效和安全的优点。

1. 常见细菌的 AFLP 分型　AFLP 是一种以 PCR 为基础的选择性片段限制性扩增技术，结合使用了限制性内切酶消化和 PCR 扩增的方法。细菌的基因组 DNA 通常使用两种限制内切酶进行切割，一种为普通频率的限制性内切酶（如 *EcoR* Ⅰ），一种为高频率的限制性内切酶（如 *Mse* Ⅰ）。基因组 DNA 经限制性内切酶消化后，形成分子量大小不等的 DNA 片段。酶切片段通过连接反应与设计的特异的寡核苷酸接头结合，形成含特异寡核苷酸接头的"标记序列（tagged fragments）"。

2. AFLP 指纹图谱技术在胃肠道病原菌研究中的应用　2000 年，Jiang 等采用限制性内切酶 *Hind* Ⅲ-*Taq* Ⅰ与 *Apa* Ⅰ-*Taq* Ⅰ组合，对临床和环境中分离的霍乱弧菌进行 AFLP 指纹图谱分析，结果显示，采用限制性内切酶 *Hind* Ⅲ-*Taq* Ⅰ组合，每株霍乱弧菌能得到 30～50 个扩增片段，优于 *Apa* Ⅰ-*Taq* Ⅰ组合的 20～30 个扩增片段。

（1）AFLP 指纹图谱技术在肠道沙门菌研究中的应用：1998 年，Aarts 等建立了限制性

内切酶 *EcoR* Ⅰ－*Mse* Ⅰ、选择性扩增引物 *EcoR* Ⅰ－AA/*Mse* Ⅰ－O 的肠道沙门菌 AFLP 指纹图谱分型方法，62 个不同血清型的 78 株沙门菌平均得到了约 50 个扩增片段，且不同的血清型菌株的 AFLP 指纹图谱均不相同，显示了良好的分型能力。

（2）AFLP 指纹图谱技术在弯曲菌研究中的应用：1999 年，Duim 等建立了限制性内切酶 *Hind* Ⅲ－*hba* Ⅰ组合、选择性扩增引物 *Hind* Ⅲ－A/*hba* Ⅰ－A 的 f－AFLP 指纹图谱分析方法，并初步认为 f－AFLP 的通量高，适合大样本弯曲菌的流行病学研究。2001 年，Duim 等又进一步将该方法用于弯曲菌属不同菌种之间的区分，12 个不同种的 85 株弯曲菌，除海鸥弯曲菌的 f－AFLP 指纹图谱形成 2 个异种，其余弯曲菌种的不同来源菌株 f－AFLP 指纹图谱分析均聚类到同一个分支，且其中空肠弯曲菌、猪肠炎弯曲菌和胎儿弯曲菌能鉴定到"亚种"的水平，而其他多数种能鉴定到"株"的水平。

（六）多位点测序分型技术

多位点测序分型（multilocus sequence typing，MLST）是 1998 年提出的一种基于核酸序列测定的基因分型方法，该方法以自动化测序技术为基础，基于高通量测序技术和群体遗传学分析，具有简单、快速、重复性强、自动化程度高等特点。MLST 不仅能用于微生物的群体进化生物学研究，而且更为重要的是，其解决了其他分型技术不同实验室之间不可比较的难题。MLST 反映的菌株之间亲缘关系程度，与全基因组序列分析的方法更为接近，且相对于单个的 16S rRNA 基因或其他保守基因而言，区分能力更强。目前，随着测序速度的加快和成本的降低以及分析软件的发展，MLST 将逐渐成为微生物的常规分型方法，广泛应用于生物进化和种群结构的研究。

1. 常见细菌的 MLST 分型　　MLST 技术是多位点酶电泳（multilocus enzyme electrophoresis，MLEE）技术的延伸。传统的 MLEE 方法是一种以酶蛋白为基础的分型方法，通过检测不同菌株之间管家基因多位点酶电泳迁移率的差异，间接地分析这些位点上的序列变异。

MLST 技术通常选用 7 个管家基因进行测序，通过对大量菌株的 DNA 测序，对每一个管家基因的所有等位基因都按发现的先后顺序分配一个等位基因序号（allele number），把该菌株所有管家基因的每个等位基因合并在一起组成一个等位基因谱（allelic profile），并进一步给该菌株的等位基因谱分配一个唯一的编号用为序列型（sequence type，ST）。由于 7 个管家基因每个测序的片段为 450～500 bp，在理论上有超过 10 亿个以上的可能的等位基因谱，其两个不相关的菌株碰巧具有相同等位基因谱的概率极低。因此，MLST 具有非常高的分辨率，且变异的累积足够慢，这就使得 MLST 技术成了流行病学研究的理想工具。

2. MLST 技术在胃肠道病原菌研究中的应用　　在引起人体胃肠道感染的病原菌中，已建立的 MLST 分型的菌种有空肠/结肠弯曲菌、瑞士弯曲菌、海鸥弯曲菌、乌普萨拉弯曲菌、豚肠弯曲菌、*C. insulaenigrae*、*C. lanienae*、副溶血弧菌、大肠埃希菌、小肠结肠炎耶尔森菌、假结核耶尔森菌与类志贺邻单胞菌等。MLST 在胃肠道感染病原菌中的应用，主要包括：① 鉴定和区分，如非空肠/结肠弯曲菌的其他弯曲菌种、耶尔森菌种；② 群体遗传和进化，如空肠/结肠弯曲菌、副溶血弧菌、幽门螺杆菌、大肠埃希菌、类志贺邻单胞菌等；③ 遗传学分型，如肠道沙门菌；④ 流行病学调查，如空肠/结肠弯曲菌、创伤弧菌等。

三、色谱技术 Chromatography Technology

微生物含有的某些化学物质，如酯类、蛋白质、核酸，其含量或结构具有种属特征，或与其分类位置密切相关，能够标志某一类或某种特定微生物的存在。色谱技术不仅对这些化学物质进行分离，分析其存在状态，还能够进一步检测其含量。与传统的生化实验鉴定和分类的方法相比，色谱技术的主要优势在于检测时间短、快速、通量高、可定量等。目前，高效液相色谱、气相色谱、色谱-质谱联用等技术逐渐在微生物鉴定和分类研究中显示出强大功能，在临床微生物检验中显示出广泛的应用前景。

（一）气相色谱技术测定细菌的细胞脂肪酸成分

1. 基本原理　细菌细胞膜的脂质双层中存在大量的脂肪酸，且磷脂脂肪酸含量高，化学组分相对稳定，易于提取和分离。磷脂脂肪酸组成和含量水平能够标志某一类或某种特定微生物的存在。目前，比较成熟的细胞脂肪酸成分分析的鉴定系统是美国 MIDI 公司开发的 Sherlock 全自动微生物鉴定系统。

2. 主要优点

（1）适用范围广：鉴定前不必预先区分革兰染色特性、发酵类型等生物学特性，对营养条件要求苛刻和生化反应不活跃的菌种具有传统生化反应鉴定不可比拟的优越性。

（2）安全：在细胞脂肪酸的提取与甲基化的过程中，其采用高温、强酸、强碱等方式裂解细胞壁，使细菌失去毒力。

（3）快速：能在 1～2 h 完成气相色谱分析的过程。

（二）高效液相色谱法测定细菌的 DNA GC 含量

1. 基本原理　G-C 与 A-T 碱基对的比例（即 GC 含量）在不同生物间不同，是生物间种的一种特征。细菌的 GC 含量稳定，不受菌龄、生长条件的影响，是细菌分类鉴定的重要指征，因此，细菌的 GC 含量可以作为判定细菌种属间亲缘关系的参考标准。

测定 GC 含量的方法包括紫外吸收法、链溶解温度法、浮游密度法和液相色谱法，其中高效液相色谱法的操作最为简便，且结果最为精确。待测菌种的核苷酸在色谱柱中分离后，以紫外线进行检测并记录成单个的色谱峰图。通过与核苷酸标准液的比较，可以得到色谱峰的性质，而通过计算色谱峰图的横截面积，可以分别得到 A、G、C、T 四种核苷酸的相对含量，并最终计算出待测菌种的 DNA GC 含量。

2. 主要优点

（1）快速：单个样品的分析时间低于 15 min。

（2）自动化进样，操作简便。

（3）所需的 DNA 量少。

（4）测定结果的精确性高，重复性好。

（三）变性高效液相色谱技术进行核酸 DNA 纯化和突变检测

1. **基本原理** DHPLC 技术的迅速发展得益于新型柱填料的不断出现。WAVE ® 核苷酸片段分析系统采用 DNASep 柱,填料为无孔多苯乙烯-二乙烯基苯(PS-DVB)共聚物微球体,其热稳定性好,能耐受高温,可保证分析结果的准确性和重复性。DNASep 柱的固定相为 C18 烷基长碳链,以表面键合的方式与 PS-DVB 微球体结合。柱基质与核酸分子的连接需要通过一种疏水、带正电荷的离子对——三乙基铵醋酸盐(TEAA),其疏水基团能与 C18 烷基长碳链相连,所带正电荷又能与核酸主链上的磷酸基团中的负电荷发生结合反应。该系统的流动相为乙腈,通过改变乙腈的浓度,实现核酸 DNA 分子的梯度洗脱。

2. **主要特点**

（1）高通量,适合大规模的 SNP 筛查及微卫星分型的分析。

（2）高度自动化,能减轻劳动强度,提高检测效率。

（3）高灵敏度、高特异度,与直接测序相当,检测未知的 SNP 准确率大于 96%,高于常用的 DGGE、CCM、CSGE、SSCP 等变异检测技术。

（4）所检测的 DNA 或 RNA 片段的长度变动范围广,较适合大片段 DNA 的筛查。

（5）快速,每份样本的检测时间不超过 10 min,对于高通量的洗脱柱,3 min 便可检测一个样品。

（6）相对价廉,将数份样品混合后组成样品池,可进一步降低成本。

（7）检测结果以图表显示,直观易判断。

四、质谱技术 Mass Spectrometry

细菌含有一些具有特定质荷比(M/Z 值)的成分,可作为生物标志分子特异性鉴定细菌。质谱技术可利用特定离子源将待测细菌转变为高速运动的离子,这些离子根据质荷比的不同在电场或磁场作用下得到分离,并用检测器记录各种离子的相对强度,形成质谱图用于分析,提供可靠的鉴定结果。基于蛋白质组学的质谱技术凭借其高灵敏度、高通量、快速准确、分辨率高、对样品要求低和易实现自动化等特点,在微生物检测和鉴定方面得到快速发展。目前用于微生物检测鉴定的质谱技术主要包括气-质联用技术(GC-MS)、基质辅助激光解吸飞行时间质谱(MALDI-TOF MS)等。

（一）质谱技术

质谱分析法是将化合物形成离子和碎片离子,按其质荷比的不同进行分离测定以分析成分和结构的一种方法。蛋白质、多肽质谱是通过电离源将蛋白质分子转化为气相离子,然后利用质谱分析仪的电场、磁场将具有特定质荷比的蛋白质离子分离开来,经过离子检测器收集分离的离子,确定离子的质荷比,分析鉴定未知蛋白质。

（二）质谱联用技术

质谱仪是一种很好的定性鉴定用仪器,但对混合物的分析却无能为力。色谱仪是一种很好的分离用仪器,但定性能力很差,两者结合起来,则能发挥各自专长,使分离和鉴定同时进行。目前,在有机质谱仪中,除激光解吸电离-飞行时间质谱仪和傅立叶变换质谱仪之外,所有质谱仪都是和气相色谱或液相色谱组成联用仪器。这样,使得质谱仪无论是定性分析还是定量分析都十分方便。同时,为了增加未知物分析的结构信息、增加分析的选择性,采用串联质谱法(质谱-质谱联用)也是目前质谱仪发展的一个方向。

(三) MALDI - TOF MS

MALDI 质谱(MALDI MS)是 19 世纪 80 年代末问世并迅速发展起来的质谱分析技术。随着该项技术的不断发展与成熟、数据处理和图谱识别分析软件的开发应用以及大型微生物蛋白指纹图谱数据库的建立与完善,MALDI 与飞行时间质量分析器(TOF)合用的基质辅助激光解吸飞行时间质谱仪(MALDI - TOF MS)广泛应用于各种微生物,特别是细菌的检测和鉴定。采用 MALDI - TOF MS 鉴定肠道病原菌有如下优点:① 操作简单,通量高,自动化程度好,速度快。② 灵敏度高,样品量低至 100 ng,甚至 25 ng 就能满足检测需求。③ 准确度和再现性好。④ 费用低廉。虽然 MALDI - TOF MS 设备一次性投入较高,但日常只消耗少量乙醇、甲酸、乙腈和基质,单株菌检测费用不超过 0.5 美元。

质谱技术在微生物鉴定领域显示了巨大的潜力,特别是 MALDI - TOF MS 的出现,使得肠道病原菌的鉴定更为快速、准确。相信随着质谱技术、样品处理技术、数据分析技术以及数据库的不断完善与发展,传统的微生物鉴定方法和流程在不远的未来将会被这种全新的鉴定方法逐步取代。

(陈 茶 屈平华)

参 考 文 献

[1] 周庭银.临床微生物学诊断与图解[M].第 3 版.上海:上海科学技术出版社,2012.

[2] 王辉,任健康,王明贵.临床微生物学检验[M].北京:人民卫生出版社,2015.

[3] Versalovic J, Carroll KC, Funke G, et al. Manual of Clinical Microbiology[M]. 10th ed. Washington DC: American Society for Microbiology, 2011.

[4] 周庭银,倪语星,胡继红,等.临床微生物检验标准化操作[M].第 3 版.上海:上海科学技术出版社,2015.

[5] 李伟,黄彬.分子诊断学[M].第 3 版.北京:中国医药科技出版社,2015.

[6] 温旺荣,周华友.临床分子诊断学[M].广州:广东科技出版社,2014.

[7] 孙贵娟,赵鹏.香港海鸥菌研究进展[J].Journal of Applied Preventive Medicine, 2013, 03(3): 187 - 190.

[8] 李伟,崔志刚,阚飙,等.中国细菌性传染病分子分型实验室监测网络-PulseNet China[J].疾病监测,2011,26(1): 1 - 4.

[9] Aanensen DM, Spratt BG. The multilocus sequence typing network: mlst. net[J]. Nucleic Acids Research, 2007, 33(suppl 2): W728-W733.

[10] 林飞燕,陆春,叶庭路,等.变性高效液相色谱法在微生物检测的应用进展[J].现代科学仪器,2009,5(5): 116 - 118.

[11] Eaves DJ, Liebana E, Woodward MJ, et al. Detection of gyrA mutations in quinolone-resistant Salmonella enterica by denaturing high-performance liquid chromatography[J]. J Clin Microbiol, 2002, 40 (11): 4121 - 4125.

[12] Sparbier K, Weller U, Boogen C, et al. Rapid detection of Salmonella sp. by means of a combination of selective enrichment broth and MALDI-TOF MS[J]. Eur J Clin Microbiol Infect Dis, 2012, 31(5): 767 - 773.

[13] 鲍春梅,崔恩博,陈鹏,等.MALDI - TOF - MS 鉴定宋内志贺菌的初步应用研究[J].传染病信息,2012, 25(1): 10 - 13.

第五章　胃肠道感染细菌

Bacteria of Gastrointestinal Tract Infection

第一节　葡萄球菌属

Staphylococcus

葡萄球菌属是一类触酶试验阳性的革兰阳性球菌,包括金黄色葡萄球菌($S. aureus$)、金黄色葡萄球菌金黄色亚种(subsp. $aureus$)、金黄色葡萄球菌厌氧亚种(subsp. $anaerobius$)、表皮葡萄球菌($S. epidermidis$)、施氏葡萄球菌(subsp. $schleiferi$)、中间葡萄球菌($S. intermedius$)、腐生葡萄球菌($S. saprophyticus$)等66个种和亚种。金黄色葡萄球菌是最重要的致病葡萄球菌,是引起食源性疾病的主要病原菌之一。

金黄色葡萄球菌 Staphylococcus aureus

(一) 标本采集

1. 粪便标本

(1) 自然排便:最好在使用抗生素之前采集新鲜粪便送检,腹泻患者尽量在急性期采集标本(3日之内)以提高阳性率。

(2) 直肠拭子:对排便困难患者及婴儿,可用直肠拭子采取,即用保存液或生理盐水湿润无菌棉拭后,插入肛门内4～5 cm(幼儿2～3 cm)轻轻转动取出,插入卡布(Cary-Blair)运送培养基内或无菌试管内送检。

2. 食品标本　采集食品标本,取25 g(ml)样品加入225 ml 7.5%氯化钠肉汤,35℃培养18～24 h后接种于平板进行分离培养。

(二) 分离培养

1. 培养基选择　实验室可以根据自身的条件选择血琼脂平板、Baird-Parker 琼脂平板、金黄色葡萄球菌显色琼脂平板、高盐卵黄琼脂平板、7.5%氯化钠肉汤。最好选择两种培养基。

2. 标本接种　将标本接种于血琼脂平板、Baird-Parker 琼脂平板或金黄色葡萄球菌显色琼脂平板,35℃培养18～24 h。食品标本可经35℃18～24 h增菌后,再转种于上述平板进行分离培养。

3. 培养特性　金黄色葡萄球菌在血琼脂平板上的典型菌落为金黄色,周围有明显的β

溶血环,部分菌落也可呈灰白色或柠檬色(图5-1)。在Baird-Parker平板上菌落为圆形、突起光滑、湿润、直径为2~3 mm,呈灰色到黑色,边缘为淡色,周围为一浑浊带,在外层有一透明环(图5-2)。高盐卵黄琼脂平板上金黄色葡萄球菌的菌落特征见图5-3。

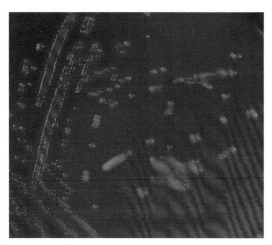

图5-1　金黄色葡萄球菌在血琼脂平板上的菌落特征(18~24 h)

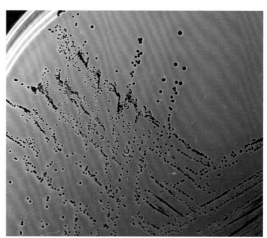

图5-2　金黄色葡萄球菌在Baird-Parker琼脂平板上的菌落特征(18~24 h)

(三) 鉴定

1. 形态与染色　革兰阳性球菌,直径为0.5~1.5 μm,成单、双、短链或不规则葡萄状排列(图5-4)。

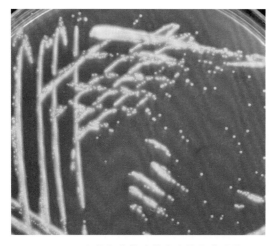

图5-3　金黄色葡萄球菌在高盐卵黄琼脂平板上的菌落特征(18~24 h)

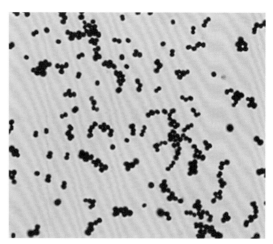

图5-4　金黄色葡萄球菌镜下形态(革兰染色,×100)

2. 生化反应　从平板上挑取疑似金黄色葡萄球菌的菌落进行涂片、染色、镜检,根据染色结果做凝固酶试验、7.5% NaCl甘露醇发酵试验、DNA酶试验、A蛋白和凝集因子试验(表5-1)。

表5-1 金黄色葡萄球菌的生化反应

生 化 反 应	结 果	生 化 反 应	结 果
触酶	＋	水杨苷	－
葡萄糖	＋	明胶	＋
麦芽糖	＋	血浆凝固酶	＋
蔗糖	＋	DNA酶	＋
7.5% NaCl甘露醇	＋	七叶苷	＋
棉子糖	－	A蛋白和凝集因子	＋

注：＋为90%以上菌株阳性；－为90%以上菌株阴性

（1）甘露醇发酵试验：穿刺接种于含7.5% NaCl的甘露醇半固体琼脂管，36℃培养24～48 h，观察产酸结果。

（2）DNA酶试验：将被检菌点种于0.2% DNA琼脂平板，于35℃培养24 h，然后用1 mol/L盐酸覆盖平板，观察结果。细菌产DNA酶水解长链DNA成寡核苷酸链，长链DNA遇酸沉淀，寡核苷酸链则溶于酸，平板上加入酸后，菌落周围出现透明环为阳性，无透明环为阴性。革兰阳性球菌中仅金黄色葡萄球菌阳性（图5-5）。

（3）系统生化鉴定：可根据初步生化鉴定结果，挑取可疑菌落，用生理盐水制备成浊度适当的菌悬液，使用生化鉴定试剂盒（API20E）、全自动微生物生化鉴定系统、MALDI-TOF MS进行鉴定。

（四）鉴别要点

1. 本菌的特征 在血琼脂平板上菌落呈金黄色或白色，革兰阳性球菌，DNA酶和血浆凝固酶试验均阳性，发酵甘露醇。

2. 与微球菌属鉴别 葡萄球菌属葡萄糖O/F试验为发酵型，镜下以葡萄串状排列为主，菌体较小；而微球菌属为氧化型或无反应，镜下以四联排列为主，且菌体较大（图5-6）。

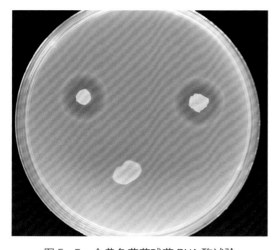

图5-5 金黄色葡萄球菌DNA酶试验

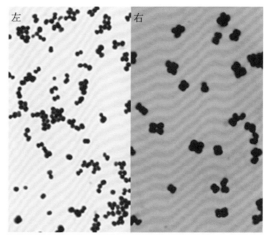

图5-6 金黄色葡萄球菌与微球菌镜下形态区别

左侧为金黄色葡萄球菌，右侧为微球菌

进一步鉴定见表5-2。

表5-2　葡萄球菌属与微球菌属鉴别的关键性试验

生 化 反 应	葡 萄 球 菌 属	微 球 菌 属
葡萄糖O/F	发酵	氧化
溶葡萄球菌素	S	R
红霉素(0.4 μg/ml)	R	S
呋喃妥因(100 μg/纸片)	S	R
改良氧化酶试验	－	＋
杆菌肽(0.04 U)	S	R

注：＋为90%以上菌株阳性；－为90%以上菌株阴性；R为耐药；S为敏感

3. 与链球菌属鉴别　葡萄球菌属葡萄糖O/F试验为发酵型,触酶试验阳性;链球菌属葡萄糖O/F试验为氧化型,触酶试验阴性。

4. 与凝固酶试验阳性的猪葡萄球菌鉴别　金黄色葡萄球菌分解甘露醇,猪葡萄球菌不分解甘露醇。

5. 凝固酶试验阳性葡萄球菌的鉴别　见表5-3。

表5-3　凝固酶阳性葡萄球菌鉴别的关键性试验

菌　　名	凝固酶[a]	触酶	溶血	碱性磷酸酶	甘露醇	耐热核酸酶	脲酶	精氨酸	V-P	新生霉素耐药[b]
金黄色葡萄球菌金黄色亚种	＋	＋	＋	＋	＋	＋	V	＋	＋	－
金黄色葡萄球菌厌氧亚种	＋	－	＋	＋	ND	＋	ND	ND	－	－
施氏葡萄球菌聚集亚种	＋	＋	(＋)	＋	d	－	＋	－	－	－
中间葡萄球菌	＋	＋	V	＋	d	－	＋	V	－	－
海豚葡萄球菌	＋	＋	V	＋	(＋)	－	＋	＋	－	－
猪葡萄球菌	V	＋	－	＋	－	－	＋	V	－	－
水獭葡萄球菌	＋	＋	＋	＋	d	(±)	＋	－	－	－

注：＋为90%以上菌株阳性；－为90%以上菌株阴性；d为11%～89%阳性；V为反应不定；(±)为多数阳性,少数阴性；ND为无资料；a.试管法凝固酶；b.抑菌环直径≥16 mm确定为敏感

(五) 抗菌药物敏感试验

药敏试验：具体参照CLSI M100-S25最新版本文件。需做的药敏有苯唑西林(头孢西丁)、青霉素、红霉素、克林霉素、万古霉素、利奈唑胺、左氧氟沙星、磷霉素、复方磺胺甲噁唑、利福平等。常用头孢西丁预测金黄色葡萄球菌对甲氧西林的敏感性,如耐药则为耐甲氧西林金黄色葡萄球菌(MRSA)。

（六）结果解释

（1）金黄色葡萄球菌引起的食源性疾病在我国细菌性食物中毒事件中仅次于沙门菌和副溶血弧菌。其导致的食源性疾病多见于春夏季节,且引起中毒的食品种类繁多,如剩饭、糕点、乳制品、肉类、凉拌菜、甜酒酿等。一般来说,在 pH 为 6.0～8.0、水分含量较多、蛋白质或淀粉比较丰富的食品中,该菌最易繁殖并产生毒素。当人们食入了被金黄色葡萄球菌肠毒素污染的食品后,可出现以呕吐和腹泻为主的急性胃肠炎症状。

（2）金黄色葡萄球菌感染潜伏期为 2～5 h,极少超过 6 h。起病急骤,有恶心、呕吐,中上腹部痉挛性疼痛,继以腹泻。呕吐最为突出,呕吐物可带胆汁黏液和血丝,腹泻呈水样便或稀便,每日数次至数十次不等,重症者可因剧烈吐泻引起脱水、虚脱和肌肉痉挛。体温大多正常或略高,绝大多数患者经数小时或 1～2 h 迅速恢复。

（3）葡萄球菌产生的肠毒素有 A、B、C、D、E 等多个型,其中 C 型根据等电点的不同又分为 C_1、C_2、C_3 型,各菌株产生的肠毒素类型不同,一般只产生一种,少数菌株则不止产生一种。由 A 型肠毒素引起的食物中毒最多,B 型次之,C 型最少。葡萄球菌肠毒素耐热程度不一,A 型肠毒素在加热 80℃经 30 min 或 100℃经 1 min 便被破坏,而 B 型肠毒素加热 100℃经 5 min 只能破坏一半,加热 99℃经 87 min 才能丧失其毒性。

（4）临床标本(呕吐物、食物、粪便)分离出金黄色葡萄球菌,需进行毒素检测,才能报告。

（七）检验流程(图 5-7)

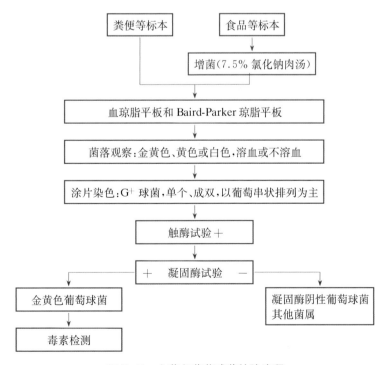

图 5-7　金黄色葡萄球菌检验流程

(八) 其他鉴定

主要是肠毒素测定。金黄色葡萄球菌产生多种肠毒素,均能引起人类急性胃肠炎。根据其抗原性和等电点的不同,分为 A、B、C1、C2、C3、D、E、G 和 H 9 个血清型(多以 SEA～SEH 表示),以 A、D 型多见。检验方法主要包括免疫学方法(反向血凝法)、动物试验、生物传感技术、超抗原技术和 PCR 技术。

(1) 反向血凝法:将食品用生理盐水做成 10% 的乳剂,经 14 000 r/min 离心 20 min 后,取上清作为原液置微量凹孔反应盘中,做成 A～D 四排 2 倍递增的稀释液(1 列 A～D 为原液;2 列 A～D 至 6 列 A～D 为 2 倍递增稀释液;7 列 A～D 为空白稀释液,作对照用),每孔内为 25 μl。在 A、B、C 三排凹孔中,分别加入葡萄球菌肠毒素 A、B、C 型免疫血清致敏的红细胞悬液 25 μl;D 排孔内加入未致敏的红细胞悬液 25 μl(用以判断是否发生非特异性凝集)。在 8 列 A～D 至 10 列 A～D 凹孔内分别加入已知的 A、B、C 型葡萄球菌肠毒素各 25 μl 作阳性对照。反应盘于微量振荡器上振荡混合后,置湿润环境中,经 2 h(RPLA 应经 5～10 h)后移至白纸上观察其中是否发生凝集。如 A、B、C 三排与 D 排反应终点相同时,认为是非特异性凝集。在这种情况下,应于检样原液中加入等量的 50% 未致敏红细胞,将非特异性凝集吸收后再离心沉淀,取上清液行如上检查,然后做出判断。

(2) 动物试验:将食物中毒患者的呕吐物或剩余物接种于含 60～100 g/L 的 NaCl 高盐肉汤管中,经 37℃ 培养 24 h 后再分离纯菌种,孵育 48 h 后,煮沸高盐肉汤 30 min,杀死细菌并破坏其他毒素,取上述煮沸液经 3 000 r/min 离心 1 h 后,取上清液 2 ml 注入体重为 500 g 左右的幼猫静脉或腹腔。于 4 h 内观察幼猫是否有呕吐、腹泻、体温升高、死亡等现象。

(3) 酶标法:用相应的肠毒素抗体包被酶标板,通过 ELISA 法检测食物或其他标本中的肠毒素。

(4) VIDAS:使用全自动荧光免疫分析仪通过酶联免疫的原理对毒素进行检测。

(5) PCR 技术:根据 GenBank 中金黄色葡萄球菌肠毒素基因序列,设计各种肠毒素的特异性引物,对金黄色葡萄球菌肠毒素基因进行 PCR 检测。

(九) 生物安全

金黄色葡萄球菌在卫生部于 2006 年颁发的《人间传染的病原微生物名录》中危害程度分类为第三类,所有的临床标本检测都应在 BSL - 2 实验室中进行。

(周庭银)

第二节　芽 胞 杆 菌 属

Bacillus

芽胞杆菌属是一群需氧或兼性厌氧、有芽胞的革兰阳性大杆菌,已有 200 多种,是一个大属。其中蜡样芽胞杆菌（*B. cereus*）、炭疽芽胞杆菌（*B. anthracis*）、蕈状芽胞杆菌（*B. mycoides*）、巨大芽胞杆菌（*B. megaterium*）、苏云金芽胞杆菌（*B. thuringiensis*）、枯草芽胞杆菌（*B. subtilis*）、球形芽胞杆菌（*B. sphaericus*）、地衣芽胞杆菌（*B. licheniformis*）等多个种与医学有密切关系。蜡样芽胞杆菌食源性疾病所涉及的食品种类繁多，在我国引起食源性疾病的食品大多与米饭或淀粉类制品有关。

蜡样芽胞杆菌 *Bacillus cereus*

（一）标本采集

1. 粪便标本

（1）自然排便：采集粪便，腹泻患者尽量在急性期采集标本（3 日之内），以提高检验阳性率。

（2）直肠拭子：对排便困难的患者及婴儿，可用直肠拭子采取，即以无菌棉拭用保存液或生理盐水湿润后，插入肛门内 4～5 cm（幼儿 2～3 cm）轻轻转动，取直肠表面的黏液后，插入卡布（Cary-Blair）运送培养基内或无菌试管内送检。

2. 食品标本　采集食品标本，取 25 g(ml)样品加入 225 ml 生理盐水，制成 10^{-5}～10^{-1} 的稀释液，35℃培养 18～24 h 后，接种于选择性琼脂平板并进行菌落计数。

（二）分离培养

1. 培养基选择　营养琼脂平板、血琼脂平板、甘露醇卵黄多黏菌素（MYP）琼脂平板、L 酪氨酸营养琼脂、动力培养基、胰酪胨大豆羊血琼脂（TSSB）、营养肉汤、胰酪胨大豆多黏菌素肉汤、酚红葡萄糖肉汤、硝酸盐肉汤、溶菌酶营养肉汤。常用的培养基为甘露醇卵黄多黏菌素琼脂平板。

2. 标本接种　将标本接种于甘露醇卵黄多黏菌素琼脂培养基或血琼脂平板，35℃培养 18～24 h。也可接种于肉汤培养基经 35℃ 24 h 增菌后，再转种于上述平板进行分离。

3. 培养特性　蜡样芽胞杆菌在血琼脂平板上 35℃ 培养 18～24 h，形成浅灰色、似毛玻璃状、β 溶血的菌落（图 5-8）。在营养琼脂平板上形成较大、直径为 3～10 mm、灰白色、不透明、圆形、凸起的菌落，边缘常呈扩展状，荧光呈白蜡状，故名蜡样芽胞杆菌（图 5-9）。在 MYP 平板上 35℃ 培养 18～24 h，形成微红色的菌落，周围有粉红色的晕（图 5-10）。在肉汤中生长浑浊。

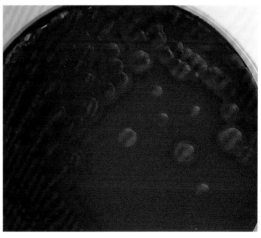

图 5-8　蜡样芽胞杆菌在血琼脂平板上的菌落特征（18～24 h）

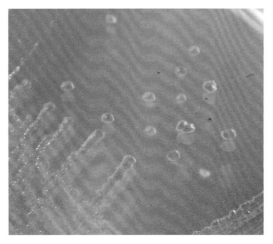

图 5-9　蜡样芽胞杆菌在营养琼脂平板上的
菌落特征(18～24 h)

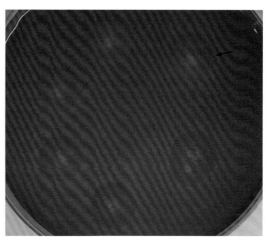

图 5-10　蜡样芽胞杆菌在 MYP 平板上的
菌落特征(18～24 h)

微红色的菌落,周围有粉红色的晕(箭头所示)

(三) 鉴定

1. 形态与染色　革兰阳性大杆菌,大小为$(1～1.2)\mu m×(3～5)\mu m$,有椭圆形芽胞,位于菌体中央,菌体不膨大(图 5-11)。

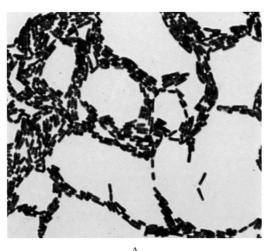

A

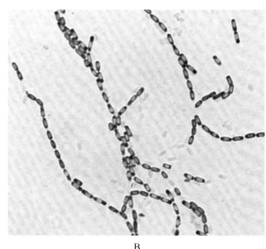

B

图 5-11　蜡样芽胞杆菌纯培养的镜下形态(革兰染色,×100)

A. 24 h 培养镜下形态;B. 48 h 培养镜下形态

2. 生化反应

(1) 初步生化反应:从平板上挑取疑似蜡样芽胞杆菌的菌落进行涂片、染色、镜检,根据染色结果做触酶试验。

(2) 主要生化反应:见表 5-4。

(3) 系统生化鉴定:可根据初步生化鉴定结果,挑取可疑菌落,用生理盐水制备成浊度适当的菌悬液,使用生化鉴定试剂盒(API 50 CHB)、全自动微生物生化鉴定系统、MALDI-

TOF MS 进行鉴定。

表5-4　蜡样芽胞杆菌的生化特性

生 化 反 应	结 果	生 化 反 应	结 果
触酶	+	肌醇	−
葡萄糖	+	山梨醇	−
麦芽糖	+	阿拉伯糖	−
蔗糖	+	水杨苷	−
糊精	+	酪蛋白酶	+
甘露醇	−	枸橼酸盐	+
鼠李糖	−	硝酸盐还原	+
木糖	−	吲哚	−
V-P	+	脲酶	−
卵磷脂酶	+	H_2S	−
甲基红	−		

注：＋为90%以上菌株阳性；－为90%以上菌株阴性

3. 血清学试验　将检出的蜡样芽胞杆菌,用蜡样芽胞杆菌分型血清标记金黄色葡萄球菌 A 蛋白(SPA)。菌体试剂做玻片协同凝集试验,确定其血清分型。

(四) 鉴别要点

1. 本菌特征　革兰阳性大杆菌,芽胞椭圆形,位于菌体中央,菌体不膨大,白蜡状菌落,卵磷脂酶、酪蛋白酶试验阳性。

2. 与苏云金芽胞杆菌鉴别　见表5-5。

表5-5　蜡样芽胞杆菌与其他芽胞杆菌的鉴别

特　征	蜡样芽胞杆菌	巨大芽胞杆菌	苏云金芽胞杆菌	蕈状芽胞杆菌
触酶	+	+	+	+
动力	+/−	+/−	+/−	−
硝酸盐还原	+	−	+	+
酪蛋白酶	+	+/−	+	+/−
卵黄反应	+	−	+	+
葡萄糖	+	+	+	+
甘露醇	−	+	−	−
木糖	−	+/−	−	−
溶血	+	−	+	+/−
已知致病特性	产生肠毒素		对昆虫致病的内毒素结晶	假根样生长

注：＋为90%以上菌株阳性；－为90%以上菌株阴性；＋/－为11%～89%菌株阳性

(五) 抗菌药物敏感试验

药敏试验的选药原则：青霉素、氨苄西林、克林霉素、红霉素、氯霉素、万古霉素和氨基糖苷类。蜡样芽胞杆菌引起的食源性疾病常为自限性，故治疗主要根据病情对症处理，也可以采用氯霉素、红霉素、庆大霉素等抗生素进行治疗。重症患者及时送医院进行输液等对症治疗可痊愈，必要时进行催吐、洗胃以排出毒物。具体参照 CLSI M100‐S25 最新版本文件。

(六) 结果解释

(1) 蜡样芽胞杆菌引起的细菌性食物中毒比较常见，其引起的食源性疾病所涉及的食品种类繁多，包括奶类食品、禽畜肉类制品、蔬菜、汤汁、马铃薯泥、甜点心、色拉和米饭等，在我国大多与米饭或淀粉类制品有关(米饭微有发黏和略带异味)，欧美国家多由甜点心、肉饼、色拉、奶、肉类食品引起，但也有因进食米饭或油炒饭而发生。发病时间以夏秋季(6～10 月份)为最多，食品常由于进食前保存温度不当，放置时间较长，给食品中污染的蜡样芽胞杆菌或加热后残存的芽胞以生长繁殖的条件，从而导致中毒。

(2) 蜡样芽胞杆菌进入人体后能产生耐热和不耐热两种毒素，前者为致吐肠毒素，后者为致腹泻肠毒素。肠毒素刺激胃肠黏膜引发恶心、呕吐、腹痛和腹泻。在临床上可分为呕吐型和腹泻型两类。呕吐型的潜伏期为 0.5～6 h，中毒症状以恶心、呕吐为主，偶尔有腹痉挛或腹泻等症状，病程不超过 24 h，这种类型的症状类似于由金黄色葡萄球菌引起的食物中毒。腹泻型的潜伏期为 6～15 h，症状以水泻、腹痉挛、腹痛为主，有时会有恶心等症状，病程约 24 h，这种类型的症状类似于产气荚膜梭菌引起的食物中毒。

(3) 蜡样芽胞杆菌的计数方法：将被检样品做成 $10^{-5} \sim 10^{-1}$ 的稀释液，取各稀释液 0.1 ml 涂布于甘露醇卵黄多黏菌素琼脂平板表面，置 35℃ 培养 18～24 h，选取菌落数在 30 个左右者进行计数。

(七) 检验流程(图 5‐12)

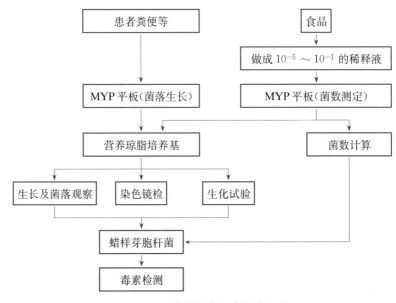

图 5‐12　蜡样芽胞杆菌检验流程

(八) 其他鉴定

主要为肠毒素试验,具体方法如下。

(1) 兔肠结扎试验:在家兔回肠部,以 10～15 cm 的间隔进行结扎,共可扎 6 段,段与段之间应留有 2 cm 的间距。在所结扎的回肠襻内注入培养滤液 2 ml,6～8 h 后剖腹检查其中水分贮留情况。一般来说,如果积累的液体量占肠襻长度的比例(V/L)在 0.5 以上,而对照肠襻(注射空白培养的滤液)为阴性,即有诊断价值。

(2) 血管通透性反应:将家兔或豚鼠的背部于试验前一日脱毛,先用弯头剪刀将毛剪去(尽量剪短,不可伤及皮肤),然后用棉签取脱毛剂(临用前将硫化钡 5 份、氧化锌 5 份和马铃薯淀粉 2 份,用温水在小杯中调成浆状黏液即成),涂擦于剪毛处,数分钟后,用温水洗去脱毛剂和已脱的毛,待干。次日在已干的脱毛部位于皮内注射培养物滤液 0.1 ml,同时作一空白对照。3 h 后,静脉注射含有 0.85% 盐水的 2% 伊文思蓝溶液 4 ml,1 h 后剥皮测定蓝色部位的直径,并检查有无出血,用以对照比较。

(3) 毒素致死试验:从小白鼠(体重 20～25 g)尾静脉注入培养物滤液 0.1～0.4 ml,观察小白鼠在 1～2 h 是否死亡。毒素多时,小白鼠在 0.5～1 min 即死去。

(4) 免疫反应检查:将蜡样芽胞杆菌腹泻肠毒素血清致敏绵羊红细胞后,与培养物滤液进行反向间接血凝试验而予以检出。

(九) 生物安全

蜡样芽胞杆菌在卫生部颁发的《人间传染的病原微生物名录》中危害程度分类为第三类,所有的临床标本检测都应在 BSL‐2 实验室中进行。

(周庭银)

第三节　沙门菌属

Salmonella

沙门菌属于肠杆菌科(Enterobacteriaceae)沙门菌属(*Salmonella*),2 600 多种血清型,目前属内包括肠道沙门菌种(*S. enterica*)和邦戈沙门菌种(*S. bongori*)。肠道沙门菌分 6 个亚种,分别为肠道沙门菌肠道亚种(亚种 I,1 504 个血清型,来自人类和温血动物,如伤寒血清型、鼠伤寒血清型等)、肠道沙门菌萨拉姆亚种(亚种 II,502 个血清型)、肠道沙门菌亚利桑那亚种(亚种 IIIa,95 个血清型)、肠道沙门菌双相亚利桑那亚种(亚种 IIIb,有 333 个血清型)、肠道沙门菌豪顿亚种(亚种 IV,有 72 个血清型)和肠道沙门菌印第卡亚种(亚种 VI,有 13 个血清型)。邦戈沙门菌曾属于亚种 V,有 22 个血清型。

目前除了肠道沙门菌肠道亚种以外的其他亚种血清型仍未命名,在已命名的血清型中以伤寒血清型、甲型副伤寒血清型、猪霍乱血清型等为代表。临床微生物学实验室多以菌种的形式代替血清型报告,如伤寒沙门菌(*Salmonella* ser. Typhi)、肠炎沙门菌(*Salmonella* ser. Enteritidis)、甲型副伤寒沙门菌（*Salmonella* ser. Paratyphi）、鼠伤寒沙门菌（*Salmonella* ser. Typhimurium）等，但必须理解是一个菌种的血清型。

一、伤寒、副伤寒沙门菌 *Salmonella* ser. Typhi/*Salmonella* ser. Paratyphi

（一）标本采集

用无菌方法采集新鲜标本，置于灭菌容器或保存液或增菌液中，并在采样器皿上标记采样编号，置入生物样品运输箱，及时送实验室检验。不同类型标本的采集方法如下。

1. 粪便标本　一般以无菌棉签拭取粪样，应选择含有黏液、脓液及血液的新鲜粪便，置于灭菌容器或运送培养基（Cary-Blair，C-B）或增菌液中，并及时送检。同时应注意粪便标本应在病程的第3~4周，未使用抗生素之前采集，以提高阳性率。

2. 血液标本　血液标本宜在第1~2周采集，发热未退者，可2周以后采集。采集静脉血标本，成人5~10 ml，儿童2~5 ml，立即接种于血培养瓶。

3. 尿液标本　发病第3周可采集中段尿进行培养，但分离率较低。

4. 骨髓标本　在整个病程中均可采集。对已使用抗生素、粪便病原菌培养阴性的疑似伤寒患者，采集骨髓标本可提高病原菌的检出率。一般用骨髓穿刺针从髂骨采集骨髓标本，无菌采集骨髓1~3 ml立即接种于血培养瓶。

5. 水样标本　水样标本可用纱布块法、滤膜法、吸附沉淀法等采集处理标本。采集水样450 ml，直接加入10倍浓缩亚硒酸盐增菌液（SF）50 ml进行增菌培养；为了提高阳性检出率，也可取水样450 ml，加入10%碳酸钠溶液2 ml及10%硫酸亚铁溶液1.7 ml吸附沉淀，取沉淀物40~50 ml，置50~100 ml 2倍浓缩SF增菌培养；对杂质较少的被检水样，可用滤膜（0.45 μm）抽滤，抽滤后将滤膜置于SF进行增菌培养；用纱布块法采集时，立即将其投入50 ml 2倍浓缩SF增菌培养。

6. 食品标本　食品采样时，取25 g（ml）样品放入225 ml缓冲蛋白胨水（BPW）的无菌均质杯中混匀，进行前培养增菌。对于食（饮）具样品，采集50 cm^2 食（饮）具的表面积，置50 ml的灭菌生理盐水中，送实验室检验。

7. 公厕粪便、媒介昆虫等标本　媒介昆虫如苍蝇等按10~15个为一组采集，放到10~20 ml SF增菌管内，常温送往实验室。

（二）分离培养

1. 培养基的选择　实验室可以根据自身的条件选择木糖-赖氨酸-脱氧胆盐琼脂平板（XLD琼脂平板）、沙门菌、志贺菌琼脂平板（SS琼脂平板）、麦康凯琼脂平板（MAC琼脂平板）、Hektoen-Enteric琼脂平板（HE琼脂平板）、沙门菌显色琼脂平板、WS *Salmonella* 琼脂平板（WS琼脂平板）、亚硫酸铋琼脂平板（BS琼脂平板）、伊红亚甲蓝琼脂平板（EMB琼脂平板）等培养基。

最好选择两种培养基（一种强选择性，一种弱选择性）或者沙门菌显色琼脂平板和XLD琼脂平板。

2. **标本接种**　挑取水样便、黏液便、脓血便或直肠拭子直接接种于上述选择性平板（XLD 琼脂），或用改良亚硒酸盐磺绿增菌肉汤（SBG 肉汤）增菌 12～18 h（提高阳性检出率），再移种于选择性平板（XLD 琼脂）。

3. **培养特性**　伤寒沙门菌在 XLD 琼脂平板上，35℃大气环境下（以下简称 35℃），培养 18～24 h，形成透明或半透明、光滑、湿润、边缘整齐、圆形、中央呈黑色的菌落（图 5-13A），部分菌株不产 H_2S，呈无色透明的菌落（图 5-13B，图 5-14）。在 MAC 琼脂平板上，35℃培养 18～24 h，形成无色、透明的菌落（图 5-15，图 5-16）。由于伤寒沙门菌不发酵乳糖，在 SS 琼脂平板上 35℃培养 18～24 h，呈较小、无色、透明、中心为黑色（产 H_2S）的菌落（图 5-17，图 5-18）。在 SS 琼脂平板上 35℃培养 18～24 h，呈较小、无色、透明菌落（不产 H_2S）

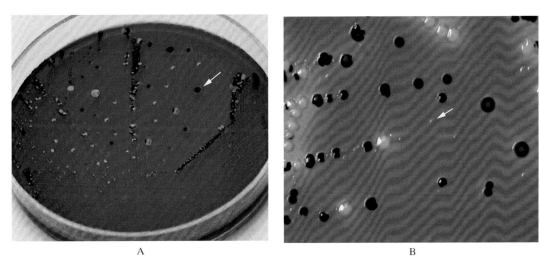

A　　　　　　　　　　　　　B

图 5-13　粪便标本中伤寒沙门菌在 XLD 琼脂平板上的菌落特征（18～24 h）

A. 产 H_2S 中央呈黑色的菌落（箭头所示）；B. 不产 H_2S 呈无色透明菌落（箭头所示）

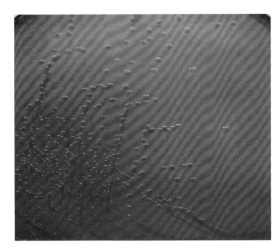 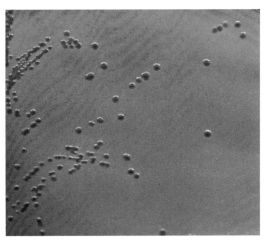

图 5-14　伤寒沙门菌（不产 H_2S）在 XLD 琼脂平板上的菌落特征（18～24 h）　　　图 5-15　伤寒沙门菌在麦康凯琼脂平板上的菌落特征（18～24 h）

(图5-19,图5-20)。在 HE 琼脂平板上 35℃ 培养 18～24 h,菌落呈蓝绿色、中心黑色(图5-21,图5-22)。在沙门菌 CHROMagar 显色培养基上 35℃ 培养 18～24 h,呈紫色菌落(图5-23,图5-24)。副伤寒沙门菌在 XLD 琼脂平板上 35℃ 培养 18～24 h,为半透明、圆形、中央呈黑色的菌落(产 H_2S)(图5-25,图5-26);在 WS *Salmonella* 琼脂平板(WS 琼脂平板)上经 35℃ 培养 18～24 h,菌落呈蓝绿色或蓝色,产 H_2S 的菌落中心黑色或几乎全黑色(图5-27,图5-28)。伤寒沙门菌在亚硫酸铋琼脂平板(BS 琼脂平板)上经 35℃ 培养 18～24 h 后,产 H_2S 的菌落为黑色或黑绿色,有金属光泽,菌落周围培养基可呈黑色或棕色,不产生 H_2S 的,形成灰绿色菌落,周围培养基不变(图5-29);在伊红亚甲蓝琼脂平板(EMB 琼脂)平板上经 35℃ 培养 18～24 h 后,呈无色透明的菌落(图5-30,图5-31)。

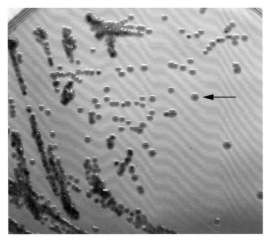

图5-16 粪便标本中伤寒沙门菌在麦康凯琼脂平板上的菌落特征(箭头所示;18～24 h)

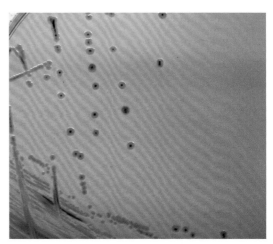

图5-17 伤寒沙门菌在 SS 琼脂平板上的菌落特征(产 H_2S,18～24 h)

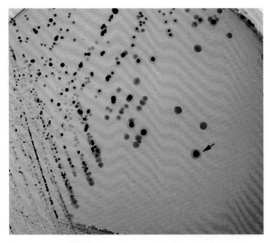

图5-18 粪便标本中伤寒沙门菌在 SS 琼脂平板上的菌落特征(产 H_2S,箭头所示;18～24 h)

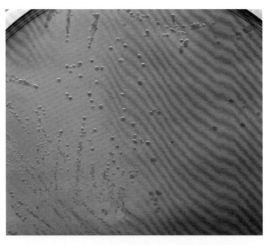

图5-19 伤寒沙门菌在 SS 琼脂平板上的菌落特征(不产 H_2S,18～24 h)

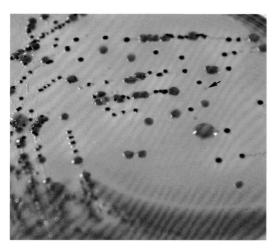

图 5-20　粪便标本中伤寒沙门菌在 SS 琼脂平板上的
　　　　菌落特征(不产 H_2S,箭头所示;18~24 h)

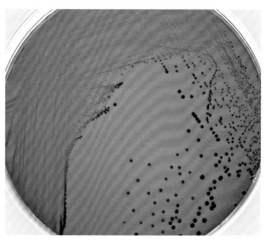

图 5-21　伤寒沙门菌在 HE 琼脂平板上的
　　　　菌落特征(18~24 h)

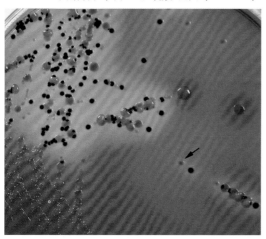

图 5-22　粪便标本中伤寒沙门菌在 HE 琼脂平板
　　　　上的菌落特征(不产 H_2S,箭头所示;18~24 h)

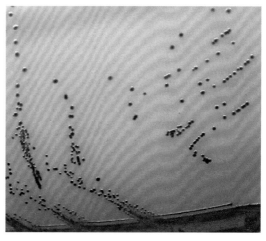

图 5-23　伤寒沙门菌在沙门菌 CHROMagar 显色
　　　　培养基上的菌落特征(18~24 h)

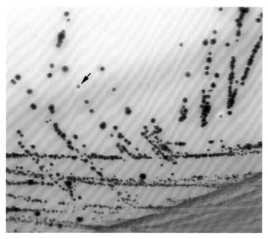

图 5-24　粪便标本中伤寒沙门菌在沙门菌 CHROMagar
　　　　显色培养基上的菌落特征(箭头所示;18~24 h)

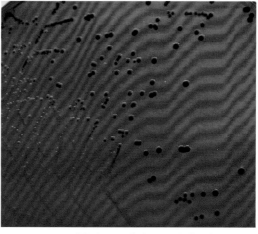

图 5-25　副伤寒沙门菌在 XLD 琼脂平板上的
　　　　菌落特征(18~24 h)

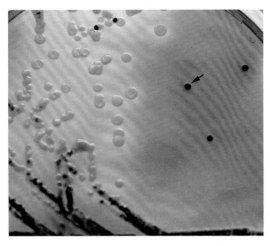

图 5-26　粪便标本中副伤寒沙门菌在 XLD 琼脂平板
上的菌落特征(箭头所示;18～24 h)

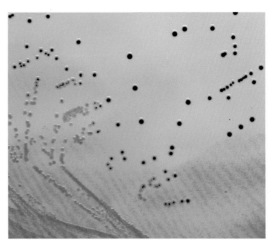

图 5-27　副伤寒沙门菌在 WS 琼脂平板上的
菌落特征(18～24 h)

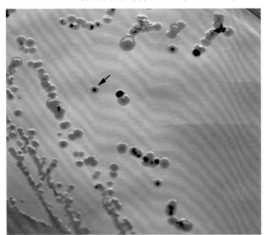

图 5-28　粪便标本中副伤寒沙门菌在 WS 琼脂平板
上的菌落特征(箭头所示;18～24 h)

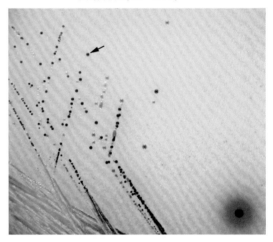

图 5-29　粪便标本中伤寒沙门菌在 BS 琼脂平板
上的菌落特征(箭头所示;40～45 h)

图 5-30　伤寒沙门菌在 EMB 琼脂平板上的
菌落特征(18～24 h)

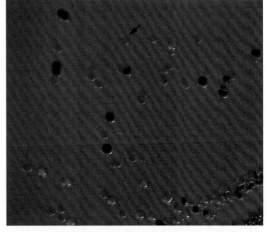

图 5-31　粪便标本中伤寒沙门菌在 EMB 琼脂平板
上的菌落特征(箭头所示;18～24 h)

（三）鉴定

1. 形态与染色　用革兰染色液进行染色，在显微镜下，伤寒沙门菌为革兰阴性杆菌，菌体细长，长为 $2.0\sim5.0\ \mu m$，宽 $0.7\sim1.5\ \mu m$，有周鞭毛，能运动，多数有菌毛，无芽胞，无荚膜，但新分离的伤寒沙门菌体外有荚膜多糖。

2. 生化反应

（1）初步生化反应：从接种的平板上挑取可疑菌落 3～5 个，分别接种于三糖铁（TSI）或克氏双糖铁（KIA）斜面、动力-吲哚-脲酶半固体（MIU），35℃培养 18～24 h，或者将可疑菌落分别接种在葡萄糖-甘露醇-脲酶斜面（以下简称肠道综合发酵管管 1）和蔗糖-吲哚-硫化氢半固体培养基（以下简称肠道综合发酵管管 2）（图 5-32，图 5-33），观察其生化反应（表 5-6，表 5-7）。

表 5-6　伤寒、副伤寒沙门菌的初步生化鉴别

菌　　种	TSI/KIA			MIU		
	斜面/底层	产　气	H$_2$S	动　力	吲　哚	脲　酶
伤寒沙门菌	K/A	－	+/－	＋	－	－
甲型副伤寒沙门菌	K/A	＋	－/+	＋	－	－
乙型副伤寒沙门菌	K/A	＋	＋	＋	－	－
丙型副伤寒沙门菌	K/A	＋	＋	＋	－	－

注：A 为产酸（黄色）；K 为产碱（红色）；＋为阳性；－为阴性；+/－为多数阳性；－/+为多数阴性

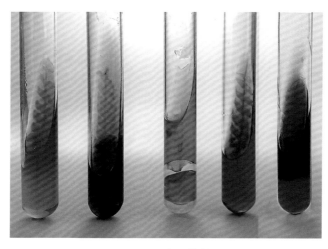

图 5-32　观察三糖铁结果

　　左起第一管底层葡萄糖产酸不产气，上层乳糖阴性，有动力，直接做血清学分型。第二管底层葡萄糖产酸，上层乳糖阴性，有动力，H$_2$S 阳性，直接做血清学分型。第三管底层葡萄糖产酸产气，上层乳糖阳性，有动力，H$_2$S 阴性，弃去。第四管底层不发酵葡萄糖，弃去。第五管底层脲酶阳性，上层乳糖阴性，有动力，H$_2$S 阳性，弃去

表5-7 伤寒和副伤寒沙门菌在肠道综合发酵管的生化反应结果

生化管	生化反应	伤寒沙门菌	甲型副伤寒沙门菌	非伤寒、非副伤寒沙门菌
管1	葡萄糖产气	−	＋	＋
	甘露醇	＋	＋	＋
	脲酶	−	−	−
管2	蔗糖	−	−	−
	动力	＋	＋	＋
	吲哚	−	−	−
	H₂S	＋ʷ/−	−	＋

注：＋为90%以上菌株阳性；−为90%以上菌株阴性；w为弱反应

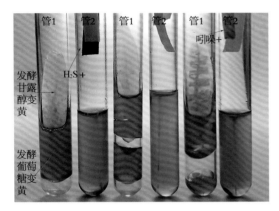 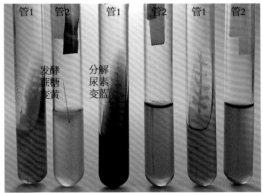

图5-33 伤寒沙门菌在肠道综合发酵管的生化反应(18～24 h)

左起第一套,管1葡萄糖产酸产气,上层甘露醇阳性;管2不发酵蔗糖,有动力,产 H₂S,吲哚阴性,直接做血清学分型。第二套,管1葡萄糖产酸产气,上层甘露醇阳性;管2不发酵蔗糖,有动力,不产 H₂S,吲哚阳性,直接做血清学分型。第三套,管1葡萄糖产酸产气,上层甘露醇阳性;管2不发酵蔗糖,有动力,不产 H₂S,吲哚阳性,弃去。第四套,管1葡萄糖产酸,上层甘露醇阴性;管2发酵蔗糖,有动力,产 H₂S,吲哚阴性,弃去。第五套,管1脲酶阳性;管2不发酵蔗糖,无动力,不产 H₂S,吲哚阳性,弃去。第六套,管1葡萄糖产酸,上层甘露醇阳性;管2不发酵蔗糖,无动力,不产 H₂S,吲哚阴性,弃去

（2）主要生化反应：见表5-8。

表5-8 伤寒和副伤寒沙门菌主要生化反应(阳性%)

生化反应	伤寒沙门菌	甲型副伤寒沙门菌
H₂S	97	10
脲酶	0	0
吲哚	0	0
甲基红	100	100
V-P	0	0
枸橼酸盐	0	0

生 化 反 应	伤寒沙门菌	甲型副伤寒沙门菌
动力	97	95
赖氨酸脱羧酶	98	0※
精氨酸双水解酶	3	15
鸟氨酸脱羧酶	0	95
葡萄糖产酸	100	100
葡萄糖产气	0	99
乳糖	1	0
蔗糖	1	0
甘露醇	100	100
卫矛醇	0	90
山梨醇	99	95
鼠李糖	0	100
麦芽糖	97	98
蕈糖	100	100
硝酸盐还原	100	100

注：※很多实验室会将甲型副伤寒沙门菌漏检，因为他们不用 O 抗原的 A 群抗血清筛选，而且这类菌株为 H_2S 阴性、赖氨酸脱羧酶阴性

（3）系统生化鉴定：可根据初步生化鉴定结果，挑取可疑菌落，用生理盐水制备成浊度适当的菌悬液，使用生化鉴定试剂盒（API 20E）、全自动微生物生化鉴定系统、MALDI－TOF MS 进行鉴定。

3. 血清学鉴定　对生化反应符合伤寒沙门菌的菌株，先用沙门菌（A～F）多价 O 血清进行凝集分群（95% 以上的沙门菌属于 A～F 群），确定其是否在 A～F 6 个 O 群的范围以内，然后选择 O 特异性抗原将可疑菌鉴定到群（若 O2 凝集为 A 群，O4 为 B 群，O7 为 C1 亚群，O8 为 C2 亚群，O9 为 D 群，O3、O10 为 E 群，O11 为 F 群）。

再用 H 因子血清第一相（特异相）定型，最后用 H 因子第二相（非特异相）辅助定型。按照沙门菌属诊断抗原表（附录一）判定菌型。

若生化反应符合沙门菌，但 A～F 多价血清不凝集（首先考虑是否存在 Vi 抗原，因为 Vi 抗原能阻断 O 抗原与相应抗体发生凝集），应将细菌制成菌悬液，放入沸水中 15～30 min，冷却后再次做凝集试验。若去除 Vi 抗原后仍不凝集，此时应考虑是否为 A～F 以外血清群，应送专业实验室进行鉴定。

血清分型方法具体如下。

（1）玻片凝集方法：将沙门菌诊断血清滴在洁净的玻片上，挑取待检菌株研磨均匀制成

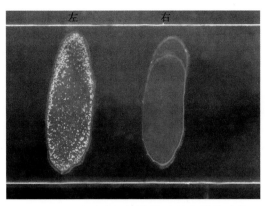

图 5-34　左边为阳性结果,右边为阴性对照

悬液,摇动玻片,并用生理盐水作为阴性对照。一般在 10 s 内出现肉眼可见的明显凝集(图 5-34)者为阳性。

(2) H 抗原位相变异试验：H 抗原两相之中有一相不凝,可以做诱导试验(位相诱导法)。双相菌仅出现一相 H 抗原时,应诱导出另一相,伤寒沙门菌为单相菌,不必做位相诱导,诱导方法很多,可因地制宜选用。

1) 半固体琼脂平板传代法：加热融化营养琼脂 7 ml 并加入肉汤 10.5 ml,混合后倾注于 9 cm 的无菌平板,凝固后接种,用接种环蘸取待检菌轻轻点种于半固体琼脂平板中心,置 35℃ 培养 18~24 h。挑取扩散生长边缘处菌苔,进行玻片凝集试验。如仍只检出一相抗原时,可用下面介绍的位相诱导法获取另一相抗原(图 5-35)。

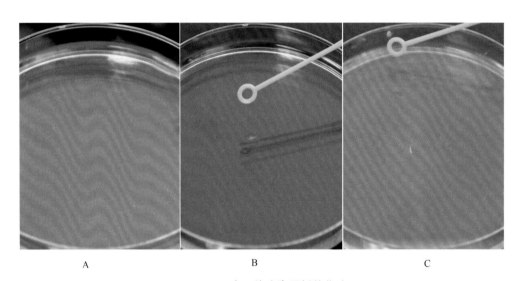

A　　　　　　　　　　B　　　　　　　　　　C

图 5-35　半固体琼脂平板传代法

A. 灭菌后营养琼脂 7 ml 加入无菌肉汤 10.5 ml,混合后倾注于无菌平板;B. 被检菌点种于平板中心,35℃ 培养 24 h;C. 挑取扩散生长边缘处细菌,进行玻片凝集

2) 简易平板法：将 0.35%~0.45% 半固体琼脂平板(半固体琼脂平板含琼脂粉 0.35%~0.45%)烘干表面水分,挑取已知 H 相因子血清 1 环,滴在半固体平板表面,放置片刻,待血清吸收到琼脂内,在血清部位的中央点种待检菌株,培养后,在形成蔓延生长的细菌边缘取菌检查(图 5-36)。

3) 软琼脂斜面位相诱导法：先加热融化软琼脂,待冷却至 45~50℃ 时,按 1∶200 加入已知 H 相因子血清(3 ml 加入 1~2 接种环即可),使其凝固成斜面。然后将欲诱导的菌从斜面中部穿刺接种,35℃ 培养过夜,次日取边缘菌苔做玻片凝集(图 5-37)。

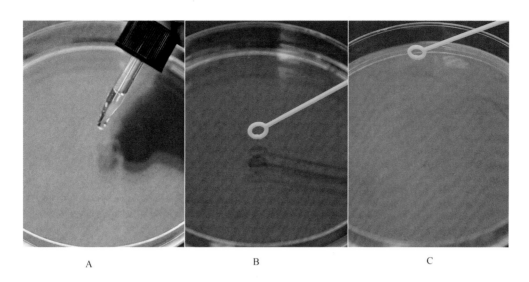

图 5-36　简易平板法

A. 灭菌后营养琼脂 7 ml 加入无菌肉汤 10.5 ml，混合后倾注于无菌平板，中心滴加已知相因子血清 1 滴；B. 血清吸收后，待检菌点种于平板中心，35℃培养 24 h；C. 挑取扩散生长边缘处菌苔，进行玻片凝集

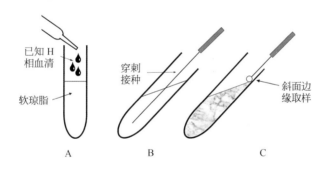

图 5-37　软琼脂斜面位相诱导法

A. 灭菌后软琼脂 3～4 ml 冷却至 45～50℃，按 1∶200 加入已知 H 相血清混匀，倾斜试管，待其凝固成斜面；B. 将待诱导的菌从斜面中部穿刺接种，35℃培养过夜；C. 取斜面边缘菌苔做玻片凝集

（四）鉴别要点

1. **本菌特征**　在 XLD 琼脂平板上为无色透明、半透明或中心黑色的菌落，甘露醇、动力试验阳性，蔗糖阴性，IMViC－＋－－或－＋－＋，氧化酶、脲酶试验阴性。符合上述特性者，可通过血清凝集试验（沙门菌抗血清 O9 凝集、Hd 凝集）做出诊断。

2. **与弗劳地枸橼酸杆菌鉴别**　伤寒沙门菌赖氨酸脱羧酶试验阳性，吡咯烷酮芳基酰胺酶（PYR）阴性，KCN 不生长。弗劳地枸橼酸杆菌则相反。

3. **与志贺菌属鉴别**　H_2S 阴性的伤寒沙门菌，容易与志贺菌属相混淆，可用动力或血清凝集反应鉴别。

4. 与副伤寒沙门菌属鉴别　伤寒沙门菌 KIA/TSI 葡萄糖不产气，H_2S ＋/－；副伤寒沙门菌 KIA/TSI 葡萄糖产气，H_2S＋。

5. 与肠杆菌科产 H_2S 的细菌鉴别　见表 5 - 9。

表 5 - 9　伤寒沙门菌与产 H_2S 细菌鉴别的关键性试验(阳性％)

菌　名	H_2S (TSI)	枸橼酸盐	吲哚	脲酶	苯丙氨酸	KCN	木糖	阿拉伯糖	鸟氨酸	山梨醇	鼠李糖
伤寒沙门菌	97	0	0	0	0	0	82	2	0	99	0
迟钝爱德华菌	100	1	99	0	0	0	0	9	100	0	0
格林蒙勒米诺菌	100	100	0	0	0	0	83	100	0	0	0
魏氏枸橼酸杆菌	100	100	0	100	0	100	100	100	0	100	100
查德勒米诺菌	100	0	0	0	0	0	100	100	0	0	0
奇异变形杆菌	98	65	2	98	98	98	98	0	99	0	1
普通变形杆菌	95	15	98	95	99	97	95	0	0	0	5
泉居布拉格菌	89	89	0	0	22	0	0	0	0	0	0
弗劳地枸橼酸杆菌	78	78	33	44	0	89	89	100	0	100	100
吉尔枸橼酸杆菌	67	33	0	0	0	100	100	100	0	100	100
莫氏枸橼酸杆菌	67	100	100	67	0	100	100	100	0	100	100
杨氏枸橼酸杆菌	65	75	15	80	0	95	100	100	5	100	100
布氏枸橼酸杆菌	60	87	33	47	0	100	100	100	93	100	100
潘氏变形杆菌	30	0	0	100	99	99	100	0	0	0	0

（五）抗菌药物敏感试验

药敏试验的选药原则：氟喹诺酮（环丙沙星、氧氟沙星、诺氟沙星等）和头孢菌素类（头孢曲松钠、头孢哌酮钠、头孢他啶等）对伤寒沙门菌有较强的抗菌作用。对氯霉素敏感者用药后数小时便可控制症状，2～3 日症状改善，5 日左右体温恢复正常。对第一代、二代氨基糖苷类抗菌药物天然耐药。CLSI 有描述沙门菌对第一代和二代头孢类抗生素体外可显示活性，但临床无效，不能报告敏感。具体参照 CLSI M100 - S25 最新版本。2015 年 CLSI 更新内容，提示阿奇霉素可用于沙门菌的治疗。

（六）结果解释

（1）如果符合沙门菌生化特征的菌株，而 O 抗原不凝集，可能归于下列几种情况：① 菌株表达 Vi 抗原，阻断了抗体和 O 抗原的结合。可加热煮沸破坏 Vi 抗原。Vi 抗原是一种酸性多糖聚合体，加热 60℃ 30 min 或经石炭酸处理可被破坏，经人工传代也易消失。因为沙门菌属中已被证实的表面抗原除了 Vi 抗原，还有 M 抗原和 5 抗原两种，而 M 抗原又称黏液抗原，其存在时也会阻止 O 抗原与相应抗体发生凝集，加热同样可破坏。② 粗糙型菌株倾向于与不同的抗血清发生交叉凝集。③ 菌株是黏液样的，不与抗血清发生凝集。可采用肉汤培养或多次传代诱导成光滑型菌株。

（2）如果沙门菌 O 抗原凝集而 H 抗原不凝集，可采用位相变异血清诱导试验（H 抗原诱导一代后还不凝集，继续诱导），或采用肉汤培养方法进行诱导。

（3）如果 H 抗原两相之中有一相不凝集，应进行多次诱导。若还不凝集，采用质谱技术或分子生物学测序等技术进行鉴定。

（4）肠热症即伤寒和副伤寒，最典型的是由伤寒沙门菌引起的伤寒，表现为发热，血培养或肥达反应阳性（伤寒沙门菌 O 抗体＞1：80，H 抗体＞1：160；副伤寒沙门菌 H 抗体＞1：80）。肠热症也可由其他沙门菌引起，常表现为轻度发热和腹泻。

（七）检验流程（图 5－38）

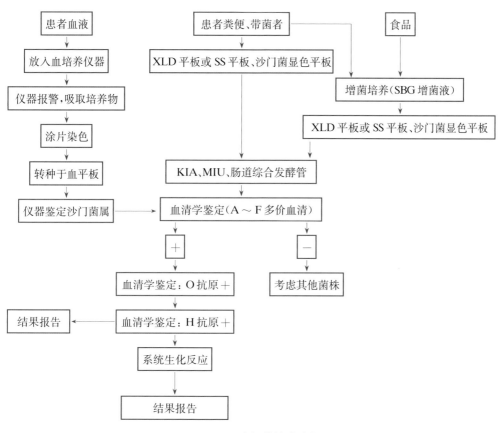

图 5－38　沙门菌检验流程

（八）其他鉴定

1. 噬菌体试验　噬菌体试验能对沙门菌属及肠杆菌科其他菌属进行有效鉴别，通过噬菌体方法能快速鉴定沙门菌属，并避免少见沙门菌的漏检，此外，对于用生化反应无法判定的沙门菌，该试验也是一种可靠有效的鉴定方法。

（1）挑取可疑菌落：从选择性鉴别平板上多挑取几个菌落，不但要挑取乳糖阴性产 H_2S 和不产 H_2S 的菌落，还应挑取乳糖阳性产 H_2S 的菌落，以防遗漏。

（2）试验菌液准备：可选用两种方法。方法一：将待试菌落接种于营养肉汤管内，于35℃培养过夜。挑取此肉汤培养物一满环，稀释于一管盛有 1～2 ml 的蛋白胨水管内，使其成为 1∶400～1∶200 的稀释菌液，含菌量约为 $1×10^6$ CFU/ml。方法二：用接种针在鉴别平板上轻轻蘸取可疑菌落，挑取菌量不宜过多，稀释于一管盛有 1～2 ml 的蛋白胨水管内，使其含菌量约与方法一相似。菌液必须很稀，否则裂解阳性率将降低。

（3）涂抹试验菌液：取适度烘干的1%～1.5%营养琼脂平板，用无菌棉签蘸取试验菌液并略挤去过多液体，在营养琼脂平板表面涂抹，略等数分钟，待菌液干燥。

（4）滴加噬菌体：从冰箱中取出诊断噬菌体，依次滴加噬菌体：O‑I、C、Sh、E、CE、E‑4 和 Ent。7 种噬菌体均滴加完毕后，略等数分钟，待噬菌体液干燥，翻转平板，置35℃培养 5～6 h 并过夜，观察结果（图5‑39）。切忌用灼热的接种环挑取噬菌体液，以防效价迅速下降。噬菌体用后立即放回冰箱保存。

试验结果的判定见表5‑10。

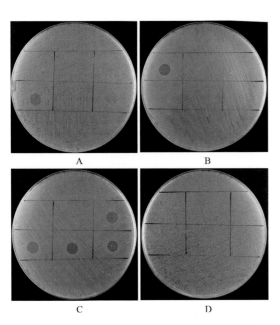

图 5‑39　肠杆菌科细菌噬菌体鉴定试验

A. 大肠埃希菌；B. 沙门菌；C. 志贺菌；D. 阴性对照：霍乱弧菌

表 5‑10　肠杆菌科噬菌体诊断表

序号	噬菌体裂解模式							判 定 结 果
	O‑I	C	Sh	E	CE	E‑4	Ent	
1	CL	—	—	—	—	—	—	沙门菌属
2	CL	—	—	—	—	CL	—	沙门菌属（吲哚—）、大肠埃希菌（吲哚＋）
3	—	CL	—	—	（—）	（—）	—	弗劳地枸橼酸杆菌
4	—	±	CL	（—）	（—）	（—）	—	志贺菌属、大肠埃希菌
5	CL	—	CL	—	—	—	—	大肠埃希菌
6	±	—	CL	—	—	—	—	大肠埃希菌
7	—	—	—	—	CL	—	—	弗劳地枸橼酸杆菌、大肠埃希菌
8	—	—	—	—	—	CL	—	大肠埃希菌
9	—	（—）	—	—	—	—	CL	阴沟肠杆菌
0								噬菌体阴性菌株（用生化反应鉴定）

注：① —为不裂解；±为裂解或不裂解；（—）为很少菌株裂解；CL 为融合性裂解。② 如遇裂解模式不规则，应将菌株重新分纯后再做试验

2. 肥达反应 用已知伤寒、副伤寒沙门菌 O 抗原和 H 抗原,检测受检血清中有无相应抗体及其效价的凝集试验称为肥达反应(Widal reaction),用来辅助诊断伤寒和副伤寒。

(1) 方法

1) 取一大试管,将 0.5 ml 待检血清加入 9.5 ml 生理盐水中。

2) 排试管 5 列,每列 6 支,并做 A、B、C、O、H 标记。

3) 每排第一管加 1∶20 的稀释血清 1 ml。试管内再加 5 ml 生理盐水混匀,补足至 10 ml,再在每列第二管加 1 ml,试管内再加 5 ml 生理盐水混匀,补足至 10 ml,再在每列第三管加 1 ml……如此倍比稀释到第五管。第六管分别加生理盐水 1 ml 作为抗原对照。

4) 第一排加伤寒菌液 H,第二排加伤寒菌液 O,第三排加副伤寒菌液 A,第四排加副伤寒菌液 B,第五排加副伤寒菌液 C 各一滴。混匀后,置 35℃ 16~20 h。

5) 在黑色背景下,用斜射光观察,先观察管底凝集状态,然后轻摇试管,观察浮起沉淀物的形状。

(2) 结果判断

1) 从温箱或水浴中取出试管,勿振荡。

2) 首先观察抗原对照(即第六管),把试管举起观察试管内上清液和下沉凝聚物,然后轻摇试管使凝块从管底升起,按液体的清浊、凝块的大小记录,第六管应呈“−”(即不凝集)。

3) 按同样方法观察其他试管。“H”凝集呈絮状,以疏松之大团沉于管底,轻摇试管即能荡起,且极易散开。“O”凝集呈颗粒状,以坚实凝片沉于管底,轻摇试管不易荡起,而且不易散开。

4) 按凝集程度记录结果:① “++++”为上清完全透明,细菌全部形成凝块。② “+++”为上清透明度达 75%,大部分细菌形成凝块。③ “++”为上清透明度达 50%,约 50% 细菌形成明显可见的凝集块。④ “+”为上清透明度只达 25%,仅有小部分细菌形成小凝块。⑤ “−”液体均匀浑浊,无凝集块(有部分菌体因静置而沉于管底,经摇后细菌如云烟状升起,但很快消失)。

5) 效价一般以呈现“++”凝集的血清最高稀释倍数作为该血清的凝集效价。可配制一支与 50% 透明度相当的比浊管以便更好地判定此终点。

3. 分子生物学检测

(1) 细菌核酸的制备:选取疑似菌的纯培养物、食品、水、粪便、血液、脑脊液的增菌液进行细菌 DNA 的提取,可用商品化的核酸提取试剂盒,按说明进行。

(2) PCR 检测特异基因:根据侵袭性基因 *inv*、毒力岛 *ttr* 基因、编码产物与上皮细胞侵袭相关的 *prgK* 基因的序列设计特异性引物,进行沙门菌 PCR 检测,利用 Vi 抗原基因(*viaB*)、H 抗原基因(*fliC-d* 和 *fliC-a*),以及 O 抗原合成基因(*tyv* 和 *prt*)检测伤寒和副伤寒沙门菌。

(3) 产物的检测:可用普通琼脂糖凝胶电泳或经探针杂交进行检测。目前已有商品化的普通 PCR 和荧光定量 PCR 试剂盒,检测伤寒和副伤寒沙门菌。

(九) 生物安全

伤寒、副伤寒沙门菌在卫生部颁发的《人间传染的病原微生物名录》中危害程度分类为第三类,所有的临床标本检测都应在 BSL－2 实验室中进行。

二、肠炎沙门菌 *Salmonella* ser. Enteritidis

肠炎沙门菌是一种临床较常见的沙门菌,属于肠杆菌科沙门菌属(*Salmonella*)肠道沙门菌种肠道亚种的一个血清型,属 D 群沙门菌,抗原式为 1,9,12：g,m：—。现在由 WHO 沙门菌参考与研究合作中心和法国巴斯德研究所重新命名了沙门菌,只有两个种,肠道种和邦戈种。

(一) 标本采集

肠炎沙门菌可引起食物中毒,因此应采集患者消化道排泄物、患者发病前食用的剩余食物、食物原料、餐具等。相关的标本采集方法可参见本章第一节。

(二) 分离培养

1. 培养基选择　可参见本章第一节。

2. 标本接种　挑取水样便、黏液便、脓血便或直肠拭子直接接种于上述选择性平板(XLD 琼脂),或将标本接种在 SBG 增菌液中增菌(提高阳性检出率)12～18 h 后,再移种于选择性平板上(XLD 琼脂)。

3. 培养特性　肠炎沙门菌在 XLD 琼脂平板上为中央呈黑色(产 H_2S)的菌落(图 5－40,图 5－41)。在麦康凯琼脂平板上 35℃ 培养 18～24 h,形成无色、透明的菌落(图 5－42,图 5－43)。在 SS 琼脂平板上呈较小、无色、透明、中心为黑色(产 H_2S)菌落(图 5－44,图 5－45)。在 HE 琼脂平板上菌落呈蓝绿色、黑色中心(图 5－46,图 5－47)。在 CHROMagar 显色培养基上呈紫色菌落(图 5－48,图 5－49)。在半固体琼脂中均匀混浊生长,无穿刺线。

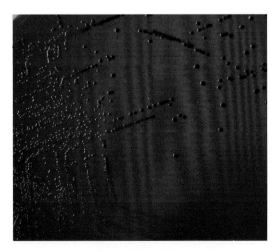

图 5－40　肠炎沙门菌在 XLD 琼脂平板上的
菌落特征(18～24 h)

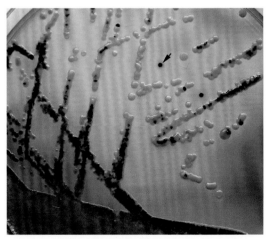

图 5－41　粪便标本中肠炎沙门菌在 XLD 琼脂平板
上的菌落特征(箭头所示;18～24 h)
正常菌群较多,发酵木糖、乳糖或蔗糖产酸使
培养基偏黄色

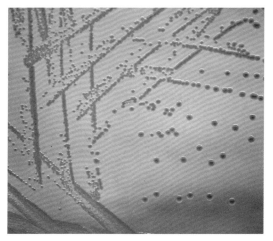

图5-42　肠炎沙门菌在麦康凯琼脂平板上的
　　　　菌落特征(18～24 h)

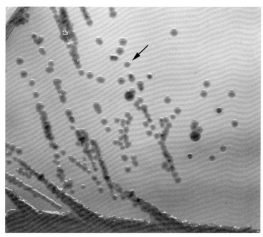

图5-43　粪便标本中肠炎沙门菌在麦康凯琼脂平板
　　　　上的菌落特征(箭头所示;18～24 h)

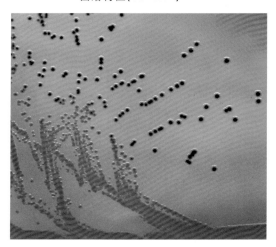

图5-44　肠炎沙门菌在SS琼脂平板上的
　　　　菌落特征(18～24 h)

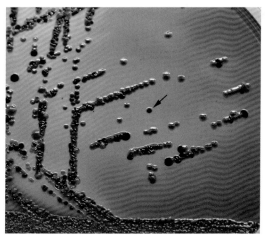

图5-45　粪便标本中肠炎沙门菌在SS琼脂平板
　　　　上的菌落特征(箭头所示;18～24 h)

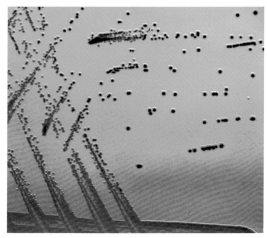

图5-46　肠炎沙门菌在HE琼脂平板上的
　　　　菌落特征(18～24 h)

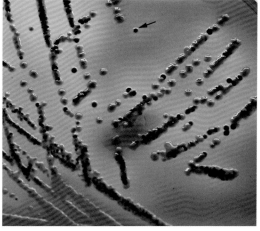

图5-47　粪便标本中肠炎沙门菌在HE琼脂平板
　　　　上的菌落特征(箭头所示;18～24 h)

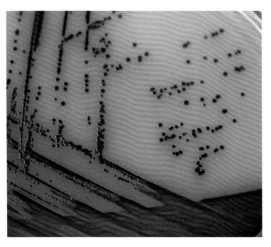

图 5-48 肠炎沙门菌在 CHROMagar 显色培养基上的菌落特征(18~24 h)

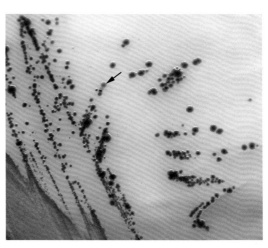

图 5-49 粪便标本中肠炎沙门菌在 CHROMagar 显色培养基上的菌落特征(箭头所示;18~24 h)

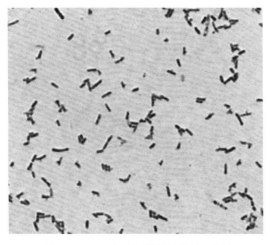

图 5-50 肠炎沙门菌纯培养(24 h)的镜下形态(革兰染色,×100)

(三) 鉴定

1. 形态与染色 革兰阴性杆菌,长 1~3 μm,宽 0.4~0.9 μm,无芽胞,有鞭毛,能运动,有菌毛(图 5-50)。

2. 生化反应

(1) 初步生化反应:从接种的平板上挑取可疑菌落 3~5 个分别接种于 TSI、克氏双糖铁(KIA)斜面、动力-吲哚-脲酶半固体(MIU),35℃培养 18~24 h,或者将可疑菌落分别接种在葡萄糖-甘露醇-脲酶斜面(以下简称肠道综合发酵管管 1)和蔗糖-吲哚-硫化氢半固体培养基(以下简称肠道综合发酵管管 2)(图 5-51,图 5-52),观察其生化反应(表 5-11,表 5-12)。

表 5-11 肠炎沙门菌的初步生化鉴别表

菌 种	KIA/TSI			MIU		
	斜面/底层	产 气	H$_2$S	动 力	吲 哚	脲 酶
伤寒沙门菌	K/A	−	+/−	+	−	−
甲型副伤寒沙门菌	K/A	+	−/+	+	−	−
乙型副伤寒沙门菌	K/A	+	+	+	−	−
丙型副伤寒沙门菌	K/A	+	+	+	−	−

注:A 为产酸(黄色);K 为产碱(红色);+为阳性;−为阴性;+/−为多数阳性;−/+为多数阴性

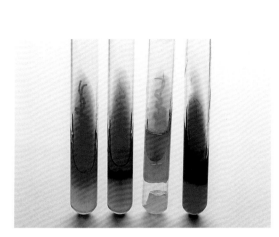

图 5-51　观察三糖铁斜面结果

左起第一管底层葡萄糖产酸，上层乳糖阴性，有动力，H_2S 阴性，直接做血清学分型。第二管底层葡萄糖产酸，上层乳糖阴性，有动力，H_2S 阳性，直接做血清学分型。第三管底层葡萄糖产酸产气，上层乳糖阳性，有动力，H_2S 阴性，弃去。第四管底层脲酶阳性，上层乳糖阴性，有动力，H_2S 阳性，弃去

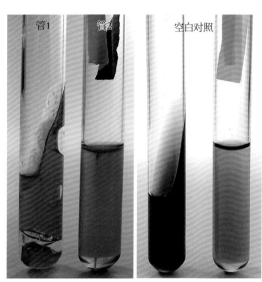

图 5-52　肠炎沙门菌在肠道综合发酵管的
生化反应（18~24 h）

管 1 葡萄糖产酸产气，甘露醇阳性；管 2 蔗糖阴性，动力阳性，H_2S 阳性，吲哚阴性

表 5-12　肠炎沙门菌在肠道综合发酵管的生化反应结果

菌　名	管　1			管　2			
	葡萄糖产气	甘露醇	脲酶	蔗　糖	动　力	吲　哚	H_2S
肠炎沙门菌	＋	＋	－	－	＋	－	＋

（2）主要生化反应：见表 5-13。

表 5-13　肠炎沙门菌主要生化反应

生　化　反　应	结果（阳性%）	生　化　反　应	结果（阳性%）
H_2S（三糖铁）	93.7	明胶（22℃）	（1.1）
脲酶	0	赖氨酸脱羧酶	94.9
吲哚	1.2	精氨酸双水解酶	65.4（27.4）
甲基红	100	鸟氨酸脱羧酶	96.7
V-P	0	葡萄糖产酸	100
枸橼酸盐	88.7	葡萄糖产气	96.1
KCN	0.3	甘露醇	100
动力	94	山梨醇	94.3

（续表）

生 化 反 应	结果(阳性%)	生 化 反 应	结果(阳性%)
阿拉伯糖	98.8	木糖	93.7
鼠李糖	94	蕈糖	98.8
麦芽糖	96.4	硝酸盐	100

注：( )为3日以上阳性反应

（3）系统生化鉴定：可根据初步生化鉴定结果，挑取可疑菌落，用生理盐水制备成浊度适当的菌悬液，使用生化鉴定试剂盒（API 20E）、全自动微生物生化鉴定系统、MALDI－TOF MS进行鉴定。

3. 血清学试验　血清学鉴定参见伤寒沙门菌章节，肠炎沙门菌在沙门菌属诊断抗原表中的抗原式为1,9,12：g,m：—。不同厂家的沙门菌诊断血清的操作方法以及结果判断的标准不同，血清凝集试验的具体操作应根据试剂盒的操作说明进行。

（四）鉴别要点

1. 本菌特征：鉴别平板上无色透明、半透明或中心黑色的菌落，TSI为K/A，H_2S强阳性，动力试验阳性，IMViC－＋－－或－＋－＋，氧化酶、脲酶试验阴性。O抗原O：9，H抗原H：g和H：m凝集。

2. 肠炎沙门菌与其他沙门菌鉴别　见表5-14。

表5-14　肠炎沙门菌与其他沙门菌鉴别的关键性试验(阳性%)

菌 名	H_2S	枸橼酸盐	赖氨酸	酒石酸盐	木 糖	醋酸钠	黏液酸
肠炎沙门菌	98	99.3	99.7	92.5	99	92.4	88.3
甲型副伤寒沙门菌	12.5	0	0	0	0	(6.2)	0
乙型副伤寒沙门菌	100	95	95(5)	0	90(5)	NT	90
猪霍乱沙门菌	60(10)	(90)	90	95	100	(20)	0

注：( )为迟缓反应；NT为无资料

（五）抗菌药物敏感试验

药敏试验的选药原则：头孢噻肟、头孢他啶、洛美沙星、诺氟沙星、氧氟沙星、氨苄西林、环丙沙星、阿莫西林、复方新诺明、庆大霉素等抗生素。具体参照CLSI M100－S25最新版本文件。

（六）结果解释

（1）肠炎沙门菌在人和畜禽体内的分离率较高，该菌主要引起畜禽的胃肠炎以及人类肠炎和食物中毒。在英国，因蛋制品感染引起的食物中毒事件，50%可以检测到肠炎沙门菌。近年来，肠炎沙门菌已成为引起胃肠炎和食物中毒的主要病原菌之一。肠炎沙门菌主要表现为肠炎或胃肠炎，部分患者表现有黏液便或脓血便并伴有里急后重，因此，单纯从临床表现和粪便常规检查易与急性细菌性痢疾等腹泻性疾病相混淆,应注意病原学检查。值得注意的是,该菌血清学与鸡白痢、鼠伤寒沙门菌易发生交叉反应,因此常发生误诊。

(2) 在挑取可疑菌落接种于营养琼脂斜面和进行 IMViC 试验时,要求使用同一个菌落,不能用 2 个菌落。

(七) 检验流程

参见图 5-38。

(八) 其他鉴定(略)

(九) 生物安全

肠炎沙门菌在卫生部颁发的《人间传染的病原微生物名录》中危害程度分类为第三类,所有的临床标本检测都应在 BSL-2 实验室中进行。

三、鼠伤寒沙门菌 *Salmonella* ser. Typhimurium

鼠伤寒沙门菌属 B 群沙门菌,是当前临床上最常见的沙门菌,抗原式为 1,4,5,12:i:1,2。1892 年 Loffler 首次报道从鼠身上分离出本菌。

(一) 标本采集

1. 粪便标本 发病早期患者,在服用抗菌药物之前采集。一般以无菌棉签拭取粪样,应选择含有黏液、脓液及血液的新鲜粪便,置于灭菌容器或运送培养基(Cary-Blair,C-B)或增菌液中,并及时送检。

2. 血液标本 宜在第 1~2 周采集,发热未退者,可 2 周以后采集。采集静脉血标本,成人 5~10 ml,儿童 2~5 ml,立即接种于血培养瓶。

3. 食品标本 主要是指冻肉、乳品、蛋制品等加工食品,以及鲜肉、鲜蛋、鲜乳等未加工食品。食品采样时,取 25 g(ml)样品放入盛有 225 ml BPW(缓冲蛋白胨水)的无菌均质杯中混匀,进行前培养增菌。对于食(饮)具样品,采集 50 cm² 食(饮)具的表面积,置 50 ml 的灭菌生理盐水中,送实验室检验。

(二) 分离培养

1. 培养基的选择 可参见本章第一节。

2. 标本接种 取脓血、黏液样粪便或直肠拭子接种于强选择性培养基(XLD 琼脂),或将标本接种在 SBG 增菌液中增菌(提高阳性检出率)12~18 h 后,再移种于选择性平板上(XLD 琼脂)。

3. 培养特性 鼠伤寒沙门菌在 XLD 琼脂平板上为无色、透明或半透明、光滑、湿润、边缘整齐、圆形、中心呈黑色的菌落(图 5-53,图 5-54)。在麦康凯琼脂平板上 35℃培养 18~24 h,形成较小、直径 1~1.5 mm、半透明、无色菌落(图 5-55,图 5-56)。在 HE 琼脂平板上菌落呈蓝绿色,中心黑色(图 5-57,图 5-58)。在 SS 琼脂平板上形成黑色菌落(图 5-59,图 5-60)。在 CHROMagar 显色培养基上,35℃培养 18~24 h,鼠伤寒沙门菌可形成浅紫色菌落(图 5-61,图 5-62)。有些鼠伤寒沙门菌菌落呈黏液状(图 5-63,图 5-64)。

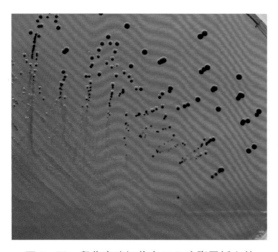

图 5-53　鼠伤寒沙门菌在 XLD 琼脂平板上的
菌落特征(18～24 h)

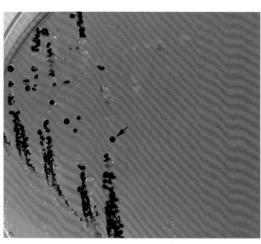

图 5-54　粪便标本中鼠伤寒沙门菌在 XLD 琼脂平板
上的菌落特征(箭头所示;18～24 h)

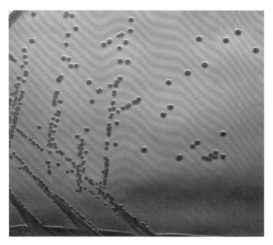

图 5-55　鼠伤寒沙门菌在麦康凯琼脂平板上的
菌落特征(18～24 h)

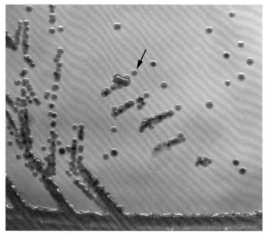

图 5-56　粪便标本中鼠伤寒沙门菌在麦康凯琼脂平板
上的菌落特征(箭头所示;18～24 h)

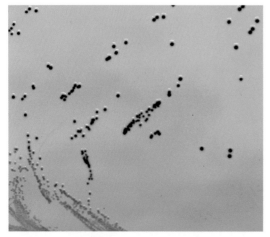

图 5-57　鼠伤寒沙门菌在 HE 琼脂平板上的
菌落特征(18～24 h)

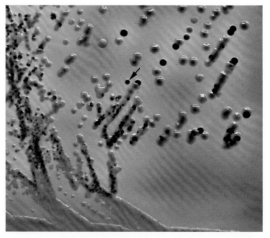

图 5-58　粪便标本中鼠伤寒沙门菌在 HE 琼脂平板
上的菌落特征(箭头所示;18～24 h)

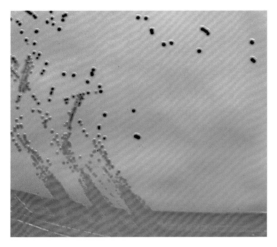

图 5-59　鼠伤寒沙门菌在 SS 琼脂平板上的
　　　　菌落特征(18～24 h)

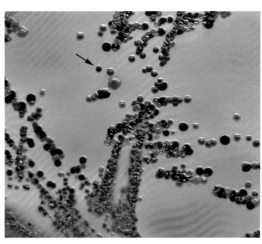

图 5-60　粪便标本中鼠伤寒沙门菌在 SS 琼脂平板
　　　　上的菌落特征(箭头所示;18～24 h)

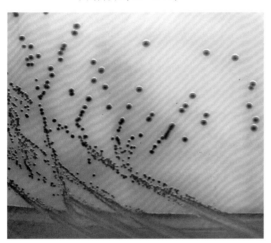

图 5-61　鼠伤寒沙门菌在 CHROMagar 显色培养
　　　　基上的菌落特征(18～24 h)

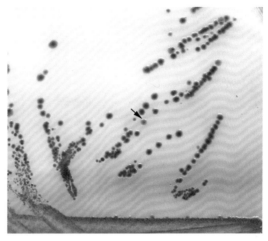

图 5-62　粪便标本中鼠伤寒沙门菌在 CHROMagar 显色
　　　　培养基上的菌落特征(箭头所示;18～24 h)

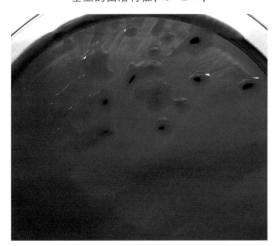

图 5-63　鼠伤寒沙门菌(黏液型)在 XLD 平板上的
　　　　菌落特征(18～24 h)

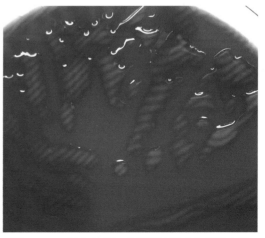

图 5-64　鼠伤寒沙门菌(黏液型)在血平板上的
　　　　菌落特征(18～24 h)

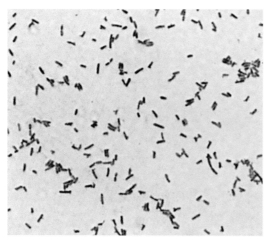

图5-65 鼠伤寒沙门菌纯培养(24 h)的镜下形态(革兰染色,×100)

(三)鉴定

1. 形态与染色 涂片染色后,镜下可见革兰阴性杆菌,长 1～3 μm,宽 0.4～0.9 μm,无芽胞,有鞭毛,能运动,多数有菌毛(图5-65)。

2. 生化反应

(1)初步生化反应:从 XLD 平板上挑取可疑菌落 3～5 个分别接种于三糖铁(TSI)斜面(图 5-66)或克氏双糖铁(KIA)斜面、动力-吲哚-脲酶半固体(MIU)或肠道综合发酵管(图 5-67),35℃培养 18～24 h,观察其生化反应(表 5-15,表 5-16)。

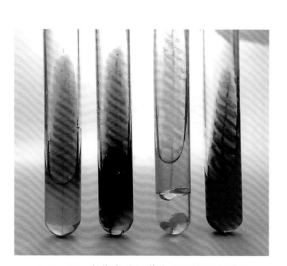

图5-66 鼠伤寒沙门菌在 TSI 的反应结果

左起第一管底层葡萄糖产酸,上层乳糖阴性,H_2S 阴性,直接做血清学分型。第二管底层葡萄糖产酸,上层乳糖阴性,H_2S 阳性,直接做血清学分型。第三管底层葡萄糖产酸产气,上层乳糖阳性,H_2S 阴性,弃去。第四管底层不发酵葡萄糖,上层乳糖阴性,H_2S 阴性,弃去

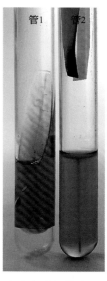

图5-67 鼠伤寒沙门菌在肠道综合发酵管的生化反应(18～24 h)

管 1 葡萄糖产酸产气,上层甘露醇阳性;管 2 蔗糖阴性,动力阳性,H_2S 阳性,吲哚阴性

表5-15 鼠伤寒沙门菌的初步生化反应结果

KIA/TSI				MIU		
斜面	底层	产气	H_2S	动力	吲哚	脲酶
产碱(红色)	产酸(黄色)	＋	＋	＋	－	－

注:＋为90%以上菌株阳性;－为90%以上菌株阴性

表5-16　鼠伤寒沙门菌在肠道综合发酵管的生化反应结果

管　1			管　2			
葡萄糖产气	甘露醇	脲酶	蔗糖	动力	吲哚	H₂S
＋	＋	＋	－	－	＋	－

注：＋为90%以上菌株阳性；－为90%以上菌株阴性

（2）主要生化反应：见表5-17。

表5-17　鼠伤寒沙门菌生化反应

生化反应	结果	生化反应	结果
氧化酶	－	葡萄糖产酸	＋
脲酶	－	葡萄糖产气	＋
吲哚	－	乳糖	－
甲基红	＋	卫矛醇	＋
V-P	－	阿拉伯糖	＋
枸橼酸盐	＋	鼠李糖	＋/－
动力	＋	麦芽糖	＋
赖氨酸脱羧酶	＋	木糖	＋/－
鸟氨酸脱羧酶	＋	甘露醇	＋
H₂S	＋	蔗糖	－

注：＋为90%以上菌株阳性；－为90%以上菌株阴性；＋/－为弱阳性

（3）系统生化鉴定：可根据初步生化鉴定结果，挑取可疑菌落，用生理盐水制备成浊度适当的菌悬液，使用生化鉴定试剂盒（API 20E）、全自动微生物生化鉴定系统、MALDI-TOF MS进行鉴定。

3. 血清学试验　从临床标本中分离的菌株经过初步生化鉴定后，若符合鼠伤寒沙门菌结果，则应先做血清学鉴定，先用沙门菌（A～F）多价O血清进行凝集分群，然后用O因子血清将可疑菌鉴定到群，然后以H血清鉴定鞭毛抗原，H相抗原的诱导法可参考本章第一节。表5-18为鼠伤寒沙门菌诊断抗原表，必要时再进行系统的生化鉴定试验。

表5-18　鼠伤寒沙门菌血清学诊断抗原表

O抗原	H抗原	
	第1相	第2相
1,4,5,12	i	1,2

（四）鉴别要点

1. 本菌特征　发酵葡萄糖，不发酵乳糖，TSI为K/A，动力阳性，H₂S试验强阳性，脲酶试验阴性。沙门菌抗血清O：4凝集、H：i凝集。

2. 与其他沙门菌的鉴别 鼠伤寒沙门菌、乙型副伤寒沙门菌、肠炎沙门菌的生化反应相似,在 TSI 为 K/A 的培养基上 H_2S 均为强阳性(表 5 - 19),主要依靠血清学鉴定。

表 5 - 19 鼠伤寒沙门菌与其他沙门菌的鉴别

菌　　名	乳糖	麦芽糖	甘露醇	蔗糖	H_2S	枸橼酸盐	鼠李糖	阿拉伯糖	卫矛醇
鼠伤寒沙门菌	－	＋	＋	－	＋	＋	＋/－	＋	＋
乙型副伤寒沙门菌	－	＋	＋	－	＋	＋/－	＋	＋	＋
肠炎沙门菌	－	＋	＋	－	＋	＋	＋	＋	＋

注:＋为90%以上菌株阳性;－为90%以上菌株阴性;＋/－为弱阳性

3. 与变形杆菌属的鉴别 鼠伤寒沙门菌脲酶试验阴性,KCN 不生长;变形杆菌属则相反。

(五) 抗菌药物敏感试验

常用的抗菌药物有氨苄西林(或阿莫西林)、磺胺类、氟哌酸、新霉素、多黏菌素、萘啶酮酸、环丙沙星等,但都有一定程度的耐药。尽管体外试验可能显示氨基糖苷类药物对沙门菌有抗菌活性,但临床疗效差,因此不应报告敏感。具体参照 CLSI M100 - S25 最新版本文件。

(六) 结果解释

(1) 鼠伤寒沙门菌是一种重要的人畜共患病原菌,其感染发病率居沙门菌感染的首位,占人源沙门菌感染的 $40\%\sim80\%$,多见于婴幼儿,可导致医院感染和暴发性食物中毒,沙门菌已对多种抗菌药物出现耐药现象,尤以鼠伤寒沙门菌最为突出,病死率较高。

(2) 鼠伤寒沙门菌和猪霍乱沙门菌引起的临床症状与肠炎沙门菌极为相似,又同属于沙门菌属肠道沙种肠道亚种。可以通过菌落特征、生化反应、血清学分型等加以鉴别。

(3) 在挑取可疑菌落接种于营养琼脂斜面和进行 IMViC 试验时,要求使用同一个菌落,不能用 2 个菌落。

(七) 检验流程

参见图 5 - 38。

(八) 其他鉴定(略)

(九) 生物安全

鼠伤寒沙门菌在卫生部颁发的《人间传染的病原微生物名录》中危害程度分类为第三类,所有的临床标本检测都应在 BSL - 2 实验室中进行。

四、 猪霍乱沙门菌 *Salmonella* ser. Choleraesuis

1885 年 Salmon 和 Smith 首次发现猪霍乱沙门菌,从此揭开了研究沙门菌的序幕。沙门菌是人畜共患、菌型繁多的肠道致病菌。除伤寒和副伤寒沙门菌以外,鼠伤寒、猪霍乱、肠炎沙门菌最为常见。

(一) 标本采集

可参见本章第一节。

(二) 分离培养

1. 培养基的选择 可参见本章第一节。

2. 标本接种 取脓血、黏液样粪便或直肠拭子接种于强选择性培养基(XLD 琼脂),或将标本接种在 SBG 增菌液中增菌(提高阳性检出率)12～18 h 后,再移种于选择性平板上(XLD 琼脂)。

3. 培养特性 猪霍乱沙门菌在 XLD 琼脂平板上为无色、透明或半透明、光滑、湿润、边缘整齐、圆形、大部分中央呈黑色的菌落(图5-68,图 5-69)。在麦康凯琼脂平板上35℃培养 18～24 h,形成较小、直径 1～1.5 mm、半透明、无色菌落(图 5-70,图 5-71)。在HE 琼脂平板上菌落呈蓝绿色,中心黑色(图 5-72,图 5-73)。在SS 琼脂平板上形成黑色菌落(图 5-74,图 5-75)。在CHROMagar 显色培养基上,35℃培养 18～24 h,猪霍乱沙门菌可形成浅紫色菌落(图 5-76,图 5-77)。

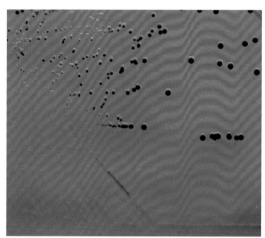

图 5-68 猪霍乱沙门菌在 XLD 琼脂平板上的菌落特征(18～24 h)

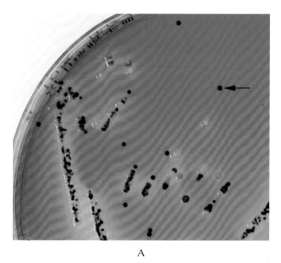

A

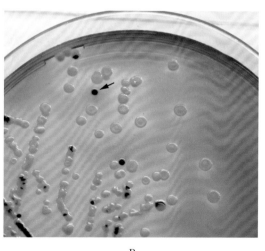

B

图 5-69 粪便标本中猪霍乱沙门菌在 XLD 琼脂平板上的菌落特征(箭头所示;18～24 h)

A. 正常菌群较少,产酸少,使培养基偏红色;B. 正常菌群多,由于发酵木糖、乳糖或蔗糖产酸,使培养基偏黄色

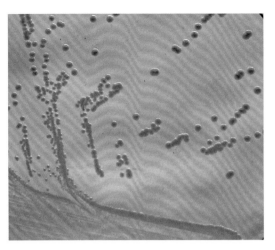

图 5-70　猪霍乱沙门菌在麦康凯琼脂平板上的
菌落特征(18~24 h)

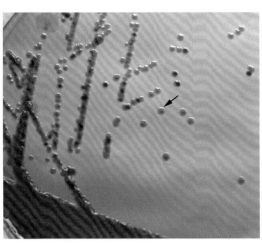

图 5-71　粪便标本中猪霍乱沙门菌在麦康凯琼脂
平板上的菌落特征(箭头所示;18~24 h)

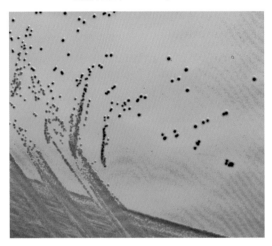

图 5-72　猪霍乱沙门菌在 HE 琼脂平板上的
菌落特征(18~24 h)

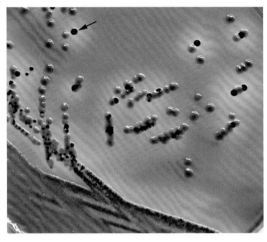

图 5-73　粪便标本中猪霍乱沙门菌在 HE 琼脂平板
上的菌落特征(箭头所示;18~24 h)

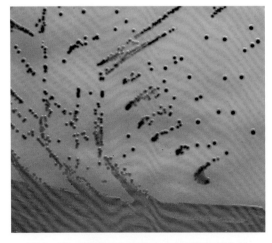

图 5-74　猪霍乱沙门菌在 SS 琼脂平板上的
菌落特征(18~24 h)

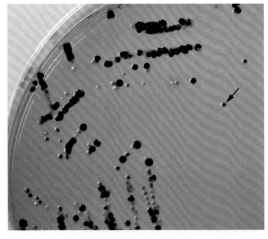

图 5-75　粪便标本中猪霍乱沙门菌在 SS 琼脂平板
上的菌落特征(箭头所示;18~24 h)

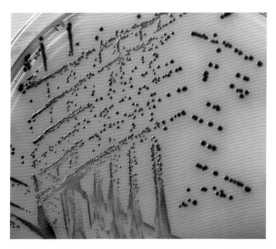

图5-76　猪霍乱沙门菌在CHROMagar显色
培养基上的菌落特征(18~24 h)

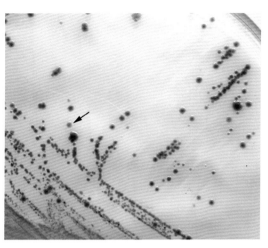

图5-77　粪便标本中猪霍乱沙门菌在CHROMagar显色
培养基上的菌落特征(箭头所示;18~24 h)

(三) 鉴定

1. **形态与染色**　革兰染色后镜检,猪霍乱沙门菌为阴性杆菌,长1~3 μm,宽0.4~0.9 μm,无芽胞,有鞭毛,能运动,多数有菌毛(图5-78)。

2. **生化反应**

(1) 初步生化反应:从XLD平板上挑取可疑菌落3~5个分别接种于三糖铁(TSI)斜面或KIA斜面、动力-吲哚-脲酶半固体(MIU)或肠道综合发酵管(图5-79,图5-80),35℃培养18~24 h,观察其生化反应(表5-20,表5-21)。

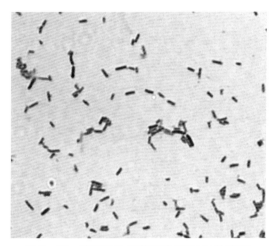

图5-78　猪霍乱沙门菌纯培养(24 h)的镜下
特征(革兰染色,×100)

表5-20　猪霍乱沙门菌的初步生化反应结果

KIA/TSI				MIU		
斜面	底层	产气	H$_2$S	动力	吲哚	脲酶
产碱(红色)	产酸(黄色)	+	+	+	-	-

注:+为90%以上菌株阳性;-为90%以上菌株阴性

表5-21　猪霍乱沙门菌在肠道综合发酵管的生化反应结果

管 1			管 2			
葡萄糖产气	甘露醇	脲酶	蔗糖	动力	吲哚	H$_2$S
+	+	-	-	+	-	d

注:d为有不同的反应;+为90%以上菌株阳性;-为90%以上菌珠阴性

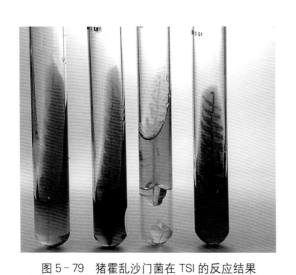

图 5-79　猪霍乱沙门菌在 TSI 的反应结果

左起第一管底层葡萄糖产酸，上层乳糖阴性，H_2S 阴性，直接做血清学分型。第二管底层葡萄糖产酸，上层乳糖阴性，H_2S 阳性，直接做血清学分型。第三管底层葡萄糖产酸产气，上层乳糖阳性，H_2S 阴性，弃去。第四管底层不发酵葡萄糖，上层乳糖阴性，H_2S 阴性，弃去

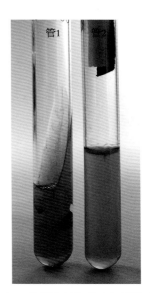

图 5-80　猪霍乱沙门菌在肠道综合发酵管的生化反应（18～24 h）

管 1 葡萄糖产酸产气，上层甘露醇阳性；管 2 蔗糖阴性，动力阳性，H_2S 阳性，吲哚阴性

（2）主要生化反应：见表 5-22。

表 5-22　猪霍乱沙门菌生化反应

生 化 反 应	结果(阳性%)	生 化 反 应	结果(阳性%)
氧化酶	0	葡萄糖产酸	100
脲酶	0	葡萄糖产气	90
吲哚	0	乳糖	0
甲基红	100	卫矛醇	5(15)
V-P	0	阿拉伯糖	0
枸橼酸盐	90(10)	鼠李糖	100
动力	100	麦芽糖	100
赖氨酸脱羧酶	90	甘露醇	100
鸟氨酸脱羧酶	100	蔗糖	0
H_2S	60(10)	氧化-发酵	100

注：( )为缓慢反应(3日以上)的百分数

（3）系统生化鉴定：可根据初步生化鉴定结果，挑取可疑菌落，用生理盐水制备成浊度适当的菌悬液，使用生化鉴定试剂盒（API 20E）、全自动微生物生化鉴定系统、MALDI-

TOF MS 进行鉴定。

3. 血清学试验　从临床标本中分离的菌株经过初步生化鉴定后,若符合猪霍乱沙门菌结果,则应先做血清学鉴定,用沙门菌(A～F)多价 O 血清进行筛检凝集,然后用 O 因子血清将可疑菌鉴定到群,再以 H 血清鉴定鞭毛抗原,H 相抗原的诱导法可参考本章第一节。表 5-23 为猪霍乱沙门菌诊断抗原表,必要时再进行系统的生化鉴定试验。

表5-23　猪霍乱沙门菌血清学诊断抗原表

O 抗原	H 抗原	
	第 1 相	第 2 相
6,7	c	1,5

注: 猪霍乱、猪伤寒和丙型副伤寒沙门菌抗原式相同,应以生化特征区分

(四) 鉴别要点

1. 本菌特征　发酵葡萄糖,不发酵乳糖,TSI 为 K/A,动力阳性,H_2S 试验强阳性,脲酶试验阴性。沙门菌抗血清 O：4 凝集、H：i 凝集。

2. 与其他沙门菌的鉴别　猪霍乱沙门菌、乙型副伤寒沙门菌、肠炎沙门菌的生化反应相似,在 TSI 为 K/A 培养基上 H_2S 均为强阳性(表 5-24),主要依靠血清学鉴定。

表5-24　猪霍乱、肠炎沙门菌与鼠伤寒沙门菌的鉴别

菌　　名	乳糖	麦芽糖	甘露醇	蔗糖	H_2S	枸橼酸盐	鼠李糖	阿拉伯糖	卫矛醇
猪霍乱沙门菌	−	+	+	−	d	(+)	+	−	d
鼠伤寒沙门菌	−	+	+	−	+	+	+/−	+	+
肠炎沙门菌	−	+	+	−	+	+	+	+	+

注: +为 90%以上菌株阳性；−为 90%以上菌株阴性；d 为有不同的反应；+/−为弱阳性；(+)为 3 日以上阳性

3. 与变形杆菌属的鉴别　猪霍乱沙门菌脲酶试验阴性,KCN 不生长；变形杆菌属则相反。

(五) 抗菌药物敏感试验

常用的抗菌药物有氨苄西林(或阿莫西林)、磺胺类、氟哌酸、新霉素、多黏菌素类、萘啶酮酸、环丙沙星等,但都有一定程度的耐药。氨基糖苷类对沙门菌属在体外可能具有抗菌活性,但临床疗效不好,所以不应报告为敏感。具体参照 CLSI M100 - S25 最新版本文件。

(六) 结果解释

(1) 猪霍乱沙门菌感染主要是经粪-口途径传播,如果患者家中有养猪场或卫生习惯不良,易造成感染。人感染猪霍乱沙门菌后,起病隐匿,临床表现不典型,易漏诊、误诊而延误

治疗，如果药物疗程不足，隐匿性菌血症控制不彻底可使病情迁延反复。由猪霍乱沙门菌引起的败血症和食物中毒在国内均有报道。

（2）猪霍乱沙门菌引起的临床症状与肠炎沙门菌极为相似，又同属于沙门菌属肠道沙门种肠道亚种。可以通过菌落特征、生化反应、血清学分型加以鉴别。

（3）与丙型副伤寒沙门菌的区分：猪霍乱沙门菌卫矛醇试验阴性，丙型副伤寒沙门菌则为阳性。

（七）检验流程

参见图 5-38。

（八）其他鉴定（略）

（九）生物安全

猪霍乱沙门菌在卫生部颁发的《人间传染的病原微生物名录》中危害程度分类为第三类，所有的临床标本检测都应在 BSL-2 实验室中进行。

（周庭银）

第四节　志　贺　菌　属

Shigella

志贺菌属（*Shigella*）细菌又称痢疾杆菌，可引起人类及灵长类动物细菌性痢疾（bacillary dysentery，shigellosis）。可分为 4 个群（种）：A 群为痢疾志贺菌（*S. dysenteriae*），B 群为福氏志贺菌（*S. flexneri*），C 群为鲍氏志贺菌（*S. boydii*），D 群为宋内志贺菌（*S. sonnei*），代表菌种为痢疾志贺菌。

一、福氏志贺菌 *S. flexneri*

（一）标本采集

1. 粪便标本

（1）自然排便采集：自然排便后，挑取其脓血、黏液部分 2~3 g（自粪便中挑取黏液块接种，可获得较高的阳性率），水样便取絮状物 2~3 ml，盛于灭菌容器内，或置于保存液（运送培养基）、增菌培养基中送检。

（2）直肠拭子：对于排便困难患者及婴儿，可用直肠拭子采集标本，即以无菌棉拭子用保存液或生理盐水湿润后，插入肛门内 4~5 cm（幼儿 2~3 cm）轻轻转动后取出，插入卡布（Cary-Blair）运送培养基内或无菌试管内送检。

注：由于志贺菌在粪便中容易被其他正常菌群的代谢物抑制，因此最好置于甘油盐水培养基（buffered glycerol saline solution）中送检。

2. 水样标本　水样标本可使用直接增菌法、过滤集菌法或吸附沉淀法处理标本。采集可疑水样 450 ml,加入 50 ml 10 倍浓缩的 GN 增菌液(革兰阴性菌肉汤)增菌;也可用0.45～0.65 μm 的滤膜过滤,将滤膜直接接种或剪碎后置入 9 ml GN 增菌液中增菌,或加入无菌碳酸钠溶液 2 ml 及 10%硫酸亚铁溶液 1.7 ml,吸附沉淀,取沉淀物 40～50 ml,加入 2 倍浓缩 GN 增菌液增菌。

3. 食品标本　采集食品样品,取 25 g(ml)放入 225 ml 志贺菌增菌肉汤,41.5℃±1℃,16～20 h 厌氧培养,厌氧环境会抑制专性需氧菌生长,但不影响志贺菌生长。对于食(饮)具样品,采集 50 cm² 食(饮)具的表面积,置 50 ml 的灭菌生理盐水中,送实验室。

4. 其他标本　在疑似痢疾暴发进行病原学检测时,外环境样本可采集患者的污染衣物、剩饭菜、可疑食品、抹布、污水、坑塘水、井水、公厕粪便等,置入 GN 增菌液中增菌,媒介昆虫如苍蝇按 10～15 只/份置入 9 ml GN 增菌液中增菌。

(二) 分离培养

1. 培养基选择　选择接种弱选择性培养基(麦康凯琼脂平板)和肠道强选择性培养基(XLD、HE、SS、志贺菌显色培养基)。最好选择两种培养基(一种强选择性,一种弱选择性),建议选择 XLD 或 SS 和志贺菌显色培养基。

2. 标本接种　挑取粪便中的黏液、脓血或直肠拭子直接接种于选择性平板,35℃培养 18～24 h,寻找可疑菌落。

3. 培养特性　福氏志贺菌在 XLD 琼脂平板上 35℃培养 18～24 h,呈红色或无色、透明、光滑、湿润、边缘整齐、圆形的菌落(图 5 - 81,图 5 - 82)。在志贺菌显色平板上呈白色或淡红色菌落。在麦康凯琼脂平板上 35℃培养 18～24 h,形成无色透明的小菌落(图 5 - 83,图 5 - 84)。在SS 琼脂平板上 35℃培养 18～24 h,因不发酵乳糖而形成无色透明或半透明的较小菌落(图 5 - 85,图 5 - 86)。在 HE 琼脂平板上 35℃培养 18～24 h,菌落呈淡绿色(图 5 - 87,图 5 - 88)。

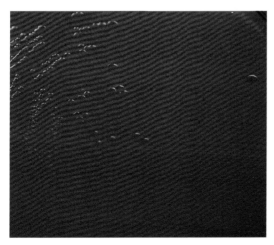

图 5 - 81　福氏志贺菌在 XLD 琼脂平板上的菌落特征(18～24 h)

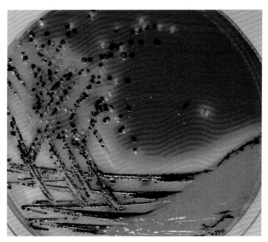

图 5 - 82　粪便标本中福氏志贺菌在 XLD 琼脂平板上的菌落特征(箭头所示;18～24 h)

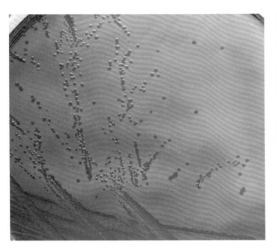

图 5-83　福氏志贺菌在麦康凯琼脂平板上的
菌落特征(18～24 h)

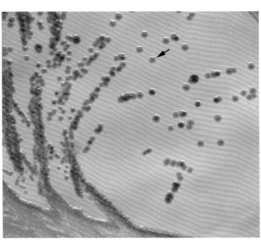

图 5-84　粪便标本中福氏志贺菌在麦康凯琼脂平板
上的菌落特征(箭头所示；18～24 h)

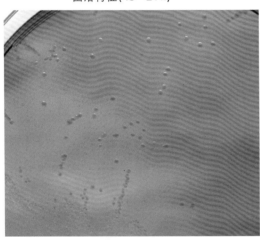

图 5-85　福氏志贺菌在 SS 琼脂平板上的
菌落特征(18～24 h)

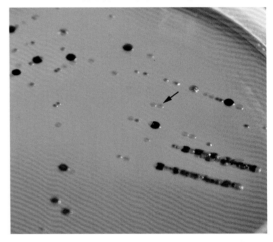

图 5-86　粪便标本中福氏志贺菌在 SS 琼脂平板
上的菌落特征(箭头所示；18～24 h)

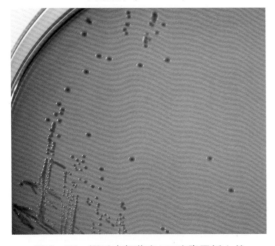

图 5-87　福氏志贺菌在 HE 琼脂平板上的
菌落特征(18～24 h)

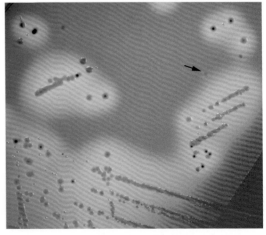

图 5-88　粪便标本中福氏志贺菌在 HE 琼脂平板
上的菌落特征(箭头所示；18～24 h)

（三）鉴定

1. 形态与染色　革兰阴性杆菌，无芽胞，无荚膜，无鞭毛，无动力，某些菌型有菌毛（图 5-89）。

2. 生化反应

（1）初步生化反应：从 XLD 平板上挑取可疑菌落 3～5 个分别接种于克氏双糖铁（KIA）斜面或三糖铁（TSI）营养琼脂斜面或营养琼脂平板（一块平板分成 3～5 格）、动力-吲哚-脲酶半固体（MIU），35℃培养 18～24 h，或者将可疑菌落分别接种在葡萄糖-甘露醇-脲酶斜面（简称肠道综合发酵管管 1）和蔗糖-吲哚-硫化氢半固体培养基（简称肠道综合发酵管管 2）（图 5-90，图 5-91），观察其生化反应（表 5-25，表 5-26）。

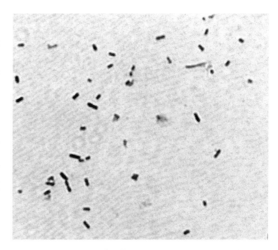

图 5-89　福氏志贺菌纯培养镜下特征（革兰染色）

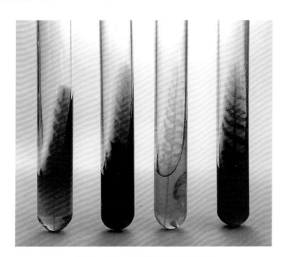

图 5-90　三糖铁斜面结果

左起第一管底层葡萄糖产酸不产气（福氏 6 型可产生少量气体），上层乳糖阴性，无动力，可以直接做血清学分型。第二管葡萄糖产酸不产气，上层乳糖或蔗糖阴性，H₂S 阳性，弃去。第三管葡萄糖产酸不产气，上层乳糖或蔗糖阳性，弃去。第四管不分解葡萄糖，弃去

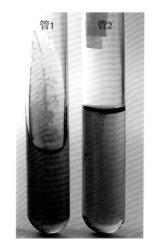

图 5-91　志贺菌在肠道综合发酵管的生化反应（18～24 h）

管 1 发酵葡萄糖产酸不产气，上层甘露糖阳性；管 2 蔗糖阴性，动力阴性，H₂S 阴性，吲哚阴性

表 5-25　福氏志贺菌 KIA/TSI 和 MIU 反应结果

	KIA/TSI			MIU		
斜面/底层	产　气	H₂S		动　力	吲　哚	脲　酶
K/A	－/少	－		－	－/＋	－

注：A 产酸（黄色）；K 产碱（红色）；－阴性；－/＋多数阴性

表 5-26　志贺菌属在肠道综合发酵管的生化反应结果

菌　名	管 1			管 2			
	葡萄糖产气	甘露醇	脲　酶	蔗　糖	动　力	吲　哚	H_2S
福氏志贺菌	-*	+/-	-	-	-	-/+	-
宋内志贺菌	-	+	-	-	-	-	-
痢疾志贺菌	-	-	-	-	-	-	-
鲍氏志贺菌	-	+	-	-	-	-	-

注：＊3%阳性

（2）主要生化反应：氧化酶阴性，发酵葡萄糖，不发酵乳糖，TSI 为 K/A，斜面产碱，底层产酸，动力阴性。其主要生化反应见表 5-27。

表 5-27　志贺菌属鉴别的关键性试验(阳性％)

菌　名	半乳糖苷酶	鸟氨酸	葡萄糖产气	醋酸盐	甘露醇	黏液酸	乳　糖
福氏志贺菌	1	0	3	8	95	0	1
痢疾志贺菌	30	0	0	0	0	0	0
鲍氏志贺菌	10	2	0	0	97	0	1
宋内志贺菌	90	98	0	0	99	10	(2)

注：()为延迟反应

（3）志贺菌属血清型的生化特性：见表 5-28。

表 5-28　志贺菌属血清型鉴别的关键性试验(阳性％)

菌名和血清型	吲　哚	鸟氨酸	乳　糖	甘露醇	卫矛醇	山梨醇	棉子糖	木　糖	丙三醇
A 群 痢疾志贺菌									
1	0	0	0(8)	0	0	0	0	0	0(100)
2	100	0	0	0	0	9(59)	0	0	8(88)
3	0	0	0	0	0	77(23)	0	0	5(95)
4	0	0	0	0	0	7(87)	0	0	23(77)
5	0	0	0	0	90(10)	97(3)	0	0	84(16)
6	0	0	0	0	0	94	0	0	0(38)
7	100	0	0	0	0	0	0	0	0
8	100	0	0	0	0	0	0	76(20)	80(20)
9	0	0	0	0	0	14	0	0	57(43)
10	0	0	0	0	0	100	0	100	0
11	0	0	0	0	0	0(21)	0	0(84)	58(95)

（续表）

菌名和血清型	吲哚	鸟氨酸	乳 糖	甘露醇	卫矛醇	山梨醇	棉子糖	木 糖	丙三醇
12	0	0	0	0	0	0(77)	0	0(69)	54(92)
13	0	0	0	0	0	79(100)	0	0	0(100)
14	0	0	0	0	0	NT	0	0	0(100)
15	0	0	0	0	0	NT	0	0	0(101)
B 群 福氏志贺菌									
1a	83	0	0	100	0	0	54(32)	0	0
1b	33	0	0	100	0	0	81(19)	0	0(5)
2a	73	0	0	100	0	3(2)	20(28)	0	0
2b	78	0	0	0	0	68	69(6)	0	0
3a	83	0	0	91	0	85(6)	65(6)	0	0
3b	64	0	0	100	0	22(11)	63(37)	0(13)	0
4a	74	0	0	76(1)	0	37(12)	38	10(4)	0(5)
4b	70	0	0	99	0	4	77(16)	0	0
4c	0	0	0	100	0	0	40(60)	0	0
5a	31	0	0(4)	96	0	0(8)	56(12)	4	0(4)
5b	95	0	0	98	0	100	47(25)	0	0
6Boyd 88	0	0	0	100	4(75)	17(74)	0	0	50(29)
6 孟城型	0	0	0	100	29(57)	45(46)	0	2(73)	67(33)
6 新城型	0	0	0	0	0(100)	0(80)	0	0	50(50)
X	75	0	0	100	0	50	100	0	0
Y	30	13	0	96	0(5)	16	30(26)	0	0(10)
C 群 鲍氏志贺菌									
1	0	0	0	100	1	40(60)	0	13(85)	0(96)
2	0	0	0	100	1	11(41)	0	0	80(20)
3	0	0	0	100	55(20)	95(5)	0	18(68)	58(33)
4	0	0	0	99	0(28)	10(63)	0	0	75(25)
5	100	0	0	100	43(57)	28(72)	0	4(94)	9(52)
6	0	0	0	71(14)	0	86(14)	0	0(100)	33(27)
7	100	0	0	100	0	90(6)	0	98	0(100)
8	0	0	0	100	0	58(42)	0	29(65)	10(9)

（续表）

菌名和血清型	吲 哚	鸟氨酸	乳 糖	甘露醇	卫矛醇	山梨醇	棉子糖	木 糖	丙三醇
9	100	0	33	93	97(3)	87(13)	0	0	0(60)
10	0	0	0	93	0(41)	56(6)	0	4(79)	65(30)
11	100	0	0	100	0(7)	32(26)	0	60(40)	0(90)
12	0	0	0	100	0	0(7)	0	0	14
13	100	100	0	100	0	100	0	0	0(43)
14	0	0	0	45	0	60(40)	0	7(93)	0(100)
15	100	0	0(18)	91	0	91(9)	0	0	0(78)
16	100	0	0	100	0	100	0	100	33(100)
17	100	0	0	100	0	100	0	100	0(100)
18	0	0	0	100	0	75	0	18(85)	19(100)
19	0	0	0	100	0	49(47)	0	33(67)	28(72)
D 群									
宋内志贺菌	0	99	2(88)	99	0(1)	1(1)	3(82)	1	13(33)

注：（ ）为迟缓反应；NT 为未测定

（4）系统生化鉴定：可根据初步生化鉴定结果，挑取可疑菌落，使用生化鉴定试剂盒（API 20E）、全自动微生物生化鉴定系统、MALDI‐TOF MS 进行鉴定。

3. 血清学试验

（1）首先用志贺菌属 4 种（痢疾志贺菌 1 型、2 型，福氏志贺菌，宋内志贺菌）多价血清做玻片凝集（取 1 滴血清于载玻片一端，再取少许待测菌与之混合，同时在玻片另一端取待测菌与生理盐水混合对照，对照呈均匀混浊，待检菌与志贺菌属 4 种多价血清混合后，数分钟内出现肉眼可见的颗粒状凝集物即为阳性）。如凝集，再用福氏志贺菌 1～6 型、痢疾志贺菌 1～2 型，以及宋内志贺菌鉴定到种和型。

（2）志贺菌属 4 种多价血清不凝集的培养物，应使用 C 群鲍氏志贺菌多价血清及 1～18 型因子血清检查。若鲍氏多价血清仍不凝集，再用 A 群痢疾志贺菌 3～12 型多价及单价型血清检查。

（3）若 4 种多价血清凝集，与相应的多价、单价诊断血清均不凝集，且菌落较粗糙，应考虑宋内Ⅱ相（R 型，即粗糙型）菌。可用宋内菌Ⅱ相诊断血清做凝集试验。

（4）志贺菌含有 O 抗原和 K 抗原。O 抗原是血清学分类的依据，可将志贺菌分为 4 个血清群和 40 余个血清型（含亚型）。K 抗原在血清学分型上无意义，但可阻止 O 抗原和相应抗血清的凝集反应。如出现生化反应符合志贺菌，而与 4 种多价血清不凝集的菌株，应考虑为 K 抗原存在，将菌液加热到 100℃，15～30 min 后再进行凝集。

（5）福氏志贺菌各型和亚型的型抗原和群抗原见表 5‐29。

表 5-29　福氏志贺菌各型和亚型的型抗原和群抗原鉴定表

菌　型	型　抗　原	群　抗　原	群因子血清		
			(3)4	6	7(8)
F1a	Ⅰ	4	＋	－	－
F1b	Ⅰ	(4),6	(＋)	＋	－
F2a	Ⅱ	3,4	＋	－	－
F2b	Ⅱ	7,8	－	－	＋
F3a	Ⅲ	(3,4),6,7,8	(＋)	＋	＋
F3b	Ⅲ	(3,4),6	(＋)	＋	－
F4a	Ⅳ	3,4	＋	－	－
F4b	Ⅳ	6	－	＋	－
F4c	Ⅳ	7,8	－	－	＋
F5a	Ⅴ	(3,4)	(＋)	－	－
F5b	Ⅴ	7,8	－	－	＋
F6	Ⅵ	4	＋	－	－
Fx	－	7,8	－	－	＋
Fy	－	3,4	＋	－	－

注：＋为凝集；－为不凝集；()为有或无

(四) 鉴别要点

1. 本菌特征　在鉴别平板上呈无色透明或半透明的小菌落，TSI 为 K/A，发酵葡萄糖，不发酵乳糖，无动力，脲酶、H_2S 试验阴性，4 种多价血清凝集，福氏血清凝集。

2. 与类志贺邻单胞菌鉴别　可用动力和氧化酶试验加以鉴别，志贺菌均为阴性，而类志贺邻单胞菌为阳性。

3. 与伤寒沙门菌鉴别　伤寒沙门菌 H_2S 和动力阳性，能与沙门菌属因子血清(O 多价 A～F 群或 Vi)凝集，而不与志贺菌属因子血清凝集。

4. 与大肠埃希菌鉴别　见表 5-30。

表 5-30　大肠埃希菌与痢疾志贺菌鉴别的关键性试验(阳性％)

菌　种	赖氨酸	黏液酸盐	甘露醇	乳　糖	动　力	葡萄糖产气
大肠埃希菌	90	95	98	95	95	95
不活泼大肠埃希菌	40	30	93	25	5	5
痢疾志贺菌	0	0	0	0	0	3*

注：* 福氏志贺菌

（五）抗菌药物敏感试验

CLSI 建议选用氨苄西林、一种喹诺酮类药物和甲氧苄啶-磺胺甲噁唑作为常规药敏试验和报告。具体参照 CLSI M100‑S25 最新版本文件。

（六）结果解释

（1）志贺菌属只有 O 抗原而无鞭毛抗原，个别菌型及新分离菌株有 K 抗原。根据志贺菌抗原构造的不同，可分为 4 群 48 个血清型（包括亚型）。

1）A 群：又称痢疾志贺菌，通称志贺痢疾杆菌。不发酵甘露醇。有 12 个血清型，其中 8 型又分为 3 个亚型。

2）B 群：又称福氏志贺菌，通称福氏痢疾杆菌。发酵甘露醇。有 15 个血清型（含亚型及变种），抗原构造复杂，有群抗原和型抗原。根据型抗原的不同，分为 6 型，又根据群抗原的不同将型分为亚型；X、Y 变种没有特异性抗原，仅有不同的群抗原。

3）C 群：又称鲍氏志贺菌，通称鲍氏痢疾杆菌。发酵甘露醇，有 19 个血清型，含 K 抗原，各型间无交叉反应。

4）D 群：又称宋内志贺菌，通称宋内痢疾杆菌。发酵甘露醇，并迟缓发酵乳糖，一般需要 3～4 日。只有 1 个血清型。有 2 个变异相，即 I 相和 II 相；I 相为 S 型，II 相为 R 型。

（2）临床上往往以克氏双糖铁（KIA）斜面或三糖铁（TSI）的初步生化反应和血清凝集结果符合志贺菌，直接报某某志贺菌，这是错误的。血清凝集后，还要通过仪器鉴定或系统生化反应来确定最终报告。鉴定志贺菌应做生化试验和血清学试验，两者缺一不可，且不可仅凭生化试验或血清学试验结果来判断，因为诊断血清的非特异性交叉凝集并不少见。几乎所有志贺菌属的血清型，它们的 O 抗原都和大肠埃希菌相同或密切相关。例如不活泼大肠埃希菌（碱性-殊异株 A～D 群）在克氏双糖铁上与痢疾志贺菌和鲍氏志贺菌常因含有 K 抗原而产生交叉凝集，可采用加热破坏 K 抗原后做凝集试验，亦可用 β 半乳糖苷酶（ONPG）试验加以区别。

（3）在 KIA 斜面或 TSI 上符合志贺菌属，需同时转种于营养琼脂或小斜面后，再进行血清凝集，因为含糖培养基的菌落会影响血清凝集。

（4）KIA 斜面或 TSI 结果符合志贺菌属，但不与任何志贺菌多价抗血清凝集，应考虑两种可能。一种是沙门菌属，可能是一个不产 H_2S 的伤寒沙门菌菌株，可用 A～F 沙门菌多价和分群抗血清进行试验，用 D 群和 Vi 抗血清进行凝集试验。另一种可考虑是一株不常见的志贺菌，或是一个新的志贺菌血清型。若两者都不凝集，必须进行系统生化试验鉴定。应送上级实验室做进一步鉴定。

（5）志贺菌在 TSI 和 KIA 琼脂培养基内，一般不产生气体，值得注意的是福氏志贺菌 6 型（新城和孟城）的某些生化型，能从糖发酵中产生少量气体。

（6）做血清凝集试验时均需要做盐水对照试验，可以发现自凝现象，若是较黏稠的菌落，盐水对照可以排除。

（7）在挑取可疑菌落接种于营养琼脂斜面和进行 IMViC 试验时，要求使用同一个菌落，不能用 2 个菌落。若不用营养琼脂斜面，可用营养琼脂平板（一块平板分成 3～5 格），每格可替代一个营养琼脂斜面。

（七）检验流程（图 5－92）

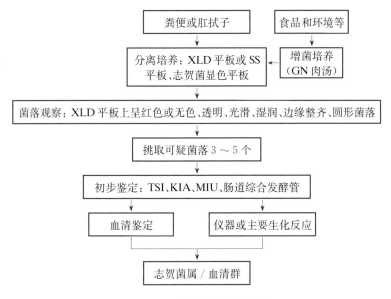

图 5 - 92　志贺菌属检验流程

（八）其他鉴定

1. 分子生物学检测

（1）细菌核酸的制备：挑取可疑菌的纯培养物或粪便的增菌液进行细菌 DNA 的提取，可用商品化的核酸提取试剂盒，按说明进行。

（2）PCR 检测特异基因：用于检测侵袭性质粒 H 抗原基因（*ipaH*）、侵袭相关位点基因（*ial*）、志贺肠毒素 1 基因（*set*1）和志贺肠毒素 2 基因（*sen*），引物序列见表 5－31。

表 5 - 31　引物序列及产物片段大小

引 物 名 称		引物序列（5′- 3′）	产物大小（bp）	退火温度（℃）
ipaH	Upper	TGGAAAAACTCAGTGCCTCT	423	56
	Lower	CCAGTCCGTAAATTCATTCT		
ial	Upper	CTGGATGGTATGGTGAGG	320	56
	Lower	GGAGGCCAATTATTTCC		
set1	Upper	TCACGCTACCATCAAAGA	309	56
	Lower	TATCCCCCTTTGGTGGTA		
sen	Upper	ATGTGCCTGCTATTATTTAT	799	56
	Lower	CATAATAATAAGCGGTCAGC		

（3）产物的检测：可用普通琼脂糖凝胶电泳或经探针杂交进行检测。目前已有商品化的普通 PCR 和荧光定量 PCR 试剂盒来检测志贺菌。

2. 噬菌体试验

（1）培养基：1.5% 营养琼脂平板，每个 9 cm 平板中加入约 25 ml 溶解的营养琼脂，放在水平台面上，待其凝固，在 36℃ 半开平板放置约 1 h，以烘干培养基表面水分。营养肉汤管，每管加约 2 ml 营养肉汤。

（2）试验菌液的准备：下述两种方法可供选用。一种方法是将待检菌接种于营养肉汤管内，于 35℃ 培养过夜。挑取此肉汤培养物一满环，稀释于一管 2 ml 的胨水管内，使其成为 1:400 稀释菌液，含菌量约为 1×10^6 CFU/ml。另一种方法是用接种针在鉴别平板上挑取可疑菌落，挑取的菌量不宜过多。将挑取的菌落稀释于一管 2 ml 胨水管内，使其含菌量约与第一种方法相似。

（3）涂抹试验菌液：① 斑点涂抹法：将琼脂平板表面分为三等份，每等份可供涂抹一株细菌培养物。挑取试验菌液一满环，涂抹直径约 1 cm 的菌斑一个，每株培养物涂抹 7 个菌斑，外圈 4 个，内圈 3 个。② 带状涂抹法：用无菌棉签蘸取试验菌液，在琼脂平板上做带状涂抹，宽约 1 cm，长 7 cm，每个琼脂平板上约可涂抹 5 条菌带。略等数分钟，待菌斑干燥。

（4）滴加噬菌体：用定量乳头滴管滴加噬菌体。试管上安装 4.5 号针头，每毫升约 100 滴。每支滴管只滴加一种噬菌体，严格防止交叉污染。每用一支滴管，应把全部需滴加该噬菌体的菌斑部位全部滴加完毕。滴加噬菌体时必须将琼脂平板放在水平台面上。7 种噬菌体均滴加完毕后，略等数分钟，待噬菌体液被琼脂完全吸收，翻转平板，于 36℃ 培养 5～6 h 并过夜，观察结果。如果仅有一两株培养物做噬菌体试验，则可用接种环挑取噬菌体，依次滴加在菌斑上（表 5 - 32）。

表 5 - 32 志贺菌菌型预测参考反应表

| 序号 | 噬菌体裂解模式 | | | | | | | 判 定 结 果 |
	O - I	C	Sh	E	CE	E - 4	Ent	
1	—	—	CL	CL	CL	CL	—	福氏 1～5，鲍氏 11
2	—	—	CL	CL	CL	—	—	福氏 1,4；痢疾 2；鲍氏 5,7,11,17（宋内Ⅰ）
3	—	—	CL	CL		—	—	宋内Ⅰ，痢疾 2，福氏 4，鲍氏 16
4	—	—	CL	CL		CL	—	宋内Ⅱ，福氏 3
5	—	—	CL	—	—	—	—	福氏 6，鲍氏 1～4，偶数行 6～18（16 除外），痢疾 3～12
6	—	—	CL	—	—	—	—	鲍氏 9,15
7	—	—	CL	—	CL	CL	—	痢疾 1，宋内Ⅱ
8	CL	—	CL	—	—	—	—	鲍氏 13

注：CL 为融合性裂解；—为不裂解

3. 生物学分型　志贺菌除用血清型及噬菌体分型外,某些菌株也可用生物特征分型,如福氏 4 型中甘露醇阳性和阴性的菌株是两个不同的生物型(表 5-33)。福氏 6 型可根据对甘露醇、卫矛醇的反应及葡萄糖产气情况分成 3 个型(表 5-34)。

表 5-33　福氏志贺菌 4 型生物学分型

生 化 反 应	甘露醇阳性生物型	甘露醇阴性生物型
甘露醇	＋	－
木　糖	－	（＋）
棉子糖	（＋）	－

注:（＋）为迟缓反应(3 日以上阳性)

表 5-34　福氏志贺菌 6 型生物学分型

生化反应	鲍氏 88		孟城型		新城型			末列*
	1	2	1	2	1	2	3	
甘露醇	＋	＋	＋	＋	＋	＋	＋	＋
卫矛醇	＋	＋	＋	＋	＋	＋	＋	＋
葡萄糖产气	－	－	＋w	＋w	－	－	＋w	＋w

注：＊此型在国内常见,CMCC(B)51579 为此型;w 为弱反应

4. 豚鼠眼结膜试验　用志贺菌培养物感染豚鼠的角膜,可产生特异性的角膜结膜炎。新分离的菌株一般都能获得阳性结果,菌种经实验室保存以后阳性率逐渐降低。肠杆菌科的其他菌属则不能产生这种炎症,因此对于志贺菌属中新菌型的鉴定,除依靠临床和流行病学的资料以外,尚可用本试验作为一种鉴定指标。试验方法如下。

(1)取疑似志贺菌(非典型)菌株培养 18～24 h,用盐水制成 9×10^8 CFU/ml 菌悬液。用灭菌针在豚鼠的一只眼角膜上轻轻划伤 7～8 次,然后接种菌液一环(直径5 mm)。另一只眼用大肠埃希菌液作为平行对照。于次日、急性初期、恢复初期及末期,自结膜囊分离细菌。

(2)观察：初次接种志贺菌后,经 1～2 日潜伏期(有时可以延长)可出现症状。初为结膜充血水肿,角膜出现白点,眼内充盈泪液或浆液性分泌物。以后症状日益加剧,多于发病后 3～6 日症状最明显,表现为结膜高度肿胀,角膜初为浅灰色,后逐渐转为毛玻璃状乃至乳白色。若滴加荧光素后呈绿色,证明为溃疡性变化。睑缘内外有多量浆液性分泌物,甚至可使眼裂封闭(急性初期)。在发病第 5～6 日即可明显地见到眼角膜边缘出现紫红色圆环,边缘整齐,表面稍高起(急性中期)。红环逐渐向角膜中心扩展,大约经过一周即将瞳孔遮盖,角膜外观呈牛肉色(急性末期)。接着进入恢复阶段,首先看到角膜边缘红肿消退并呈暗褐色,继之中心部分亦由浅肉红色转为灰暗,上面可以见

到细微的少数较粗大的血管,结膜则呈轻度红肿,眼角带有少量浆液性分泌物(恢复初期)。以后主要为角膜的变化,由明显的混浊状态(恢复后期)逐渐趋向好转至仅现轻微的混浊(完全恢复)。

对照眼应无变化,不引起角膜结膜炎。

（九）生物安全

《人间传染的病原微生物名录》将志贺菌危害程度归为第三类,所有的临床标本检测和动物感染实验操作都应在 BSL-2 实验室中进行。

二、宋内志贺菌 *S. sonnei*

宋内志贺菌是志贺菌四个群之一,抗原单一,只有一个血清型,是唯一具有鸟氨酸脱羧酶的志贺菌。

（一）标本采集

粪便标本尽可能在抗生素使用之前采集,采集脓血和黏液粪便,并及时送检。

（二）分离培养

1. 培养基选择　可使用的培养基有 MAC 琼脂平板、XLD 琼脂平板和 SS 琼脂平板或 HE 琼脂平板等。最好选择两种培养基(一种强选择性,一种弱选择性)。

2. 标本接种　挑取黏液、脓血粪便或直肠拭子直接接种在选择性平板上,培养 18～24 h,寻找可疑菌落。

3. 培养特性　宋内志贺菌在 XLD 琼脂平板上产生红色的菌落(图 5-93,图 5-94)。在 CHROMagar 显色平板上呈蓝色菌落。在 HE 琼脂平板上菌落呈淡绿色(图 5-95,图 5-96)。在麦康凯琼脂平板上可出现两种菌落:一种粉红色(迟发酵乳糖)(图 5-97,图 5-98),另一种无色透明(图 5-99,图 5-100)。在 SS 平板上呈无色、透明菌落(图 5-101,图 5-102)。

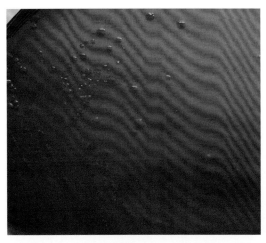

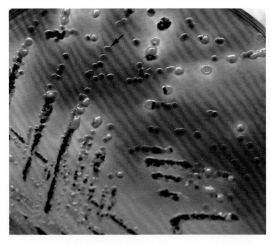

图 5-93　宋内志贺菌在 XLD 琼脂平板上的　　图 5-94　粪便标本中宋内志贺菌在 XLD 琼脂平板
　　　　　菌落特征(18～24 h)　　　　　　　　　　　　上的菌落特征(箭头所示;18～24 h)

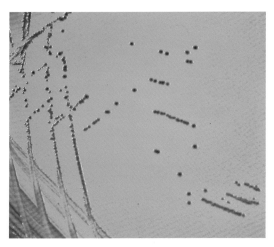

图 5-95　宋内志贺菌在 HE 琼脂平板上的
菌落特征(18～24 h)

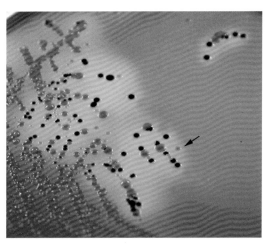

图 5-96　粪便标本中宋内志贺菌在 HE 琼脂平板
上的菌落特征(箭头所示;18～24 h)

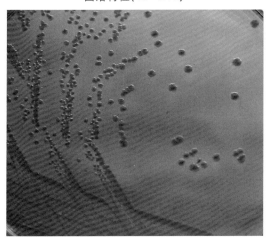

图 5-97　宋内志贺菌乳糖迟发酵菌株在麦康凯
琼脂平板上的菌落特征(18～24 h)

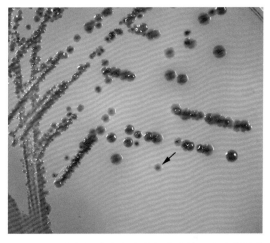

图 5-98　粪便标本中宋内志贺菌乳糖迟发酵菌株在
麦康凯琼脂平板上的菌落特征(箭头所示;18～24 h)

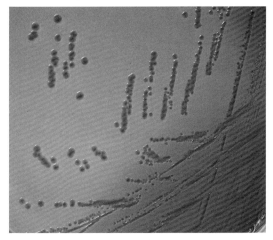

图 5-99　宋内志贺菌乳糖不发酵菌株在麦康凯
琼脂平板上的菌落特征(18～24 h)

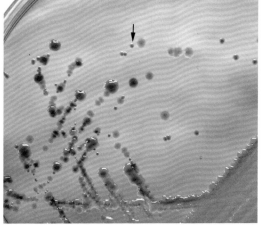

图 5-100　粪便标本中宋内志贺菌乳糖不发酵菌株在
麦康凯琼脂平板上的菌落特征(箭头所示;18～24 h)

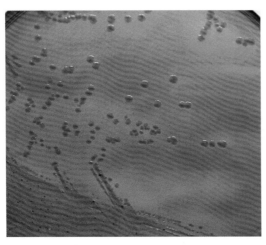

图5-101　宋内志贺菌在SS琼脂平板上的
菌落特征(18~24 h)

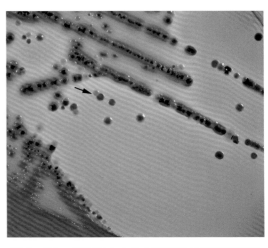

图5-102　粪便标本中宋内志贺菌在SS琼脂平板
上的菌落特征(箭头所示;18~24 h)

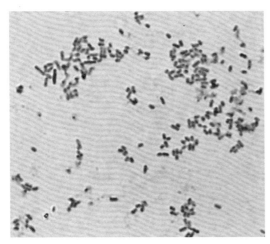

图5-103　宋内志贺菌纯培养(24 h)镜下
特征(革兰染色,×100)

MALDI-TOF MS进行鉴定。

（三）鉴定

1. 形态与染色　革兰阴性杆菌,无鞭毛,无动力(图5-103)。

2. 生化鉴定

（1）初步生化反应:从XLD平板上挑取可疑菌落3~5个分别接种于KIA或TSI或肠道综合发酵管,35℃培养18~24 h,观察其生化反应。

（2）主要生化反应:见表5-35。

（3）系统生化鉴定:可根据初步生化鉴定结果,挑取可疑菌落,使用生化鉴定试剂盒（API 20E）、全自动微生物生化鉴定系统、

表5-35　宋内志贺菌生化特性

生　化　反　应	结　果(%)	生　化　反　应	结　果(%)
氧化酶	0	赖氨酸脱羧酶	0
脲酶	0	鸟氨酸脱羧酶	98
吲哚	0	H_2S	0
甲基红	100	麦芽糖	90
V-P	0	葡萄糖产酸	100
枸橼酸盐	0	葡萄糖产气	0
动力	0	乳糖	2

（续表）

生 化 反 应	结 果(%)	生 化 反 应	结 果(%)
卫矛醇	0	鼠李糖	75
阿拉伯糖	95	甘露醇	98
木糖	2	蔗糖	1
海藻糖	100	ONPG	1

3. 血清学鉴定 见"福氏志贺菌"章节

（四）鉴别要点

1. 本菌特征 鉴别平板上无色或粉红色的透明小菌落,TSI 为 K/A,发酵葡萄糖、海藻糖等,几乎都不发酵乳糖(个别菌株迟缓发酵乳糖),无动力,脲酶、H_2S 试验阴性。

2. 与类似菌的区别 见表 5-36。

表 5-36 宋内志贺菌与类似菌的区别

菌 名	吲 哚	动 力	葡萄糖产气	乳 糖	甘露醇	肌 醇	赖氨酸	氧化酶
宋内志贺菌	0	0	0	2	99	0	0	0
福氏志贺菌	42	0	3	0	91	0	0	0
痢疾志贺菌	40	0	0	0	0	0	0	0
鲍氏志贺菌	37	0	0	1	99	0	0	0
不活泼大肠埃希菌	80	5	5	25	93	1	40	0
类志贺邻单胞菌	100	95	0	0	0	95	99	100

（五）抗菌药物敏感试验

CLSI 建议选用氨苄西林、一种喹诺酮类药物和甲氧苄啶-磺胺甲噁唑作为常规药敏试验和报告。具体参照 CLSI M100-S25 最新版本文件。

（六）结果解释

（1）宋内志贺菌Ⅰ相菌抗原与类志贺邻单胞菌 O17 血清型的 O 抗原基因序列部分相同,其形态特征以及其在麦康凯琼脂平板、SS 琼脂平板上的菌落特征和其在三糖铁培养基上的反应特征均与类志贺邻单胞菌极为相似,且与类志贺邻单胞菌的抗血清发生强凝集,应引起注意。

（2）宋内志贺菌属于志贺菌 D 群,是引起胃肠道感染的主要病原菌之一,老年人、儿童和免疫功能受损的患者多发。发达国家流行的主要是宋内志贺菌,而发展中国家虽然长期以来流行的为福氏志贺菌,但近年来宋内志贺菌呈明显增加的趋势,并成为优势菌群。

（3）在选择性平板上挑取可疑菌落时,除了挑取无色透明的菌落外,还要注意淡粉红色菌落(宋内志贺菌个别菌株会迟缓发酵乳糖),避免漏检。

（4）在挑取可疑菌落接种于营养琼脂斜面和进行 IMViC 试验时,要求使用同一个菌落,不能用 2 个菌落。若不用营养琼脂斜面,可用营养琼脂平板(一块平板分成 3～5 格),每格可替代一个营养琼脂斜面。

（七）检验流程(图 5‑104)

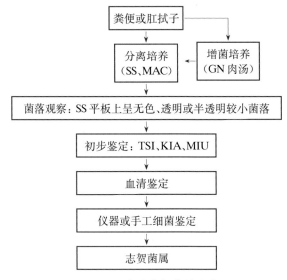

图 5‑104　宋内志贺菌检验流程

（八）其他鉴定

1. 噬菌体试验　参见本章第一节。

2. 生物学分型　宋内志贺菌中有木糖阳性的菌株,根据木糖、乳糖、蔗糖和 ONPG 试验可将宋内志贺菌分为 A 生物型和 D 生物型(表 5‑37)。

表 5‑37　宋内志贺菌的生物学分型

试　　验	A 生 物 型	D 生 物 型
木　糖	＋	－
乳　糖	＋(迟缓)	－
蔗　糖	＋	－
ONPG	＋(迟缓)	－

（九）生物安全

宋内志贺菌危害程度为第三类。涉及感染性样本检测、大量活菌操作和动物感染实验操作均应在 BSL‑2 实验室中进行。

（周庭银）

第五节　致腹泻大肠埃希菌

Diarrheagenic *Escherichia coli*

大肠埃希菌广泛分布于自然界的土壤、水和腐物中，为人和动物肠道中的常居菌，一般不致病，在一定条件下（宿主免疫力降低或细菌侵入肠外组织和器官）可引起肠道外感染。某些血清型菌株的致病性强，可引起腹泻，与人类疾病相关的大肠埃希菌，统称为致腹泻大肠埃希菌。致腹泻大肠埃希菌按照毒力因子、致病机制和流行病学特征分为 5 群，包括肠产毒性大肠埃希菌（Enterotoxigenic *E. coli*，ETEC）、肠致病性大肠埃希菌（Enteropathogenic *E. coli*，EPEC）、肠侵袭性大肠埃希菌（Enteroinvasive *E. coli*，EIEC）、肠出血性大肠埃希菌（Enterohemorrhagic *E. coli*，EHEC）和肠集聚性大肠埃希菌（Enteroaggregative *E. coli*，EAggEC）。

一、肠出血性大肠埃希菌 Enterohemorrhagic *E. coli*

肠出血性大肠埃希菌（EHEC）也称为产 Vero 毒素大肠埃希菌（Verotoxigenic *E. coli*，VTEC）或产志贺毒素大肠埃希菌（Shiga toxin-producing *E. coli*，STEC），EHEC 因引起出血性肠炎而得名。EHEC 有 50 多个血清型，除代表菌株 O157：H7 外，还包括 O157：NM（无动力株）、O26：H11、O111：H8、O125：NM、O121：H19、O45：H2、O4：NM、O145：NM、O5：NM、O91：H21、O103：H2、O113：H2 等血清型的部分菌株。

（一）标本采集

1. 粪便标本　在抗生素治疗前采集患者的血性、水样粪便，盛于 Cary-Blair 运送培养基或 1：10 接种于新生霉素增菌肉汤（以下简称 mEC 增菌肉汤）直接送检。

2. 水样标本　采集可疑水样 450 ml，加入 50 ml 10 倍浓缩的 mEC 增菌肉汤。

3. 食品标本

（1）固体食品（肉类、蔬菜等）：采集 50～100 g，分别置于无菌塑料密封袋中，用无菌方法称取 25 g，研碎后加入 225 ml mEC 增菌肉汤。

（2）液体食品（鲜奶、果汁等）：采集 50～100 ml，用无菌方法称（量）取 25 g（ml）加入 225 ml mEC 增菌肉汤。

（二）分离培养

1. 培养基选择　山梨醇麦康凯琼脂平板（SMAC）、麦康凯琼脂平板（MAC）、伊红亚甲蓝琼脂平板（EMB）、头孢克肟-亚碲酸钾山梨醇麦康凯培养基（CT-SMAC）和含有 β 葡萄糖酸苷酶的培养基（MUG）、O157 显色培养基、20 mg/L 新生霉素 EC 改良肉汤（mEC）等。最好选择两种培养基。

2. 标本接种　粪便标本直接接种于山梨醇麦康凯琼脂平板和 O157 显色培养基，或进行增菌培养后再接种于平板,35℃培养18～24 h,寻找可疑菌落。水、食品等标本,1∶10接种于mEC肉汤,37℃恒温摇床增菌培养6 h(无摇床,37℃恒温增菌培养9～12 h)。

3. **培养特性** 肠出血性大肠埃希菌O157∶H7在山梨醇麦康凯琼脂平板上35℃培养18～24 h,不发酵山梨醇,呈无色菌落,非O157∶H7肠出血性大肠埃希菌发酵山梨醇,呈粉红色(图5-105)。肠出血性大肠埃希菌O157∶H7在CHROMagar O157∶H7显色培养基上35℃培养18～24 h呈紫红色菌落,非O157∶H7肠出血性大肠埃希菌呈蓝色菌落(图5-106)。

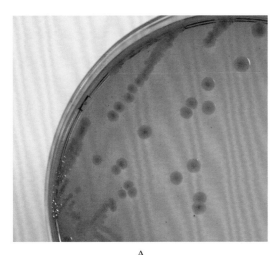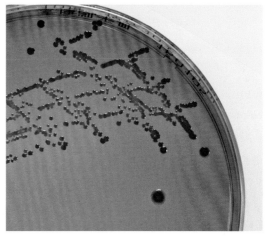

A　　　　　　　　　　　　　　B

图5-105　肠出血性大肠埃希菌在山梨醇麦康凯琼脂平板上的菌落特征(18～24 h)

A. 肠出血性大肠埃希菌(O157∶H7)不发酵山梨醇;B. 肠出血性大肠埃希菌(非O157∶H7)与其他大肠埃希菌发酵山梨醇

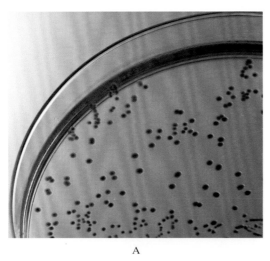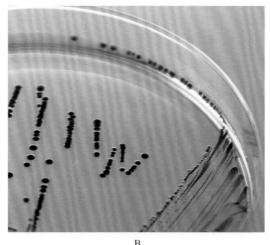

A　　　　　　　　　　　　　　B

图5-106　肠出血性大肠埃希菌在CHROMagar O157显色培养基上的菌落特征(18～24 h)

A. 肠出血性大肠埃希菌(O157∶H7)菌落呈紫红色;B. 肠出血性大肠埃希菌(非O157∶H7)与其他大肠埃希菌落呈蓝绿色

(三) 鉴定

1. 形态与染色　革兰阴性杆菌,菌体大小 $(1.1\sim1.5)\mu m\times(2.0\sim6.0)\mu m$,单个或成对存在。具有周鞭毛,能运动,有菌毛,无芽胞(图5-107)。

2. 生化反应

(1) 初步生化反应:从山梨醇麦康凯琼脂平板上挑取乳糖发酵或不发酵的单个菌落3~5个(粉红或无色),同一个菌落分别接种于一支半固体(观察动力)营养琼脂斜面(血清凝集)或营养琼脂平板(一块平板分成3~5格),同时进行IMViC试验。35℃培养18~

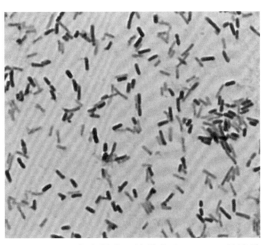

图5-107　肠出血性大肠埃希菌O157:H7纯培养镜下特征(革兰染色)

24 h,有动力的菌种一般弃去(除非经血清学鉴定为O124),无动力的菌种留下来。次日观察结果,生化反应符合大肠埃希菌时,从营养琼脂平板上挑取菌落做血清凝集试验和氧化酶试验。

(2) 主要生化反应:见表5-38。

表5-38　肠出血性大肠埃希菌主要生化反应

生 化 反 应	结　果	生 化 反 应	结　果
MR 试验	+	山梨醇	—*
吲哚	+	赖氨酸	+
V-P	—	鸟氨酸	+
枸橼酸盐	—	棉子糖	+
氧化酶	—	卫矛醇	+
H_2S	—		

注:+为90%以上菌株阳性;—为90%以上菌株阴性;* EHEC O157:H7山梨醇阴性,其他血清型EHEC阳性

(3) 系统生化鉴定:可根据初步生化鉴定结果,挑取可疑菌落,使用生化鉴定试剂盒(API 20E)、全自动微生物生化鉴定系统、MALDI-TOF MS进行鉴定。

3. 血清学试验　在营养琼脂斜面上挑取分纯的菌落,用大肠埃希菌O157:H7诊断血清进行玻片凝集试验。若与O157诊断血清发生凝集见表5-39,与H7诊断血清不发生凝集者,应穿刺接种于半固体琼脂,检查动力。经连续传代3次,动力试验阴性且与H7诊断血清凝集阴性者,用PCR方法检测 $H7$ 基因,若 $H7$ 基因检测结果为阳性,确定为无动力株;若 $H7$ 基因检测结果为阴性,则排除。

表 5-39　肠出血性大肠埃希菌常见血清型

细菌名称	常见血清型
EHEC/STEC	O1：NM、O25：NM、O85：NM、O111：H34、O124：H30、O157：H7、O1：H1、O26：H2、O86：H1、O111：H−、O125：NM、O163：H9、O1：H7、O26：H8、O88：NM、O112：H21、O125：H8、O163：H19、O2：H1、O26：H11、O91：NM、O113：H2、O126：NM、O165：NM、O2：H5、O26：H32、O91：H14、O113：H7、O126：H8、O165：H10、O2：H6、O38：H21、O91：H21、O113：H21、O126：H21、O165：H19、O2：H7、O39：H4、O100：H32、O113：H53、O128：NM、O165：H25、O4：NM、O45：NM、O101：H19、O114：H4、O128：H2、O166：H12、O4：H10、O45：H2、O103：H2、O114：H48、O128：H8、O166：H15、O5：NM、O48：H21、O103：H6、O115：H10、O128：H12、O5：H16、O50：NM、O104：NM、O115：H18、O128：H25、O6：NM、O50：H7、O104：H4、O117：H4、O132：NM、O6：H1、O52：H25、O104：H21、O118：H12、O133：H53、O6：H28、O55：NM、O105：H18、O118：H30、O141：NM、O18：NM、O55：H7、O110：H19、O119：H5、O145：NM、O18：H7、O55：H10、O111：NM、O119：H6、O145：H25、O22：H8、O73：H34、O111：H2、O120：H19、O146：NM、O22：H16、O75：H5、O111：H7、O121：NM、O146：H21、O23：H7、O82：H8、O111：H8、O121：H8、O153：H25、O23：H16、O84：H2、O111：H30、O121：H19、O157：NM

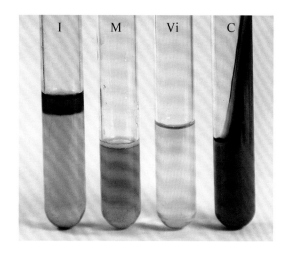

图 5-108　大肠埃希菌 IMViC 生化特征

（四）鉴别要点

1. 本菌特征　在山梨醇麦康凯琼脂平板上呈无色菌落。在 CHROMagar O157 显色培养基上呈紫色菌落。IMViC＋＋－－（图 5-108），不发酵山梨醇或迟发酵为本菌的主要特征。

2. 与痢疾志贺菌的鉴别　无动力而乳糖迟发酵的菌株，易与痢疾志贺菌混淆。鉴别见表 5-40。

（五）抗菌药物敏感试验

药敏试验选择原则：氨苄青霉素、羧苄青霉素、阿米卡星、利福平、萘啶酮酸、复方新诺明、氟哌酸、卡那霉素、链霉素、头孢克洛、头孢呋辛、头孢噻肟等。具体参照 CLSI M100－S25 最新版本文件。

表 5-40　大肠埃希菌与痢疾志贺菌的鉴别

菌　名	赖氨酸	甘露醇	乳糖	动力	黏液酸盐
大肠埃希菌	90	98	95	95	95
大肠埃希菌（不活泼型）	40	93	25	5	30
痢疾志贺菌	0	0	0	0	0

（六）结果解释

（1）山梨醇麦康凯平板、改良山梨醇麦康凯平板和 CHROMagar O157 显色平板是较好的选择性培养基。改良山梨醇麦康凯平板优于山梨醇麦康凯平板，前者增加了亚碲酸钾与头孢克肟，提高了选择性，更强地抑制了正常肠道菌群，适用于肠出血性大肠埃希菌的分离。

（2）致腹泻大肠埃希菌对抗菌药物很少耐药，但对大肠埃希菌 O157：H7 感染的疗效尚不确定，一般不用止泻药和抗菌药物，因为使用药物可能会促使毒素释放，增加发生 HUS 的危险，对于这类患者，补液尤为重要。

（3）肠出血性大肠埃希菌菌体 O 抗原与弗劳地枸橼酸杆菌之间存在明显的交叉反应，可通过枸橼酸盐、H_2S 试验进行鉴别。

（4）在分离肠出血性大肠埃希菌（O157：H7）中，除接种于山梨醇麦康凯平板和 CHROMagar O157 显色平板外，还要注意与其他致腹泻大肠埃希菌的鉴定，应加做麦康凯平板。

（5）为减少与 O 抗原的交叉反应，在进行 H 抗原检测时，最好使用经过吸收的免疫血清。普通平板（固体培养基）上菌落不能直接用于 H 抗原检测，需将菌株在半固体或软琼脂培养基上反复穿刺培养，诱导鞭毛形成。目前 H7 抗原血清学检测的灵敏度与特异性不是非常理想，使用 PCR 检测编码 H7 抗原的基因进行判断最为准确。

（6）在挑取可疑菌落接种于营养琼脂斜面和进行 IMViC 试验时，要求使用同一个菌落，不能用 2 个菌落。若不用营养琼脂斜面，可用营养琼脂平板（一块平板分成 3～5 格），每格可替代一个营养琼脂斜面。

（7）根据血清型别、毒力和所致临床症状的不同，可将致腹泻大肠埃希菌分为 5 类（表 5-41）。

表 5-41　致腹泻大肠埃希菌种类

菌　株	侵袭部位	疾病与症状	致病机制
ETEC	小肠	旅行者腹泻、婴幼儿腹泻、水样便、腹痛等	LT 毒素、ST 毒素
EPEC	小肠	婴幼儿腹泻、水样便、发热、呕吐	病菌黏附、破坏细胞
EIEC	结肠	志贺样腹泻、脓血便	黏附、内毒素破坏细胞
EHEC	结肠	出血性结肠炎等	志贺样毒素（Vero 毒素）
EAggEC	小肠	婴儿腹泻、水样便、脱水	黏附、毒素

（8）假定试验：挑取经生化试验证实为大肠埃希菌的琼脂培养物，用肠致病性大肠埃希菌、肠侵袭性大肠埃希菌和产毒素大肠埃希菌多价 O 血清和肠出血性大肠埃希菌 O157 血清做玻片凝集试验。当与某一种多价 O 血清凝集时，再与该多价血清所包含的单价 O 血清做试验。如与某一个单价 O 血清呈现强凝集反应，即为假定试验阳性。

（9）证实试验：制备 O 抗原悬液，稀释至与 McFarland 3 号比浊管相当的浓度（约 9×10^8 CFU/ml）。原效价为 1：160～1：320 的 O 血清，用 0.5% 盐水稀释至 1：40。稀释血清与抗原悬液在10 mm×75 mm 试管内等量混合,做单管凝集试验。混匀后放于 50℃水浴箱内,经 16 h 后观察结果。如出现凝集,可证实为该 O 抗原。

(七) 检验流程(图 5‐109)

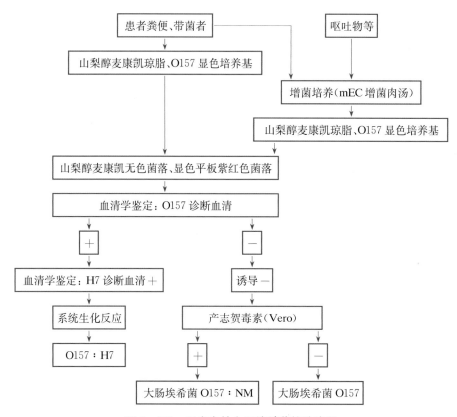

图 5‐109 肠出血性大肠埃希菌检验流程

(八) 其他鉴定

大肠埃希菌 O157：H7 和(或)O157：NM 核酸扩增检测方法。

1. 核酸抽提 增菌后的改良 EC 肉汤 1 ml,3 000 r/min 离心 10 min 后,去上清液,用 100 μl 去离子水重悬后,95℃裂解 15 min,12 000 r/min 离心 3 min,取 5 μl 上清液用作扩增模板。

2. 靶基因引物序列 检测 $RfbO157$、$FlicH7$ 基因和毒素 STX 基因的引物序列(表 5‐42)。

3. 反应体系 检测 $RfbO157$ 和 $FlicH7$ 基因的 PCR 反应体系,具体如下。

(1) O157 O 抗原基因检测:反应总体积为 25 μl,在 0.2 ml 离心管中依次加入:10× Buffer 2.5 μl,2 mmol/L dNTPs 2.5 μl,引物各 0.5 μl(10pmol/μl),Taq 酶 1 U,模板 1 μl,补足无 DNA 和 RNA 水至 25 μl。每次试验均设阴性、阳性对照及空白对照。

(2) 鞭毛抗原 $H7$ 基因检测:反应总体积为 50 μl,在 0.2 ml 离心管中依次加入:10× Buffer 5 μl,2 mmol/L dNTPs 5 μl,引物各 0.25 μl(10 pmol/μl),Taq 酶 1 U,模板 1 μl,补足无 DNA 和 RNA 水至 50 μl。每次试验均设阴性、阳性对照及空白对照。

表5-42 靶基因引物序列

引物名称	引物序列	目的基因	片段大小(bp)
O157-F	5'-TTCAAACAGAGGACCATC-3'	*RfbO*157	636
O157-R	5'-CCCAGCCACTAAGTATTG-3'		
FlicH7-F	5'-GCGCTGTCGAGTTCTATCGAGC-3'	*FlicH*7	625
FlicH7-R	5'-CAACGGTGACTTTATCGCCATTCC-3'		
VTcom-u	5'-GAGCGAAATAATTTATATGTG-3'	*STX*	518
VTcom-d	5'-TTAATAGCACCGGTACAAGCAGG-3'		

（3）毒素 *STX* 基因检测：反应体系和试验对照均同鞭毛抗原 *H*7 特异基因检测。

4. 扩增条件 反应程序：94℃ 5 min，模板预变性；然后94℃ 变性 1 min，56℃退火 1 min，72℃延伸 1 min，35 个循环；最后72℃延伸 5 min。

5. 结果判断 将 PCR 产物在 1.5%琼脂糖凝胶上电泳，凝胶成像系统中观察扩增目的片段的长度，并判定相应基因是否为阳性。综合其他生化试验和血清学分型的鉴定结果，判定菌型并报告结果。

（九）生物安全

EHEC 在卫生部颁发的《人间传染的病原微生物名录》中危害程度分类为第三类，所有的临床标本检测都应在 BSL-2 实验室中进行。

二、肠集聚性大肠埃希菌 Enteroaggregative E. coli

肠集聚性大肠埃希菌（EAggEC）是 5 种主要肠道致病性大肠埃希菌之一。EAggEC 不侵袭细胞，可产生毒素和黏附素，毒素包括肠集聚耐热毒素（enteroaggregative heat-stable toxin，EAST）和不耐热毒素（plasmid encoding toxin，PET）。

（一）标本采集

1. 粪便标本 当患者疑似肠集聚性大肠埃希菌感染时，应及时采集粪便标本进行培养分离，要求在发病早期抗生素使用之前采集，及时送检。若不能立即送检，应将标本置于 Cary-Blair 培养基或将标本 1：10 接种于新生霉素 EC 肉汤培养。

2. 食品标本 采集食品标本，称取 25 g(ml)加入 225 ml mEC 增菌肉汤 6 h 后，再进行肠道菌增菌肉汤增菌。

3. 呕吐物 同食品标本采集。

（二）分离培养

1. 培养基选择 麦康凯琼脂平板、山梨醇麦康凯琼脂平板。最好选择两种培养基（避免大肠埃希菌 O157 漏检）。

2. 标本接种 取新鲜粪便、呕吐物标本分别接种于麦康凯琼脂或伊红亚甲蓝琼脂等对大肠埃希菌抑制性较弱的选择性鉴别培养基或其他商品化的培养基，35℃培养 18～24 h，寻找可疑菌落。

食品、呕吐物标本等先经 mEC 肉汤于 35℃增菌培养，待有菌生长后，挑取 1~2 接种环转种至弱选择性培养基上。35℃培养 18~24 h，从平板上挑取可疑菌落进行鉴定。

3. 培养特性　肠集聚性大肠埃希菌在麦康凯平板上 35℃培养 18~24 h，形成两种菌落。一种是湿润、粉红色、不透明菌落（图 5-110），另一种是湿润、无色、透明菌落（图 5-111）。

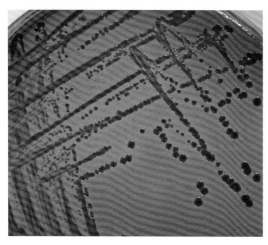 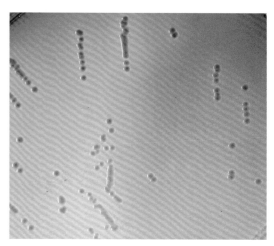

图 5-110　肠集聚性大肠埃希菌在麦康凯平板上的粉红色菌落特征(18~24 h)　　图 5-111　肠集聚性大肠埃希菌在麦康凯平板上的无色透明菌落特征(18~24 h)

（三）鉴定

1. 形态与染色　革兰阴性杆菌，菌体大小$(1.1\sim1.5)\mu m\times(2.0\sim6.0)\mu m$，单个或成对存在。具有周鞭毛，能运动，有菌毛，无芽胞（图 5-112）。

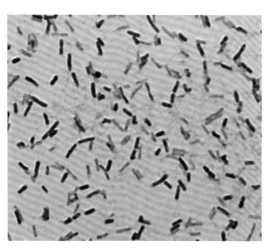

图 5-112　肠集聚性大肠埃希菌的镜下特征(×100)

2. 生化反应

（1）初步生化反应：从麦康凯琼脂平板上挑取乳糖发酵或不发酵的单个菌落 3~5 个（粉红或无色）分别接种于一支半固体和营养琼脂斜面或半固体和营养琼脂平板（一块平板分成 3~5 格），同一个菌落同时进行 IMViC 试验。35℃培养 18~24 h，有动力的菌种一般弃去（除非经血清学鉴定为 O124），无动力的菌种留下来。次日观察结果，生化反应符合大肠埃希菌时，从营养琼脂平板上挑取菌落做血清凝集试验和氧化酶试验。

（2）主要生化反应：见表 5-43。

（3）系统生化鉴定：可根据初步生化鉴定结果，挑取可疑菌落，使用生化鉴定试剂盒（API 20E）、全自动微生物生化鉴定系统、MALDI-TOF MS 进行鉴定。

表 5 - 43　肠集聚性大肠埃希菌主要生化反应

生 化 反 应	结 果	生 化 反 应	结 果
精氨酸	－	葡萄糖	＋
赖氨酸	＋	甘露醇	＋
鸟氨酸	＋	肌醇	－
枸橼酸盐	－	山梨醇	＋
H₂S	－	鼠李糖	＋
脲酶	－	蔗糖	－
吲哚	＋	阿拉伯糖	＋
V - P	－		

注：＋为 90％以上菌株阳性；－为 90％以上菌株阴性

3. 血清学试验　根据大肠埃希菌的表面抗原特征，可分为菌体抗原（O 抗原）、鞭毛抗原（H 抗原）和荚膜抗原（K 抗原）。血清学凝集试验时，可先用多价血清，阳性者再用单价血清做进一步鉴定。

EAggEC 可能有更多的血清群（型），见表 5 - 44。

表 5 - 44　肠集聚性大肠埃希菌常见血清型

细菌名称	常 见 血 清 型
EAggEC	O3：H2、O9：K99、O15：H18、O44：H18、O65：H -、O86：H11、O92：H33、O101：K99、O113：H -、O126：H27

值得注意的是，血清型可以作为一个重要的参考，同时需要结合临床、流行病学资料以及毒力因子检测等来综合判断。

（四）鉴别要点

1. 本菌特征　在山梨醇麦康凯琼脂平板上呈红色菌落。发酵葡萄糖、山梨醇等多种糖类及 IMViC＋＋－－为本菌的主要特征。

2. 与肠出血性大肠埃希菌 O157：H7 鉴别　肠集聚性大肠埃希菌发酵山梨醇而肠出血性大肠埃希菌 O157：H7（98.4％）则不发酵。

（五）抗菌药物敏感试验

药敏试验选择原则：环丙沙星、阿莫西林-克拉维酸、萘啶酸、氯霉素等。具体参照 CLSI M100 - S25 最新版本文件。

（六）结果解释

（1）肠集聚性大肠埃希菌是一类新发现的致腹泻大肠埃希菌。该菌目前已在世界各发达、发展中国家出现散发或暴发流行。我国虽尚未报道 EAggEC 的散发或暴发，但仍需给予足够重视。该菌是儿童、成年人以及艾滋病患者急性和顽固性腹泻的病因之一，主要通过粪-口途径传播。经口摄入的 EAggEC 就可导致腹泻。被污染的食品或水是传播 EAggEC 的主要媒介,多项研究表明,发展中国家食品具有很高的 EAggEC 污染率。同时,EAggEC 较其他病原菌如 ETEC,更容易从食品中分离到。

(2) 肠集聚性大肠埃希菌感染所致腹泻通常是一种自限性疾病,口服补液治疗有效。抗生素治疗需要综合考虑感染者的个体情况及细菌的抗生素敏感性。

(3) 在分离肠集聚性大肠埃希菌时,除接种于麦康凯平板外,为避免 O157 大肠埃希菌的漏检,应同时增加山梨醇麦康凯平板和 CHROMagarO157 显色平板。

(七) 检验流程(图 5 - 113)

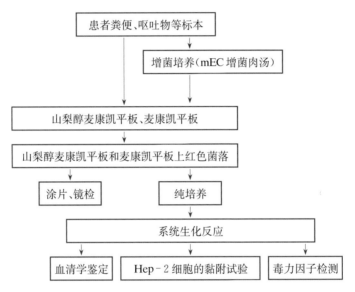

图 5 - 113　肠集聚性大肠埃希菌检验流程

(八) 其他鉴定

主要是分子生物学检测。

(1) 细菌核酸的制备:选取疑似菌的纯培养物、食品、水、粪便、血液、脑脊液的增菌液进行细菌 DNA 提取,可用商品化的核酸提取试剂盒,按说明进行。

(2) PCR 检测特异基因:可检测 EAggEC 的 *aggR* 基因,引物序列见表 5 - 45。

表 5 - 45　EAggEC 的 *aggR* 基因 PCR 引物序列

引物名称	引　物　序　列	目的基因	片段大小(bp)
aggRksl	5′- GTATACACAAAAGAAGGAAGC - 3′	*aggR*	254
aggRkas2	5′- ACAGAATCGTCAGCATCAGC - 3′		

(3) 产物的检测:PCR 产物在 1.5%琼脂糖凝胶上电泳,紫外透射仪或凝胶成像系统中观察到扩增目的片段长度为 254 bp 判为阳性。

（九）生物安全

EAggEC 在卫生部颁发的《人间传染的病原微生物名录》中危害程度分类为第三类，所有的临床标本检测都应在 BSL－2 实验室中进行。

三、肠侵袭性大肠埃希菌 *Enteroinvasive E. coli*

肠侵袭性大肠埃希菌（EIEC）较少见，不产生肠毒素，能侵袭结肠黏膜上皮细胞并在其中生长繁殖。

（一）标本采集

1. 粪便标本　当怀疑肠侵袭性大肠埃希菌感染时，应及时采集粪便标本进行培养分离，要求在发病早期抗生素使用之前采集，并及时送检。若不能立即送检，应将标本置于 Cary-Blair 培养基或将标本直接接种于增菌肉汤培养基。

2. 食品标本　采集标本，称取 25 g(ml)加入 225 ml 营养肉汤增菌 6 h 后，再接种于平板。

3. 呕吐物　同食品标本采集。

（二）分离培养

1. 培养基选择　麦康凯琼脂平板、山梨醇麦康凯琼脂平板、CHROMagar 显色平板。最好选择两种培养基。

2. 标本接种　取新鲜粪便、呕吐物标本分别接种于麦康凯琼脂或伊红亚甲蓝琼脂等对大肠埃希菌抑制性较弱的选择性鉴别培养基或其他商品化的培养基，35℃培养 18～24 h，寻找可疑菌落。食品、呕吐物标本等先经 mEC 肉汤于 35℃增菌培养，待有菌生长后，挑取 1～2 接种环转种至弱选择性培养基上，35℃培养 18～24 h，从平板上挑取可疑菌落进行鉴定。

3. 培养特性　肠侵袭性大肠埃希菌在麦康凯平板上 35℃培养 18～24 h，形成两种菌落。一种是湿润、粉红色、不透明菌落（图 5－114），另一种是湿润、无色、透明菌落（图 5－115）。

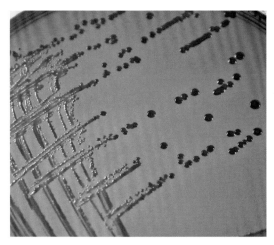
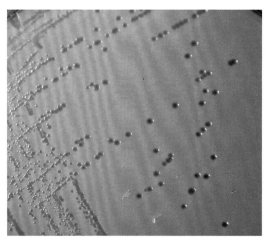

图 5－114　肠侵袭性大肠埃希菌在麦康凯平板　　图 5－115　肠侵袭性大肠埃希菌在麦康凯平板
上的粉红色菌落特征(18～24 h)　　　　　　　上的无色透明菌落特征(18～24 h)

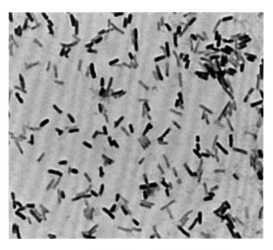

图5-116　肠侵袭性大肠埃希菌纯培养(24 h)
镜下特征(革兰染色,×100)

（三）鉴定

1. 形态与染色　革兰阴性杆菌,菌体大小$(1.1～1.5)\mu m×(2.0～6.0)\mu m$,单个或成对存在。具有周鞭毛,能运动,有菌毛,无芽胞(图5-116)。

2. 生化反应

（1）初步生化反应:从麦康凯琼脂平板上挑取乳糖发酵或不发酵的单个菌落3～5个(粉红或无色),分别接种于一支半固体和一支营养琼脂斜面或半固体和营养琼脂平板(一块平板分成3～5格),同一个菌落同时进行 IMViC 试验。35℃培养18～24 h,有动力的菌种一般弃去(除非经血清学鉴定为O124),无动力的菌种留下来。次日观察结果,生化反应符合大肠埃希菌时,从营养琼脂平板上挑取菌落做血清凝集试验和氧化酶试验。

（2）主要生化反应:见表5-46。

表5-46　肠侵袭性大肠埃希菌主要生化反应

生 化 反 应	结 果	生 化 反 应	结 果
精氨酸	—	葡萄糖	+
赖氨酸	+	甘露醇	+
鸟氨酸	+	肌醇	—
枸橼酸盐	—	山梨醇	—
H_2S	—	鼠李糖	+
脲酶	—	蔗糖	—
吲哚	+	阿拉伯糖	+
V-P	—		

注:＋为90%以上菌株阳性;—为90%以上菌株阴性

（3）系统生化鉴定:可根据初步生化鉴定结果,挑取可疑菌落,用生理盐水制备成浊度适当的菌悬液,使用生化鉴定试剂盒(API 20E)、全自动微生物生化鉴定系统、MALDI-TOF MS 等进行鉴定。

3. 血清学试验　可根据初步生化鉴定结果,挑取可疑菌落,用 EIEC 的两个多价 O 血清做玻片凝集试验,如发生凝集,再用该多价血清所包括的 O 单价血清做玻片凝集试验。

（1）挑取三糖铁琼脂培养物，先用 EIEC 多价 O 血清做玻片凝集试验，阳性者再用单价 O 血清做进一步鉴定。

（2）肠侵袭性大肠埃希菌诊断血清，由两种多价 O 血清及其所包含的 O 单价血清组成（表 5-47）。

表 5-47　肠侵袭性大肠埃希菌常见血清型

细菌名称	常 见 血 清 型
EIEC	O28ac：NM、O29：NM、O112ac：NM、O115：NM、O124：NM、O124：H7、O124：H30、O124：H32、O135：NM、O136：NM、O143：NM、O144：NM、O152：NM、O159：NM、O159：H2、O164：NM、O167：NM、O167：H4、O167：H5

（四）鉴别要点

1. 本菌特征　发酵葡萄糖不产气，不产生赖氨酸脱羧酶，动力阴性。在山梨醇麦康凯琼脂平板上呈粉红色菌落。IMViC＋＋－－，发酵山梨醇为本菌的主要特征。

2. 与肠出血性大肠埃希菌鉴别　肠侵袭性大肠埃希菌发酵山梨醇，而肠出血性大肠埃希菌则不发酵山梨醇。

3. 与志贺菌鉴别　可通过醋酸钠、葡萄糖胺和黏液酸盐产酸试验加以区别。

（五）抗菌药物敏感试验

药敏试验选择原则：喹诺酮类、甲氧苄啶-磺胺甲噁唑、卡那霉素、庆大霉素、多西环素等。具体参照 CLSI M100-S25 最新版本文件。

（六）结果解释

（1）肠侵袭性大肠埃希菌是一种肠道侵袭性细菌，是国际公认的食物中毒病原菌，国内于 1984 年首次报道由 EIEC 引起的食物中毒。它侵入肠黏膜上皮细胞，在细胞内繁殖引起细胞变性，使肠上皮出现损伤，导致黏膜固有层发生炎症、溃疡、出血，临床上表现出细菌性痢疾症状，所以当初称之为志贺痢疾样大肠埃希菌。

（2）肠侵袭性大肠埃希菌多数无动力，生化反应不典型，其抗原结构近似痢疾志贺菌，部分血清型与志贺菌属间存在抗原交叉，如 O124、O136、O164 与志贺菌 A 群 3 型，O112 与志贺菌 A 群 2 型、C 群 1 型和 15 型呈交叉凝集等，从而给鉴定工作带来了很多困难。因此，在日常检测工作中往往被忽视或误报为志贺菌属。从流行病学方面考虑，准确的病原学诊断是必不可少的。因此报告肠侵袭性大肠埃希菌，应根据生化试验、血清学试验和豚鼠角膜试验的结果。

（3）目前没有可用于 EIEC 检测的商业化试剂。实验室要诊断 EIEC 感染应使用细胞培养方法检测其侵袭力或用分子生物技术检测侵袭相关因子，或进行质粒 DNA 电泳，检测与侵袭力相关的大质粒。

（七）检验流程（图 5 - 117）

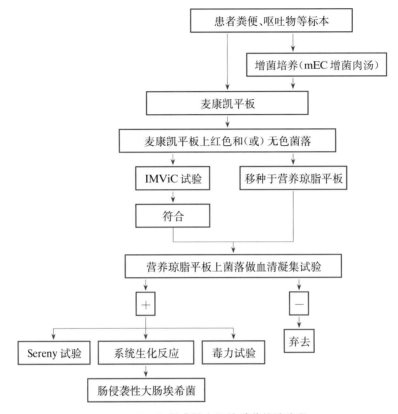

图 5 - 117　肠侵袭性大肠埃希菌检验流程

（八）其他鉴定

1. 豚鼠眼结膜试验　用肠侵袭性大肠埃希菌培养物感染豚鼠的角膜,可产生特异性的角膜结膜炎。

（1）取疑似肠侵袭性大肠埃希菌（非典型）菌株培养 18～24 h,用生理盐水制成 10^9 CFU/ml 菌悬液。用灭菌针在豚鼠的一只眼角膜上轻轻划伤 7～8 次,然后接种菌液一环（直径 5 mm）。另一只眼用大肠埃希菌液作为平行对照。于次日、急性初期、恢复初期及末期,自结膜囊分离细菌。

（2）观察：初次接种肠侵袭性大肠埃希菌后,经 1～2 日潜伏期（有时可以延长）可出现症状。初为结膜充血水肿,角膜出现白点,眼内充盈泪液或浆液性分泌物。以后症状日益加剧,多于发病后 3～6 日症状最明显,表现为结膜高度肿胀,角膜初为浅灰色,后逐渐转为毛玻璃状乃至乳白色。若滴加荧光素后呈绿色,证明为溃疡性变化。睑缘内外有多量浆液性分泌物,甚至可使眼裂封闭（急性初期）。在发病第 5～6 日即可明显地见到眼角膜边缘出现紫红色圆环,边缘整齐,表面稍凸起（急性中期）。红环逐渐向角膜中心扩展,大约经一周即将瞳孔遮盖,角膜外观呈牛肉色（急性末期）。接着进入恢复阶段,首先看到角膜边缘红肿消退而呈暗褐色,继之中心部分亦由浅肉红色转为灰暗,上面可以见到细微的少数较粗大的血管,结膜则呈轻度红肿,眼角带有少量浆液性分泌物(恢复初期)。以后主要为角膜的变化,由明显的混浊状态(恢复后期)逐渐趋向好转至仅现轻微的混浊(完全恢复)。对照眼应无变化,不引起角膜结膜炎。

2. 分子生物学检测

(1) 细菌核酸的制备:选取疑似菌的纯培养物、食品、水、粪便、血液、脑脊液的增菌液进行细菌 DNA 提取,可用商品化的核酸提取试剂盒,按说明进行。

(2) PCR 检测特异基因:可检测 EIEC 的 *ipaH* 基因,引物序列见表 5 - 48。

表 5 - 48　EIEC 的 ipaH 基因 PCR 引物序列

引物名称	引 物 序 列	目的基因	片段大小(bp)
ipaⅢ	5′- GTTCCTTGACCGCCTTTCCGATACCGTC - 3′	*ipaH*	619
ipaⅣ	5′- GCCGGTCAGCCACCCTCTGAGAGTAC - 3′		

(3) 产物的检测:PCR 产物在 1.5%琼脂糖凝胶上电泳,紫外透射仪或凝胶成像系统中观察到扩增目的片段长度为 619 bp 判为阳性。

(九) 生物安全

EIEC 在卫生部颁发的《人间传染的病原微生物名录》中危害程度分类为第三类,所有的临床标本检测都应在 BSL - 2 实验室中进行。

四、肠致病性大肠埃希菌 Enteropathogenic *E. coli*

肠致病性大肠埃希菌(EPEC)是流行病学研究中最早发现的引起腹泻的大肠埃希菌,不产生肠毒素及其他外毒素,无侵袭力。

(一) 标本采集

1. **粪便标本**　当怀疑肠致病性大肠埃希菌感染时,应及时采集粪便标本、呕吐物进行培养分离,要求在发病早期抗生素使用之前采集,并及时送检。若不能立即送检,应将标本置于 Cary-Blair 培养基或将标本直接接种于增菌肉汤培养基。

2. **食品标本**　采集食品标本,称取 25 g(ml)加入 225 ml 营养肉汤增菌 6 h 后,再移种。

3. **呕吐物**　同食品标本采集。

(二) 分离培养

1. **培养基选择**　麦康凯琼脂平板、山梨醇麦康凯琼脂平板、CHROMagar 显色平板。最好选择两种培养基。

2. **标本接种**　取新鲜粪便、呕吐物标本分别接种于麦康凯琼脂或伊红亚甲蓝琼脂等对大肠埃希菌抑制性较弱的选择性鉴别培养基或其他商品化的培养基,35℃ 培养 18～24 h,寻找可疑菌落。食品、呕吐物标本等先经 mEC 肉汤于 35℃增菌培养,待有菌生长后,挑取 1～2 接种环转种至弱选择性培养基上。35℃ 培养 18～24 h,从平板上挑取可疑菌落进行鉴定。

3. 培养特性　肠致病性大肠埃希菌在麦康凯平板上 35℃ 培养 18～24 h,形成两种菌落。一种是湿润、粉红色、不透明菌落(图 5 - 118),另一种是湿润、无色、透明菌落(图5-119)。

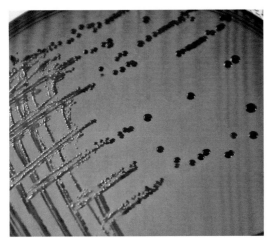

图 5 - 118　肠致病性大肠埃希菌在麦康凯平板上的粉红色菌落特征(18～24 h)

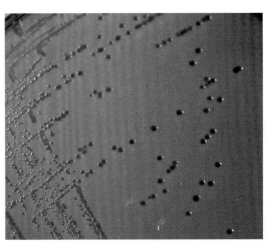

图 5 - 119　肠致病性大肠埃希菌在麦康凯平板上的无色透明菌落特征(18～24 h)

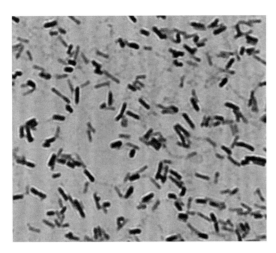

图 5 - 120　肠致病性大肠埃希菌纯培养(24 h)的镜下特征(革兰染色,×100)

(三) 鉴定

1. 形态与染色　革兰阴性杆菌,菌体大小(1.1～1.5)μm×(2.0～6.0)μm,单个或成对存在。具有周鞭毛,能运动,有菌毛,无芽胞(图 5 - 120)。

2. 生化反应

(1) 初步生化反应:从麦康凯琼脂平板上挑取乳糖发酵或不发酵的单个菌落 3～5个(粉红或无色),分别接种于一支半固体和一支营养琼脂斜面或半固体和营养琼脂平板(一块平板分成 3～5 格),同一个菌落同时进行 IMViC 试验。35℃ 培养 18～24 h,有动力的菌种一般弃去(除非经血清学鉴定为O124),无动力的菌种留下来。次日观察结果,生化反应符合大肠埃希菌时,从营养琼脂平板上挑取菌落做血清凝集试验和氧化酶试验。

(2) 主要生化反应:见表 5 - 49。

(3) 系统生化鉴定:可根据初步生化鉴定结果,挑取可疑菌落,使用生化鉴定试剂盒(API 20E)、全自动微生物生化鉴定系统、MALDI - TOF MS 进行鉴定。

表 5 - 49　肠致病性大肠埃希菌主要生化反应

生 化 反 应	结 果	生 化 反 应	结 果
精氨酸	—	V - P	—
赖氨酸	+	葡萄糖	+
鸟氨酸	+	甘露醇	+
枸橼酸盐	—	肌醇	—
H₂S	—	山梨醇	+
脲酶	—	鼠李糖	+
吲哚	+	蔗糖	—
乳糖	—	阿拉伯糖	+

注：+为90%以上菌株阳性；—为90%以上菌株阴性

3. 血清学试验

（1）确定为大肠埃希菌后，用肠致病性大肠埃希菌诊断血清做玻片凝集试验。先用 O、K 多价血清凝集，若凝集，再用所属 O、K 单价血清凝集，进一步确定血清型（同时用生理盐水作为阴性对照）。

（2）肠致病性大肠埃希菌诊断血清由 3 种多价 O 血清及其所包含的 O 单价血清组成（表 5 - 50）。

表 5 - 50　肠致病性大肠埃希菌常见血清型

细菌名称	常 见 血 清 型
EPEC	O18a、O114：NM、O18c：H7、O114：H2、O20a、O114：H10、O20b：H26、O114：H32、O26：NM、O119：NM、O26：H11、O119：H6、O28a、O125ac：H21、O28c：NM、O126：NM、O44：H34、O126：H27、O55：NM、O127：NM、O55：H6、O127：H6、O55：H7、O127：H9、O86：NM、O127：H21、O86：H2、O128ab：H2、O86：H34、O128c：H12、O111ab：NM、O146：H6、O111b：H1、O158：H23、O111ab：H2、O159：H-、O111ab：H12、O111ab：H21

（四）鉴别要点

本菌发酵葡萄糖不产气，不产生赖氨酸脱羧酶，动力阴性。在山梨醇麦康凯琼脂平板上呈粉红色菌落。IMViC＋＋－－，发酵山梨醇为本菌的主要特征。

（五）抗菌药物敏感试验

药敏试验选择原则：亚胺培南、阿米卡星、哌拉西林-他唑巴坦、头孢西丁、氨基糖苷类和喹诺酮类等。具体参照 CLSI M100 - S25 最新版本文件。

（六）结果解释

（1）肠致病性大肠埃希菌是一种以粪-口途径传播的、能导致人类多系统感染的肠道致病菌。该菌是婴儿腹泻的重要病原菌,有高度传染性,严重者可致死;成人少见。细菌侵入肠道后,主要在十二指肠、空肠和回肠上段大量繁殖。患者可出现低热、呕吐和腹泻,黏液便不带血。轻者可不用抗生素治疗,对于严重肠致病性大肠埃希菌感染者,需要用抗生素治疗,可口服新霉素、庆大霉素,另选氧氟沙星或第三代头孢菌素等。喹诺酮类、四环素及磺胺类药物等可引起婴幼儿腹泻、成人肠道和泌尿系统感染,儿童应避免使用。

(2)肠致病性大肠埃希菌某些菌株不分解乳糖,分解葡萄糖产酸不产气,无动力。因此,在分离和鉴定肠道致病菌的过程中,双糖铁反应似志贺菌的菌株,仍不能排除某些EPEC,应引起注意,避免漏检。

(3)在进行血清学试验时,若细菌与三组多价诊断血清均不凝集,首先考虑是否存在表面抗原(K 抗原),因为 K 抗原能阻断 O 抗原与相应抗体发生凝集,可挑取疑似菌落置5.0 g/L NaCl 中,100℃水浴 30~60 min,可破坏 K 抗原,冷却后再做凝集试验,若仍不凝集,则排除肠致病性大肠埃希菌。

(七) 检验流程(图 5‑121)

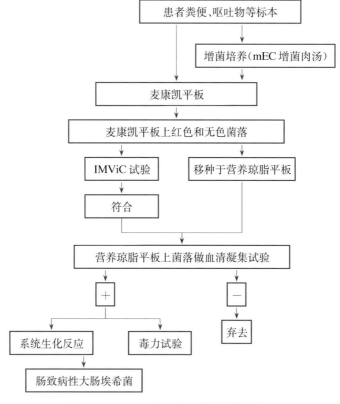

图 5‑121 肠致病性大肠埃希菌检验流程

(八) 其他鉴定

1. 分子生物学检测

(1)细菌核酸的制备:选取疑似菌的纯培养物、食品、水、粪便、血液、脑脊液的增菌液进行细菌 DNA 提取，可用商品化的核酸提取试剂盒，按说明进行。

（2）PCR 检测特异基因：可检测 EPEC 的 *eae* 基因，引物序列见表 5-51。

表 5-51　EPEC 的 eae 基因 PCR 引物序列

引物名称	引　物　序　列	目的基因	片段大小(bp)
SK1	5′-CCCGAATTCGGCACAAGCATAAGC-3′	*eae*	881
SK2	5′-CCCGGATCCGTCTCGCCAGTATTCG-3′		

（3）产物的检测：PCR 产物在 1.5% 琼脂糖凝胶上电泳，紫外透射仪或凝胶成像系统中观察到扩增目的片段长度为 881 bp 判为阳性。

2. EPEC 表型检测　通过 FAS 试验，用 Hep-2 或 HeLa 细胞进行鉴定，常用方法是通过电镜观察肠组织标本或培养的上皮细胞，标志性特征是 EPEC 对 Hep-2 或 HeLa 细胞呈局灶性黏附。

（九）生物安全

EPEC 在卫生部颁发的《人间传染的病原微生物名录》中危害程度分类为第三类，所有的临床标本检测都应在 BSL-2 实验室中进行。

五、肠产毒性大肠埃希菌 Enterotoxigenic *E. coli*

肠产毒性大肠埃希菌（ETEC）是 5 种主要的肠道致腹泻大肠埃希菌之一，ETEC 的致病物质主要是肠毒素和定植因子。肠毒素有不耐热肠毒素（heat labile enterotoxin，LT）和耐热肠毒素（heat stable enterotoxin，ST）两种。ETEC 是 5 岁以下婴幼儿和旅游者腹泻的重要病原菌。

（一）标本采集

1. 粪便标本　采集患者急性期、用药前新鲜粪便（5 g），尽快送检。运送时间超过 2 h 时，标本应放入 Cary-Blair 运送培养基中，在冷藏条件下送检；或将粪便标本直接接种于增菌培养基，室温条件下运送。

2. 食品标本　采集食品标本，称取 25 g(ml) 加入 225 ml 营养肉汤增菌 6 h 后，再进行接种。

3. 呕吐物　同食品标本采集。

（二）分离培养

1. 培养基选择　麦康凯琼脂平板、山梨醇麦康凯琼脂平板、CHROMagar 显色平板。最好选择两种培养基。

2. 标本接种

（1）取新鲜粪便、呕吐物标本分别接种于麦康凯琼脂或伊红亚甲蓝琼脂等对大肠埃希菌抑制性较弱的选择性鉴别培养基或其他商品化的培养基，35℃ 培养 18~24 h，寻找可疑菌落。

（2）食品、呕吐物标本等先经 mEC 肉汤于 35℃ 增菌培养，待有菌生长后，挑取 1～2 接种环转种至弱选择性培养基上。35℃ 培养 18～24 h，从平板上挑取可疑菌落进行鉴定。

3. 培养特性　肠产毒性大肠埃希菌在麦康凯平板上 35℃ 培养 18～24 h，形成两种菌落。一种是湿润、粉红色、不透明菌落（图 5 - 122），另一种是湿润、无色、透明菌落（图 5 - 123）。

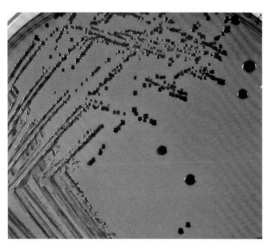

图 5 - 122　肠产毒性大肠埃希菌在麦康凯平板上的粉红色菌落特征（18～24 h）

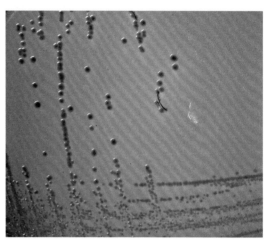

图 5 - 123　肠产毒性大肠埃希菌在麦康凯平板上的无色透明菌落特征（18～24 h）

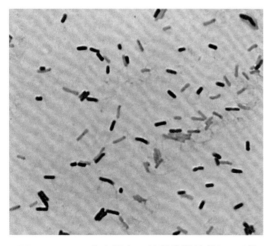

图 5 - 124　肠产毒性大肠埃希菌纯培养（24 h）的镜下特征（革兰染色，×100）

（三）鉴定

1. 形态与染色　革兰阴性杆菌，菌体大小 $(1.1～1.5)\mu m \times (2.0～6.0)\mu m$，单个或成对存在。具有周鞭毛，能运动，有菌毛，无芽胞（图 5 - 124）。

2. 生化反应

（1）初步生化反应：从麦康凯琼脂平板上挑取乳糖发酵或不发酵的单个菌落 3～5 个（粉红或无色），分别接种于一支半固体和一支营养琼脂斜面或半固体和营养琼脂平板（一块平板分成 3～5 格），同一个菌落同时进行 IMViC 试验。35℃ 培养 18～24 h，有动力的菌种一般弃去（除非经血清学鉴定为 O124），无动力的菌种留下来。次日观察结果，生化反应符合大肠埃希菌时，从营养琼脂平板上挑取菌落做血清凝集试验和氧化酶试验。

（2）主要生化反应：见表 5 - 52。

（3）系统生化鉴定：可根据初步生化鉴定结果，挑取可疑菌落，使用生化鉴定试剂盒（API 20E）、全自动微生物生化鉴定系统、MALDI - TOF MS 进行鉴定。

表 5-52 肠产毒性大肠埃希菌主要生化反应

生 化 反 应	结 果	生 化 反 应	结 果
精氨酸	—	V-P	—
赖氨酸	+	葡萄糖	+
鸟氨酸	+	甘露醇	+
枸橼酸盐	—	肌醇	
H_2S		山梨醇	+
脲酶	—	鼠李糖	+
吲哚	+	蔗糖	—
乳糖	+/-	阿拉伯糖	+

注：+为90%以上菌株阳性；-为90%以上菌株阴性；+/-为大多数菌株阳性

3. 血清学试验

(1) 先用 O 多价血清凝集(O 抗原可将大肠埃希菌分为若干血清型)，同时用生理盐水作为阴性对照，若凝集，再用 O 单价血清凝集确定血清型(表 5-53)。

表 5-53 肠产毒性大肠埃希菌常见血清型

细菌名称	常 见 血 清 型
ETEC	O6：NM、O78：H12、O166：H27、O6：H9、O85：H7、O167：H5、O6：H16、O114：H21、O169：H41、O8：NM、O115：H21、O169：H-、O8：H9、O115：H51、O8：H-、O126：H9、O11：H21、O127：H12、O11：H27、O128：H7、O15：H11、O128：H12、O20：NM、O128：H21、O25：NM、O128：H27、O25：H42、O139：H28、O25：H-、O148：H28、O27：NM、O149：H4、O27：H7、O149：H10、O27：H20、O153：H45、O49：NM、O159：NM、O63：H12、O159：H4、O73：H45、O159：H20、O78：H11、O159：H34

(2) 再用 K 抗原多价血清凝集(K 抗原和 H 抗原进一步分为若干个血清型或亚型)，若凝集，再用 K 单价血清凝集确定血清型。

(3) 通常认为 H 抗原与致病性无关。根据大肠埃希菌抗原的鉴定结果，写出其抗原式如 O111：K58(B)H12。如玻片凝集试验结果为阴性，则报告"未检出肠产毒性大肠埃希菌"，如玻片凝集阳性，结合生化反应予以鉴定。若被检菌的血清型为当地首次出现，则还须做试管效价试验予以证实。

(四) 鉴别要点

(1) 本菌特征：发酵葡萄糖不产气，不产生赖氨酸脱羧酶，动力阴性。在山梨醇麦康凯琼脂平板上呈红色菌落。IMViC++--，发酵山梨醇为本菌的主要特征。

(2) 血清学凝集试验证实为肠产毒性大肠埃希菌，如 O25：K19(L)，但同时与志贺菌属多价、单价血清发生凝集。肠产毒性大肠埃希菌与志贺菌属抗原有交叉凝集，判定时应引起注意。

（五）抗菌药物敏感试验

药敏试验选择原则：环丙沙星、阿莫西林、克拉维酸、萘啶酸、氯霉素等。具体参照 CLSI M100‐S25 最新版本文件。

（六）结果解释

（1）ETEC 可根据生化试验鉴定和血清学试验分型，最可靠的方法是检测肠毒素（ST 和 LT），如果是肠产毒性大肠埃希菌时应有肠毒素试验的结果。

（2）ETEC 是发达国家旅游者腹泻的主要病原菌之一，是成人霍乱综合征的常见原因，也是小儿腹泻的重要病原菌，其发病率仅次于轮状病毒。引起类似霍乱的急性腹泻，产生与霍乱相似的肠毒素（不耐热肠毒素 LT 或耐热性肠毒素 ST），有的菌株可同时产生这两类肠毒素。其中以产 LT 毒素菌株引起的腹泻者较多，且临床表现较重。

（3）毒素检测方法有体内法和体外法两种。由于 ST 免疫原性较弱，主要采用体内法，包括家兔和小白鼠肠襻试验；LT 的生物活性和免疫原性较强，体内和体外检测法均可应用。体内法用动物肠襻试验检测，体外法包括改良 Elek 法、平板免疫溶血法、SPA 协同凝集试验等。

（4）肠产毒性大肠埃希菌株不分解乳糖，分解葡萄糖产酸不产气，无动力。因此，在分离和鉴定肠道致病菌中，克氏双糖铁反应似志贺菌的菌株，仍不能排除某些致腹泻大肠埃希菌，应引起注意，避免漏检。

（5）本病有自限性倾向，轻者可不用抗生素治疗，重者抗菌治疗后可缩短排菌时间。本病治疗重点是纠正脱水、酸中毒和低血钾，轻者可口服补液盐类制剂和八面蒙脱石（思密达），重者需要静脉补液。ETEC 肠炎预后良好，重者有如霍乱样，中重度脱水，酸中毒，甚至死亡。

（七）检验流程

见图 5‐125。

（八）其他鉴定

1. 双向琼脂扩散试验　将被检菌环形接种于 Elek 培养基上，接种 5 处，以同样操作共做两块平板，36℃±1℃培养 48 h，在每株菌的菌苔上各放一片多黏菌素纸片，36℃±1℃经 5～26 h，使抗生素渗入琼脂中，在 5 点环形菌苔各 5 mm 处的中央，挖一个直径 4 mm 的圆孔并用一滴琼脂垫底。在一份平板的孔内滴加 LT 抗毒素 30 μl，另一份平板的孔内滴加 ST 抗毒素 30 μl。放于 36℃±1℃经 15～20 h 观察结果，在菌斑和抗毒素之间出现白色沉淀带者为阳性，无沉淀带者为阴性。

2. 动物试验

（1）家兔结扎回肠段试验：取体重为 2 kg 的家兔，禁食使肠内容物排空。麻醉后剖腹，取出回肠段，按 10～15 cm 为一段，分段结扎，取一段注射肉汤 2 ml 作为阴性对照，另一段注射已知产毒菌肉汤培养物的上清液 2 ml 作为阳性对照。其他各段分别注射待试菌株肉汤培养物的滤液 2 ml。将腹壁缝合。

测定 LT 时，于注射后 18 h 剖腹检查。测定 ST 时，于注射后 6～28 h 剖腹检查。

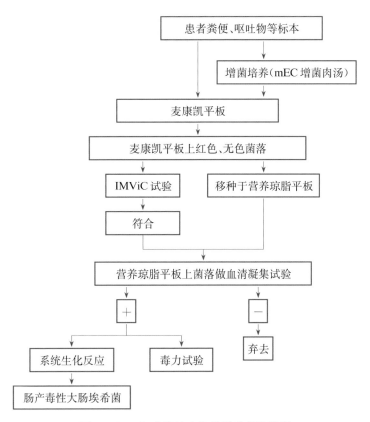

图 5 - 125　肠产毒性大肠埃希菌检验流程

取出肠管分别抽取肠段的积液,测定其容量,并测定肠段的长度。积液量(ml)与肠段长度(cm)之比大于 1 者为阳性。

(2)乳鼠灌胃试验:将被检菌株接种于 Honda 产毒肉汤内,35℃ 培养 24 h,离心,取上清液,注入 1～24 日龄乳鼠胃内,禁食 3～24 h,麻醉,取出肠管,称量肠管(包括积液)重量及剩余体重量,两者之比大于 0.09 为阳性,0.07～0.09 为可疑。

3. 分子生物学检测

(1)细菌核酸的制备:选取疑似菌的纯培养物、食品、水、粪便、血液、脑脊液的增菌液进行细菌 DNA 提取,可用商品化的核酸提取试剂盒,按说明进行。

(2)PCR 检测特异基因:可检测 ETEC 的 *elt* 基因和 *est* 基因,引物序列见表 5 - 54。

表 5 - 54　ETEC 的 *elt* 和 *est* 基因 PCR 引物序列

引物名称	引 物 序 列	目的基因	片段大小(bp)
LT_L	5′- TCTCTATGTGCATACGGAGC - 3′	*elt*	322
LT_R	5′- CCATACTGATTGCCGCAAT - 3′		
AL_{65}	5′- TTAATAGCACCCGGTACAAGCAGG - 3′	*est*	147
AL_{125}	5′- CCTGACTCTTCAAAAGAGAAAATTAC - 3′		

（3）产物的检测：PCR 产物在 1.5%琼脂糖凝胶上电泳，紫外透射仪或凝胶成像系统中观察到扩增目的片段长度为 322 bp 和（或）147 bp 判为 *elt* 和（或）*est* 基因阳性。

4. 酶联免疫吸附试验检测 LT 和 ST　用已知 LT 抗体包被于载体上，洗涤后加入待检标本溶液，使溶液中的抗原与吸附在载体上的抗体结合，再洗涤后加入酶标记 LT 抗体，如样本中含有 LT，抗原先与包被 LT 抗原结合，后与酶标 LT 抗体结合，加入酶底物后即出现颜色反应，如样本中无 LT 就不能产生上述抗原抗体结合反应，酶标抗体被洗掉，加底物后无颜色反应。

将 ST 抗原吸附于载体上，洗涤后加等量样本溶液及一定浓度的 STMcAb，使载体抗原和样本抗原与 STMcAb 发生竞争作用，如样本中含 ST，其与特异性 STMcAb 结合使 STMcAb 与载体上的 ST 结合减少或不能结合而被洗掉，加入的酶标记抗鼠 Ig 不能与 STMcAb 结合，也被洗掉，因此结果为无色或颜色变淡，反之样本中无 ST。

（九）生物安全

ETEC 在卫生部颁发的《人间传染的病原微生物名录》中危害程度分类为第三类，所有的临床标本检测都应在 BSL‐2 实验室中进行。

（周庭银）

第六节　耶尔森菌属
Yersinia

耶尔森菌属包括鼠疫耶尔森菌（*Y. pestis*）、假结核耶尔森菌（*Y. pseudotuberculosis*）、小肠结肠炎耶尔森菌（*Y. enterocolitica*）、弗氏耶尔森菌（*Y. frederiksenii*）、克氏耶尔森菌（*Y. kristensenii*）、鲁氏耶尔森菌（*Y. ruckeri*）、莫氏耶尔森菌（*Y. mollaretii*）、伯氏耶尔森菌（*Y. bercovieri*）、罗氏耶尔森菌（*Y. rohdei*）、阿氏耶尔森菌（*Y. aldovae*）、中间耶尔森菌（*Y. intermedia*）等。其中小肠结肠炎耶尔森菌包括小肠结肠炎耶尔森菌亚种（*Y. enterocolitica* subsp. *enterocolitia*）、小肠结肠炎耶尔森菌古北区亚种（*Y. enterocolitica* subsp）。对人有致病性的有 3 种：小肠结肠炎耶尔森菌、假结核耶尔森菌和鼠疫耶尔森菌。只有小肠结肠炎耶尔森菌和假结核耶尔森菌已确定是食源性病原体。鼠疫耶尔森菌可引起黑疽病，但不通过食品传染。

一、小肠结肠炎耶尔森菌 *Y. enterocolitica*

小肠结肠炎耶尔森菌是 20 世纪 80 年代以来引起国际社会广泛关注的一种病原菌。1934 年美国 Mclver 和 Pike 首先对该菌做了描述，1964 年 Frederiksen 根据众多学者的研究成果将该菌命名为小肠结肠炎耶尔森菌。

（一）标本采集

1. 粪便标本　需在发病 3～5 日，最好在抗生素使用之前采集，并及时送检。夏季标本保存和运送要注意冷藏。

2. 组织标本　腹泻患者在急性期刮取直肠黏膜培养会得到比粪便标本更好的结果。

3. 食品标本　采集食品标本,取 25 g(ml)放入 225 ml 改良磷酸盐缓冲液均质中增菌培养,常规监测也可用拭子涂抹食物表面后进行增菌。

(二) 分离培养

1. 培养基选择　实验室可根据自身条件选用麦康凯琼脂平板、CIN 琼脂平板、改良 Y 琼脂平板、CAL 琼脂平板。最好选择两种培养基。

2. 标本接种　将粪便标本接种于麦康凯琼脂平板或 CIN 等选择性琼脂平板上,25℃ 培养 24~48 h 后,寻找可疑菌落;也可以将标本置改良 PBS 培养基增菌后转种于选择性平板。对于食品标本置于改良磷酸盐缓冲液均质中,25℃,48~72 h 增菌培养,除乳及乳制品外,其他食品的增菌液 0.5 ml 与碱处理液 4.5 ml 充分混合 15 s 后,接种于 CIN 琼脂平板和改良 Y 等选择性琼脂平板上,25℃ 培养 48 h±2 h 后,观察其菌落形态。

3. 培养特性　小肠结肠炎耶尔森菌在麦康凯琼脂平板上 25℃ 培养 24~48 h 后形成无色、扁平、半透明的小菌落(图 5 - 126)。在 CIN 琼脂平板上 25℃ 培养24~48 h 后形成粉红色、牛眼状菌落(图5 - 127)。在CAL 琼脂平板上 25℃ 培养 24~48 h 后形成红色菌落。在改良 Y 琼脂平板上 25℃ 培养 24~48 h 后形成无色透明、不黏稠的菌落(图 5 - 128)。

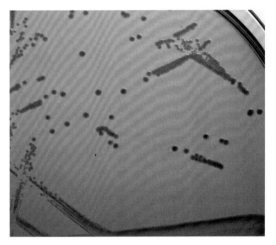

图 5 - 126　小肠结肠炎耶尔森菌在麦康凯琼脂平板上的菌落特征(24~48 h)

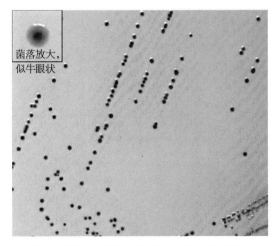

图 5 - 127　小肠结肠炎耶尔森菌在 CIN 琼脂平板上的菌落特征(48 h)

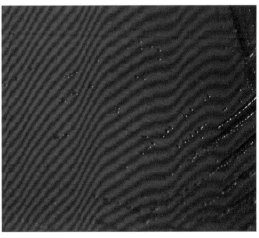

图 5 - 128　小肠结肠炎耶尔森菌在改良 Y 琼脂平板上的菌落特征(48 h)

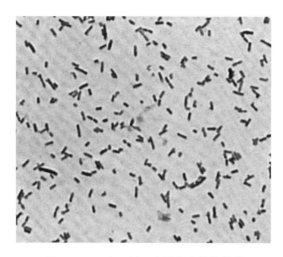

图 5-129　小肠结肠炎耶尔森菌纯培养的镜下特征(革兰染色,×100)

(三) 鉴定

1. **形态与染色**　革兰阴性球杆菌,无芽胞,无荚膜,偶有两极浓染(图 5-129)。

2. **生化反应**

(1) 初步生化反应:挑取上述可疑菌落 3～5 个分别接种于改良克氏双糖铁斜面,25℃培养 24 h(图 5-130),后进行脲酶试验(图 5-131),以及 25℃、35℃半固体动力试验(图 5-132,图 5-133)。结果改良克氏双糖铁斜面和底部均产酸不产气,H_2S 阴性,脲酶阳性,25℃ 时有动力,35℃ 时无动力。

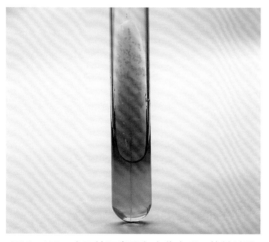

图 5-130　小肠结肠炎耶尔森菌克氏双糖铁试验

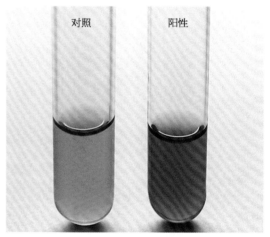

图 5-131　小肠结肠炎耶尔森菌 25℃脲酶试验

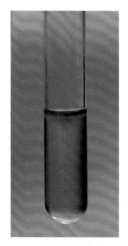

图 5-132　小肠结肠炎耶尔森菌 25℃半固体动力试验(有动力)

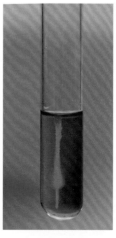

图 5-133　小肠结肠炎耶尔森菌 35℃半固体动力试验(无动力)

（2）主要生化反应：见表5-55。

表5-55　小肠结肠炎耶尔森菌主要生化反应

生　化　反　应	结果（阳性％）	生　化　反　应	结果（阳性％）
氧化酶	0	葡萄糖产酸	100
吲哚	50	葡萄糖产气	5
甲基红	97	甘露醇	98
V-P(25℃/35℃)	V/-	肌醇	20
动力(25℃/35℃)	+/-	山梨醇	99
枸橼酸盐	0	鼠李糖	1
精氨酸水解酶	0	蔗糖	95
赖氨酸脱羧酶	0	阿拉伯糖	98
鸟氨酸脱羧酶	95	纤维二糖	75
脲酶	75	七叶苷	25

注：＋为90％以上菌株阳性；－为90％以上菌株阴性；V表示结果不定

（3）系统生化鉴定：所有的生化反应均在25℃±1℃培养。可根据初步生化鉴定结果，挑取可疑菌落，使用生化鉴定试剂盒（API 20E）、全自动微生物生化鉴定系统、MALDI-TOF MS进行鉴定。

3. 血清学试验

小肠结肠炎耶尔森菌根据O抗原可分为多个血清型，目前已经陆续报道60多个血清型，我国常见的血清型别为O：3、O：9型。

通过玻片凝集进行血清分型，凝集形成大的凝集颗粒，液体完全变清亮，判断为阳性。但有时凝集不明显：液体仍有浑浊，凝集颗粒稍小，也可以判定为阳性结果。单克隆抗体的凝集与血清凝集结果不同，呈细沙状。

（四）鉴别要点

1. 本菌特征　发酵葡萄糖；25℃有动力，35℃无动力；V-P试验25℃时阳性，35℃时阴性；甲基红、鸟氨酸脱羧酶和大多数脲酶试验均为阳性。

2. 与志贺菌的鉴别　两者在TSI上很相似，小肠结肠炎耶尔森菌发酵蔗糖和山梨醇，25℃时有动力；痢疾志贺菌无动力，并与志贺菌多价抗血清凝集。

3. 与其他耶尔森菌的鉴别　见表5-56。

（五）抗菌药物敏感试验

药敏试验选择原则：诺氟沙星、环丙沙星、氧氟沙星、左氧氟沙星、头孢噻肟、头孢曲松、头孢他啶、氨基糖苷类等。具体参照CLSI M100-S25最新版本文件。

（六）结果解释

（1）小肠结肠炎耶尔森菌广泛分布于自然界，引起的感染在人群中是比较常见的，在一

表 5-56　耶尔森菌属鉴别的关键性试验

菌　　名	动力(25℃)	鸟氨酸	脲酶	V-P(25℃)	枸橼酸盐(25℃)	吲哚	鼠李糖	蔗糖	纤维二糖	山梨糖	山梨醇	蜜二糖	棉子糖
鼠疫耶尔森菌	−	−	−	−	−	−	−	−	−	−	−	V	−
假结核耶尔森菌	+	−	+	−	−	−	+	+	−	−	−	+	V
小肠结肠炎耶尔森菌	+	+	+	+	−	V	−	+	+	+	+	−	−
弗氏耶尔森菌	+	+	+	V	+	+	−	+	+	+	+	−	−
克氏耶尔森菌	+	+	+	−	−	V	−	+	+	+	+	−	−
鲁氏耶尔森菌	V	+	−	V	+	+	+	+	+	+	+	−	−
莫氏耶尔森菌	+	+	+	+	−	+	+	+	+	+	+	−	−
伯氏耶尔森菌	+	+	+	+	−	+	+	+	+	+	+	−	−
罗氏耶尔森菌	+	V	+	V	+	+	+	+	+	ND	+	V	V
阿氏耶尔森菌	+	+	+	+	−	+	+	+	+	ND	+	−	−
中间耶尔森菌	+	+	+	+	−	+	+	+	+	ND	+	+	+

注：+ 为 90%以上菌株阳性；− 为 90%以上菌株阴性；V 为结果不定；ND 为无资料

些寒冷的国家和地区或在寒冷的季节较为常见，属于全球性疾病。本菌是一种嗜冷菌，0～4℃仍可繁殖并产生毒素，引起急性胃肠炎型食物中毒，又称"冰箱病"。因此放在冰箱中的食物，不能直接食用，需加热。其除引起胃肠道症状外，还能引起呼吸系统、心血管系统、骨骼和结缔组织疾病，甚至可引起败血症，造成死亡。

（2）小肠结肠炎耶尔森菌和假结核耶尔森菌引起的肠道感染属于自限性疾病，大多数可以自愈，不需要特殊治疗。对于小肠结肠炎患者，首选甲氧苄啶-磺胺甲噁唑、庆大霉素、氟喹诺酮类、多西环素治疗。

（3）小肠结肠炎耶尔森菌共分为 6 个生物型，其中 1A 型菌株基本上是非致病性的；而致病性菌株通常为生物 1B、2、3、4 和 5 型。我国 O：3 和 O：9 血清型均以生物 3 型为主，而国外 O：3 则以生物 2 型为主，O：9 型以生物 4 型为主。

（4）小肠结肠炎耶尔森菌与布鲁菌(O：9)、沙门菌(O：12)血清学有交叉反应，可以根据生化反应来区别。小肠结肠炎耶尔森菌 25℃动力阳性、氧化酶阴性；布鲁菌则相反；沙门菌 H_2S 阳性、脲酶阴性。

目前检测小肠结肠炎耶尔森菌的金标准仍为分离培养法。为了防止漏检，提高检出率，可以采用增菌的方法。

（七）检验流程(图 5-134)

（八）其他鉴定

1. 小肠结肠炎耶尔森菌的生物型　小肠结肠炎耶尔森菌根据生化反应分为 1A、1B、2、3、4、5 共 6 个型(表 5-57)。

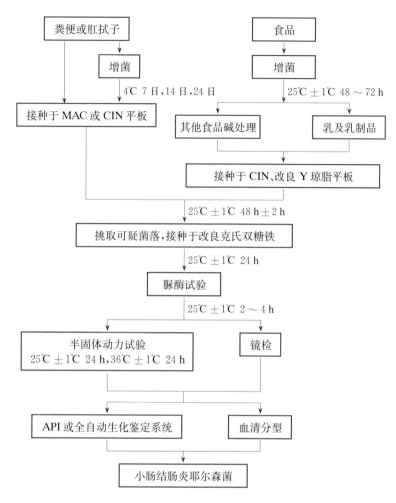

图 5-134 小肠结肠炎耶尔森菌检验流程

表 5-57 25℃培养 48 h 后小肠结肠炎耶尔森菌的生物型

| 生化反应 | 生 物 分 型 反 应 | | | | | |
	1A	1B	2	3	4	5
七叶苷	+	-	-	-	-	-
水杨苷	+	-	-	-	-	-
吲哚	+	+	(+)	-	-	-
木糖	+	+	+	+	-	d
海藻糖	+	+	+	+	+	-
硝酸盐	+	+	+	+	+	-
DNA 酶	-	-	-	-	+	+
β-D-葡萄糖苷酶	+	-	-	-	-	-
吡嗪酰胺酶	+	-	-	-	-	-
脂肪酶	+	+	-	-	-	-

注：＋为 90%以上菌株阳性；d 为 11%～98%菌株阴性；—为 90%以上菌株阴性；（＋）为弱阳性反应

2. 分子生物学检测　检测小肠结肠炎耶尔森菌和假结核耶尔森菌,可使用 PCR 方法或菌落斑点杂交检测某些定位在染色体、质粒上的毒力基因,如侵袭素基因(inv)、黏附侵袭位点基因(ail)、小肠结肠炎耶尔森菌耐热性肠毒素基因(yst)、耶尔森菌黏附素基因($yadA$)及毒力基因($virF$)等。

（1）细菌核酸的制备：选取疑似菌的纯培养物、食品、粪便的增菌液进行细菌 DNA 提取,可用商品化的核酸提取试剂盒,按说明进行。

（2）PCR 检测特异基因：可检测小肠结肠炎耶尔森菌的 ail、耐热性肠毒素 A($ystA$)、耐热性肠毒素 B($ystB$)、$yadA$、$virF$ 等毒力基因,引物序列见表 5 - 58。

表 5 - 58　小肠结肠炎耶尔森菌毒力基因 PCR 引物序列

引物名称	引 物 序 列	目的基因	片段大小 bp
Ail - F	5′- TAATGTGTACGCTGCGAG - 3′	ail	351
Ail - R	5′- GACGTCTTACTTGCACTG - 3′		
YstA - F	5′- ATCGACACCAATAACCGCTGAG - 3′	$ystA$	79
YstA - R	5′- CCAATCACTACTGACTTCGGCT - 3′		
YstB - F	5′- GTACATTAGGCCAAGAGACG - 3′	$ystB$	146
YstB - R	5′- GCAACATACCTCACAACACC - 3′		
YadA - F	5′- CTTCAGATACTGGTGTCGCTGT - 3′	$yadA$	849
YadA - R	5′- ATGCCTGACTAGAGCGATATCC - 3′		759*
VirF - F	5′- GGCAGAACAGCAGTCAGACATA - 3′	$virF$	561
VirF - R	5′- GGTGAGCATAGAGAATACGTCG - 3′		

注：＊表示 O：8 血清型小肠结肠炎耶尔森菌扩增产物片段大小

（3）产物的检测：PCR 产物在 1.5％琼脂糖凝胶上电泳,紫外透射仪或凝胶成像系统中观察到扩增目的片段长度者判为阳性。

（九）生物安全

小肠结肠炎耶尔森菌在卫生部颁发的《人间传染的病原微生物名录》中危害程度分类为第三类,所有的临床标本检测都应在 BSL - 2 实验室中进行。

二、假结核耶尔森菌 *Y. pseudotuberculosis*

假结核耶尔森菌属于肠杆菌科耶尔森菌属（*Yersinia*）,是该菌属 3 种致病性菌之一,另两种为鼠疫耶尔森菌（*Y. pestis*）与小肠结肠炎耶尔森菌（*Y. enterocolitica*）。

（一）标本采集

1. 粪便标本　需在发病 3～5 日,最好在抗生素使用之前采集,并及时送检。夏季标本保存和运送要注意冷藏。

2. 组织标本　腹泻患者在急性期刮取直肠黏膜培养会得到比粪便标本更好的结果。

3. 食品标本　采集食品标本,取 25 g(ml)放入 225 ml 改良磷酸盐缓冲液均质中增菌培养,常规监测也可用拭子涂抹食物表面后进行增菌。

(二) 分离培养

1. 培养基选择　实验室可根据自身条件选用麦康凯琼脂平板、CIN 琼脂平板、改良 Y 琼脂平板、CAL 琼脂平板。最好选择两种培养基。

2. 标本接种　将粪便标本接种于麦康凯琼脂平板或 CIN 等选择性琼脂平板上,25℃培养 24~48 h 后,寻找可疑菌落;也可以将标本置改良 PBS 培养基增菌后转种于选择性平板。对于食品标本应置于改良磷酸盐缓冲液均质中 25℃ 48~72 h 增菌培养,除乳及乳制品外,其他食品的增菌液 0.5 ml 与碱处理液 4.5 ml 充分混合 15 s 后,接种于 CIN 和改良 Y 等选择性琼脂平板,25℃培养 48 h±2 h 后,观察其菌落形态。

3. 培养特性　假结核耶尔森菌在麦康凯琼脂平板上 25℃培养 24~48 h 后形成乳白色、扁平、无色、半透明的小菌落(图5-135)。在 CIN 琼脂平板上 25℃培养 24~48 h 后形成粉红色、牛眼状菌落(图5-136)。在 CAL 琼脂平板上 25℃培养 24~48 h 后形成红色菌落。在改良 Y 琼脂平板上 25℃培养 24~48 h 后形成无色透明、不黏稠的菌落(图5-137)。

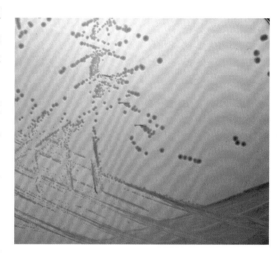

图 5-135　假结核耶尔森菌在麦康凯琼脂平板上的菌落特征(24~48 h)

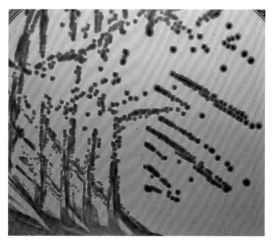

图 5-136　假结核耶尔森菌在 CIN 琼脂平板上的菌落特征(48 h)

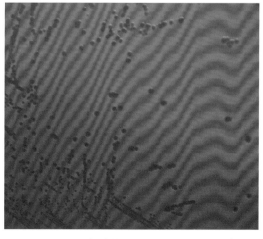

图 5-137　假结核耶尔森菌在改良 Y 琼脂平板上的菌落特征(48 h)

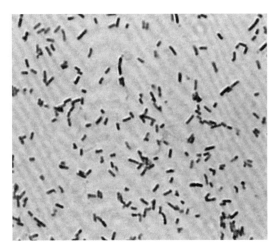

图 5-138　假结核耶尔森菌纯培养的镜下
特征(革兰染色,×100)

（三）鉴定

1. 形态与染色　革兰阴性球杆菌,无芽胞,无荚膜,偶有两极浓染(图 5-138)。

2. 生化反应

（1）初步生化反应：挑取上述可疑菌落 3～5 个分别接种于改良克氏双糖铁斜面上,25℃培养 24 h(图 5-139)后进行脲酶试验(图 5-140),以及 25℃、35℃半固体动力试验(图 5-141,图 5-142)。结果改良克氏双糖铁斜面和底部均产酸不产气、H_2S 阴性,脲酶阳性,25℃ 时有动力,35℃ 时无动力。

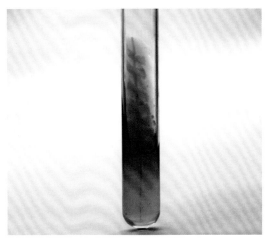

图 5-139　假结核耶尔森菌克氏双糖铁试验

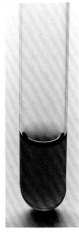

图 5-140　假结核耶尔森菌脲酶试验

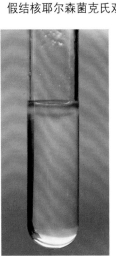

图 5-141　假结核耶尔森菌 25℃半
固体动力试验(有动力)

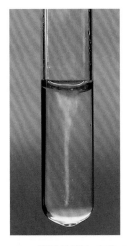

图 5-142　假结核耶尔森菌 35℃半
固体动力试验(无动力)

（2）主要生化反应：见表 5-59。

表 5-59 假结核耶尔森菌主要生化反应

生 化 反 应	结 果	生 化 反 应	结 果
动力(25℃/35℃)	+/-	葡萄糖产酸	+
脲酶	+	葡萄糖产气	-
氧化酶	-	甘露醇	+
吲哚	-	肌醇	
甲基红	+	山梨醇	
V-P(25℃/35℃)	-/-	鼠李糖	+
枸橼酸盐	V	蔗糖	-
精氨酸水解酶	-	阿拉伯糖	+
赖氨酸脱羧酶	-	纤维二糖	
鸟氨酸脱羧酶	-	七叶苷	+

注：+为90%以上菌株阳性；-为90%以上菌株阴性；V表示结果不定

（3）系统生化鉴定：所有的生化反应均在 25℃ 培养。可根据初步生化鉴定结果，挑取可疑菌落，使用生化鉴定试剂盒（API 20E）、全自动微生物生化鉴定系统、MALDI-TOF MS 进行鉴定。

3. 血清学试验 假结核耶尔森菌根据 O 抗原可分为多个血清型，目前一共发现 15 个血清型，6 个血清型亚种，即 O：1a、O：1b、O：1c、O：2a、O：2b、O：2c、O：3、O：4a、O：4b、O：5a、O：5b、O：6、O：7、O：8、O：9、O：10、O：11、O：12、O：13、O：14、O：15。

通过玻片凝集进行血清分型，凝集形成大的凝集颗粒，液体完全变清亮，判断为阳性。但有时凝集不明显：液体仍有浑浊，凝集颗粒稍小，也可以判定为阳性结果。单克隆抗体的凝集与常用血清凝集结果不同，呈细沙状。

（四）鉴别要点

1. 本菌特征 发酵葡萄糖；25℃有动力，35℃无动力；V-P试验25℃时阴性，35℃时阴性；甲基红阳性，脲酶试验阳性，鸟氨酸脱羧酶阴性。

2. 与小肠结肠炎耶尔森菌的鉴别 两者在 TSI 上很相似，假结核耶尔森菌山梨醇阴性、鼠李糖阳性，小肠结肠炎耶尔森菌则相反。

（五）抗菌药物敏感试验

药敏试验选择原则：诺氟沙星、环丙沙星、氧氟沙星、左氧氟沙星、头孢噻肟、头孢曲松、头孢他啶、氨基糖苷类等。具体参照 CLSI M100-S25 最新版本文件。

（六）结果解释

（1）假结核耶尔森菌是一种人畜共患的肠道病原菌，流行病学特点与小肠结肠炎耶尔森菌很相似，但假结核耶尔森菌能够感染的动物种类更广泛，感染率则低于小肠结肠炎耶尔森菌。假结核耶尔森菌病是一种食源性感染，主要是通过接触被感染动物粪便污染的食物和水，以及与动物直接接触传播。一般以胃肠道症状、肠系膜淋巴结炎表现为主。在人群中以散发为主，偶尔也会引起不同规模的暴发。该菌可在低温环境下生存，冰箱贮存的食物是现代社会发生该菌感染的一个重要原因。该菌引起的疾病与季节有关，多发生在晚冬至早春，而小肠结肠炎耶尔森菌的传播则多在冬季中期至初夏。

（2）假结核耶尔森菌各个血清型都发现了致病性菌株，同一血清型，既有致病性菌株，也有非致病性菌株；而小肠结肠炎耶尔森菌仅在某几种血清型中发现了致病性菌株。从目前世界各地分离到的菌株来看，O：12、O：5 血清型菌株大多数都是致病性的，而新发现的血清型致病性菌株较少见。

（七）检验流程（图 5‑143）

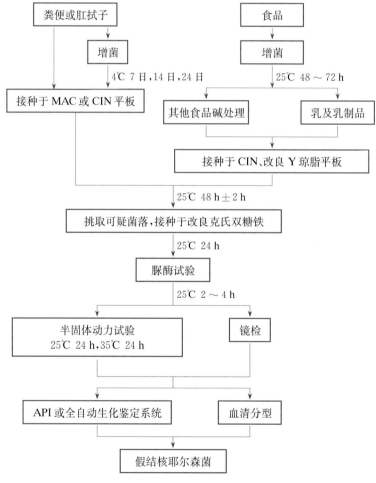

图 5‑143　假结核耶尔森菌检验流程

（八）其他鉴定

1. 假结核耶尔森菌生物分型　通过棉子糖、蜜二糖、枸橼酸盐试验，假结核耶尔森菌可分为 4 个生物型（表 5‑60）。

表 5-60　假结核耶尔森菌生物分型

	生物 1 型	生物 2 型	生物 3 型	生物 4 型
棉子糖	－	－	－	＋
蜜二糖	＋	－	－	＋
枸橼酸盐	－	－	＋	－

2. 分子生物学检测　检测小肠结肠炎耶尔森菌和假结核耶尔森菌,可使用 PCR 方法或菌落斑点杂交检测某些定位在染色体、质粒上的毒力基因,如侵袭素基因(inv)、黏附侵袭位点基因(ail)、小肠结肠炎耶尔森菌耐热性肠毒素基因(yst)、耶尔森菌黏附素基因($yadA$)及毒力基因($virF$)等。具体参见"小肠结肠炎耶尔森菌"章节。

（九）生物安全

假结核耶尔森菌在卫生部颁发的《人间传染的病原微生物名录》中危害程度分类为第三类,所有的临床标本检测都应在 BSL-2 实验室中进行。

（周庭银）

第七节　弧　菌　属

Vibrio

目前弧菌属（*Vibrio*）内有 90 个种,其中从临床标本中分离的有 12 个种,包括霍乱弧菌（*V. cholerae*）、拟态弧菌（*V. mimicus*）、麦氏弧菌（*V. metschnikovii*）、辛辛那提弧菌（*V. cincinnatiensis*）、河弧菌（*V. fluvialis*）、溶藻弧菌（*V. alginolyticus*）、弗尼斯弧菌（*V. furnissii*）、副溶血弧菌（*V. parahaemolyticus*）、创伤弧菌（*V. vulnificus*）、哈氏弧菌（*V. harreyi*）、鲨鱼弧菌（*V. carchariae*）等,这些种与人类感染有关。

一、霍乱弧菌 *V. cholerae*

（一）标本采集

1. 粪便标本　尽可能在发病早期（急性期）和应用抗菌药物治疗之前采集。液状粪便取絮状物盛于无菌的容器内或置于增菌液中送检。肛拭标本适合于排便困难患者或婴幼儿,用清洁灭菌的棉拭子插入直肠内 3～5 cm（幼儿 2～3 cm）处轻轻转动,此时棉拭子应湿润并染有粪便或吸足液体。

标本如果不能立即接种检查,要置于保存培养基内送检。常用的保存培养基有 Cary-Blair 运送培养基、碱性蛋白胨水,适于短程（不超过 24 h）运送标本。

2. 水标本

（1）浓缩蛋白胨水增菌法：用灭菌的盐水瓶采集 450 ml 水样。河、池塘水可在岸边30 cm

深度以内采集表层水样。若不能及时送检,应立即将 10 倍浓缩蛋白胨水 50 ml 加入水样中。

（2）纱布块采样法：用一条细长绳子系于一 20 cm×20 cm 纱布块中央,灭菌后备用。将纱布块放在采水点的水中,放置 1～2 日,或将纱布块放在水面下 10～15 cm 处,缓慢来回移动 15 min,然后将带水的纱布块放入灭菌容器中送检。

3. 食品标本　对可疑食物（鱼虾类、贝壳类等）以及患者病前剩余食物等,取 50～100 g,分别放入灭菌广口瓶或厚塑料袋内,立即送检。不能立即送检时,标本应放进冰瓶或冷藏包中运送。也可用灭菌拭子蘸取碱性胨水涂擦食品不同部位采样,然后将此棉拭子置于碱性胨水或保存液中送检。

（二）分离培养

1. 培养基选择　实验室可根据自身条件选择 TCBS（硫代硫酸盐-枸橼酸盐-胆盐-蔗糖）琼脂平板、弧菌显色培养基、双氢链霉素洗衣粉琼脂平板、庆大霉素琼脂、碱性蛋白胨水等。最好选择两种培养基。

2. 标本接种　所有标本均应接种于碱性蛋白胨水 37℃增菌 6～8 h,必要时进行二次增菌培养后接种于双氢链霉素洗衣粉琼脂平板和弧菌显色培养基,37℃培养 18～24 h,寻找可疑菌落。对于急性期患者水样便标本在进行增菌的同时,可直接接种在选择性培养基上。

3. 培养特性　霍乱弧菌在 TCBS 琼脂平板上,可形成较大、黄色的菌落（图5-144）。在双氢链霉素洗衣粉琼脂平板上形成中心呈灰褐色的菌落（图 5-145）。在庆大霉素琼脂平板上形成无色透明菌落（图 5-146）。在显色培养基上呈绿色至蓝色（图 5-147）。

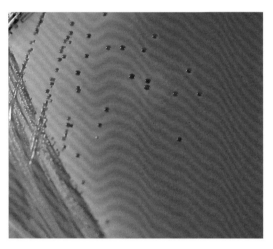

图 5-144　霍乱弧菌在 TCBS 琼脂平板上的菌落特征（18～24 h）

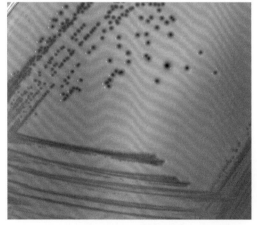

图 5-145　霍乱弧菌在双氢链霉素洗衣粉琼脂平板上的菌落特征（18～24 h）

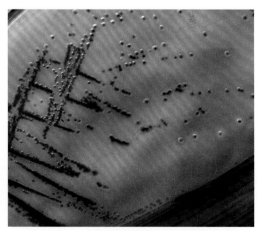

图 5-146　霍乱弧菌在庆大霉素琼脂平板上的菌落特征（18～24 h）

注：本菌具有耐碱性，pH 9.2时仍能生长繁殖，故初次分离时采用 pH 9.0 的碱性蛋白胨水增菌，孵育过夜，液体呈均匀混浊，表面形成菌膜（图 5 - 148）。但临床标本通常增菌 6～8 h，以避开杂菌生长高峰。本菌能在无盐培养基上生长，Na^+能刺激生长。

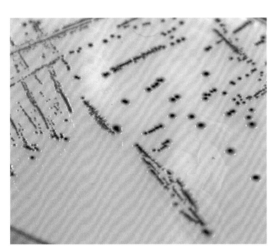

图 5 - 147　霍乱弧菌在显色培养基上的
　　　　　　菌落特征（18～24 h）

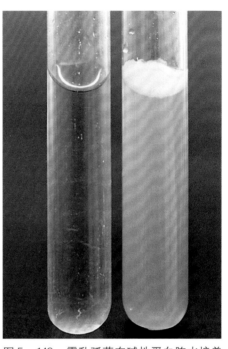

图 5 - 148　霍乱弧菌在碱性蛋白胨水培养
　　　　　　基（pH9.0）中增菌（6～8 h）生长
　　　　　　状况

左侧试管为阴性对照，右侧试管为霍乱弧
菌生长，液体呈均匀混浊，有菌膜

（三）鉴定

1. **形态与染色**　革兰阴性菌，菌体弯曲呈弧形或逗点状，大小为（0.3～0.4）μm×（1.5～2）μm（图 5 - 149）。取患者米泔样粪便直接涂片染色，镜下可见大量头尾相接、平行排列、特殊的 C 形或 S 形或逗点状弧菌（图5 - 150）。菌体一端有单鞭毛，悬滴法直接镜检可见活泼的动力，扫描电镜可见极端鞭毛。

2. **生化反应**

（1）初步生化反应：葡萄糖 O/F 发酵型、氧化酶、动力、硝酸盐、黏丝试验（图5 - 151）均为阳性。

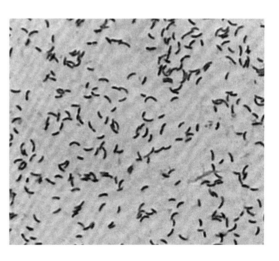

图 5 - 149　霍乱弧菌纯培养的镜下
　　　　　　形态（革兰染色，×100）

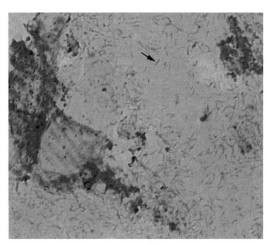

图5-150　霍乱患者米泔样粪便直接
涂片镜检(革兰染色)

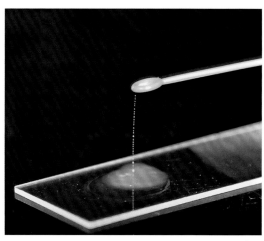

图5-151　霍乱弧菌黏丝试验阳性

（2）主要生化反应：见表5-61。

表5-61　霍乱弧菌主要生化反应

生 化 反 应	结果(阳性%)	生 化 反 应	结果(阳性%)
氧化酶	100	纤维二糖	8
吲哚	99	乳糖	7
V-P	75	肌醇	0
精氨酸	0	水杨苷	1
赖氨酸	99	蔗糖	100
鸟氨酸	99	ONPG	94
动力	99	0% NaCl	100
明胶	90	6% NaCl	53
葡萄糖产气	0	O/129 敏感	99
阿拉伯糖	0		

（3）系统生化鉴定：可根据初步生化鉴定结果，挑取可疑菌落，使用生化鉴定试剂盒（API 20E）、全自动微生物生化鉴定系统、MALDI-TOF MS进行鉴定。

3. 血清学试验　从选择平板上挑取可疑菌落与霍乱多价诊断血清做玻片凝集试验，如果很快出现肉眼可见的明显凝集(生理盐水对照无自凝现象)即为阳性。再将同一菌落(剩余部分)转种到新的培养基，然后用小川和稻叶单价血清或诊断用单克隆抗体分型；对O1群不凝集的可疑菌落，再用O139群诊断血清或单克隆抗体做玻片凝集。

（四）鉴别要点

1. 弧菌与相关菌属的鉴别　见表5-62。

表 5-62　弧菌与相关菌属鉴别的关键性试验

特性或试验	弧菌属	气单胞菌属	邻单胞菌属	霍氏格里蒙菌[a]	发光杆菌属
氧化酶	＋	＋	＋	＋	＋
TCBS 生长	＋	－	－	V	＋
O/129 敏感	＋	－	＋	＋	＋
脂酶产生	＋	＋	－	－	V
甘露醇	＋	＋	＋	－	－

注：＋为大多数菌株阳性；－为大多数菌株阴性；V 为反应不定；a. Grimontia

2. 与其他弧菌的鉴别　见表 5-63。

表 5-63　弧菌属鉴别的关键性试验（阳性率%）

试　验	霍乱弧菌	拟态弧菌	麦氏弧菌	辛辛那提弧菌	河弧菌	弗尼斯弧菌	溶藻弧菌	副溶血弧菌	创伤弧菌	哈氏弧菌
吲哚	99	98	20	8	13	11	85	98	97	100
V-P	75	9	96	0	0	0	95	0	0	50
精氨酸	0	0	60	0	93	100	0	0	0	0
赖氨酸	99	100	35	57	0	0	99	100	99	100
鸟氨酸	99	99	0	0	0	0	50	95	55	0
动力	99	98	74	86	70	89	99	99	99	0
明胶水解	90	65	65	0	85	86	90	95	75	0
葡萄糖产气	0	0	0	0	0	100	0	0	0	0
阿拉伯糖	0	1	0	100	93	100	1	80	0	0
纤维二糖	8	0	9	100	30	11	3	5	99	50
乳糖	7	21	50	0	3	0	0	1	85	0
肌醇	0	0	40	100	0	0	0	0	0	0
水杨苷	1	0	9	100	0	0	4	1	95	0
蔗糖	100	0	100	100	100	100	99	1	15	50
ONPG	94	90	50	86	40	35	0	5	75	0
0% NaCl	100	100	0	0	0	0	0	0	0	0
6% NaCl	53	49	78	0	96	100	100	99	65	100
O/129 敏感	99	95	90	25	31	0	19	20	98	100

（五）抗菌药物敏感试验

药敏试验选择原则：氨苄西林、四环素、甲氧苄啶-磺胺甲噁唑、氯霉素、环丙沙星、头孢

类药物、亚胺培南、多西霉素、阿奇霉素、庆大霉素、阿米卡星等抗生素。具体参照 CLSI M45
最新版本文件。

(六) 结果解释

(1) 霍乱弧菌分为古典生物型和埃尔托生物型两型,根据菌体抗原(即 O 抗原)又可分
为 200 余种血清群,其中 O1 血清群和 O139 血清群能引起霍乱的发病和流行,是霍乱的病
原菌。

O1 群菌体抗原由 A、B、C 三个成分构成,根据 O 抗原三种成分的不同,可将 O1 群霍
乱弧菌分为 3 个血清型(表 5-64)。根据是否产生霍乱毒素,可分为产毒株和非产毒株;
还可根据噬菌体-生物分型,划分为流行株和非流行株,流行株才是霍乱暴发或流行的真
正病因。

表 5-64   O1 群霍乱弧菌菌体抗原构造与分型

血 清 型	其 他 名 称	抗 原 构 造
稻叶	原型或日本型	AC
小川	异型或台湾型	AB
彦岛	中间型	ABC

(2) 不被 O1 群抗血清凝集的其他血清群,以往称为不凝集弧菌,包括 O2、O3……O138
等 200 余个血清群,不产肠毒素,可引起人类胃肠炎。

(3) O139 血清群既不与 O1 群霍乱弧菌多价抗血清凝集,曾因与 O2~O138 群霍乱弧
菌无相同的菌体 O 抗原而被命名为 O139 群霍乱弧菌。又因最早发现于孟加拉湾,又名孟
加拉菌。有与 O1 群相同的毒素基因,可引起流行性腹泻。

(4) 霍乱弧菌是导致感染性腹泻的重要病原体之一,其中 O1 群和 O139 群可导致肠内
感染,尚未见引起肠道外感染。因此血、尿等临床标本中仪器鉴定出霍乱弧菌,应按《霍乱防
治手册》进行 O1 群和 O139 群玻片凝集试验,不应仅以生化试验结果作为霍乱的判断依据,
否则易造成误报。

(5) 生长在 TCBS 培养基上的疑似菌落常因培养基中蔗糖的影响造成难于乳化,不能
直接进行玻片凝集试验;同一标本存在 O1 群和 O139 群多个血清群霍乱弧菌混合的可能,
每份标本至少挑选 5 个以上的疑似菌落逐一进行鉴定。

(七) 检验流程

见图 5-152。

(八) 其他鉴定

1. 噬菌体分型   根据 5 株弧菌噬菌体(VP1~VP5)将埃尔托型霍乱弧菌分为 32 个噬
菌体型。1 型菌株是最常见的流行株,2 型主要是 1 型的粗糙型,3~6 型也属流行株,7 型及
其以后型属非流行株(表 5-65)。

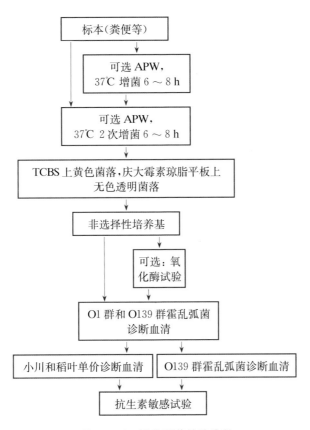

图 5‑152 霍乱弧菌检验流程

表 5‑65 埃尔托弧菌噬菌体分型表

弧菌的噬菌体型	对 分 型 噬 菌 体 的 敏 感 性				
	VP1	VP2	VP3	VP4	VP5
1	+	+	+	+	+
2	+	+	+	−	−
3	+	+	−	+	+
4	+	−	+	+	+
5	−	+	+	+	+
6	+	−	+	+	+
7	−	+	+	−	+
8	−	−	+	+	+
9	−	+	−	+	+
10	+	−	−	+	+
11	+	−	+	−	+
12	+	−	−	−	+
13	−	+	+	+	−

（续表）

弧菌的噬菌体型	对 分 型 噬 菌 体 的 敏 感 性				
	VP1	VP2	VP3	VP4	VP5
14	+	−	+	+	−
15	+	+	−	+	−
16	+	+	+	−	−
17	−	−	−	+	−
18	−	−	+	−	+
19	−	+	−	−	+
20	+	−	−	−	+
21	−	−	+	+	−
22	−	+	−	+	−
23	+	−	−	−	−
24	−	+	−	−	−
25	+	−	−	−	−
26	+	+	−	−	−
27	−	−	−	−	+
28	−	−	−	+	−
29	−	−	+	−	−
30	−	+	−	−	−
31	+	−	−	−	−
32	−	−	−	−	−

噬菌体分型方法：利用双层琼脂平板法进行噬菌体滴皿裂解试验。先在 1.5% 普通琼脂平板（9 cm）的背面，用玻璃笔划出 9 个方格，再将被检菌 2～3 h 肉汤培养物 0.2 ml 加至已融化并冷却至 50℃ 的半固体琼脂（0.7%，4 ml）中，混匀后倾注于琼脂平板上。待干后，于第 1～5 格滴加 VP1～VP5 分型噬菌体的原液（$10^8 \sim 10^9$ PFU/ml），第 6、7 格滴加第 Ⅳ 组霍乱噬菌体原液（10^9 PFU/ml）及常规稀释液（10^6 PFU/ml），第 8、9 格滴加埃尔托型霍乱弧菌的温和噬菌体两个代表株，作为对温和噬菌体敏感性的测定。待干后放 37℃ 培养过夜，观察结果。出现全裂解（CL）、几乎全裂解（ACL）、半全裂解（SCL）、不透明裂解（OL）、弱裂解（WL）或不同数量的噬斑（PL＋＋＋、＋＋、＋）者均为阳性，可疑裂解（±）与不裂解（−）为阴性。

2. **埃尔托型霍乱弧菌的生物分型** 根据菌株的溶原性、对温和噬菌体的敏感性、山梨醇发酵试验和溶血试验等 4 个生物学性状，将埃尔托型弧菌分为 12 个生物型（表 5 - 66）。

a~f 生物型为流行株,g~l 为非流行株,a、b、g、h 为溶原株,c、d、i、j 为复愈株。在流行株中 a~d 型常见,非流行株中 k、l 型较多。

表 5-66　埃尔托型弧菌生物分型表

生物型	生物学性状			
	溶原性	对温和噬菌体的敏感性	山梨醇试验	溶血试验
a	+	−	−	+
b	+	−	−	−
c	−	+	−	+
d	−	+	−	−
e	−	−	−	+
f	−	−	−	−
g	+	−	+	−
h	+	−	+	−
i	−	+	+	+
j	−	+	+	−
k	−	−	+	+
l	−	−	+	−

注：① 溶原性测定：从 SM6 株的普通琼脂平板上挑取光滑圆整的典型菌落接种于普通肉汤,培养 8~12 h,作为指示菌。用双层琼脂法制备指示菌平板：在直径 9 cm 平板中倾注一薄层 1.5% 普通琼脂培养基,待凝固后,于平板底的背面用玻璃笔划出 16~20 个方格,并注明被检菌号。将 0.7% 普通半固体琼脂培养基(4 ml)加热融化,待冷却至 50℃ 加入链霉素 2 000 U 与指示菌 0.3 ml,混匀,倾注于上述已凝固的琼脂平板底层上,待凝固后,滴加被检菌。将被检菌 18~24 h 肉汤培养物,用接种环分别滴加在指示菌平板的每个小格内,待干后放 37℃ 培养过夜。出现不透明的毛玻璃样噬斑或裂解区,边缘有明显的、窄的、不圆整的裂解环者为阳性。② 对温和噬菌体敏感性的测定：在噬菌体分型的平板上,滴加埃尔托溶菌体代表株(溶原性菌株 18~24 h 肉汤培养物,经 56℃ 30 min 水浴杀菌后使用),培养过夜后观察结果。出现不透明噬斑者为阳性,表明被检菌株对温和噬菌体敏感,即为复愈型菌株。不出现噬斑者可能是溶原株,也可能是非溶复株。③ 山梨醇发酵试验：取被检菌 2~3 h 肉汤培养液 0.1 ml,接种于山梨醇发酵管(pH8.0)37℃ 培养 3 h 观察结果。流行株发酵迟缓,培养基稍变为粉红色,而未变成粉红色即(−)；非流行株大多数菌株发酵快,3 h 发酵产酸,使培养基变为黄色即(＋),使用 pH9.0 山梨醇发酵管时,培养时间需延至 4~5 h,观察结果。④ 溶血试验：取被检菌 24 h 普通肉汤(中试管装 8~10 ml)培养物 1 ml,1% 绵羊红细胞(生理盐水洗 3 次,最后一次离心速度为 2 000 r/min,离心 10 min)1 ml,混匀后放 37℃ 2 h,观察初步结果,再放 4℃ 冰箱过夜,观察最后结果。应有已知溶血株、不溶血株和肉汤管作对照。达半数细胞溶解者为溶血阳性。可疑溶血者需行复查。为证明是否有不耐热溶血素,可将被检菌的培养物加热 56℃ 30 min 后,再做溶血试验

3. O1 群霍乱弧菌的生物型　　O1 群霍乱弧菌根据第 Ⅳ 组霍乱噬菌体常规稀释液 (10⁶ PFU/ml) 的裂解试验、多黏菌素 B 敏感试验、鸡红细胞凝集试验以及 V-P 试验和溶血试验分为古典生物型和埃尔托生物型。目前应以综合判断为依据(表 5-67)。

表 5 - 67　霍乱弧菌两个生物型的鉴别

鉴 别 试 验	霍 乱 弧 菌 生 物 型	
	古 典 生 物 型	埃 尔 托 生 物 型
第Ⅳ组霍乱噬菌体(10^6/ml)裂解	+	-(+)
多黏菌素 B 敏感	+	-(+)
鸡红细胞凝集	-(+)	+(-)
V-P	-	+(-)
溶血试验	-	+(-)

注:()为少数菌株结果。① 第Ⅳ组霍乱噬菌体裂解试验:本试验与噬菌体-生物分型在同一平板上进行,方法见噬菌体分型。② 多黏菌素 B 敏感试验:将 1.5%普通琼脂加热融化,待冷却至 50℃左右,按每毫升培养基加入 50 U 多黏菌素 B,摇匀后倾注于平板,凝固后备用。在平板背面用玻璃笔划出若干方格,9 cm 直径平板可检查 16～20 个菌株。取被检菌 2～3 h 肉汤培养物用接种环滴在培养基表面,待干后放 37℃ 培养过夜,观察结果。古典型霍乱弧菌不生长或生长不足 10 个菌落为敏感;埃尔托型和 O139 群霍乱弧菌不敏感,多数菌株长出均匀菌苔。也可用多黏菌素 B 纸片(50 U)按药敏试验常规法进行(图 5 - 153)。③ 鸡红细胞凝集试验:在清洁平板内划出方格,用直径 4 mm 接种环取一滴生理盐水,滴在每个方格上,取被检菌 18 h 琼脂培养物少许,在生理盐水中制成浓厚菌悬液。再用接种环各加一滴经洗涤 3 次的 2.5% 鸡红细胞生理盐水悬液,充分摇匀,肉眼观察结果。1 min 内出现红细胞凝集者为阳性,红细胞呈均匀分散状态者为阴性。埃尔托型为阳性,古典型一般为阴性(图 5 - 154)

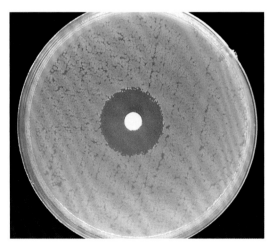

图 5 - 153　霍乱弧菌古典生物型对
多黏菌素 B 敏感

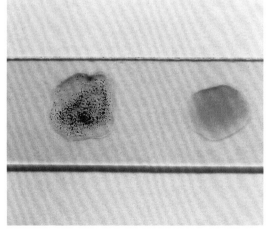

图 5 - 154　霍乱弧菌埃尔托生物型鸡红细胞凝集
试验(左侧为阳性,右侧为阴性)

4. 分子生物学检测

(1) 细菌核酸的制备:选取疑似菌的纯培养物、食品、水、粪便的增菌液进行细菌 DNA 提取,可用商品化的核酸提取试剂盒,按说明进行。

(2) PCR 检测特异基因:霍乱弧菌包含多种毒力相关基因,其中霍乱毒素是霍乱弧菌主要的致病因子,因此,在霍乱诊断上霍乱毒素基因(*ctxAB*)的 PCR 检测具有重要诊断价值,引物序列见表 5 - 68。

表 5 - 68　霍乱弧菌的 *ctxAB* 基因 PCR 引物序列

引物名称	引　物　序　列	目的基因	片段大小(bp)
P1	CTCAGACGGGATTTGTTAGGCACG	*ctxAB*	302
P2	TCTATCTCTGTAGCCCCTATTACG		

（3）产物的检测：PCR 产物在 1.5%琼脂糖凝胶上电泳，紫外透射仪或凝胶成像系统中观察到扩增目的片段长度为 302 bp 判为 *ctxAB* 基因阳性。

（九）生物安全

霍乱弧菌流行株在卫生部颁发的《人间传染的病原微生物名录》中危害程度分类为第二类，所有的临床标本检测都应在 BSL‑3 实验室中进行。

二、副溶血弧菌 *V. parahaemolyticus*

副溶血弧菌属于弧菌属，是一种嗜盐性弧菌。由藤野于 1950 年在日本一次暴发性食物中毒中发现并分离培养成功。其后叶自隽等人于 1958 年从上海一起烤鹅中毒事件中，在引起中毒的食品和尸体肠道中检出此菌，命名"沪防菌"。因与日本的好盐菌极其相似，1961年改名为嗜盐菌。1962 年孟昭赫等从一起食物中毒剩余食品和患者粪便中分离出生化和血清型完全相同的菌株，解决了副溶血弧菌作为食物中毒的疑点，其后全国各地相继有本病的报道。1963 年，被命名为副溶血弧菌。

（一）标本采集

1. **粪便标本**　患者粪便标本应在发病早期、使用抗菌药物治疗之前采集。取水样便或糊状便盛于无菌的容器内送检。肛拭标本适于排便困难患者，用清洁灭菌的棉拭子插入直肠内 3～5 cm 处轻轻转动。如果患者的肛拭或粪便的送检时间超过 8 h，应将其保存在 Cary-Blair 运送培养基中。

2. **食品标本**　采集食品样品，取 25 g(ml)放入 225 ml 3%氯化钠碱性蛋白胨水中。

（二）分离培养

1. **培养基选择**　实验室可根据自身条件选择氯化钠蔗糖琼脂平板、TCBS 琼脂平板、碱性蛋白胨水、氯化钠结晶紫增菌液（副溶血弧菌增菌液）、弧菌显色培养基。最好选择两种培养基。

2. **标本接种**　取新鲜粪便标本划线接种于氯化钠蔗糖琼脂或 TCBS 琼脂等选择性培养基或将标本拭子接种于氯化钠结晶紫增菌液或 3%氯化钠碱性蛋白胨水，35℃培养6～8 h后（液体呈均匀混浊，往往形成菌膜），挑取 1 环，划线接种于选择性培养基。35℃培养 18～24 h 后寻找可疑菌落。

3. **培养特性**　副溶血弧菌在氯化钠蔗糖琼脂上 35℃培养 18～24 h，近似培养基颜色，呈圆形绿色或蓝绿色菌落（图 5‑155）。在 TCBS 琼脂平板上 35℃培养 18～24 h，呈直径为 2～3 mm 的圆形蓝绿色菌落（图 5‑156）。在弧菌显色培养基上 35℃培养 18～24 h，

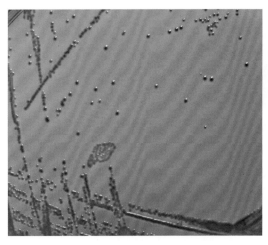

图 5-155 副溶血弧菌在氯化钠蔗糖琼脂
平板上的菌落特征(18～24 h)

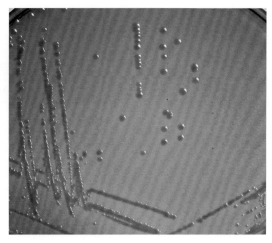

图 5-156 副溶血弧菌在 TCBS 琼脂平板上的
菌落特征(18～24 h)

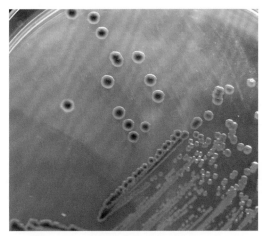

图 5-157 副溶血弧菌在显色培养基上的
菌落特征(18～24 h)

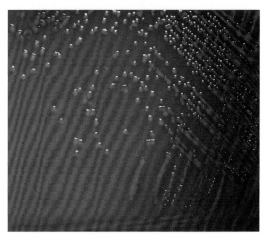

图 5-158 副溶血弧菌在血琼脂平板上的
菌落特征(18～24 h)

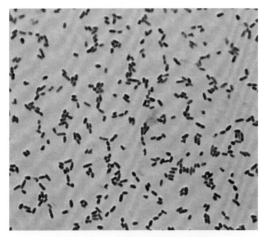

图 5-159 副溶血弧菌纯培养的
镜下形态(革兰染色)

呈紫色菌落(图 5-157)。在血琼脂平板上,35℃经 18～24 h 培养后,菌落较大,直径 2～3 mm,圆形隆起、湿润,并略带灰色或黄色(图 5-158)。

(三) 鉴定

1. **形态与染色** 革兰阴性、直或微弯的杆菌,无荚膜,无芽胞(图 5-159)。在液体培养基中形成一端的单鞭毛。

2. **生化反应**

(1) 初步生化反应:葡萄糖 O/F 发酵型、氧化酶、动力、硝酸盐均为阳性。

（2）主要生化反应：见表 5-69。

表 5-69　副溶血弧菌主要生化反应

生 化 反 应	结果(阳性%)	生 化 反 应	结果(阳性%)
氧化酶	100	纤维二糖	5
吲哚	98	乳糖	1
V-P	0	肌醇	0
精氨酸	0	水杨苷	1
赖氨酸	100	蔗糖	1
鸟氨酸	95	ONPG	5
动力	99	0% NaCl	0
明胶	95	6% NaCl	99
葡萄糖产气	0	O/129 敏感	20
阿拉伯糖	80		

（3）系统生化鉴定：可根据初步生化鉴定结果，挑取可疑菌落，使用生化鉴定试剂盒（API 20E）、全自动微生物生化鉴定系统、MALDI-TOF MS 进行鉴定。

3. 血清学试验　副溶血弧菌有 3 种抗原成分，一种是鞭毛抗原，又称不耐热抗原。经加热 100℃ 30 min 即被破坏。其菌体 O 抗原又称耐热抗原（经加热 100℃ 2 h 尚保持其抗原性），已有 13 个血清群。此外，还有表面（K）抗原（在活菌中存在，可阻止抗菌体血清与菌体抗原发生凝集，但亦不耐热），已有 71 个 K 型别，均可用于血清学鉴定。自 1996 年以来，每年全球由副溶血弧菌引起的食物中毒中，O3：K6 型占 50%～80%，O3：K6 型及其血清型变种是当前主要的大流行菌型。副溶血弧菌可采用特异的商品化抗血清进行血清分型，血清分型可采用玻片法和试管法。

（四）鉴别要点

（1）本菌特征：TCBS 琼脂平板上菌落呈绿色，在无盐培养基中不生长，在含 6% NaCl 的培养基中生长，葡萄糖 O/F 发酵型，不发酵蔗糖，动力、氧化酶、赖氨酸脱羧酶试验阳性。

（2）本菌在羊血琼脂平板上产生 α 溶血或不溶血，从腹泻患者粪便标本中分离到的菌株，95% 以上在含人 O 型血或兔血的 Wagatsuma 琼脂培养基上可产生 β 溶血现象，称为神奈川现象。

（3）与溶藻弧菌的鉴别：副溶血弧菌在 TCBS 琼脂平板上菌落呈绿色，不发酵蔗糖，V-P 试验阴性；溶藻弧菌在 TCBS 琼脂平板上呈黄色菌落，发酵蔗糖，V-P 试验阳性。

（4）与河弧菌的鉴别：副溶血弧菌在 TCBS 琼脂平板上不发酵蔗糖，菌落呈绿色，赖氨酸脱羧酶试验阳性，而河弧菌在 TCBS 琼脂平板上发酵蔗糖，呈黄色菌落，赖氨酸脱羧酶试验阴性。

（五）抗菌药物敏感试验

药物选择原则：氯霉素，四环素，阿米卡星，氟喹诺酮类以及第二、三代头孢菌素等。具体参照 CLSI M45 - A2 最新版本文件。

（六）结果解释

（1）副溶血弧菌是一种重要的食源性致病菌，广泛分布于全球的海水和江河环境中，因此鱼、虾、贝类海产品常可分离到，鱼体带菌率可达 20%～90%，带菌率 7 月份最高，特别是在死亡后的鱼、贝类中可大量繁殖。副溶血弧菌已成为我国沿海地区细菌性食物中毒的首要食源性致病菌。一旦食用被其污染的海产品，轻者会引起胃肠炎、败血症，重者会出现意识不清、血压下降，甚至可能危及生命。

（2）副溶血弧菌不发酵蔗糖和乳糖，发酵葡萄糖，在三糖铁培养基斜面上产碱，底层产酸，不产气和 H_2S，具动力。在 3%氯化钠碱性蛋白胨水、6%氯化钠碱性蛋白胨水中生长，在无盐碱性蛋白胨水、10%氯化钠碱性蛋白胨水中不生长。因此，在 CHROMagar 弧菌显色平板上典型菌落可通过以上生化特性进行进一步鉴定。

（七）检验流程（图 5 - 160）

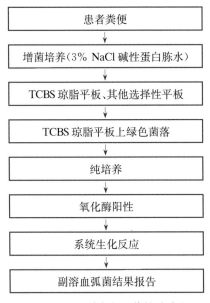

图 5 - 160　副溶血弧菌检验流程

（八）其他鉴定

主要是分子生物学检测。

（1）细菌核酸的制备：选取疑似菌的纯培养物、食品、粪便的增菌液进行细菌 DNA 提取，可用商品化的核酸提取试剂盒，按说明进行。

（2）PCR 检测特异基因：PCR 法检测副溶血弧菌耐热直接溶血素基因（*tdh*）、耐热直接溶血素相关溶血素基因（*trh*）等毒力基因，引物序列见表 5 - 70。

表 5 - 70　副溶血弧菌毒力基因 PCR 引物序列

引物名称	引 物 序 列	目的基因	扩增长度/bp
tdh - L	5′- GTA AAG GTC TCT GAC TTT TGG AC - 3′	tdh	270
tdh - R	5′- TGG AAT AGA ACC TTC ATC TTC ACC - 3′		
trh - L	5′- TTG GCT TCG ATA TTT TCA GTA TCT - 3′	trh	500
trh - R	5′- CAT AAC AAA CAT ATG CCC ATT TCC G - 3′		

（3）产物的检测：PCR 产物在 1.5%琼脂糖凝胶上电泳，紫外透射仪或凝胶成像系统中观察到扩增目的片段长度者判为阳性。

（九）生物安全

副溶血弧菌未列入卫生部颁发的《人间传染的病原微生物名录》。

三、拟态弧菌 *V. mimicus*

拟态弧菌是 1981 年 Davis 等发现的又一新致病性弧菌。由于它在诸方面与霍乱弧菌相似，故取名拟态弧菌。

（一）标本采集

采集患者的粪便、肛拭以及环境、食品等标本。

（二）分离培养

1. 培养基选择　选用 TCBS 琼脂平板、麦康凯琼脂平板、碱性蛋白胨水、双氢链霉素洗衣粉琼脂平板、庆大霉素琼脂平板。实验室可根据自身条件选择两种培养基。

2. 标本接种　标本可直接接种于 TCBS 琼脂平板，或将标本（拭子、食品、水）接种于3%氯化钠碱性蛋白胨水，35℃培养 6～8 h 后，挑取 1 环，划线接种于 TCBS 琼脂平板，观察其菌落形态。

3. 培养特性　拟态弧菌在 TCBS 琼脂平板上生长良好，35℃培养 18～24 h，呈绿色、较大、黏稠的菌落（图 5 - 161）。在麦康凯平板上呈无色菌落（图 5 - 162）。

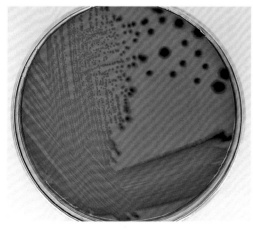

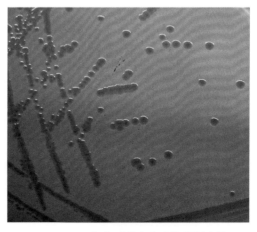

图 5 - 161　拟态弧菌在 TCBS 琼脂平板上的
菌落特征（18～24 h）

图 5 - 162　拟态弧菌在麦康凯平板上的
菌落特征（18～24 h）

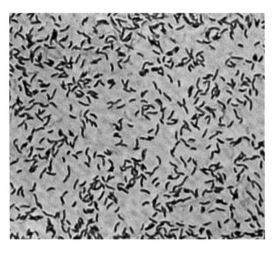

图 5-163 拟态弧菌纯培养镜下形态(18～24 h,革兰染色,×100)

(三) 鉴定

1. 形态与染色　革兰阴性、微弯的杆菌,形态与霍乱弧菌相似,无荚膜,无芽胞,有单根极端鞭毛(图 5-163)。

2. 生化反应

(1) 初步生化反应:葡萄糖 O/F 发酵型、氧化酶、动力、硝酸盐均为阳性。

(2) 主要生化反应:见表 5-71。

(3) 系统生化鉴定:可根据初步生化鉴定结果,挑取可疑菌落,使用生化鉴定试剂盒(API 20E)、全自动微生物生化鉴定系统、MALDI-TOF MS 进行鉴定。

表 5-71　拟态弧菌主要生化反应

生 化 反 应	结果(阳性%)	生 化 反 应	结果(阳性%)
氧化酶	100	纤维二糖	0
吲哚	98	乳糖	21
V-P	9	肌醇	0
精氨酸	0	水杨苷	0
赖氨酸	100	蔗糖	0
鸟氨酸	99	ONPG	90
动力	98	0% NaCl	100
明胶	65	6% NaCl	49
葡萄糖产气	0	O/129 敏感	95
阿拉伯糖	1		

3. 血清学试验　拟态弧菌的鞭毛抗原与霍乱弧菌的十分相似,且拟态弧菌的菌体抗原和几个非 O1 群霍乱弧菌有很高的相似性,故可以按照霍乱弧菌血清学鉴定的方法进行。

(四) 鉴别要点

1. 本菌特征　TCBS 琼脂平板上菌落呈绿色,动力、氧化酶试验阳性,发酵葡萄糖,不发酵蔗糖,能在无盐蛋白胨水中生长。

2. 与霍乱弧菌的鉴别　两者菌落特征和生化特性相似,但拟态弧菌不发酵蔗糖,而霍乱弧菌能发酵蔗糖。

3. 与副溶血弧菌的鉴别　拟态弧菌能在无盐蛋白胨水中生长,副溶血弧菌则不生长。

（五）抗菌药物敏感试验

药敏试验的选药原则：氯霉素、庆大霉素、阿米卡星、四环素、头孢菌素。参照 CLSI M45－A2 最新版本文件。

（六）结果解释

拟态弧菌是一个新种，除不发酵蔗糖外，其余表型特征与霍乱弧菌相似而得名。拟态弧菌有些菌株产生 ST 和 LT 肠毒素，有些不产毒，与非 O1 群霍乱弧菌相似。由拟态弧菌所致的胃肠炎-腹泻都由摄入海产品引起，尤其是生食牡蛎；引起的耳部感染或中耳炎，均是接触海水后发病。

（七）检验流程（图 5－164）

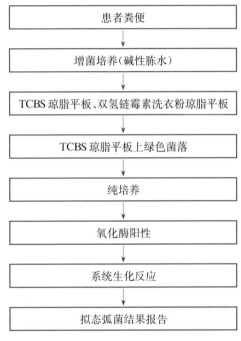

图 5－164　拟态弧菌检验流程

（八）其他鉴定

主要是分子生物学检测。

（1）*vmh* 是编码拟态弧菌溶血素的基因，基本上所有的拟态弧菌均能检测到该基因，*vmh* 是拟态弧菌最重要的致病因子。

（2）毒力调节基因 *toxR* 在大部分拟态弧菌中均能检测出，该基因大小为 221 bp，上游引物为：5′－ACAACAGCGACTCCTCAGAA－3′；下游引物为：5′－ACACACAGTTCTATGGAGGG－3′。具体的扩增参数为：变性温度 94℃，30 s；退火温度 52℃，30 s；延伸温度 72℃，1 min，30 个循环。

（3）其他一些毒力相关基因在一小部分拟态弧菌中存在，如 *ctxA*、*tdh*、*st*、*toxT*、*tcpT* 等。

（九）生物安全

拟态弧菌在卫生部颁发的《人间传染的病原微生物名录》中没有描述。建议操作在BSL‑2实验室中进行。

四、河弧菌 *V. fluvialis*

1975年8月，Furniss等从一名来自巴林的腹泻患者粪便中分离到该菌。1976年9月至1977年6月，Hug等报道在孟加拉国农村居民腹泻患者粪便中分离到该菌，并取名为F菌群菌，美国曾取名为EF‑6群。鉴于该菌的广泛分布，Lee等在研究其分类学地位后，将此菌正式命名为河弧菌。

（一）标本采集

1. 自然排便　自然排便后，挑取其脓血、黏液部分2～3 g，液体粪便取絮状物2～3 ml，盛于灭菌容器内，或置于保存液（运送培养基）、增菌培养基中送检。

2. 直肠拭子　对排便困难患者及婴儿，可用直肠拭子采取，即以无菌棉拭用保存液或生理盐水湿润后，插入肛门内4～5 cm（幼儿2～3 cm）轻轻转动取出，插入卡布（Cary-Blair）运送培养基内或无菌试管内送检。

（二）分离培养

1. 培养基选择　TCBS琼脂平板、麦康凯琼脂平板、碱性蛋白胨水、双氢链霉素洗衣粉琼脂平板、庆大霉素琼脂平板。实验室可根据自身条件选择两种培养基。

2. 标本接种　粪便标本可直接接种于TCBS琼脂平板，或将标本拭子接种于3%氯化钠碱性蛋白胨水，35℃培养6～8 h后，挑取1环，划线接种于TCBS琼脂平板，观察其菌落形态。

3. 培养特性　河弧菌在TCBS琼脂平板上，可形成较大、黄色的菌落（图5‑165）。在双氢链霉素洗衣粉琼脂平板上形成中心呈灰褐色的菌落（图5‑166）。

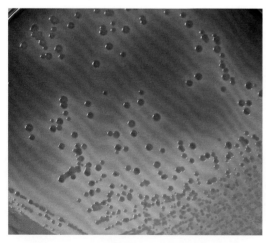

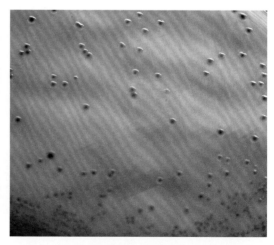

图5‑165　河弧菌在TCBS琼脂平板上的菌落特征（18～24 h）　　图5‑166　河弧菌在双氢链霉素洗衣粉琼脂平板上的菌落特征（18～24 h）

（三）鉴定

1. 形态与染色　本菌为革兰阴性弧形杆菌（图 5 - 167）。

2. 生化反应

（1）初步生化反应：葡萄糖 O/F 发酵型、氧化酶、动力、硝酸盐均为阳性。

（2）主要生化反应：见表 5 - 72。

（3）系统生化鉴定：可根据初步生化鉴定结果，挑取可疑菌落，使用生化鉴定试剂盒（API20E）、全自动微生物生化鉴定系统、MALDI - TOF MS 进行鉴定。

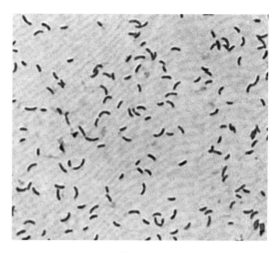

图 5 - 167　河弧菌的镜下特征（革兰染色）

表 5 - 72　河弧菌主要生化反应

生 化 反 应	结果（阳性%）	生 化 反 应	结果（阳性%）
氧化酶	100	纤维二糖	30
吲哚	13	乳糖	3
V - P	0	肌醇	0
精氨酸	93	水杨苷	0
赖氨酸	0	蔗糖	100
鸟氨酸	0	ONPG	40
动力	70	0% NaCl	0
明胶	85	6% NaCl	96
葡萄糖产气	0	O/129 敏感	31
阿拉伯糖	93		

3. 血清学试验　河弧菌具有 7 种多价血清、26 种单价血清。先用多价血清做玻片凝集，然后用单价血清确定菌型。

（四）鉴别要点

1. 本菌特征　TCBS 琼脂平板上菌落呈黄色，动力、氧化酶试验阳性，发酵葡萄糖，发酵蔗糖，在无盐蛋白胨水中不生长。

2. 与霍乱弧菌的鉴别　河弧菌在无盐蛋白胨水中不生长，而霍乱弧菌则生长。

3. 与副溶血弧菌的鉴别　河弧菌赖氨酸脱羧酶试验阴性，副溶血弧菌则为阳性。

（五）抗菌药物敏感试验

药敏试验的选药原则：四环素、氯霉素、庆大霉素、阿米卡星、头孢菌素、环丙沙星等。参照 CLSI M45 - A2 最新版本文件。

（六）结果解释

河弧菌分布在海中，可从海水及牡蛎中分离到。早先临床分离的河弧菌与腹泻明显有关，且发现河弧菌与其他几种病原菌在粪便中同时出现。食用生鱼或未煮熟的海产品，或食入被海产品污染的肉类食品均可引起河弧菌食物中毒。河弧菌引起的胃肠炎症状像霍乱，有典型的水样便、呕吐、腹痛、明显脱水、发热等。

（七）检验流程（图 5－168）

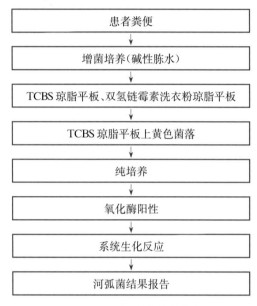

图 5－168　河弧菌检验流程

（八）其他鉴定

噬菌体法鉴定：可采用直接法和加菌法进行分离培养。初次分离的噬菌体用牛肉汤稀释至一定比例，用双层琼脂进行单斑培养（底层用 2% 琼脂，上层用 0.8% 琼脂），观察噬斑特征，然后用接种针取单个噬斑于另一支小管肉汤增殖，连续 3 次以后，取单株做增殖母液。一般液体增殖或半固体平板法增殖效果更佳。

（九）生物安全

在卫生部颁发的《人间传染的病原微生物名录》中，未见对河弧菌危害以及危险程度的具体规定。建议临床操作在 BSL－2 实验室中进行。

（周庭银）

第八节　气单胞菌属

Aeromonas

气单胞菌属属于气单胞菌科，目前属内有 24 个种和 12 个亚种，包括嗜水气单胞菌（*A.*

hydrophila)、豚鼠气单胞菌(*A. caviae*)、杀鲑气单胞菌(*A. salmonicida*)、鳗鱼气单胞菌(*A. encheleia*)、中间气单胞菌(*A. media*)嗜矿泉气单胞菌(*A. eucrenophila*)、维罗纳气单胞菌(*A. veronii*)、舒氏气单胞菌(*A. schubertii*)、简氏气单胞菌(*A. jandaei*)和脆弱气单胞菌(*A. trota*)等。1891 年,Sanarelli 描述了嗜水气单胞菌,并称其为 Bacillus hydrophila fuscus,随后人们发现该菌能引起蛙类"红腿病"。1936 年 Kluyver 和 Van Niel 提出气单胞菌属概念,将 Sanarelli 描述的 Bacillus hydrophila fuscus 称为嗜水气单胞菌。

嗜水气单胞菌 *A. hydrophila*

(一) 标本采集

1. 粪便　用无菌棉签挑取有脓血、黏液的粪便置于灭菌容器或转运培养基中送检;或将无菌盐水湿润的棉拭子插入直肠内 4~5 cm(婴幼儿 2~3 cm)处,轻轻旋转,将直肠拭子置于 Cary-Blair 培养基内送检。

2. 脓液　用棉签采集脓液和分泌液,置于无菌试管内送检。

3. 水样标本　采集 450 ml 的表层水(距水表面 30 cm 内),每个采样点之间相距大约 20 m,置于灭菌的容器内送检。

(二) 分离培养

1. 培养基选择　可选用血琼脂平板、麦康凯琼脂平板。实验室可根据自身条件选择两种培养基。

2. 标本接种　挑取标本直接接种于血琼脂平板和麦康凯平板,或将标本拭子接种于 3%氯化钠碱性蛋白胨水,35℃培养 6~8 h 后,转种于选择性琼脂平板,观察其菌落形态。

3. 培养特性　在血琼脂平板上 35℃培养 18~24 h,呈 2 mm 大小、圆形、光滑、湿润、稍凸、灰白色或淡灰色菌落,有狭窄的 β 溶血环,有些菌株不溶血(图 5 - 169)。在麦康凯琼脂平板上菌落呈中等大小,光滑,湿润,无色,半透明(图 5 - 170)。多数菌株在 SS 和 TCBS 琼脂平板上不生长。

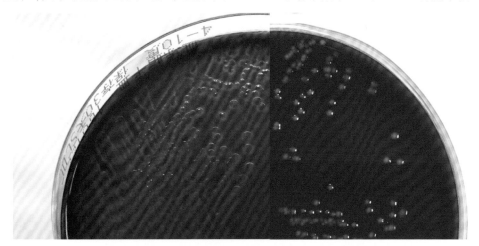

图 5 - 169　嗜水气单胞菌在血琼脂平板上的菌落特征(18~24 h)

左侧:菌落周围有狭窄的 β 溶血环;右侧:不溶血

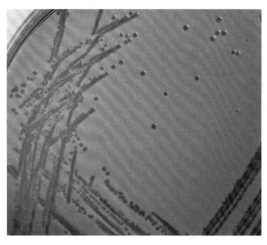

图 5-170　嗜水气单胞菌在麦康凯琼脂平板
上的菌落特征(18～24 h)

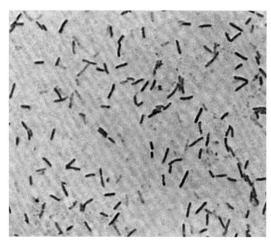

图 5-171　嗜水气单胞菌纯培养的镜下形态
(革兰染色,×100)

(三) 鉴定

1. 形态与染色　革兰阴性杆菌,大小为$(0.3～1.0)\mu m×(1.0～3.5)\mu m$,有时呈球杆状和丝状(图 5-171),菌体两端钝圆,单个或成对排列,罕见短链状排列。鞭毛染色可见单极鞭毛,有薄荚膜,无芽胞。

2. 生化反应

(1) 初步生化反应:葡萄糖 O/F 发酵型、氧化酶、动力、硝酸盐均为阳性。

(2) 主要生化反应:见表 5-73。

表 5-73　嗜水气单胞菌主要生化反应

生 化 反 应	结果(阳性%)	生 化 反 应	结果(阳性%)
枸橼酸盐	92	蜜二糖	4
乳酸盐	84	乳糖	64
尿刊酸	16	鼠李糖	24
葡萄糖酸盐	64	山梨醇	0
葡萄糖产气	92	甘露糖	100
PZA	24	丙三醇	96
吲哚	96	甘露醇	96
V-P	92	蔗糖	100
脂酶(玉米油)	100		

(3) 系统生化鉴定:可根据初步生化鉴定结果,挑取可疑菌落,使用生化鉴定试剂盒(API 20E)、全自动微生物生化鉴定系统、MALDI-TOF MS 进行鉴定。

3. 血清学试验　嗜水气单胞菌根据 O 抗原不同,可分为 55 个血清型。已经证实血清学试验对嗜水气单胞菌的鉴定不是一个可靠的诊断方法,血清分型主要用于流行病学调查。

(四) 鉴别要点

1. 本菌特征 氧化酶试验阳性,发酵葡萄糖、阿拉伯糖等多种糖类,硝酸盐还原试验阳性,鸟氨酸脱羧酶试验阴性,O/129 耐药。

2. 与弧菌属鉴别 嗜水气单胞菌对 O/129 耐药,发酵甘露醇,在 6% NaCl 培养基不生长。在 TCBS 培养基不生长,弧菌属则相反。

3. 与邻单胞菌属的鉴别 嗜水气单胞菌不发酵肌醇,而邻单胞菌则相反。

4. 气单胞菌属与水杆菌属(*Aquabacter*)的鉴别 见表 5 - 74。

表 5 - 74 气单胞菌属与水杆菌属鉴别的关键性试验

菌 名	氧化酶	动 力	葡萄糖产气	甘露醇	赖氨酸	精氨酸
气单胞菌属	+	V	V	+	V	+
水杆菌属	+	—	—	—	—	—

注:+ 为 90% 以上菌株阳性;— 为 90% 以上菌株阴性;V 表示结果不定

5. 气单胞菌属种之间的鉴别 嗜水气单胞菌与豚鼠气单胞菌能发酵阿拉伯糖,可与其他气单胞菌相鉴别。嗜水气单胞菌与豚鼠气单胞菌之间的区别,前者 V - P 和赖氨酸脱羧酶试验均阳性,而后者均阴性。其他生化特性的区别见表 5 - 75。

表 5 - 75 气单胞菌属鉴别的关键性试验

试 验	嗜水气单胞菌	*A. bestiarum*	杀鲑气单胞菌	豚鼠气单胞菌	中间气单胞菌	嗜矿泉气单胞菌	维罗纳气单胞菌	简氏气单胞菌	舒氏气单胞菌	脆弱气单胞菌
枸橼酸盐	+(92)	V(38)	+(85)	+(88)	V(82)	—(0)	V(52)	+(87)	V(58)	+(94)
乳酸盐	V(84)	—(0)	—(0)	+(96)	V(56)	—(0)	—(0)	—(7)	V(58)	+(88)
尿刊酸	V(16)	+(94)	+(100)	+(100)	+(100)	—(0)	—(0)	—(7)	—(0)	V(75)
葡萄糖酸盐	V(64)	—(13)	—(0)	—(0)	—(0)	—(0)	V(60)	V(60)	—(0)	—(0)
葡萄糖产气	+(92)	V(69)	V(77)	—(0)	—(0)	V(78)	+(92)	+(100)	—(0)	V(69)
PZA	V(24)	V(50)	V(31)	+(88)	V(18)	+(100)	ND	ND	ND	ND
吲哚	+(96)	+(100)	+(100)	V(84)	+(100)	+(89)	+(100)	+(100)	V(17)	+(100)
V - P	+(92)	V(63)	V(62)	—(0)	—(0)	—(0)	+(92)	+(87)	V(17)	—(0)
脂酶(玉米油)	+(100)	+(88)	+(92)	V(76)	V(82)	+(89)	+(92)	+(100)	+(100)	—(0)
蜜二糖	—(4)	V(38)	V(69)	+(100)	+(100)	V(56)	V(20)	V(20)	—(0)	+(100)
乳糖	V(64)	—(13)	+(92)	V(60)	V(64)	—(11)	—(12)	—	—	—
鼠李糖	V(24)	V(69)	—(0)	—(0)	—(0)	V(22)	—(0)	—(0)	—(0)	—(0)
山梨醇	—(0)	—(0)	+(85)	—(4)	—(0)	—(0)	—(0)	—(0)	—(0)	—(0)

（续表）

试 验	嗜水气单胞菌	A. bestiarum	杀鲑气单胞菌	豚鼠气单胞菌	中间气单胞菌	嗜矿泉气单胞菌	维罗纳气单胞菌	简氏气单胞菌	舒氏气单胞菌	脆弱气单胞菌
甘露糖	+(100)	+(100)	+(100)	V(32)	+(100)	+(100)	ND	+(100)	+(92)	+(100)
丙三醇	+(96)	+(100)	+(100)	V(68)	V(55)	−(11)	+(100)	+(100)	−(0)	+(94)
甘露醇	+(96)	+(100)	+(100)	+(100)	+(100)	+(100)	+(100)	+(100)	−(0)	V(69)
蔗糖	+(100)	+(94)	+(100)	+(100)	+(100)	V(33)	+(100)	+(100)	−(0)	V(19)

注：+为85%以上菌株阳性；−为85%以上菌株阴性；V为15%～89%菌株阳性；ND为无资料；（）为结果判读最后一日的阳性百分比

6. 与肠杆菌科细菌的鉴别　嗜水气单胞菌氧化酶试验阳性，而肠杆菌科细菌氧化酶试验为阴性。

7. 与氧化酶试验阳性的非发酵菌鉴别　嗜水气单胞菌葡萄糖 O/F 试验呈发酵型，而氧化酶试验阳性的非发酵菌葡萄糖 O/F 试验呈氧化型或产碱型。

（五）抗菌药物敏感试验

药敏试验的选药原则：可选择阿莫西林-克拉维酸、氟喹诺酮类、阿米卡星、氯霉素、氨曲南、第三和四代头孢菌素以及碳青霉烯类抗生素。对青霉素类抗生素（包括哌拉西林、替卡西林、阿莫西林、氨苄青霉素等）耐药。具体参照 CLSI M45－A2 最新版本文件。

（六）结果解释

（1）气单胞菌可引起儿童和成人胃肠炎，与摄入被细菌污染的食物和水有关，是 5 岁以下儿童和成人夏季腹泻常见病原菌之一。高温可导致污染的食物和水中的细菌数量增加，所以季节性最高发病率出现在夏季。肠道标本中分离到的气单胞菌属细菌，其临床价值通常难以确认，如果没有分离到其他肠道病原菌，从 10 岁以下腹泻患者粪便标本中分离的多数气单胞菌种可能都是有意义的，而在成人粪便标本中，只有嗜水气单胞菌和维罗纳气单胞菌有意义。

（2）该菌在临床上较为常见，人类可因嗜水气单胞菌感染而发生腹泻、食物中毒、继发感染等。一般补液治疗不需要加抗生素，重症腹泻或肠外感染患者，可选用氟喹诺酮类、复方磺胺甲噁唑、氨基糖苷类（链霉素除外）或第三代头孢菌素治疗。

（3）气单胞菌为水中常居菌，可存在于水处理厂、供水系统、蓄水池中的地面水和饮用水中，也存在于清洁或污染的湖水和海水中，在牛肉、猪肉、家禽肉以及奶制品中也会发现。可引起人类感染，主要是肠道内和肠道外感染。食用蔬果之前要洗净；应避免接触污水和饮用未煮沸或未消毒的水。

（4）气单胞菌的鉴定首先应与容易引起混淆的肠杆菌科加以鉴别。在初次分离时，嗜水气单胞菌可能是乳糖发酵菌、乳糖迟发酵菌或乳糖不发酵菌；它经常被误鉴定为大肠埃希菌、不产生色素的黏质沙雷菌或其他的肠杆菌科成员。为了不漏检，首先应对所有革兰阴性杆菌的菌落进行氧化酶试验,此点至关重要。

(七) 检验流程(图 5 - 172)

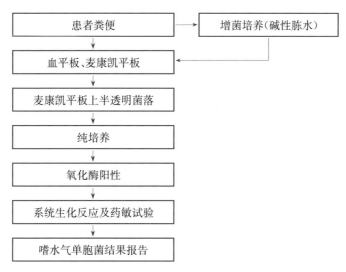

图 5 - 172　嗜水气单胞菌检验流程

(八) 其他鉴定

1. **生物分型**　根据《伯杰细菌鉴定手册(第八版)》,嗜水气单胞菌有两个生物型:Ⅰ型和Ⅱ型。Ⅰ型 V - P 试验阳性,葡萄糖酸盐、氧化酶试验阳性;Ⅱ型 V - P 试验阴性,葡萄糖酸盐阴性。生物Ⅰ型的毒力强,不仅可以使鱼、蛙、蛇等致病,也可以使人致病。

2. **肠毒素测定**　采用乳鼠灌胃法、家兔回肠襻测定法测定热稳定性肠毒素(ST)。

(九) 生物安全

根据《人间传染的病原微生物名录》,嗜水气单胞菌危害程度分类为第三类。涉及感染性样本检测、大量活菌操作和动物感染实验操作等均应在 BSL - 2 实验室内进行。

(周庭银)

第九节　邻 单 胞 菌 属

Plesiomonas

邻单胞菌属(*Plesiomonas*)目前只有一个种——类志贺邻单胞菌(*P. shigelloides*)。1947 年,Ferguson 等从一名患者粪便标本中分离出一株革兰阴性、有动力、不产气、乳糖迟发酵的杆菌。由于此菌具有宋内志贺菌Ⅰ相抗原而引起人们的关注。当时,此菌被标志为 C27 副大肠菌,归为肠杆菌科。直至 1962 年,Habs 和 Schubert 根据此菌在厌氧条件下能发酵葡萄糖、形态上并不严格呈现为逗点状,以及不能产生明胶酶、酪蛋白酶、脂酶和淀粉酶等胞外酶的特性,把它排除出假单胞菌属、弧菌属和气单胞菌属,建议把此菌归属于一新属"邻单胞菌属"内,并根据此菌具有志贺菌抗原及与腹泻的关系,故建议定名为类志贺邻单胞菌。

类志贺邻单胞菌 *P. shigelloides*

(一) 标本采集

对于不同的标本,采用不同方法进行采集。

粪便:用无菌棉签挑取有脓血、黏液的粪便 1～3 g 或 1～3 ml 置于灭菌容器或转运培养基中送检;直肠拭子:用无菌生理盐水湿润的棉拭子插入肛门,轻轻旋转后取出,将直肠拭子置于 Cary-Blair 培养基内送检。

(二) 分离培养

1. 培养基选择　可选用血琼脂平板、麦康凯琼脂平板。实验室可根据自身条件选择两种培养基。

2. 标本接种　挑取标本直接接种于血琼脂平板和麦康凯平板,35℃培养 18～24 h,或将标本拭子接种于 3%氯化钠碱性蛋白胨水,35℃培养 6～8 h 后,转种于选择性琼脂平板,观察其菌落形态。

3. 培养特性　类志贺邻单胞菌在血琼脂平板上 35℃培养 18～24 h,呈灰色、光滑、不透明、不溶血、直径为 1～5 mm 的菌落(图 5-173)。在麦康凯琼脂平板上形成无色菌落(图 5-174)。

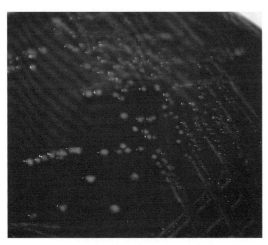

图 5-173　类志贺邻单胞菌在血琼脂平板上的菌落特征(18～24 h)

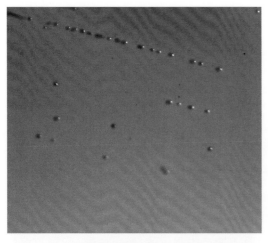

图 5-174　类志贺邻单胞菌在麦康凯琼脂平板上的菌落特征(18～24 h)

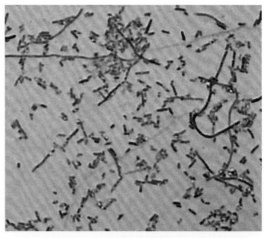

图 5-175　类志贺邻单胞菌的镜下特征(革兰染色,×100)

（三）鉴定

1. 形态与染色　革兰阴性短小杆菌，菌体大小为$(0.8\sim1.0)\mu m\times3.0\ \mu m$，有$2\sim5$根端鞭毛，有动力（图$5-175$）。

2. 生化反应

（1）初步生化反应：葡萄糖O/F发酵型、氧化酶、动力、硝酸盐均为阳性。

（2）主要生化反应：见表$5-76$。

表$5-76$　邻单胞菌主要生化反应

生 化 反 应	结果（阳性%）	生 化 反 应	结果（阳性%）
氧化酶	100	纤维二糖	0
吲哚	100	乳糖	80
V-P	0	肌醇	95
精氨酸	98	水杨苷	0
赖氨酸	99	蔗糖	0
鸟氨酸	95	ONPG	90
动力	95	0% NaCl	100
明胶	0	6% NaCl	NA
葡萄糖产气	0	O/129 敏感	100
阿拉伯糖	0		

注：NA为无资料

（3）系统生化鉴定：可根据初步生化鉴定结果，挑取可疑菌落，使用生化鉴定试剂盒（API 20E）、全自动微生物生化鉴定系统、MALDI-TOF MS进行鉴定。

3. 血清学试验　其O抗原可分为102个群，与宋内、痢疾（1、7、8型）、鲍氏（2、9、13型）及福氏（6型）志贺菌有交叉凝集反应，因此不能仅以血清型鉴定邻单胞菌。

（四）鉴别要点

1. 本菌特征　氧化酶、动力、肌醇、赖氨酸脱羧酶、鸟氨酸脱羧酶、精氨酸双水解酶试验均阳性，对O/129敏感，其中肌醇阳性是该菌的主要特点。

2. 与肠杆菌科细菌的鉴别　类志贺邻单胞菌氧化酶试验阳性，而肠杆菌科细菌则为阴性。

3. 与氧化酶试验阳性的非发酵菌的鉴别　类志贺邻单胞菌葡萄糖O/F试验呈发酵型，而氧化酶试验阳性的非发酵菌葡萄糖O/F试验呈氧化型或产碱型。

4. 与气单胞菌的鉴别　见表$5-77$。

（五）抗菌药物敏感试验

药敏试验的选药原则：阿莫西林-克拉维酸、氯霉素、阿米卡星、庆大霉素、环丙沙星、左氧氟沙星、第三和四代头孢菌素、四环素。具体参照CLSI M45-A2最新版本文件。

表 5-77　邻单胞菌与嗜水气单胞菌鉴别的关键性试验

特 性 或 试 验	嗜水气单胞菌	邻 单 胞 菌
氧化酶	+	+
肠道细菌常见抗原	−	+
Na^+需要或刺激生长	−	−
TCBS 生长	−	−
O/129 敏感	−	+
脂酶产生	+	−
甘露醇	+	−
赖氨酸	+	+
鸟氨酸	+	+
精氨酸	+	+

注：+为 90%以上菌株阳性；−为 90%以上菌株阴性

（六）结果解释

（1）类志贺邻单胞菌存在于水、鱼类、多种哺乳动物及人类肠道中，已列入腹泻病原菌之一。主要引起胃肠炎（患者症状以腹痛、腹泻为主，大多数患者腹泻为水样便，部分患者发热达 37.2~38.5℃）和肠道外感染，人群中的带菌者很少，以夏季感染为主，症状表现为短期的水样腹泻或病程较长的痢疾样腹泻，感染人群无年龄差别。主要症状有腹痛、恶心、呕吐、水样便或脓血便性腹泻，能引起继发性败血症和脑膜炎。

（2）类志贺邻单胞菌显著的生化特点是赖氨酸脱羧酶、鸟氨酸脱羧酶、精氨酸双水解酶和肌醇阳性。可根据氧化酶阳性和发酵葡萄糖与肠杆菌科及非发酵菌属假单胞菌区别，根据嗜盐性、精氨酸双水解酶、甘露醇试验与弧菌属和气单胞菌属区别。

（3）类志贺邻单胞菌与志贺菌具有一些共同的生化反应和抗原结构特性，因而有类志贺的种名。邻单胞菌根据 O 抗原，可分为 102 个群；根据 H 抗原可分为 50 个群。与志贺菌血清型有交叉反应，因此在鉴定邻单胞菌时，不能完全依赖血清学试验。与志贺菌属的宋内血清型、痢疾志贺菌 1、7、8 血清型、鲍氏志贺菌 2、9、13 血清型以及福氏志贺 6 型有交叉，应引起重视。

（七）检验流程（图 5-176）

（八）其他鉴定

分子分型：Shigematsu 等报道了用 *Spe* I 对类志贺邻单胞菌染色体 DNA 进行酶切，可用于对该菌的 PFGE 分析。

（九）生物安全

根据《人间传染的病原微生物名录》，类志贺邻单胞菌危害程度分类属于第三类。涉及感染性样本检测、大量活菌操作和动物感染实验操作等均应在 BSL-2 级实验室内进行。

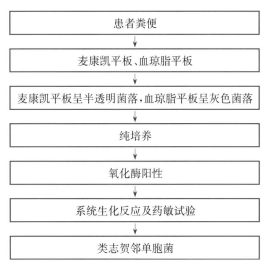

图 5-176　类志贺邻单胞菌检验流程

（周庭银）

第十节　弯曲菌属

Campylobacter

弯曲菌属（*Campylobacter*）原归于弧菌属。鉴于该菌不发酵葡萄糖，DNA 组成上与弧菌属有别，1973 年 Veron 建议另立一新属，称之为弯曲菌属。目前属内有 29 个种和 13 个亚种，与人类疾病有关的包括空肠弯曲菌（*C. jejuni*）、空肠弯曲菌德莱亚种（*C. jejuni* subsp. *doylei*）、唾液弯曲菌唾液亚种（*C. sputorum* bv. *sputorum*）、唾液弯曲菌粪便亚种（*C. sputorum* bv. *faecalis*）、简明弯曲菌（*C. concisus*）、曲形弯曲菌（*C. curvus*）、直肠弯曲菌（*C. rectus*）、昭和弯曲菌（*C. showae*）、纤细弯曲菌（*C. gracilis*）等；代表菌种为空肠弯曲菌。

空肠弯曲菌 *C. jejuni*

弯曲菌最早于 1909 年从流产的牛、羊体内分离出，称为胎儿弧菌，1947 年从人体首次分离到该菌。空肠弯曲菌是 1973 年 Butzler 等自腹泻患者粪便中分离出来，目前已证实其为人类腹泻的主要致病菌之一。

（一）标本采集

1. 粪便标本　选取有脓血、黏液部分的粪便 2～3 g，液状粪便可取絮状物，盛于灭菌的合适容器中。在无法获得粪便的情况下，可用经无菌生理盐水（或保存液）或增菌液湿润的直肠拭子插入肛门 4～5 cm（小儿 2～3 cm）处轻轻转动一圈，擦拭直肠表面的黏液后取出，盛入灭菌试管或保存液中送检。

2. 食品标本　固体食物通常需要对 25～50 g 食物用增菌液盥洗后分离培养,食物表面,如肉类及肉产品的表面可用增菌液湿润的棉签涂抹(至少 10 cm×10 cm 面积)后培养。

3. 水样标本　取水样 1 000 ml,先经 0.65 μm 微孔滤膜过滤,再用 0.45 μm 微孔滤膜过滤。取滤膜培养于布氏肉汤中。

(二) 分离培养

1. 培养基的选择　选择性培养基包括:Skirrow 琼脂平板、CCDA 琼脂平板、改良 CCD 琼脂平板、Camp‐BAP 琼脂平板、CSM 琼脂平板和 Karmali 琼脂平板等。选择性增菌培养基有 Bolton 肉汤、Preston 肉汤等。实验室根据自身条件选择两种培养基,为使从粪便中分离弯曲菌达到更好的效果,最好联合使用两种选择性培养基。

2. 标本接种　挑取粪便标本直接接种于 CCDA 琼脂平板,或将标本拭子置于 Preston 增菌液,35℃培养 24～72 h 后,转种于 CCDA 琼脂平板培养基,微需氧条件(初次分离培养时需含 5% O_2、10% CO_2 和 85% N_2)下 42℃培养 24～72 h 后观察其菌落形态。对于食品标本应置于 Bolton 肉汤 35℃±1℃预增菌 4 h,然后再于 42℃±1℃增菌 24～48 h 后,再接种于 Skirrow 琼脂平板、CCDA 琼脂平板、改良 CCD 琼脂平板,微需氧条件下 42℃±1℃培养 24～48 h 后,观察其菌落形态。

3. 培养特性　空肠弯曲菌在 CCDA 琼脂平板上微需氧培养 48 h 后,可形成灰白色、湿润的菌落(图 5‐177),有时会形成沿划线生长的菌落。平板上纯培养的弯曲菌菌落刮起时常呈粉色或粉红色(图 5‐178)。在 Skirrow 琼脂平板上微需氧培养 48 h 后,可形成灰色、扁平、湿润有光泽,沿接种线向外扩散的菌落(图 5‐179)。在改良 CCD 琼脂平板上微需氧培养 48 h 后,可形成有光泽、湿润、扁平、呈扩散生长的菌落(图 5‐180)。

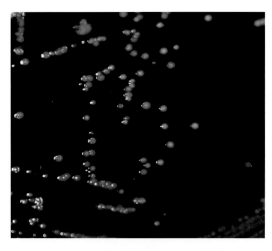

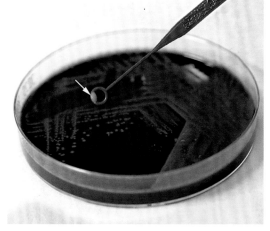

图 5‐177　空肠弯曲菌在 CCDA 平板上的菌落特征(48 h)

图 5‐178　空肠弯曲菌在 CCDA 平板上菌落刮起呈粉色或粉红色(箭头所示;48 h)

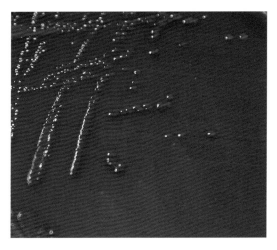

图 5 - 179　空肠弯曲菌在 Skirrow 平板
上的菌落特征(48 h)

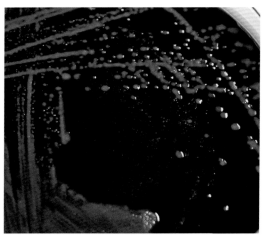

图 5 - 180　空肠弯曲菌在改良 CCD 平板
上的菌落特征(48 h)

（三）鉴定

1. 形态与染色　革兰阴性杆菌，菌体弯
曲呈弧形、S 形、逗点状、螺旋形，菌体大小为
$(0.2～0.8)\mu m \times (0.5～5.0)\mu m$（图
5-181）。陈旧培养物中可呈球形或长丝状。
急性期肠炎患者的粪便标本可直接革兰染
色，或使用酚红、0.1% 碱性品红溶液复染后
镜检观察，灵敏度可达 66%～94%，并具有很
高的特异性。

2. 生化反应

（1）初步生化反应

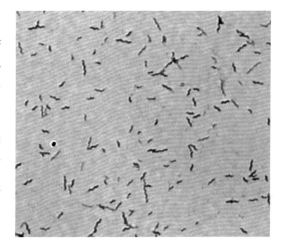

图 5 - 181　空肠弯曲菌纯培养镜下形态
(48 h,革兰染色,×100)

1）挑取 3～5 个可疑菌落接种到哥伦比
亚琼脂平板上，微需氧条件下 42℃±1℃培养 24～48 h 后做初步生化试验，包括氧化酶、触
酶、马尿酸盐、硝酸盐还原试验。

2）将可疑菌落进行氧化酶和触酶试验，如皆为阳性，则涂片做革兰染色。空肠弯曲菌
为革兰阴性菌，呈 S 形、海鸥状、逗点状。如以上均符合，再做马尿酸盐水解试验，空肠弯曲
菌马尿酸盐水解试验阳性。

3）将可疑菌落接种在两个相同的 CCDA 平板，分别置 42℃需氧环境和 42℃微需氧环
境，培养 18～24 h。如需氧环境中有菌落生长，不是弯曲菌属；微需氧环境中有菌落生长，疑
似弯曲菌属。

4）42℃和 25℃生长试验：将可疑菌落接种于两管相同的布氏肉汤中，分别置 42℃和
25℃微需氧环境，培养 48 h，若 42℃生长者则为空肠弯曲菌。

5）1%甘氨酸耐受性及3.5% NaCl耐受性试验：取可疑菌落分别移种于1%甘氨酸和3.5% NaCl布氏肉汤管中，于42℃微需氧环境中培养48 h，在甘氨酸管中接近表面处有层雾状生长物，在NaCl管中不生长者，为空肠弯曲菌。

6）H_2S产生试验：挑取可疑菌落移种于TSI深层斜面管中，在硅胶塞子旁悬挂一条醋酸铅滤纸片，于42℃微需氧环境中培养48～72 h，斜面上有少量菌落生长，滤纸片末端显黑色，底层不变黑为阳性。

（2）主要生化反应：见表5-78。

表5-78 弯曲菌主要生化反应

菌 名	25℃生长	脲酶	H_2S(TSI)	马尿酸钠	盐酸吲哚酚	芳基硫酸酯酶	亚硒酸盐	1%甘氨酸生长	H_2需要	触酶
空肠弯曲菌空肠亚种	−	−	−	+	+	V	V	+	−	+
空肠弯曲菌德莱亚种	−	−	−	V	+	−	−	+	−	V
大肠弯曲菌	−	−	V	−	−	−	−	+	−	+
胎儿弯曲菌胎儿亚种	+	−	−	−	−	−	V	+	−	+
红嘴鸥弯曲菌红嘴鸥亚种	−	V	−	−	−	−	V	−	−	+
乌普萨拉弯曲菌	−	−	−	−	−	−	+	+	+	−
C. avium	−	−	−	+	−	ND	−	−	V	V
C. canadensis	−	V	V	−	−	ND	ND	V	−	V
简明弯曲菌	−	−	V	−	−	+	V	V	+	−
C. cuniculorum	−	−	−	−	+	ND	−	−	−	+
曲形弯曲菌	−	−	V	V	V	+	−	+	+	−
胎儿弯曲菌性病亚种	+	−	−	−	−	−	V	V	−	V
纤细弯曲菌	ND	−	−	V	ND	−	+	ND	V
瑞士弯曲菌	−	−	−	−	+	ND	−	V	−	+
C. hominis	−	ND	−	−	−	ND	−	+	+c	−
豚肠弯曲菌豚肠亚种	V	−	+	−	−	−	+	+	V	+
C. hyointestinalis subsp. *lawsonii*	−	+	+b	−	−	−	+	V	V	+
C. insulaenigrae	−	−	−	−	−	ND	ND	+	−	+
C. lanienae	−	−	−	−	−	ND	+	V	−	+
黏膜弯曲菌	−	−	+	−	−	−	V	V	+	−
C. peloridis	ND	ND	ND	−	ND	ND	ND	+	ND	+
直肠弯曲菌	−	−	−	+	+	−	+	+	+	V
昭和弯曲菌	−	−	−	−	V	+	−	V	+	+

（续表）

菌　　名	25℃生长	脲酶	H₂S(TSI)	马尿酸钠	盐酸吲哚酚	芳基硫酸酯酶	亚硒酸盐	1%甘氨酸生长	H₂需要	触酶
唾液弯曲菌ᵇ唾液亚种	－	－	＋	－	－	＋	V	＋	＋	－
C. sputorum bv. *faecalis*	－	－	＋	－	－	＋	V	＋	＋	＋
C. sputorum bv. *paraureolyticus*	－	＋	＋	－	－	＋	V	＋	＋	－
C. ureolyticus	－	＋	＋	－	－	ND	－	＋	＋ᶜ	V

注：＋为阳性；－为阴性；V 为结果可变；ND 为无资料；b. 唾液弯曲菌和豚肠弯曲菌劳氏亚种常规试验在三糖铁培养基上产生大量 H₂S；c. 仅在厌氧生长

（3）系统生化鉴定：可根据初步生化鉴定结果，挑取可疑菌落，使用生化鉴定试剂盒（API Campy）、全自动微生物生化鉴定系统、MALDI‐TOF MS 进行鉴定。

3. 血清学试验　血清分型是目前空肠弯曲菌常见的分型方法之一。其分型方法有两种：以热稳定抗原为基础的 Penner 分型法和热不稳定的 Lior 分型法。

（四）鉴别要点

1. 本菌特征　革兰染色为革兰阴性短小杆菌，呈逗点状、S 形、海鸥状，微需氧，氧化酶、触酶、马尿酸盐水解试验阳性，不分解糖类，42℃时生长。

2. 与胎儿弯曲菌的鉴别　空肠弯曲菌马尿酸钠试验阳性，25℃时不生长；而胎儿弯曲菌则相反。

3. 与红嘴鸥弯曲菌的鉴别　空肠弯曲菌马尿酸钠和吲哚酚乙酸酯试验均为阳性，而红嘴鸥弯曲菌则相反。

4. 与幽门螺杆菌的鉴别　空肠弯曲菌脲酶试验阴性，42℃时生长；而幽门螺杆菌脲酶试验强阳性，42℃时不生长。

（五）抗菌药物敏感试验

药敏试验的选药原则：红霉素及喹诺酮类抗菌药物作为一线及二线治疗药物。对红霉素耐药株通常对喹诺酮类、四环素类亦耐药，红霉素耐药株体外试验对氯霉素、庆大霉素、碳青霉烯类、替加环素有较高敏感性，具体参照 CLSI M45‐A2，但临床疗效需临床试验认证。

（六）结果解释

（1）空肠弯曲菌是一种食源性人畜共患病原菌，从狗、鸡、火鸡、鸽、水鸟、牛、羊、猪、马等动物的粪便中均可分离出本菌。若食用受到该菌污染的食品和饮用水，可引起婴幼儿和成人急性腹泻（内毒素能侵袭小肠和大肠黏膜引起急性肠炎）。

（2）空肠弯曲菌已成为发达国家最重要的腹泻病原菌之一，其病例数已超过沙门菌、李斯特菌和志贺菌，在发展中国家，弯曲菌是婴幼儿感染性腹泻最常见的病原菌，在儿童人群中平均检出率为 8%，而婴幼儿（年龄＜1 岁）人群中检出的空肠弯曲菌例数明显高于其他年龄段的人群，占总检出人数的 91%。在我国，空肠弯曲菌与沙门菌所引起的腹泻同样常见，已经超过了志贺菌引起的腹泻，在上海、北京、福建等地多次报道因食物感染该菌并引发的疾病。世界卫生组织已将该病列为最常见的食源性传染病之一。

（3）空肠弯曲菌培养条件十分苛刻，25℃不生长，42℃生长较好，微需氧条件，普通培养基上生长不良，在含万古霉素、多黏菌素 B 等抗菌药物的血液或血清培养基上生长良好。

（4）从粪便标本中分离空肠弯曲菌时，为提高阳性率，应接种于含有抗生素（主要是头孢哌酮）的选择性培养基。常用培养基：① 无血培养基：CCDA 琼脂平板、CSM 琼脂平板、半固体无血动力培养基；② 含血培养基：Skirrow 琼脂平板培养基。食品标本应选用 Skirrow 琼脂平板、改良 CCD 琼脂平板。

（5）根据培养特性、镜下形态特征（革兰阴性短小杆菌，呈逗点状、S 形、海鸥状），以及氧化酶、马尿酸钠试验可初步疑似弯曲菌属。

（6）取新鲜粪便（也可取保留在培养基中 24 h 以内的粪便标本），涂片染色后镜下观察，发现纤细的如海鸥展翅形、S 形、螺旋形或逗点形菌，可作为初步报告（本法敏感性为 90%，特异性为 98%）。

（7）该菌对庆大霉素、链霉素、卡那霉素、新霉素、林可霉素均敏感，对青霉素和头孢菌素耐药，首选药物为红霉素、阿奇霉素、克拉霉素、多西霉素和克林霉素，临床可据病情选用。肠炎可选红霉素口服；喹诺酮类如氟哌酸疗效也佳，但对幼儿可影响骨骼发育；细菌性心内膜炎首选庆大霉素；脑膜炎首选氯霉素；重症感染者疗程应延至 3~4 周，以免复发。

（七）检验流程（图 5 - 182）

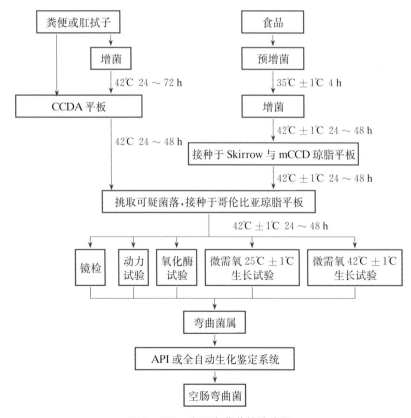

图 5 - 182　空肠弯曲菌检验流程

（八）其他鉴定

1. 分子生物学检测　常用 PCR、荧光定量 PCR 等检测弯曲菌的 *flaA* 基因、*ceuE* 基因、GTP 酶基因等。PCR 不适用于粪便标本的直接检测，由于标本中含有抑制 PCR 反应的物质，可以对粪便或分离培养的纯菌落的 DNA 进行抽取来检测。

2. 粪便抗原检测　乳胶凝集试验可直接检测粪便标本和培养物中弯曲菌抗原，能快速有效诊断弯曲菌感染，与培养法结果基本符合，敏感性和特异性高，适合用于临床常规鉴定弯曲菌属。但其检测的是嗜热（42℃）弯曲菌混合物，不能分辨是何种弯曲菌。

3. 酶联免疫法　直接用于粪便等标本中弯曲菌抗原检测，检测时间比传统培养法显著缩短，且操作简便，但当标本中的细菌数少于 10^3 CFU/ml 时，检测效果较差。

4. 血清学检查　发病一周后，血清内可出现抗体，主要为 IgM，可用间接血凝试验及间接免疫荧光试验等检测特异性抗体效价，正常人或带菌者血清效价可达 1∶2～1∶8，急性期患者抗体效价可达 1∶8～1∶32，恢复期可达 1∶80～1∶320 以上。由于血清抗体效价不高，须采取双份血清检测，以效价增高 4 倍作为诊断依据。

（九）生物安全

标本采集需要采取的生物安全防护措施如下：按照《人间传染的病原微生物名录》，空肠弯曲菌属于三类病原微生物，生物危险程度为 Ⅱ 级，其相关样品的采集操作可穿戴相应防护服如手套等。标本的运输需严格按照生物危险程度为 Ⅱ 级的规定进行，运输包装为 B 类包装。

（周庭银　王传清）

第十一节　螺杆菌属

Helicobacter

螺杆菌属包括与人有关的毕氏螺杆菌（*H. bizzozeronii*）、犬螺杆菌（*H. canis*）、同性恋螺杆菌（*H. cinaedi*）、纳尔螺杆菌（*H. fennelliae*）、幼禽螺杆菌（*H. pullorum*）、幽门螺杆菌（*H. pylori*）、*H. winghamensis*、*H. candensis* 等。幽门螺杆菌是螺杆菌属的代表种。

幽门螺杆菌 *H. pylori*

（一）标本采集

（1）可采集活检组织、胃液、粪便和血清等标本。

（2）近期未使用抗幽门螺杆菌（Hp）药物患者可于胃窦部取样，而对于使用抗 Hp 药物的患者，应同时于胃底和胃体黏膜溃疡、隆起糜烂性病灶部位采样，经胃镜用活检钳近于幽门部、胃窦部或病变邻近处采取多位点样品 2～4 块。立即送实验室处理或放入转运培养基如 Stuarts 转运培养基内（防止干燥）。受检者术前停服铋剂或抗菌药物一周。活检组织标本应切碎并研磨均匀。

(二) 分离培养

1. 培养基选择　脑心浸液布氏血琼脂、哥伦比亚血琼脂、胰蛋白胨大豆琼脂、Wilkins-Chalgren 琼脂、改良 Skirrow 琼脂以及 Karmail 弯曲菌培养基等。最好联合选择性琼脂和非选择性琼脂两种培养基。

2. 标本接种　将研磨均匀的活检标本用研磨棒取适量匀浆直接接种在培养基上，接种后的平板放入 35～37℃、微需氧（5% O_2、10% CO_2、85% N_2）、湿润（相对湿度 98%）的环境中培养至少 72～96 h。

3. 培养特性　幽门螺杆菌在脑心浸液布氏血琼脂上生长缓慢，37℃培养 3～4 日后才能发现针尖大小、透明无色、呈露滴状、不溶血的菌落；哥伦比亚血琼脂平板上的菌落呈针尖状、透明湿润、直径 0.1～0.5 mm（图 5 - 183）。

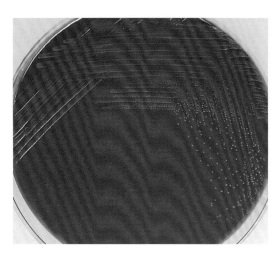

图 5 - 183　幽门螺杆菌在哥伦比亚血琼脂上
培养的菌落特征(3～4 日)

(三) 鉴定

1. 形态与染色　革兰阴性菌，菌体细长，大小为（0.3～1.0）μm×（1.5～5.0）μm，弯曲呈螺旋形、S 形或海鸥状，末端呈弯曲状（图 5 - 184），陈旧培养物中可呈椭圆体或球菌体。一端或两端有多根带鞘鞭毛。胃黏膜病理切片标本可见螺旋形细菌（图 5 - 185）。

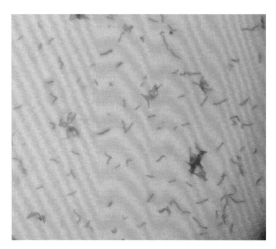

图 5 - 184　幽门螺杆菌纯培养的镜下
形态(革兰染色, ×100)

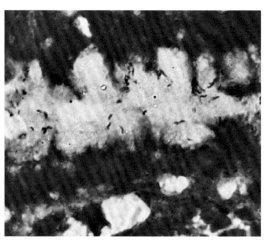

图 5 - 185　幽门螺杆菌胃黏膜标本病理
切片镜检(吉姆萨染色)

2. 生化反应

（1）初步生化反应：氧化酶试验阳性，不分解任何糖类，脲酶试验强阳性，触酶试验阳性，H_2S、马尿酸钠和硝酸盐还原试验均阴性，25℃和42℃时均不生长，对萘啶酸耐药。

（2）主要生化反应：见表5-79。

表5-79 螺杆菌属鉴别的关键性试验

螺杆菌属	触酶	脲酶	硝酸盐	醋酸吲哚酚	碱性磷酸酶	γ谷氨酰转肽酶	生长条件		耐药性	
							42℃	1%甘氨酸	萘啶酸	头孢噻吩
胃										
H. acinonychis	＋	＋	－	－	＋	＋	－	－	R	S
H. baculiformis	＋	＋	＋	－	＋	＋	－	－	I	R
毕氏螺杆菌	＋	＋	＋	＋	＋	＋	＋	－	R	S
"*Candidatus* H. bovis"	ND	＋	ND	ND	ND	ND	ND	ND	ND	ND
H. cetorum	＋	＋	－	－	－	＋	＋	－	I	S
H. cynogastricus	＋	＋	＋	－	＋	＋	－	－	ND	ND
猫螺杆菌	＋	＋	－	－	－	＋	－	－	R	S
"*Candidatus* H. heilmannii"	ND	＋	ND	ND	ND	ND	ND	ND	ND	ND
幽门螺杆菌	＋	＋	－	－	＋	＋	－	－	R	S
H. salomonis	＋	＋	＋	＋	＋	＋	－	－	R	S
H. suis	＋	＋	－	－	＋	＋	－	－	ND	ND
肠肝										
H. anseris	－	＋	－	＋	－	－	＋	W	S	R
H. aurati	＋	＋	－	＋	＋	＋	－	－	S	R
胆汁螺杆菌	＋	＋	＋	－	＋	＋	－	＋	R	R
H. brantae	－	－	＋	＋	－	－	＋	W	S	R
犬螺杆菌	－	－	＋	＋	＋	＋	＋	－	S	I
胆囊螺杆菌	＋	＋	＋	－	＋	＋	－	＋	I	R
同性恋螺杆菌	＋	＋	－	－	＋	－	－	＋	S	I
H. equorum	＋	－	＋	－	＋	－	－	－	R	R
H. fennelliae	＋	－	－	＋	－	＋	－	＋	S	S
肝螺杆菌	＋	＋	＋	－	－	＋	－	＋	R	R
H. marmotae	＋	＋	－	－	＋	－	＋	＋	R	R

（续表）

螺杆菌属	触酶	脲酶	硝酸盐	醋酸吲哚酚	碱性磷酸酶	γ谷氨酰转肽酶	生长条件		耐药性	
							42℃	1%甘氨酸	萘啶酸	头孢噻吩
H. mastomyrinus	＋	＋	－	－	－	－	＋	＋	R	R
H. muridarum	＋	＋	－	－	＋	＋	＋	－	R	R
鼠螺杆菌	＋	＋	＋	＋	＋	＋	＋	－	S	R
帕美特螺杆菌	＋	＋	－	－	－	＋	＋	＋	S	S
H. trogontum	＋	＋	＋	－	－	－	＋	ND	R	R
H. typhlonius	＋	＋	＋	＋	－	－	＋	＋	S	R
Unsheathed										
H. canadensis	＋	－	W	－	－	－	＋	＋	R	R
H. ganmani	－	－	＋	－	－	ND	＋	＋	R	R
H. mesocricetorum	＋	－	＋	ND	＋	－	＋	－	S	R
幼禽螺杆菌	＋	－	＋	－	－	ND	＋	－	R	S
H. rodentium	－	－	＋	－	－	－	＋	＋	R	R
温哈门螺杆菌	－	－	－	＋	－	ND	＋	＋	R	R

注：＋为90%以上菌株阳性；－为90%以上菌株阴性；W为弱阳性；S为敏感；I为中度敏感；R为耐药；ND为无资料

（3）系统生化鉴定：可根据初步生化鉴定结果，挑取可疑菌落，使用生化鉴定试剂板条、全自动微生物生化鉴定系统、MALDI－TOF MS 或 16S rRNA 基因序列测序进行鉴定。

3. 血清学试验　可采用 ELISA、间接免疫荧光法等免疫学方法检测患者中 Hp 免疫球蛋白 G 和免疫球蛋白 A，可帮助临床诊断或流行病学调查。

（四）鉴别要点

1. 本菌特征　涂片（或胃黏膜活检标本）查见螺旋形或 S 形细菌，革兰染色阴性；微需氧，生长缓慢，25℃ 和 42℃ 时均不生长；氧化酶、触酶试验阳性，脲酶试验强阳性。

2. 与肠胃炎螺杆菌的鉴别　幽门螺杆菌硝酸盐还原试验阴性，42℃ 时不生长；肠胃炎螺杆菌则相反。

3. 与芬纳尔螺杆菌的鉴别　幽门螺杆菌脲酶试验阳性，对萘啶酸耐药；芬纳尔螺杆菌则相反。

（五）抗菌药物敏感试验

目前国内外常用的抗幽门螺杆菌药物有羟氨苄青霉素、甲硝唑、克拉霉素、四环素、多西霉素、呋喃唑酮。对甲氧苄啶、磺胺类和萘啶酸天然耐药。由于大多数抗生素（除甲硝唑和克拉霉素）不能穿透胃黏液层，无法在局部达到有效杀菌浓度，因此幽门螺杆菌对许多抗生素体外敏感,但体内作用效果不佳,因此,体外敏感性检测结果并不能预测抗菌药物的临床治疗效果。CLSI 推荐使用琼脂或肉汤稀释方法检测 Hp 分离株对克拉霉素的敏感性。

(六) 结果解释

(1) 目前属内有 32 个种,与人类感染有关的主要包括毕氏螺杆菌、犬螺杆菌、加拿大螺杆菌、同性恋螺杆菌、幽门螺杆菌、猫螺杆菌和扎氏螺杆菌等,其中以幽门螺杆菌最常见。

(2) 幽门螺杆菌是微需氧菌,有氧及无氧环境均不生长。潮湿,37℃,5%～10% O_2、5%～12% CO_2 生长良好,5%～10% H_2 可刺激其生长;最适温度为 35～37℃,30℃ 和 42℃ 均生长不良,此点可与弯曲菌区别,生长 pH 为 5.5～8.5。许多固体培养基可作为幽门螺杆菌分离培养的基础培养基,布氏琼脂使用较多,培养基中需加 7%～10% 去纤维马血,羊血、人血、马血清、氯化血红素、淀粉、胆固醇或环糊精(cyclodextrins)可代替马血。添加一定的抗菌药物,如万古霉素、萘啶酸、两性霉素 B、多黏菌素 B 以及甲氧苄啶(TMP)。常用的有 Skirrow 配方及 Dent 配方,前者原用于弯曲菌的培养,亦可用于幽门螺杆菌培养,后者为前者的改良,即将多黏菌素 B 以头孢磺啶取代,因为少数(5%左右)幽门螺杆菌菌株对多黏菌素敏感。

(3) 根据培养特性、镜下形态、氧化酶和触酶试验阳性、快速脲酶试验强阳性、硝酸盐还原试验阴性、生长缓慢(25℃ 和 42℃ 不生长)、对萘啶酸耐药等,可疑似幽门螺杆菌进行初步鉴定,再通过生化鉴定、全自动微生物生化鉴定系统、16S rRNA 测序或质谱技术进行最终鉴定。

(4) 脲酶试验:将部分研碎的活组织直接接种在脲酶培养基上,35℃ 孵育 2 h,幽门螺杆菌产生的高活性脲酶可将尿素分解,使培养基由黄变红。

(5) 改良 Warthin-Starry 银染法、改良吉姆萨染色、0.1%碱性酚红复染等染色方法有助于观察到活检标本中的细菌。其中改良 Warthin-Starry 银染法目前被认为是金标准。

(6) 血清学检测主要用于易感人群的筛查及流行病学调查。由于 Hp 感染数周后才出现特异性抗体,Hp 阴性者血中也可存在交叉反应性抗体(如空肠弯曲菌),且 Hp 根除治疗后 6～8 个月甚至几年内抗体均可保持阳性水平。故血清学阴性不能排除初期感染,也不能作为根除疗效的评估标准;阳性也不宜作为现症感染的标准。

(7) 避免杂菌污染,在取组织标本前,用 2%戊二醛消毒胃镜,减少杂菌污染。活检标本采集后,置运输培养基中及时送检,以免活检标本长期暴露在大气中而使 Hp 死亡。

(8) 幽门螺杆菌保存方法如下,保存液:10% 蔗糖,50% 小牛血清。配制方法:112℃ 20 min 高压处理 20%的蔗糖溶液,并与小牛血清 1∶1 混合即成。保存:平时分装在螺口保存管中(每管 0.3～0.5 ml),放 −20℃ 环境保存备用。使用:冻存保存液融化后即可使用,加入幽门螺杆菌后可直接放入 −80℃ 冰箱保存,无需在 −20℃ 冰箱过渡。保存期:2 年之内有很高的复苏率。

(七) 检验流程(图 5‑186)

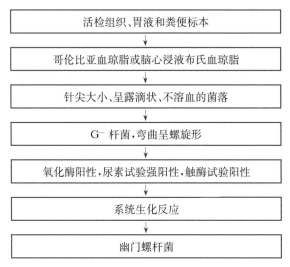

图 5‑186 幽门螺杆菌检验流程

(八) 其他鉴定

1. 分子生物学方法 PCR 方法简便、快速、灵敏度高、特异性强,可直接检测幽门螺杆菌样品,不需要严格的保存条件。但由于根除治疗后残存胃中的幽门螺杆菌 DNA 亦可能被 PCR 扩增而出现阳性结果,因此 PCR 不宜用来判断幽门螺杆菌治疗的短期效果,也不适合用于幽门螺杆菌感染的常规诊断。

2. 免疫学检查 目前临床上最常用的方法是 ELISA 定性或定量检查幽门螺杆菌 IgG 抗体,其敏感度和特异性高,准确率高达 90%~95%,重复性好,易于推广应用。

3. 快速脲酶试验(RUT) 其原理是利用 Hp 产生脲酶分解尿素使培养基 pH 变碱,指示剂酚红显色。此方法操作简单,但其反应结果受标本中幽门螺杆菌的密度、环境温度、病菌"灶性"分布差异及反应较弱时缺乏明确客观的判断标准等影响,故敏感性、特异性和准确性均较低。不能单独作为判断有无感染的证据。

4. ^{13}C、^{14}C‑BUT 试验(又称呼气试验) 用 ^{13}C 标记的称作 ^{13}C‑脲酶呼气试验,用 ^{14}C 标记的称为 ^{14}C‑脲酶呼气试验。这两种试验的方法和作用类同,只是 ^{13}C 是稳定性同位素,检测仪器需用昂贵的质谱仪或光谱仪检测。^{14}C 是放射性同位素,可使用价格低廉的液体闪烁计数仪及幽门螺杆菌检测仪检测。

5. ^{15}N‑尿氨排出试验 让患者口服 ^{15}N‑尿素后,尿素被 Hp 脲酶分解,代谢产物进入血液循环并经肾脏排泄,检测其中 ^{15}N 标记的氨而进行诊断。此法需用色谱仪检测,仪器较贵,未能普及。用 ^{15}N 标记的称作 ^{15}N‑尿氨排出试验,该方法原理与作用与 ^{13}C、^{14}C‑脲酶呼气试验相同,所不同的是采集的标本不同,前者采集的是尿样,后者采集的是呼出气体。

6. 粪便抗原检测 定居于胃黏膜上皮细胞表面的幽门螺杆菌可随上皮细胞更新而

脱落进入肠道并从粪便中排出,在根除治疗 4～6 日后幽门螺杆菌从粪便中消失。推荐通过酶联免疫测定法进行粪便中抗原的检测,从而进行幽门螺杆菌感染的初诊和抗感染治疗后幽门螺杆菌根除的确认。铋剂和质子泵抑制剂(PPI)的使用会导致试验出现假阴性。

(九) 生物安全

在《人间传染的病原微生物名录》中,幽门螺杆菌按其危害程度归为第三类,大量活菌操作和样品检测相关的实验活动所需的生物安全实验室为 BSL‐2,动物感染实验需要在 ABSL‐2 中进行。其他相关非感染性材料操作可在 BSL‐1 中进行。幽门螺杆菌的运输包装分类为 B 类。

(周庭银)

第十二节　梭状芽胞杆菌属

Clostridium

梭状芽胞杆菌属(*Clostridium*)为革兰阳性厌氧(或微需氧)的粗大芽胞杆菌,现有 210 个种和 5 个亚种,其中对人致病的梭菌属细菌广泛存在于土壤和水中,因此可以通过食物经口传播成为动物肠道中的早期定植菌。该属的细菌还有两个特点,即形成芽胞和产生多种外毒素。与人类疾病有关的梭状芽胞杆菌,如艰难梭菌(*C. difficile*)、产气荚膜梭菌(*C. perfringens*)、肉毒梭菌(*C. botulinum*)、破伤风梭菌(*C. tetani*)、双酶梭菌(*C. bifermentans*)、尸毒梭菌(*C. cadaveris*)、丁酸梭菌(*C. butyricum*)、第三梭菌(*C. tertium*)等。

一、艰难梭菌 *C. difficile*

艰难梭菌是梭菌属的一种专性厌氧菌,对氧十分敏感,很难分离培养,故得名。艰难梭菌作为健康新生儿肠道中的正常菌群,发现于 1935 年,直到 1978 年才发现艰难梭菌与临床长期使用某些抗生素而引起的假膜性肠炎有关,从此得到人们的关注。

(一) 标本采集

可采集腹泻患者(腹泻的诊断标准:每日排便 3 次以上或与日常相比排便次数增加至少持续 2 日,且伴有粪便性状改变,如稀便、水样便、黏液便等)的粪便至少 5 ml,置无菌螺口瓶或杯中,不推荐采集肛拭子。粪便采集后放入密闭、防止泄露的塑料容器内常温运送。实验室收到样本后 2 h 之内需进行培养;如进行毒素测定,放置 4℃不超过 3 日,或者－80℃放置;如进行核酸测定,建议 4℃放置不超过 7 日。

(二) 分离培养

1. 培养基的选择　可选择环丝氨酸-头孢西丁-果糖琼脂(CCFA)、艰难梭菌选择性培养基(CDIF)、厌氧血琼脂平板、庖肉培养基、卵黄琼脂平板。常用 CDIF 和 CCFA 培养基。

2. **标本接种**　挑取粪便标本直接接种于 CDIF 显色培养基,或者将粪便标本用乙醇处理 1 h 再接种到 CCFA 选择培养基上,37℃ 厌氧培养 48 h,观察其菌落形态。

3. **培养特性**　本菌为严格的专性厌氧菌,用常规的厌氧培养法不易生长,在 CCFA 平板上产生较大、白色或黄色、灰白色、不透明、毛边样粗糙的菌落,在紫外线照射下可见黄绿色荧光(图 5-187)。在 CDIF 选择性培养基上的菌落形态为表面粗糙、边缘不整齐的黑色菌落(图 5-188)。在厌氧血琼脂、牛心脑浸液琼脂等平板上 37℃ 培养 48 h,形成直径为 3～5 mm、圆形、白色或淡黄色、边缘不整齐、表面粗糙、不溶血的菌落(图 5-189)。在卵黄琼脂平板上不形成乳浊环(图 5-190)。

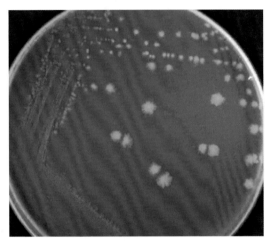

图 5-187　艰难梭菌在 CCFA 琼脂平板上的
菌落特征(48 h)

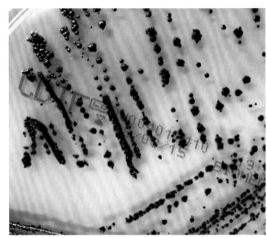

图 5-188　艰难梭菌在 CDIF 琼脂平板上的
菌落特征(48 h)

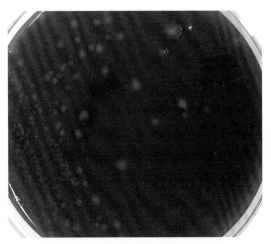

图 5-189　艰难梭菌在血琼脂平板上的
菌落特征(48 h)

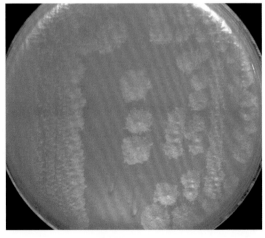

图 5-190　艰难梭菌在卵黄琼脂平板上的
菌落特征(48 h)

(三) 鉴定

1. 形态与染色 革兰阳性粗长杆菌,培养 2 日后易转为革兰阴性。芽胞卵圆形,位于菌体的次极端(图 5 - 191)。

2. 生化反应

(1) 主要生化反应:发酵葡萄糖、果糖,不发酵乳糖、麦芽糖和蔗糖,明胶、胆汁七叶苷均为阳性,吲哚、H_2S、卵磷脂酶和脂酶试验均为阴性(表 5 - 80)。

(2) 系统生化鉴定:可根据初步生化鉴定结果,挑取可疑菌落,使用生化鉴定试剂盒、全自动微生物生化鉴定系统进行鉴定,或挑取部分菌落直接进行 MALDI - TOF MS 鉴定。

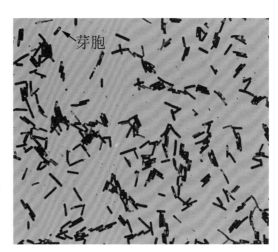

图 5 - 191　艰难梭菌纯培养的镜下形态(革兰染色)

表 5 - 80　艰难梭菌主要生化反应

生 化 反 应	结 果	生 化 反 应	结 果
芽胞	OS	蔗糖	—
卵黄琼脂 LEC	—	葡萄糖	＋
LIP	—	麦芽糖	
明胶	＋	水杨苷	—/W
吲哚	—	甘露醇	＋/—
乳糖	—	消化牛奶	—

注:＋为 90% 以上菌株阳性;—为 90% 以上菌株阴性;W 为迟缓反应;＋/—为大多数菌株阳性;O 为卵圆;S 为次极端

3. 血清学试验 采用酶联免疫吸附试验进行分型,可鉴定出 A1、A5、A8、A9、A10、C、D、F、G、H 和 K 共 11 个血清型。

(四) 鉴别要点(表 5 - 81)

表 5 - 81　艰难梭菌与其他梭菌鉴别的关键性试验

菌　名	芽胞	卵黄琼脂 LEC	LIP	明胶	吲哚	乳糖	蔗糖	葡萄糖	麦芽糖	水杨苷	甘露醇	消化牛奶
艰难梭菌	OS	—	—	＋	—	—	—	＋	—	—/W	＋—	—
双酶梭菌	OS	＋	—	＋	＋	—	—	＋	W/—	—	—	＋
肉毒梭菌												
A、B 和 F	OS	—	＋	＋	＋	—	—	＋	—/W	—	—	＋

（续表）

菌　　名	芽胞	卵黄琼脂 LEC	卵黄琼脂 LIP	明胶	吲哚	乳糖	蔗糖	葡萄糖	麦芽糖	水杨苷	甘露醇	消化牛奶
B、E 和 F	OS	−	+	+	+	−	−	−	+	V	−	−
C 和 D	OS	−	+	+	−+	−	+/W	+	+/W	−	−	+
丁酸梭菌	OS	−	−	−	−	+	+	+	+	+	−+	
尸毒梭菌	OT											
肖氏梭菌	OS			+		+/W	+/W	+	+/W			
梭形梭菌	OS					−+	−+		+/W	+/−		
溶组织梭菌	OS											
无害梭菌	OT								+	+	+	
泥渣梭菌	OS	+										+
诺氏梭菌												
A 群	OS	+	+	+		−	−	+	V	−+		
B 群	OS	+	+	+−		−	−	+	V			+
类腐败梭菌	OT			−		+	+	+	+	+		
产气荚膜梭菌	OS											
多枝梭菌	R/OT											
败毒梭菌	OS			+		+		+	+	V		+
索氏梭菌	OS	+		+	+	−	−	+	W/+		−	+
楔形梭菌	RS/T					W/+	W/−	+		W/+	W/+	
生孢梭菌	OS		+						+	−/W		+
近端梭菌	OS			+								+
第三梭菌	OT			−		+	+	+	+	+	+/W	

注：＋为90%以上菌株阳性；−为90%以上菌株阴性；V为11%～89%菌株阳性；W为迟缓反应；＋−为大多数阳性；−＋为大多数阴性；O为卵圆；R为圆；S为亚端生；T为端生；LEC为卵磷脂酶；LIP为脂酶

（五）抗菌药物敏感性试验

大多数厌氧菌感染是由于多种细菌引起，多种厌氧菌感染不必进行该试验。根据2015年CLSI建议，质控菌株为艰难梭菌ATCC700057，推荐使用琼脂稀释法进行药敏试验。首选甲硝唑、万古霉素。具体参照CLSI M100 - S25最新版本文件。

（六）结果解释

艰难梭菌为具有芽胞结构的革兰阳性厌氧杆菌，是人类假膜性结肠炎和抗生素相关性腹泻的主要病原菌，长期使用抗生素如克林霉素、免疫抑制剂或化疗药物后，可引起菌群失调，导致艰难梭菌发病。该菌引起的感染称为艰难梭菌感染（*Clostridium difficile* infection,CDI),占抗生素相关性腹泻的 25%～30%。CDI 病例定义(来自欧洲临床微生物学和感染疾病学会),标准 1:腹泻患者的粪便,艰难梭菌毒素检测阳性或粪培养提示产毒菌株阳性;标准 2:内镜检查中,在下消化道观察到假膜性肠炎;标准 3:在内镜检查、结肠切除术或尸检中,在所取样本上找到艰难梭菌感染(存在或不存在腹泻)的结肠组织病理学特征。

艰难梭菌也是人体的正常菌群,文献显示,正常新生儿艰难梭菌的携带率为 37%,1～6 月龄婴幼儿的携带率为 30%,6～12 月龄的携带率为 14%,3 岁以上儿童的携带率和正常非住院成人的携带率极低,仅 0～3%。住院的儿童和成人携带率较高,为 20% 左右。因此一般不推荐儿童进行艰难梭菌检测,成人只有存在腹泻症状时,才进行艰难梭菌检测。无症状的患者不需要进行艰难梭菌的检测。艰难梭菌的感染症状可以是轻微的普通腹泻,也可以是比较严重的假膜性肠炎、肠梗阻、中毒性结肠炎和脓毒血症,甚至死亡。高度怀疑艰难梭菌感染时,应立即送检。

在 CDIF 选择性培养基中培养 48 h 后,若看到表面粗糙、略凸起、边缘不整齐的黑色菌落,再结合革兰染色观察到典型的镜下形态,则应高度怀疑艰难梭菌培养阳性(符合率大约 90% 以上),可直接进行 MALDI－TOF MS 鉴定,无该条件的实验室,则转种到厌氧血平板进行纯分之后,再通过生化鉴定试剂盒(API 20A)、全自动微生物生化鉴定系统进行鉴定,鉴定后进行毒素基因检测。

艰难梭菌的治疗首先停用原有的抗生素,甲硝唑和万古霉素都是治疗 CDI 的一线药物,通常根据疾病严重性进行选择。益生菌的使用目前仍有争议,对于复发难治愈的 CDI 可采取粪便移植。

艰难梭菌在全世界不同地方存在流行传播。BI/NAP1/027 型(限制性内切酶图谱分析 BI、北美 PFGE1 和核糖体 027)艰难梭菌在北美、欧洲等地暴发异常严重,死亡率较高,引起了广泛重视。该型菌株的特点为耐喹诺酮和头孢菌素,产生出 A 和 B 毒素以外的二元毒素,孢子的繁殖水平比其他菌株更高。毒素 A^-B^+ 型菌株暴发流行也有报道,多个地理区域的 A^-B^+ 型菌株中核糖体 017 型是最常见的分离菌株。目前我国艰难梭菌检出率为 10%～20%,流行克隆株不是很明显,部分地区流行菌株以 ST37 为主(北京、山东、广州、河北等地),也以 A^-B^+ 型为主,但因国内艰难梭菌的流行病学调查文献较少,流行传播情况还有待更多的数据去支持。

(七) 检验流程

1. **分离培养**　挑取粪便标本直接接种于商业化选择性培养基 CDIF(法国梅里埃公司),或者将标本用乙醇处理 1 h 再接种到 CCFA 选择培养基上,厌氧培养。

2. **生化反应**　对可疑菌落进行全面的生化试验。

3. **毒素检测**　可以直接对疑似病例的粪便进行毒素检测,也可以对细菌培养分离株进一步做毒素测定。

4. **菌株分型**　菌株分型研究艰难梭菌的分子流行特征,对实验室平台要求较高,有条件的实验室可以开展。对种进行进一步的亚型分析,研究其流行传播情况能为艰难梭菌的感控提供强有力的证据。国际上常用的艰难梭菌分型方法主要包括:依赖限制性内切酶的方法如毒素分型(toxinotyping)、脉冲场凝胶电泳(PFGE)等;扩增的方法如核糖体分型(ribotyping)、多位点可变数目串联重复序列分析(MLVA)等;基于测序的方法研究,如多位点序列分析(MLST)、全基因分析、slpA 分型等。

5. 检验程序 见图 5 - 192。

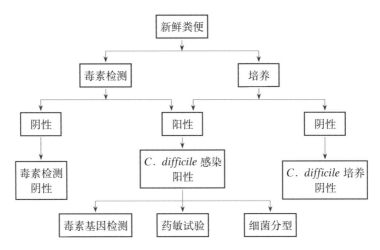

图 5 - 192 艰难梭菌检验流程

(八) 其他鉴定

约有 30% 的抗生素相关性腹泻继发于艰难梭菌感染,那么排除或确定 CDI 就具有非常重要的意义。送检的标本要求必须是水性或稀松粪便样本。CDI 的单独检查存在限制性,增加了假阳性和假阴性,因此联合检测很有意义。一般认为培养阳性是此细菌存在的标志,毒素检测阳性则表示临床相关性肠道疾病。其他非培养的方法检测如下。

1. 细胞毒素中和实验 将粪便滤液加入到含有或不含有抗毒素的单层细胞孔中,在不含抗毒素的孔中细胞变圆,出现了细胞病变效应,则证明粪便中存在毒素。

2. EIA 方法检测毒素 该方法是一种利用抗原抗体反应的酶联免疫学方法来检测毒素。使用酶联免疫分析检测毒素 A 和毒素 B 的抗原识别法既便宜又快速,因此被广泛使用。尽管该方法具有较高的特异性,但由于敏感性低(39%~76%),因此不适合单独使用。

3. GDH 检测 GDH 是一种存在于艰难梭菌细胞壁抗原性的蛋白,其较灵敏,阴性预测值较高,但特异性很低。一般需要和其他方法进行联合检测。

4. NAATs 法检测 即核酸确认实验。利用 PCR 方法直接对粪便中艰难梭菌毒素 A、B 的基因进行检测。该方法灵敏度和特异度均较高,且操作较为简便,但是花费较高,一般用于急性诊断或者假阳性的鉴别诊断。

总的来说,艰难梭菌毒素检测和细胞毒素中和试验是艰难梭菌检测的金标准,也是参考方法,但因其操作复杂,检测时间较长,较难在实验室广泛开展。EIA 检测因其快速、方便,目前是实验室广泛流行的检测方法,但该方法灵敏度较低,需结合其他方法联合检测。艰难梭菌培养方法需要对艰难梭菌再进行毒素基因检测,操作时间较长,但可以用于后续的流行病学分析。NAATs 方法是一种新的检测方法,其快速简单高效,灵敏度和特异度都较高,但因其价格昂贵,目前还未在实验室广泛开展。各种方法的优点和局限性如表 5-82 所示(2013 年美国胃肠病学会推荐)。

表 5-82 不同方法学的比较

检 测 方 法	敏感性	特异性	可获得性	备 注
艰难梭菌培养	低	中	限制	只有产毒株才引起疾病
毒素检测	高	高	限制	参考方法
CCNA	高	高	限制	参考方法
GDH	高	低	广泛	可作为筛查,须联合其他方法
毒素 EIA 检测	低	高	广泛	同时检测毒素 A 和 B,敏感性低
NAATs	高	高	广泛	只用于急性感染和辨别假阳性

注:CCNA:艰难梭菌毒素中和试验;GDH:谷氨酸脱氢酶;EIA:酶联免疫试验;NAATs:核酸确认试验

(九)生物安全

该菌能形成芽胞,因此操作时应注意生物安全,防止院内感染的发生。运输人员需戴手套,采用生物安全运输箱转运。

(李　敏　周庭银　秦娟秀　金大智)

二、肉毒梭菌 *C. botulinum*

肉毒梭菌所致食物中毒,是肉毒梭菌在食品中于厌氧状态下繁殖产生外毒素而引起的一种典型的毒素性中毒。肉毒梭菌能产生迄今为止致死力最强的毒素——肉毒神经毒素。

(一)标本采集

采集粪便、呕吐物等标本,取样后,应浸于等量无菌明胶磷酸盐缓冲液中(明胶 29 g,磷酸氢二钠 4 g,蒸馏水 1 000 ml,pH 6.2,高压灭菌后贮于 4℃备用),厌氧环境下迅速送检。

腊肠、火腿、罐头等可疑食物取样后,切成小块,与等量明胶磷酸盐缓冲液研磨成匀浆,供接种用。

(二)分离培养

1. 培养基的选择　可选择厌氧血琼脂平板、卵黄琼脂平板、脑心浸汤琼脂、D 环丝氨酸血琼脂、庖肉培养基、肝块肉汤、TPGY 肉汤。最好选择两种培养基。

2. 标本接种

(1)增菌培养:先将庖肉培养基隔水煮沸 10~15 min,驱氧并迅速冷却。以 1~28 g 粪便及其他固体接种两管相同的增菌培养基中,分别置 35℃ 和 26℃ 培养。5 日后观察培养物浑浊度,有无气体产生,气味及肉渣的消化情况,并涂片镜检。可同时用肉汤检测毒素。

（2）分离培养：挑取粪便标本直接接种或将粪便标本接种在庖肉培养基增菌 5 日,然后取 1～2 ml 出现芽胞的培养物置于小试管中,加等量无水乙醇,混匀,放置室温中 1 h 后接种于厌氧血琼脂平板,35℃ 培养 48 h,观察其菌落形态。

3. 培养特性　专性厌氧,在厌氧血琼脂平板上 35℃ 培养 18～24 h,形成较大(2～6 mm)、不规则、半透明、灰白色的菌落,有 β 溶血环(图 5－193),4 日后菌落直径可达到 5～10 mm。在庖肉培养基中,A 型、B 型、F 型菌能消化肉渣,使之变黑,有腐败恶臭(图 5－194)。在卵黄琼脂平板上,35℃ 厌氧培养 48 h,菌落及周围培养基表面形成彩虹薄层,分解蛋白菌株的菌落周围出现透明环(图 5－195)。

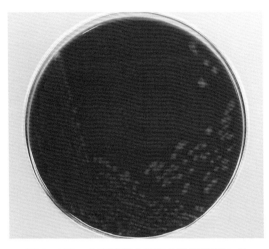

图 5－193　肉毒梭菌在厌氧血琼脂平板上的
菌落特征(18～24 h)

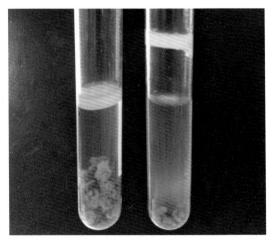

图 5－194　肉毒梭菌在庖肉培养基上的
反应结果(5 日)

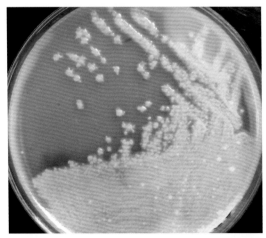

图 5－195　肉毒梭菌在厌氧卵黄琼脂平板上的
菌落特征(48 h)

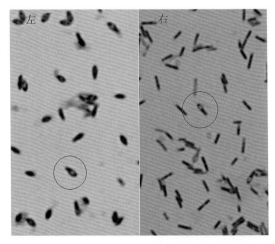

图 5－196　肉毒梭菌纯培养的镜下形态(革兰染色)

左图：疱肉培养基上菌体较粗,芽胞形成较多;
右图：血平板上菌体较细,芽胞形成较少,位于菌
体次极端

(三) 鉴定

1. 形态与染色 革兰阳性粗大杆菌,大小为$(1\sim1.2)\mu m\times(4\sim6)\mu m$,单独或成双排列,有时可见短链状(图5-196)。在$20\sim25$℃时形成椭圆形、大于菌体、位于菌体次极端的芽胞,呈汤匙或网球拍状。有周鞭毛,无荚膜。

2. 生化反应

(1) 主要生化反应:见表5-83。

表5-83 肉毒梭菌的生化反应

生物型	芽胞	卵黄琼脂		吲哚	乳糖	蔗糖	葡萄糖	麦芽糖	水杨苷	甘露醇	消化牛奶
		LEC	LIP								
A、B 和 F	OS	－	＋	－	－	－	＋	－/W	－	－	＋
B、E 和 F	OS	－/＋	＋	－				V			－
C 和 D	OS		＋	－/＋			＋/W	＋	＋/W			＋

注:＋为90%以上菌株阳性;－为90%以上菌株阴性;V为11%~89%菌株阳性;W为迟缓反应;－/＋为大多数菌株阴性;O为卵圆;S为亚端生

(2) 系统生化鉴定:可根据初步生化鉴定结果,挑取可疑菌落,使用全自动微生物生化鉴定系统、MALDI-TOF MS进行鉴定。

3. 血清学试验 反向间接血凝试验:用各型抗毒素致敏已固定、鞣化的人红细胞,即可用于毒素检测。本法可将毒素分型,且有较高的特异性和敏感性。

(四) 鉴别要点

1. 本菌特征 革兰阳性粗大杆菌,近极端芽胞,呈汤匙或网球拍状,庖肉培养基中消化肉渣变黑,脂酶、动物毒力试验阳性。

2. 肉毒梭菌三种生物型之间的鉴别 见表5-84。

表5-84 肉毒梭菌三种生物型鉴别的关键性试验

生物型	吲哚	七叶苷	消化牛奶	阿拉伯糖
A、B 和 F	－	＋	＋	
B、E 和 F	－	－	－	W
C 和 D	－/＋		＋	－

注:＋为90%以上菌株阳性;－为90%以上菌株阴性;W为迟缓反应;－/＋为大多数菌株阴性

(五) 抗菌药物敏感试验

药敏试验的选药原则:青霉素、氯霉素、克林霉素、红霉素、甲硝唑、利福平等。具体参照CLSI M100-S25最新版本文件。

(六) 结果解释

(1) 肉毒梭菌根据抗原性分为A、B、C1、C2、D、E、F、G 8个毒素型,对人致病的有A、

B、E、F 型,其中 A、B 型最常见,国内报告大多是 A 型。

(2) 肉毒中毒发生的原因是由于食品(腊肠、火腿、鱼或鱼制品和罐头食品)被肉毒梭菌污染后,处于合适的环境中(适宜的渗透压、酸碱度、厌氧和 25～35℃)便可繁殖并产生毒素,此毒素毒性极强,其毒性比氰化钾强 1 万倍,人的最小致死量为 0.1 μg。在食用前食品未进行彻底加热,因而进食后发生中毒(潜伏期可从 5～6 h 至 14 日,一般为 1～2 日)。

(3) 肉毒中毒被分为 4 类:一是传统的食物中毒,由进食被污染食物中已存在的肉毒毒素引起;二是伤口肉毒中毒,由经伤口侵入的肉毒梭菌在体内繁殖后产生的肉毒毒素引起;三是婴儿肉毒中毒,由定植在婴儿肠道中的肉毒梭菌在体内合成的肉毒毒素所致;四是由于肉毒梭菌在儿童和成人肠道中定植而引起的肉毒中毒。无论是何种类型的中毒,其毒素都是从产生或吸收的部位进入血液,且不可逆地结合到运动神经的神经-肌肉接头处。

(七) 检验流程(图 5‑197,图 5‑198)

(八) 其他鉴定

1. 肉毒毒素检测

(1) 标本的前处理:液状检样可直接离心,固体或半流动检样须加适量明胶磷酸盐缓冲液、浸泡、研碎,然后离心,取上清液进行检测。另取一部分上清液,调 pH 6.2。每 9 份加 10%胰酶水溶液 1 份,混匀,37℃作用 60 min,进行检测。

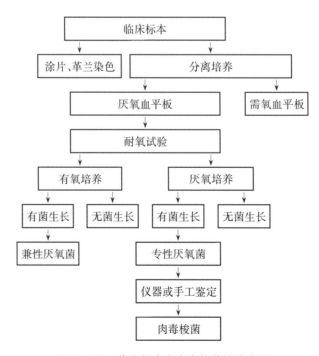

图 5‑197　临床标本中肉毒梭菌检验流程

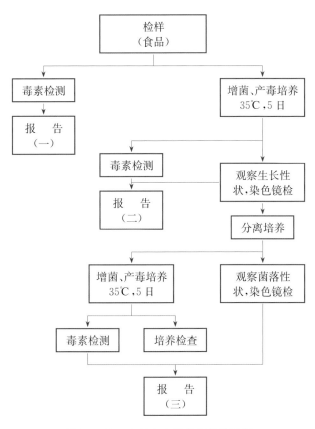

图 5-198　食品中肉毒梭菌检验流程

注：报告（一）：检样含有某型肉毒毒素；报告（二）：检样含有某型肉毒梭菌；报告（三）：由样品
分离的菌株为某型肉毒梭菌

　　（2）检出试验：取上述离心上清液及胰酶激活处理液分别注射小白鼠 3 只，每只
0.5 ml，观察 4 日。注射液中若有肉毒毒素存在，小白鼠一般多在注射后 24 h 内发病、死亡。

　　（3）确证试验：不论上清液或胰酶激活处理液，凡能致小鼠发病、死亡者，取样分成三
份进行试验，一份加等量多型混合肉毒抗毒诊断血清，混匀，37℃作用 30 min；一份加等量
明胶磷酸盐缓冲液，混匀，煮沸 10 min；另一份加等量明胶磷酸盐缓冲液，混匀即可，不做
其他处理。三份混合液分别注射小白鼠各 2 只，每只 0.5 ml，观察 4 日，若注射加诊断血
清与煮沸加热的两份混合液的小白鼠均获保护存活，而唯有注射未经其他处理混合液的
小白鼠以特有的症状死亡，则可判定检样中肉毒毒素存在，必要时要进行毒力测定及定型
试验。

　　（4）毒力测定：取已判定含有肉毒毒素的检样离心上清液，用明胶磷酸盐缓冲液做成
50 倍、500 倍及 5 000 倍的稀释液，分别注射小白鼠各 2 只，每只 0.5 ml，观察 4 日。根据动
物死亡情况，计算检样所含肉毒毒素的大体毒力（MLD/ml 或 MLD/g），例如 5 倍、50 倍及
500 倍稀释致动物全部死亡，而注射 5 000 倍稀释液的动物全部存活，则可大体判定检样上
清液所含毒素的毒力为 1 000～10 000 MLD/ml。

（5）定型试验：按毒力测定结果，用明胶磷酸盐缓冲液将检样上清液稀释至所含毒素的毒力大体为 $10\sim1\ 000\ \text{MLD/ml}$。分别与个别单型抗肉毒诊断血清等量混匀，37℃作用 30 min，各注射小白鼠各 2 只，每只 0.5 ml，观察 4 日。同时以明胶磷酸盐缓冲液代替诊断血清，与稀释毒素液等量混合作为对照。能保护动物免于发病、死亡的诊断血清型即为检样所含肉毒毒素的型别。

2. 动物试验　取待检上清液分别给 2 只小鼠腹腔注射 0.5 ml，其中一只鼠预先注射多价抗毒素作为保护。接种数小时后未受保护的小鼠出现呼吸困难，两侧腰肌明显凹陷呈蜂腰状，最终死亡，受保护的小鼠则不出现症状。

（九）生物安全

因该菌能形成芽胞，因此操作时应注意生物安全，防止院内感染的暴发。运输人员需戴手套，采用生物安全运输箱转运。

三、产气荚膜梭菌 *C. perfringens*

产气荚膜梭菌最初仅被认为是创伤感染的病原菌，直到 1945 年，McClung 等才证实它可经消化道对人体产生伤害，为食物中毒病原菌之一。

（一）标本采集

最好是在发病 2 日以内采集患者粪便。可疑中毒食品的检测可参照 GB 4789.13 执行。

（二）分离培养

1. 培养基选择　包括厌氧血琼脂平板、庖肉培养基、卵黄琼脂平板、牛奶培养基、SPS 琼脂平板。最好选择两种培养基。

2. 标本接种

（1）将粪便标本直接接种于厌氧血琼脂平板、卵黄琼脂平板、SPS 琼脂平板，35℃厌氧培养 18~24 h 后，观察其菌落形态。

（2）粪便标本经 80℃水浴 30 min 杀灭其他细菌，庖肉培养基煮沸 15 min 后，用接种环挑一环黏液粪便接种在庖肉培养基中（厌氧环境中），35℃培养 18~24 h 后，观察有无气体产生（发现培养基凡士林及胶塞弹出，说明有气体产生），如有气体产生则疑有产气荚膜梭菌，涂片分别进行革兰染色和荚膜染色，油镜观察见革兰阳性有荚膜的梭杆菌则为阳性。

（3）称取 25 g(ml)食品样品加入 0.1%蛋白胨水 225 ml，做成 $10^{-6}\sim10^{-1}$ 的稀释液，分别倾注于 SPS（亚硫酸盐-多黏菌素-磺胺吡啶）琼脂平板，35℃厌氧培养 24 h 后，对黑色菌落进行菌落计数。

3. 培养特性　产气荚膜梭菌在厌氧血琼脂平板上 35℃培养 18~24 h，形成圆形、光滑、边缘整齐的菌落，多数菌株有双圈溶血环，内环完全溶血（β毒素所致），外环不完全溶血（α毒素所致，图 5-199）。在卵黄琼脂平板上菌落周围出现乳白色浑浊圈，为细菌产生的卵磷脂酶分解卵黄中的卵磷脂所致,即 Nagler 反应(图 5‐200)。在牛奶培养基内能分解乳糖产酸,凝固酪蛋白并大量产气,呈"汹涌发酵"现象(图 5‐201)。在庖肉培养基中产生大量气体,肉渣呈淡粉红色,不被消化(图 5‐202)。

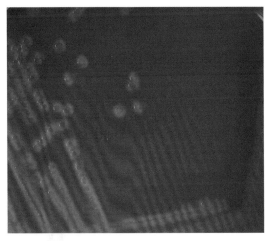

图 5‐199　产气荚膜梭菌在血琼脂平板上的菌落特征(18~24 h)

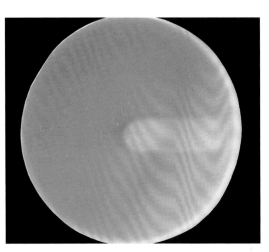

图 5‐200　产气荚膜梭菌 Nagler 反应阳性

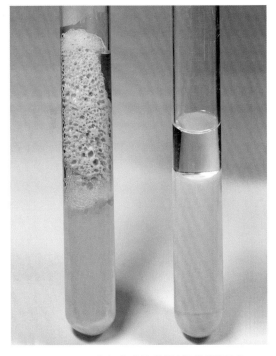

图 5‐201　产气荚膜梭菌"汹涌发酵"现象

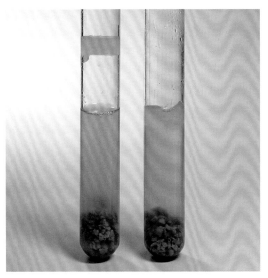

图 5‐202　产气荚膜梭菌庖肉培养基中生长情况

(三) 鉴定

1. **形态与染色**　革兰阳性粗大杆菌,大小为$(1~5)\mu m \times (3~5)\mu m$,两端钝圆,单个或成双排列。芽胞椭圆形,直径小于菌体,位于菌体中央或次极端(图 5‐203)。有荚膜,无鞭毛。

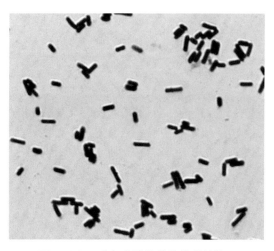

图5-203　产气荚膜梭菌纯培养的镜下
形态(革兰染色,×100)

2. 生化反应　主要生化反应见表5-85。系统生化鉴定：可根据初步生化鉴定结果,挑取可疑菌落,使用全自动微生物生化鉴定系统、MALDI-TOF MS进行鉴定。

3. 血清学试验　分离菌血清学分型：将同一起中毒不同来源的分离菌进行血清分型以观察其型别是否相同。可用 Hobbs 分型血清(1~17 型或者 1~24 型)和 TW 分型血清(1~59 型)做玻片凝集试验。如果细菌发生自凝,可将其接种于 1% 葡萄糖肉汤,经36℃培养 18 h 后,用其离心洗涤后的菌体做玻片凝集试验。

表5-85　产气荚膜梭菌主要生化反应

生 化 反 应	结 果	生 化 反 应	结 果
芽胞	OS	蔗糖	+
卵黄琼脂 LEC	+	葡萄糖	+
LIP	—	麦芽糖	+
明胶	+	水杨苷	+
吲哚	—	甘露醇	—
乳糖	+	消化牛奶	+

注：+为 90%以上菌株阳性；—为 90%以上菌株阴性；O 为卵圆；S 为亚端生

(四) 鉴别要点

1. 本菌特征　革兰阳性粗大杆菌,芽胞位于菌体中央或次极端,厌氧血琼脂平板上双圈溶血及 Nagler 反应,牛乳中"汹涌发酵",无动力。

2. 与肉毒梭菌、艰难梭菌、破伤风梭菌鉴别　见图5-204。

3. 与破伤风梭菌的鉴别　产气荚膜梭菌在卵黄琼脂平板上生长,分解多种糖类；而破伤风梭菌则相反。

4. 确证试验　根据典型的镜检形态、能将硝酸盐还原为亚硝酸盐、无动力、牛奶发酵、卵磷脂分解等试验结果鉴定本菌。

(五) 抗菌药物敏感试验

药敏试验的选药原则：青霉素、氯霉素、克林霉素、甲硝唑等。具体参照 CLSI M100-S25 最新版本文件。

(六) 结果解释

(1) 产气荚膜梭菌是气性坏疽和食物中毒的重要病原菌,能引起人和动物多种疾病。

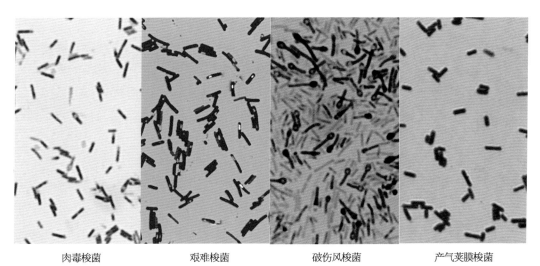

肉毒梭菌　　　　　艰难梭菌　　　　　破伤风梭菌　　　　产气荚膜梭菌

图 5－204　产气荚膜梭菌与肉毒梭菌、艰难梭菌、破伤风梭菌镜下形态(48 h)

其在自然界分布广泛,主要存在于动物和人的肠道,属于人和动物肠道内正常菌群。大多数产气荚膜梭菌中毒患者,与食用了被污染的烤肉有关。这些肉在屠宰过程中被动物肠道内容物污染,随之烤制不充分和贮藏条件不当,使其生长繁殖并产生肠道毒素(CPE)。因此肉类食品食用前要彻底加热,食用前再加热是预防产气荚膜梭菌食物中毒的重要措施。煮熟的肉类食品应快速降温,低温贮存,存放时间应尽量缩短。

（2）产气荚膜梭菌根据产生 4 种不同的致病性毒素(α、β、ε、ι 毒素),分为 A、B、C、D、E 5 型。A、C 型可对人类致病,其中 A 型最为常见,可引起人类气性坏疽和食物中毒;C 型可致坏死性肠炎。

（七）检验流程(图 5－205)

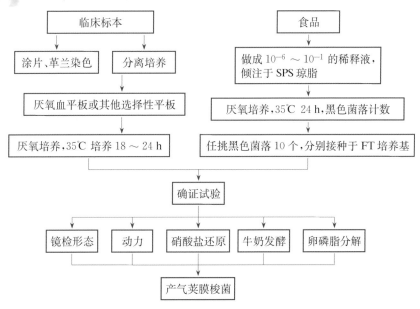

图 5－205　产气荚膜梭菌检验流程

(八) 其他鉴定

1. 肠毒素检测　反向间接血凝试验（RPHA）：取产气荚膜梭菌标准株 C57（A 型）、C59（C 型）、C60（D 型）及 B 型菌分离株的 12 h 庖肉培养液，离心取上清，4℃冰箱保存备用。取一洁净 96 孔 V 型血凝板，每个样品为一组，每组 1～12 孔加入 PB 缓冲液 50 μl，然后于第 1 孔分别加入上述离心上清液 50 μl，用移液枪逐孔稀释至第 11 孔，弃 50 μl，第 12 孔作 PB 对照。最后每孔加入 50 μl 致敏红细胞，振荡混匀后，4℃冰箱静置 1 h，判定结果。

判定标准：致敏红细胞呈细沙粒样均匀铺于孔底者为"＋＋＋＋"，即 100%凝集；红细胞均匀铺于孔底，但边缘不整齐且稍向孔底集中者为"＋＋＋"，即 75%凝集；红细胞于孔底形成一个环状，四周有小凝集块者为"＋＋"，即 50%凝集；红细胞于孔底形成圆团状，但边缘不够光滑，且四周稍有凝集块者为"＋"，即 25%凝集；红细胞于孔底形成圆团状，且边缘光滑整齐者为"－"，即无凝集。

2. 动物试验

（1）小鼠致死试验：取 24 h 庖肉培养物 1 ml 给豚鼠肌内注射，使其发生气性坏疽，数小时后局部明显肿胀，接种 24～48 h 死亡。

（2）"泡沫肝"试验：将培养物静脉注射家兔，10 min 后致死，然后将动物置 37℃ 4～6 h，动物体内充满气体，并出现泡沫肝。

(九) 生物安全

产气荚膜梭菌是一种芽胞杆菌，能形成芽胞，因此操作时应注意生物安全，防止院内感染的发生。运输人员需戴手套，采用二级生物安全运输箱转运。

（周庭银　陈　敏）

──────── 参 考 文 献 ────────

［1］　周庭银.临床微生物学诊断与图解［M］.第 3 版.上海：上海科学技术出版社，2012.

［2］　王辉，任健康，王明贵.临床微生物学检验［M］.北京：人民卫生出版社，2015.

［3］　Versalovic J，Carroll KC，Funke G，et al. Manual of Clinical Microbiology［M］. 10th ed. Washington DC：American Society for Microbiology，2011.

［4］　周庭银，倪语星，胡继红，等.临床微生物检验标准化操作［M］.第 3 版.上海：上海科学技术出版社，2015.

［5］　Clinical and Laboratory Standards Institute. M100-S25 Performance Standards for Antimicrobial Susceptibility Testing；Twenty-Fifth Informational Supplement［M］. Wayne. PA：CLSI，2015.

［6］　高晓玉，胡敏.楚雄市 1 起蜡样芽胞杆菌食物中毒调查报告［J］.寄生虫病与感染性疾病，2012，10(1)：39 - 40.

［7］　施向东，龙兮.一起蜡样芽胞杆菌引起食物中毒的调查分析［J］.医学动物防制，2013(9)：1038 - 1039.

［8］　Mcllroy SG，McCracken RM，Neill SD，et al. Control, prevention and eradication of Salmonella enteritidis infection in broiler and broiler breeder flocks［J］. Vet Rec，1989，125(22)：545 - 548.

［9］　陈丽，史英，赖先志，等.1 株与宋内氏志贺氏菌血清发生交叉凝集的类志贺邻单胞菌［J］.中外医疗，2009，28(29)：6 - 7.

［10］　鲍春梅，曲芬.宋内志贺菌的耐药状况及耐药机制［J］.中国抗生素杂志，2011，36(11)：814 - 818.

［11］　Koo HL，Jiang ZD，Brown E，et al. Coliform contamination of vegetables obtained from popular restaurants in Guadalajara，Mexico，and Houston，Texas［J］. Clin Infect Dis，2008，47(2)：218 - 222.

［12］　Ray SM，Ahuja SD，Blake PA，et al. Population-based surveillance for Yersinia enterocolitica infections in foodnet sites，1996 - 1999：higher risk of disease in infants and minority populations［J］. Clin Infect Dis，2004，38(Suppl3)：S181 - 189.

［13］ Voskressenskaya E, Leclercq A, Tseneva G, et al. Evaluation of ribotyping as a tool for molecular typing of Yersinia pseudotuberculosis strains of worldwide origin[J]. J Clin Microbiol, 2005, 43(12): 6155 – 6160.

［14］ Jalava K, Hallanvuo S, Nakari UM, et al. Multiple outbreaks of Yersinia pseudotuberculosis infections in Finland.[J]. J Clin Microbiol, 2004, 42(6): 2789 – 2791.

［15］ Shinoda S, Nakagawa T, Shi L, et al. Distribution of virulence-associated genes in Vibrio mimicus isolates from clinical and environmental origins[J]. Microbiol Immunol, 2004, 48(7): 547 – 551.

［16］ Bi K, Miyoshi SI, Tomochika KI, et al. Detection of virulence associated genes in clinical strains of vibrio mimicus[J]. Microbiol Immunol, 2001, 45(8): 613 – 616.

［17］ Singh DV, Isac SR, Colwell RR. Development of a hexaplex PCR assay for rapid detection of virulence and regulatory genes in Vibrio cholerae and Vibrio mimicus[J]. J Clin Micribiol, 2002, 40(11): 4321 – 4324.

［18］ Shigematsu M, Kaufmann ME, Charlett A, et al. An epidemiological study of Plesiomonas shigelloides diarrhoea among Japanese travelers[J]. Epidemiol Infect, 2000, 125(3): 523 – 530.

［19］ Suppiah J, Thimma JS, Cheah SH, et at. Development and evaluation of polymerase chain reaction assay to detect Burkholderia genus and to differentiate the species in clinical specimens[J]. FEMS Microbiol Lett, 2010, 306(1): 9 – 14.

［20］ Hawkey PM, Marriott C, Liu WE, et al. Molecular epidemiology of Clostridium difficile infection in a major Chinese hospital: an underrecognized problem in Asia? [J]. J Clin Microbiol, 2013, 51(10): 3308 – 3313.

［21］ Huang H, Wu S, Wang M, et al. Clostridium difficile infections in a Shanghai hospital: antimicrobial resistance, toxin profiles and ribotypes[J]. Int J Antimicrob Agents, 2009, 33(4): 339 – 342.

［22］ Martin H, Willey B, Low DE, et al. Characterization of Clostridium difficile strains isolated from patients in Ontario, Canada, from 2004 to 2006[J]. J Clin Microbiol, 2008, 46(9): 2999 – 3004.

［23］ Jangi S, Lamont JT. Asymptomatic colonization by Clostridium difficile in infants: implications for disease in later life[J]. J Pediatr Gastroenterol Nutr. 2010, 51(1): 2 – 7.

［24］ Wullt M, Odenholt I. A double-blind randomized controlled trial of fusidic acid and metronidazole for treatment of an initial episode of Clostridium difficile-associated diarrhea[J]. J Antimicrob Chemother, 2004, 54(1): 211 – 216.

第六章 胃肠道感染真菌

Fungi of Gastrointestinal Tract Infection

第一节 念 珠 菌 属

Candida

念珠菌属种类繁多,与临床有关的念珠菌主要以白念珠菌(*C. albicans*)、热带念珠菌 (*C. tropicalis*)、克柔念珠菌(*C. krusei*)、光滑念珠菌(*C. glabrata*)、近平滑念珠菌(*C. parapsilosis*)、季也蒙念珠菌(*C. guilliermondii*)、乳酒念珠菌(*C. kefyr*)及法氏念珠菌(*C. famata*,也称无名念珠菌)等为主。

白念珠菌 *C. albicans*

白念珠菌有 100 多个异名,包括白粉孢(oidium albicans)、白丛梗孢(monilia alibicans)、生殖器念珠菌(candida genitalis)等。

(一) 标本采集

1. **自然排便采集** 自然排便后,挑取其脓血、黏液部分 2～3 g(自粪便中挑取黏液块接种,可获得较高的阳性率),液体粪便取絮状物 2～3 ml,盛于灭菌容器内。

2. **直肠拭子** 对排便困难的患者及婴儿,可用直肠拭子采取,即以无菌棉拭用保存液或生理盐水湿润后,插入肛门内 4～5 cm(幼儿 2～3 cm)轻轻转动取出,插入卡布(Cary-Blair)运送培养基内或无菌试管内送检。

(二) 分离培养

1. **培养基选择** 沙保弱琼脂平板(SDA,含氯霉素 50 mg/L)、CHROMagar 念珠菌显色平板。最好选择两种培养基。

2. **标本接种** 挑取标本直接接种于沙保弱平板和 CHROMagar 念珠菌显色平板,37℃培养 24～48 h,观察其菌落形态。

3. **培养特性** 25℃或37℃时均可生长。在 SDA 培养基上 37℃培养,形成奶油色、表面光滑的菌落(图 6-1),带有酵母气味;在 CHROMagar 念珠菌显色培养基上呈翠绿色菌落(图 6-2)。

(三) 鉴定

1. **形态与染色** 在 SDA 上培养 2 日后涂片镜检,呈革兰阳性,但着色不均,菌体呈卵圆形(25～40 μm),薄壁(图 6-3);在玉米粉吐温 80 培养基上培养 2 日后,可见顶端圆形的厚壁孢子(图 6-4)。糖原染色,菌丝、孢子均为红色。

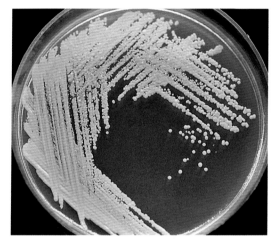

图 6-1　白念珠菌在 SDA 上的菌落特征(3～5 日)

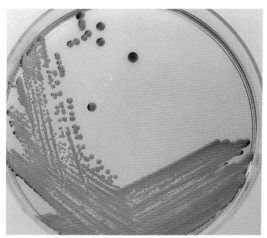

图 6-2　白念珠菌在 CHROMagar 念珠菌显色平板上的菌落特征(3～5 日)

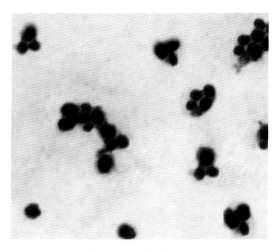

图 6-3　白念珠菌纯培养的镜下形态(SDA 上培养 2 日,革兰染色,×100)

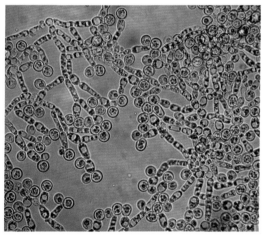

图 6-4　白念珠菌纯培养的镜下形态(玉米粉吐温 80 培养基 25～28℃培养 2 日,亚甲蓝染色,×100)

血清芽管试验:于 0.5 ml 人或兔血清中,加入少许菌落,混匀,置 37℃水浴 2～3 h,取出一接种环菌液湿片镜检,有芽管产生为白念珠菌(图 6-5)。

2. 生化反应　挑取平板上培养 2～4 日的纯菌落,用 0.85% NaCl 制成 2 McFarland 浓度的菌悬液。使用生化鉴定试剂盒(API 20C AUX)、全自动微生物鉴定系统及 MALDI-TOF MS 进行鉴定。

(四) 鉴别要点

1. 与其他菌属的鉴别　只有假菌丝和芽生孢子,为念珠菌属;有假菌丝、芽生孢子和关

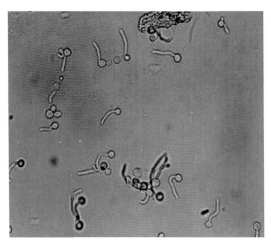

图6-5 血清芽管试验

节孢子,为毛孢子菌属;只有假菌丝和关节孢子,为地霉属。

2. 与其他念珠菌的鉴别

(1) 与热带念珠菌的鉴别:热带念珠菌能发酵蔗糖,同化纤维二糖。

(2) 与克柔念珠菌的鉴别:克柔念珠菌不发酵麦芽糖和半乳糖,不同化麦芽糖、蔗糖和半乳糖。

(五) 抗菌药物敏感试验

进行药敏试验前,建议与临床医生先沟通,确认测试菌株为有临床意义的病原菌,且可能对氟康唑或伏立康唑有反应。酵母菌的纸片扩散法药敏试验只适用于念珠菌属,所检测的药物也仅限于氟康唑、伏立康唑和卡泊芬净三种,具体参照 CLSI M44 - A2。

(六) 结果解释

(1) 真菌性肠炎,特别是念珠菌性肠炎,早已有之,但过去多见于婴幼儿,且患儿多伴有鹅口疮。近年来,随着免疫力低下宿主的增多,成人真菌性肠炎报道不断增加,引起了临床的关注。

(2) 白念珠菌为条件致病性真菌,长期或滥用抗生素,造成肠道正常菌群失调,破坏肠道黏膜的正常屏障功能,从而导致念珠菌性肠炎的发生。成人念珠菌胃肠道感染症状轻微,主要为轻度腹泻,有时有腹胀、腹痛和血便。儿童表现为腹泻,伴腹胀、腹痛。患者粪便以稀糊状粪便为主,泡沫多,多带有黏液,或果冻样与粪质混合,少有血性便。有时可闻及发酵味,可见豆腐渣样细块。

(七) 生物安全

操作人员在工作过程中要穿隔离衣,戴口罩和手套;所有报告结果后的标本和污染物必须经高压灭菌、焚烧或浸泡杀菌剂中;若送检途中培养瓶不慎打破,应封锁现场,进行消毒处理;标本运送应采用密封容器;所有的临床标本检测都应在 BSL - 2 实验室中进行。

第二节 曲 霉 属

Aspergillus

曲霉属包括 132 个种和 18 个变种,临床上常见的有烟曲霉(*A. fumigatus*)、黄曲霉(*A. flavus*)、黑曲霉(*A. niger*)、杂色曲霉(*A. versicolor*)、构巢曲霉(*A. nidulans*)、土曲霉(*A. terrus*)、棒曲霉(*A. clavatus*)和赭曲霉(*A. ochraceus*)等。

烟曲霉 *A. fumigatus*

曾用名：禽类曲霉（*A. aviaries*）、支气管曲霉（*A. bronchialis*）、蜂窝织炎曲霉（*A. cellulasiae*）、淡绿曲霉（*A. glaucosalis*）。

（一）标本采集

1. 自然排便采集　自然排便后，挑取其脓血、黏液部分 2～3 g（自粪便中挑取黏液块接种，可获得较高的阳性率），液体粪便取絮状物 2～3 ml，盛于灭菌容器内。

2. 直肠拭子　对排便困难患者及婴儿，可用直肠拭子采取，即以无菌棉拭用保存液或生理盐水湿润后，插入肛门内 4～5 cm（幼儿 2～3 cm）轻轻转动取出，插入卡布（Cary-Blair）运送培养基内或无菌试管内送检。

（二）分离培养

1. 培养基选择　沙保弱琼脂平板（含氯霉素 50 mg/L）、马铃薯葡萄糖（PDA）琼脂培养基。

2. 标本接种　挑取标本直接接种于沙保弱平板，30～37℃培养 4～7 日，观察其菌落形态。

3. 培养特性　室温培养菌落生长迅速，45℃培养仍生长良好。PDA 培养基上菌落开始为白色，经 2～3 日后转为蓝绿色，但边缘仍为白色，日久培养后变为深绿色、烟绿色。初为绒状或絮状，随着时间的推移变为粉末状，边缘部分也出现颜色，背面无色或带点黄褐色（图6-6）。

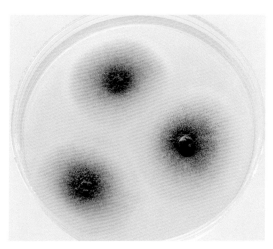

图 6-6　烟曲霉在 PDA 上的菌落特征（2 周）

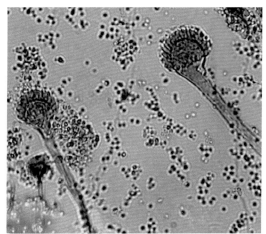

图 6-7　烟曲霉纯培养的镜下形态
（乳酸酚棉蓝染色，×100）

（三）鉴定

生长快，绒毛状或絮状，表面深绿色或烟绿色，分生孢子头短柱状，分生孢子梗壁光滑，顶囊呈烧瓶状，小梗单层，分布在顶囊的上半部分，分生孢子球形、绿色、有小刺（图6-7）。45℃生长良好。

（四）鉴别要点

曲霉菌具有特殊的菌落和菌细胞形态,具有有隔菌丝、分生孢子梗和特殊的分生孢子头结构(顶囊、小梗、链状小分生孢子),易与其他菌属真菌区别。

（五）抗菌药物敏感试验

首选伏立康唑及两性霉素 B,次选伊曲康唑、泊沙康唑、卡泊芬净、米卡芬净、阿尼芬净。

（六）结果解释

(1) 曲霉是自然界分布最广泛的真菌之一,甚至存在于正常人的皮肤和黏膜表面,但一般不引起感染,目前对人类致病的只有 20 余种,其中最常见的致病菌为烟曲霉。

(2) 曲霉是一种条件致病菌,它们多侵犯免疫功能受损的宿主,如严重中性粒细胞缺乏、血液系统恶性肿瘤、骨髓移植接受者、慢性肉芽肿病及 AIDS 患者,特别是当中性粒细胞缺乏超过 2 周时更易感染。

(3) 长期应用广谱抗生素及免疫抑制剂、大手术、插管、各种恶性肿瘤及消耗性疾病为最常见诱发因素。通过吸入或食入空气中的曲霉孢子致病,故肺部是曲霉感染的最常见部位,一般人体消化道环境并不适合曲霉生长,只有当胃酸分泌增加、胃肠道屏障功能破坏、黏膜缺血和溃疡发生时可能致病。

（七）生物安全

烟曲霉分离培养应在 BSL‐2 实验室中进行。

第三节　毛　霉　菌　属
Mucor

毛霉菌属包括总状毛霉(*M. racemosus*)、微小毛霉(*M. pusillus*)、爪哇毛霉(*M. javanicus*)、刺状毛霉(*M. spinosus*)、鲁氏毛霉(*M. rouxianus*)、两栖毛霉(*M. amphibiorum*)、卷枝毛霉(*M. circinelloides*)、冻土毛霉(*M. hiemalis*)、印度毛霉(*M. indicus*)和分枝毛霉(*M. ramosissimus*)等菌种。总状毛霉是毛霉属的代表菌种。

总状毛霉 *M. racemosus*
（一）标本采集

1. 自然排便采集　自然排便后,挑取其脓血、黏液部分 2～3 g(自粪便中挑取黏液块接种,可获得较高的阳性率),液体粪便取絮状物 2～3 ml,盛于灭菌容器内。

2. 直肠拭子　对排便困难患者及婴儿,可用直肠拭子采取,即以无菌棉拭用保存液或生理盐水湿润后,插入肛门内 4～5 cm(幼儿 2～3 cm)轻轻转动取出,插入卡布(Cary-Blair)运送培养基内或无菌试管内送检。

（二）分离培养

1. 培养基选择　沙保弱琼脂平板、马铃薯葡萄糖（PDA）琼脂培养基。

2. 标本接种　挑取标本直接接种于沙保弱平板（含氯霉素 50 mg/L），28～37℃ 培养 2～5 日，观察其菌落形态。

3. 培养特性　在 PDA 培养基室温下培养，菌落生长迅速，菌丝体蔓延，菌落疏松，一般高为 1 cm，成熟后呈灰或褐灰色（图 6‑8）。在 SDA 上菌落为疏松棉花样或羊毛状，一般高为 1 cm，成熟后呈暗色、灰色或棕色，顶端有黑色小点为孢子囊，菌落背面呈白色。

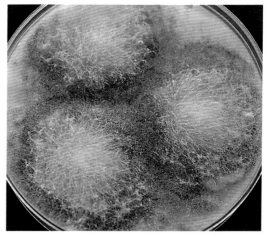

图 6‑8　总状毛霉在 PDA 上的菌落特征

（三）鉴定

形态与染色：孢囊梗直接从菌丝体生长出，以单轴式长出不规则的分枝，呈总状花样，分枝顶端产生孢子囊。孢子囊球形，较大，呈浅黄至黄褐色，成熟后孢子囊壁消失。囊轴球形或近似卵形。孢子囊孢子短卵形至近球形。接合孢子球形，有粗糙的凸起，配囊柄对生，无附属物，为异宗配合。最明显的特征是菌丝和孢囊梗上形成大量的厚壁孢子。毛霉感染的病变组织中，可见宽而不规则、不分隔的菌丝。

（四）鉴别要点

无假根和匍匐菌丝，可与根霉属、犁头霉属和根毛霉属相鉴别。与毛霉属其他种的区别在于总状毛霉孢囊梗呈总状分枝和有大量厚壁孢子。

（五）抗菌药物敏感试验

对两性霉素 B 及泊沙康唑均敏感。

（六）结果解释

（1）毛霉导致的胃肠道真菌感染在临床上较为少见，但近年来其发病率逐年增加，尤其是在糖尿病、恶性血液疾病以及骨髓、肝脏移植患者中，值得注意的是 AIDS 患者不易感染毛霉。胃肠道毛霉感染的死亡率高达 40%，在恶性血液疾病及器官移植的患者中甚至更高。

（2）毛霉主要经过空气传播，故在鼻窦及肺部感染最多见。值得注意的是，食物中的孢子如发酵乳、干面包或者草药中的孢子，容易引起胃肠道感染。此外，酗酒似乎也是胃肠道毛霉病的一个危险因素，乙醇会干扰巨噬细胞和树突状细胞的活化，而他们在清除真菌孢子的免疫反应中起到重要作用。

（七）生物安全

毛霉分离培养应在 BSL‑2 实验室中进行。

（周庭银）

审校：

苏建荣　伍　勇　罗燕萍　周　琳　赵　虎　赵玲莉　胡继红　侯铁英　徐修礼　殷建华

参 考 文 献

［1］ 周庭银.临床微生物学诊断与图解［M］.第 3 版.上海：上海科学技术出版社,2012.

［2］ 王辉,任健康,王明贵.临床微生物学检验［M］.北京：人民卫生出版社,2015.

［3］ Versalovic J，Carroll KC，Funke G，et al. Manual of Clinical Microbiology［M］. 10th ed. Washington DC：American Society for Microbiology，2011.

［4］ 周庭银,倪语星,胡继红,等.临床微生物检验标准化操作［M］.第 3 版.上海：上海科学技术出版社,2015.

［5］ Clinical and Laboratory Standards Institute. M100-S25 Performance Standards for Antimicrobial Susceptibility Testing：Twenty-Fifth Informational Supplement［M］. Wayne. PA：CLSI，2015.

［6］ 王付彬.真菌性肠炎 198 例临床分析［J］.中国全科医学,2005,8(6)：494.

［7］ 朱云,张南征,江兴松,等.成人真菌性肠炎的临床特点及疗效分析［J］.徐州医学院学报,2006,26(5)：433－435.

第七章　腹泻病毒

Diarrhea virus

第一节　轮状病毒

Rotavirus

轮状病毒属于呼肠孤病毒科轮状病毒属。1974年,汤玛斯·亨利·费留特(Thomas Henry Flewett)通过电子显微镜观察到这类病毒,提议将其命名为"轮状病毒"(rotavirus),因为轮状病毒的颗粒看起来像轮子,而拉丁文中"rota"的意思即为"轮状";这个名称四年后经由国际病毒分类委员会(International Committee on Taxonomy of Viruses)正式认可。

(一) 流行病学特征

轮状病毒全球均有分布,A～C组轮状病毒能引起人类和动物腹泻,D～G组仅引起动物腹泻。A组轮状病毒最为常见,主要流行的血清型为G1P8、G2P4、G3P8和G4P8,是引起6个月至2岁婴幼儿严重胃肠炎的主要病原体,占病毒性胃肠炎的80%以上,是因腹泻导致婴幼儿死亡的主要病因之一。年长儿童和成人常呈无症状感染。传染源是患者和无症状带毒者,粪-口传播是主要的传播途径。温带地区、晚秋和冬季疾病易高发。B组病毒可在年长儿童和成人中产生暴发流行,但不多见,至今仅在我国有过报道。C组病毒对人的致病性类似A组,发病率很低。

(二) 病原学检验

1. 电镜　病毒体呈圆球形,有双层衣壳,每层衣壳呈二十面体对称。内衣壳的壳微粒沿着病毒体边缘呈放射状排列,形同车轮辐条。完整病毒颗粒大小为70～75 nm,无外衣壳的粗糙型颗粒为50～60 nm。

2. 细胞培养　轮状病毒需选用特殊的细胞株培养,如恒河猴胚肾细胞ma104株和非洲绿猴肾传代细胞cv-1株。培养前应先用胰酶处理病毒,以降解病毒多肽vp3,该多肽能限制病毒在细胞中的增殖,在培养时细胞维持液中也应含有一定浓度的胰蛋白酶。

3. 电泳法　病毒体的核心为双股RNA,由11个不连续的节段组成。根据病毒RNA各节段在聚丙烯酰胺凝胶电泳中移动距离的差别,可将人轮状病毒至少分为4个血清型,引起人类腹泻的主要是a型和b型。

(1) 聚丙烯酰胺凝胶电泳

1) 将分离胶(商品化)和浓缩胶(商品化)分别加入电泳槽中,待胶凝固,准备加样。

2）在不同的加样孔中分别加入需要检测的样品和 Marker（商品化）。

3）样品加入后电泳，分离胶 25 mA，浓缩胶 15 mA。

4）检测：① 染色：4%考马斯亮蓝，50%甲醇，7%乙酸；② 脱色：20%甲醇，7%乙酸。

5）观察并记录结果，看是否有清晰的条带，并记录条带图谱形状，与标准图谱进行核对比较。

（2）琼脂糖凝胶电泳法

1）使用常规的琼脂糖制备 2%琼脂糖凝胶。

2）提取核酸后直接加样于孔中，30 mA 电泳 1 h 左右观察结果。

3）结果判断，看是否有清晰的条带，并记录条带图谱形状，与标准图谱进行核对比较。

注：由于琼脂糖凝胶分辨率没有 SDS－聚丙烯凝胶高，故本方法只能作为快速诊断方法之一，或作为初步判断的依据。

4．抗原检测

（1）酶联免疫吸附法：用纯化的抗体包被微孔板，制成固相抗体，加入待检标本，然后加入 HRP 标记的抗体，形成抗体-抗原-酶标抗体复合物，经过彻底洗涤后加显色底物，颜色的深浅和样品呈正相关。用酶标仪在一定的波长下测定吸光度（OD 值），通过标准曲线计算样品中产品的浓度。目前已有商品化的检测试剂盒，主要检测是 A 组轮状病毒抗原。

（2）乳胶凝集法：将试剂盒于室温（18～25℃）下平衡约 10 min，将粪便标本与提取液按 1:1 比例混合，充分摇匀，离心取上清液。将一定量的上清液与乳胶检测试剂混合，在一定的时间内，若出现凝集反应，表示标本中含有相应的抗原。目前已有商品化试剂盒，用于轮状病毒致小儿腹泻的临床快速诊断。

（3）胶体金法：将含轮状病毒的样本加入加样孔，与胶体金抗 A 组轮状病毒单克隆抗体结合，形成胶体金抗体-抗原复合物，层析至检测区，分别与预包被的兔抗轮状病毒多克隆抗体结合，在检测区呈现显色的沉淀线；余下的胶体金抗体层析至质控区，与预包被的羊抗鼠 IgG 反应，呈现粉红色沉淀线。目前已有商品化试剂盒，适用于临床辅助诊断 A 组轮状病毒感染引起的婴幼儿腹泻。

5．核酸检测　　在特定核酸区域设计特定的引物，通过检测特异的核酸扩增产物来判断结果。

（1）普通 RT－PCR 方法。

（2）根据病毒 VP7 或 VP4 基因在不同型的轮状病毒株间有高度变异而在同型毒株之间这一变异区高度保守的特征，运用反转录后巢式 PCR 可区分轮状病毒的不同基因型，并可检测到不同轮状病毒的混合感染。根据检测不同基因片段的需要，已有多种引物序列可以选择（表 7－1）。PCR 反应体系及反应条件按选择的试剂及扩增仪而有所不同。扩增产物按常规进行电泳及结果判断。

表 7-1 用于轮状病毒核酸检测及基因分型的寡核苷酸引物

引物名称	引物极性	分型用途	序列(5′-3′)	退火温度(℃)	片段大小(bp)
Pr1	RV(+)	A 组轮状病毒通用引物	GGTTAGCTCCTTTTAATGTATGGT	58	362
Pr2	RV(−)		ACTGATCCTGTTGGCCATCC		
Beg9	G(+)	G 血清分型第一轮引物	GGCTTTAAAAGAGAGAATTTCCGTCTGG	42	1 062
End9	G(−)		GGTCACATCATACAATTCTAATCTAAG		
RVG9	G(−)	G 血清分型第二轮共用引物	GGTCACATCATACAATTCT		—
aBT1	G1(+)	G1 血清型特异引物	CAAGTACTCAAATCAATGATGG	42	749
aCT2	G2(+)	G2 血清型特异引物	CAATGATATTAACACATTTTCTGTG		652
aET3	G3(+)	G3 血清型特异引物	CGTTTGAAGAAGTTGCAACAC		374
aDT	G4(+)	G4 血清型特异引物	CGTTTCTGGTGAGGAGTG		583
Con3	P(+)	P 血清分型第二轮共用引物	TGGCTTCGCCATTTTATAGACA	42	877
Con2	P(−)		ATTTCGGACCATTTATAACC		
Con3	P(+)	P 血清分型第二轮共用引物	TGGCTTCGCCATTTTATAGACA		—
1T1	P1(−)	P1 血清型特异引物	TCTACTTGGATAAGGTGC	42	346
2T1	P2(−)	P2 血清型特异引物	CTATTGTTAGAGGTTAGAGTC		484
3T1	P3(−)	P3 血清型特异引物	TGTTGATTAGTTGGATTCAA		268
4T1	P4(−)	P4 血清型特异引物	TGAGACATGCAATTGGAC		392
5T1	P5(−)	P5 血清型特异引物	ATCATAGTTAGTAGTCGG		584

（3）荧光 RT-PCR 方法：目前上市的商品化荧光 PCR 试剂盒有针对轮状病毒（分成 A 组、B 组和 C 组三种）的核酸检测，由于品牌不同，试剂配制、反应条件以及试剂储存条件和有效期需按照试剂说明书操作。适用 PCR 扩增仪器包括 ABI 系列、Roche LightCycler480、Qiagen Rotor Gene 等双通道或多通道荧光定量 PCR 仪。

（三）方法比较

1. 电镜技术　是经典的检测方法，能看见完整的病毒颗粒，但电镜价格昂贵，对操作技术要求高，而且标本中要有一定病毒量（$10^6/ml$）才能被电镜捕获，检测灵敏度较低。

2. 聚丙烯酰胺凝胶电泳　是公认的检测轮状病毒的可靠方法之一，根据轮状病毒核酸 11 个 RNA 片段电泳速率不同，可分成不同的条带谱，不易出现假阳性，特异性较高，可用于成人和儿童各型轮状病毒的检出，但需要一定的设备，操作也较复杂，不易在一般基层单位推广使用。

3. 琼脂糖凝胶电泳 与聚丙烯酰胺凝胶电泳相比,琼脂糖凝胶电泳操作方便快捷,但不易将所有条带都分离开,只能作为一种粗筛方法。凝胶电泳的缺点是直接使用 RNA 核酸进行电泳,容易造成 RNA 污染,一旦检测环境受到小片段的 RNA 污染,除通风稀释外,很难有有效的方法加以去除和降解。

4. 细胞培养技术 是获得轮状病毒毒株的唯一手段,也是分离到轮状病毒的"金标准",但目前只有 A 组轮状病毒可以通过细胞培养获得毒株,对诊断具有一定局限性。目前,被医院广泛使用的快速筛查技术是轮状病毒抗原检测,尤其是乳胶凝集试验和胶体金试验,操作方便,无需特殊设备,检测只需 10～15 min 即可完成,但标本中可能有非特异性干扰物干扰实验结果的判断,而且商品化试剂盒也只局限于检测 A 组轮状病毒。

5. 核酸检测 该方法作为基因检测技术,是目前公认的灵敏性和特异性均较高的检测方法,在病因学诊断方面具有较高的参考价值,其扩增产物可用于克隆和测序等后续基因研究工作,也可以作为不同型别病原体的检测手段。

综上所述,根据检测目的的不同,可以选择不同的实验方法。当阴阳性判断有疑问时,也可以使用不同原理的检测方法进行互相验证来达到明确诊断的目的。

(谢晓红 滕　峥 陈　敏)

第二节　诺　如　病　毒

Norovirus

诺如病毒,以前称诺瓦克病毒(norwalk viruses,NV),于 1968 年在美国诺瓦克市被分离发现,是人类杯状病毒科(Human Calicivirus,HuCV)中诺如病毒属的原型代表株。2002年 8 月第八届国际病毒命名委员会正式批准名称为诺如病毒,它与在日本发现的札幌样病毒,合称为人类杯状病毒。

(一) 流行病学特征

诺如病毒感染引起的腹泻在全世界范围内均有流行和暴发。全年均可发生感染,感染对象主要是成人和儿童,寒冷季节呈现高发趋势。美国每年在所有的非细菌性腹泻暴发中,60%～90%是由诺如病毒引起的。荷兰、英国、日本、澳大利亚等发达国家也都有类似结果。在我国散发的<5 岁儿童腹泻中,诺如病毒检出率为 15%左右。

(二) 病原学检验

1. 电镜 病毒颗粒呈球形,表面粗糙,无包膜,呈二十面体对称。完整病毒直径为 26～35 nm。电镜负燃照片显示颗粒具有典型的羽状外缘,表面有凹痕的小圆状结构。

2. 细胞培养 人感染诺如病毒目前无法通过细胞培养获得毒株。

3. 抗原检测

(1) 酶联免疫吸附法:方法基本同轮状病毒的检测。

（2）胶体金法：方法基本同轮状病毒的检测。

4. 核酸检测　在特定核酸区域设计特定的引物,通过检测特异的核酸扩增产物来判断结果。

（1）普通 RT‐PCR 方法：方法同轮状病毒,目标基因见表 7‐2。

表 7‐2　用于诺如病毒核酸检测的寡核苷酸引物

引　　物	引　物　序　列	片 段 大 小(bp)
P289	5′- TGACGATTTCATCATCACCCTA - 3′	319
P290	5′- GATTACTCCAGGTGGGACTCCAC - 3′	
P3	5′- GCACCATCTGAGATGGATGT - 3′	206
P51	5′- GTTGACACAATCTCATCATC - 3′	

（2）荧光 RT‐PCR 方法：实验方法同轮状病毒,目前上市的商品化荧光 PCR 试剂盒有针对诺如病毒（分成 GⅠ和 GⅡ组两种）的核酸检测,由于品牌不同,试剂配制、反应条件以及试剂储存条件和有效期需按照试剂说明书操作。

（三）方法比较

1. 电镜技术　见本章第一节。

2. 细胞培养技术　是获得病毒毒株的唯一手段,但人感染诺如病毒至今无法通过细胞培养获得毒株。目前,被医院广泛使用的快速筛查技术是诺如病毒抗原检测,操作方便,无需特殊设备,但标本中可能有非特异性干扰物干扰实验结果的判断,而且由于诺如病毒无法通过培养获得,故商品化试剂盒不仅价格昂贵,而且对于新出现的变异病毒抗原也将很难被及时检测出来。

3. 核酸检测　见本章第一节。

综上所述,根据检测目的不同,可以选择不同的实验方法。当阴阳性判断有疑问时,也可以使用不同原理的检测方法进行互相验证来达到明确诊断的目的。

（谢晓红　滕　峥　陈　敏）

第三节　扎　如　病　毒

Sapovirus

2002 年 8 月第八届国际病毒命名委员会正式批准命名为扎如病毒,它与更早发现的诺如病毒,合称为人类杯状病毒。

（一）流行病学特征

扎如病毒和诺如病毒流行病学特征基本相似,但扎如病毒对人类的危害没有诺如病毒大。少数研究报道称日本、芬兰、瑞典等从儿童腹泻中检出扎如病毒的阳性率为 0.3%～

9.3%。

(二) 病原学检验

1. 电镜　类似诺如病毒。

2. 细胞培养　人感染的扎如病毒目前无法通过细胞培养获得毒株。

3. 核酸检测　在特定核酸区域设计特定的引物,通过检测特异的核酸扩增产物来判断结果。

(1) 普通 RT‑PCR 方法:方法同轮状病毒,目标基因见表 7‑3。

表 7‑3　用于扎如病毒核酸检测的寡核苷酸引物

引　物	引　物　序　列	片段大小(bp)
SLV5317	5′‑CTCGCCACCTACRAWGCBTGGTT‑3′	434
SLV5749	5′‑CGGRCYTCAAAVSTACCBCCCCA‑3′	

(2) 荧光 RT‑PCR 方法:实验方法同轮状病毒,目前上市的商品化荧光 PCR 试剂盒有针对扎如病毒的核酸检测,由于品牌不同,试剂配制、反应条件以及试剂储存条件和有效期需按照试剂说明书操作。

(三) 方法比较

电镜技术、细胞培养技术和核酸检测见本章第一节。

(谢晓红　滕　峥　陈　敏)

第四节　星　状　病　毒

Astrovirus

星状病毒是星状病毒科中的一个属。于 1975 年由 Madeley 和 Cosgrove 利用电镜从腹泻儿童粪便标本中发现。

(一) 流行病学特征

星状病毒是引起婴幼儿、老年人和免疫功能低下者急性感染性腹泻的重要病原体之一。散发,偶尔也可引起暴发。秋冬季为高发季节。

(二) 病原学检验

1. 电镜　病毒体呈球形,无包膜,直径 28～30 nm,约 10%的病毒粒子表面呈现五星或六星状结构。

2. 细胞培养　目前常用的分离培养星状病毒的细胞有 Caco‑2 人结直肠腺癌细胞和 LLC‑MK2 恒河猴肾细胞。

3. 抗原检测

(1) 酶联免疫吸附法:方法基本同轮状病毒的检测。

（2）胶体金法：方法基本同轮状病毒的检测。

4. 核酸检测　在特定核酸区域设计特定的引物，通过检测特异的核酸扩增产物来判断结果。

（1）普通 RT－PCR 方法：根据研究目的设计选取不同的引物。针对编码非结构蛋白基因组保守区域 *ORF*1*a* 和 *ORF*1*b* 的引物敏感性高，可以检测到所有血清型，常用于大量标本中 HAstV 筛查，如 Mon340/Mon348、Mon343/Mon344 等。有些引物则针对编码衣壳蛋白的 *ORF*2 区域[4,6]，敏感性稍差，但可对扩增产物进行核酸序列分析来确定型别，常用的这类引物有 Mon269/Mon270、prBEG/Mon2。目前已有商品化试剂盒用于检测。

（2）荧光 RT－PCR 方法：实验方法同轮状病毒，可直接采用血清型特异性引物（如 AST－S1～AST－S8）进行 RT－PCR，根据产物条带分子量鉴定型别。目前已有商品化试剂盒用于检测。

（三）方法比较

1. 电镜技术和核酸检测　见本章第一节。

2. 细胞培养技术　是获得病毒毒株的唯一手段，将病毒接种于特定敏感的细胞系，可以看见细胞集聚成团，出现较为明显的致细胞病变效应（CPE），但星状病毒在细胞内增殖比较慢，获得高滴度的病毒需要 7～10 日，故维持细胞良好的生长状态是分离高质量病毒的关键。

目前，被医院广泛使用的快速筛查技术是病毒抗原检测，该方法操作方便，无需特殊设备。

（谢晓红　滕　峥　陈　敏）

第五节　肠道腺病毒
Adenovirus

1953 年，Rowe 等人首先从人腺样体细胞中分离到腺病毒，随后发现有多种感染人和动物的腺病毒，于是不同血清型的腺病毒在 1962 年正式被国际病毒命名委员会命名为腺病毒科。目前能感染人类的腺病毒分为 A～F 6 组，肠道腺病毒 40 型和 41 型被分在 F 组。

（一）流行病学特征

肠道腺病毒是引起婴幼儿、老年人和免疫功能低下者急性感染性腹泻的重要病原体之一。散发，偶尔也引起暴发。秋冬季为高发季节。

（二）病原学检验

1. 电镜　病毒体呈二十面体立体对称，无包膜，直径 80～110 nm。

2. 细胞培养　肠道腺病毒属于苛养型，目前常用的细胞是 Graham 293 细胞和 PLC/PRF/5 细胞。

3. 抗原检测

（1）酶联免疫吸附法：方法基本同轮状病毒的检测。

（2）胶体金法：方法基本同轮状病毒的检测。

（3）乳胶凝集法：方法基本同轮状病毒的检测。

4. 核酸检测：在特定核酸区域设计特定的引物，通过检测特异的核酸扩增产物来判断结果。

（1）普通 PCR 方法

1）提取病毒 DNA 模板：按常规方法提取标本中病毒 DNA 作为模板。

2）引物序列：采用与 Ad40 及 Ad41 六邻体基因高度保守区互补引物扩增腺病毒 DNA。引物 hexAA1885 的序列为：$5' - GCCGCAGTGGTCTTACATGCCACACTC - 3'$；引物 hexAA1913 的序列为：$5' - CAGCACGCCGCGGATGTCAAAGT - 3'$。PCR 产物电泳及观测按常规进行，扩增目的片段为 300 bp。

（2）荧光 PCR 方法：实验方法同轮状病毒，目前上市的商品化荧光 PCR 试剂盒有针对肠道腺病毒的核酸检测，由于品牌不同，试剂配制、反应条件以及试剂储存条件和有效期需按照试剂说明书操作。

（三）方法比较

1. 电镜技术和核酸检测　见本章第一节。

2. 细胞培养技术　是获得病毒毒株的唯一手段，肠道腺病毒属于苛养型病毒，只有有限的敏感细胞系可供增殖。

目前，被医院广泛使用的快速筛查技术是抗原检测，操作方便，无需特殊设备，但标本中可能有非特异性干扰物干扰实验结果的判断，商品化试剂盒局限于检测肠道腺病毒，无法分型。

（谢晓红　滕　峥　陈　敏）

参 考 文 献

［1］　里奇曼 DD，惠特利 RJ，海登 FG.临床病毒学［M］.第 3 版.陈敬贤，周荣，彭涛译.北京：科学出版社，2012.

［2］　聂青和.感染性腹泻病［M］.第 2 版，北京：人民卫生出版社，2011.

［3］　贾文祥.医学微生物学［M］.第 2 版.北京：人民卫生出版社，2010.

［4］　李洪源，王志玉.病毒学检验［M］.北京：人民卫生出版社，2006.

［5］　刘益民，李苑.病毒性腹泻防治手册［M］.北京：科学技术文献出版社，2011.

［6］　中华人民共和国行业标准.感染性腹泻诊断标准（WS 271 - 2007）［S］.北京：人民卫生出版社，2008.

［7］　王志宇，王健伟，何深一，等.轮状病毒检测技术［J］.中国生物工程杂志，2004,24（5）：1 - 4.

［8］　郭丽，周红莉，田蓉，等.双抗体夹心酶联免疫吸附实验检测诺如病毒［J］.中华预防医学杂志，2008,42（5）：361 - 363.

［9］　施超，钱燕华，邵洁，等.诺如病毒性腹泻研究进展［J］.江苏预防医学，2012,23（1）：25 - 27.

［10］　牛岛广治，中田修二，小林昭夫，等.感染性胃肠炎的检验技术新进展［J］.日本医学介绍，2003,24（11）：490 - 492.

［11］　吴立梦，金子辰，王文静.人星状病毒检测研究进展［J］.检验医学，2011,26（3）：210 - 212.

［12］　金玉，叶新华，方肇寅.婴幼儿肠道腺病毒研究进展［J］.中华流行病学杂志，2007,28（5）：510 - 511.

［13］　陈宗波.肠道病毒感染的病原诊断［J］.临床儿科杂志，2012,30（6）：504 - 506.

第八章　肠道寄生虫

Intestinal Parasites

　　肠道寄生虫常见寄生蠕虫和寄生原虫,可引起消化道不适及腹泻等症状。肠道寄生虫包括土源性寄生虫和生物源性寄生虫。土源性寄生虫是指一类不需要中间宿主,其包囊、虫卵(或幼虫)在外界(主要指土壤)发育到感染期后直接感染人的寄生虫。因其生活史简单,故感染率较高,是最常见的肠道寄生虫,尤其在卫生条件差、卫生习惯不良的地区发病率更高。而生物源性寄生虫是指生活史中需要中间宿主的一类寄生虫,其幼虫或无性期发育繁殖多在低等动物体内,成虫或有性生殖期发育繁殖则在其他种类的动物或人体内。这些寄生虫的感染往往与生食或半生食动物如肉类、水产品有关。

　　常见的人体肠道土源性蠕虫包括蛔虫、钩虫、粪类圆线虫、鞭虫、蛲虫等,土源性原虫包括溶组织内阿米巴、贾第鞭毛虫、结肠小袋纤毛虫、隐孢子虫、环孢子虫、微孢子虫、等孢球虫、人芽囊原虫等。生物源性肠道蠕虫包括猪肉绦虫、牛肉绦虫、阔节裂头绦虫、膜壳绦虫、多种吸虫(如肝吸虫、姜片虫等)、猪巨吻棘头虫、拟裸茎吸虫等;生物源性肠道原虫有肉孢子虫。

第一节　标　本　采　集

Collection of Specimen

　　寄生在消化道的蠕虫,其虫卵、成虫、原虫包囊、滋养体可能排出体外,或散落在肛周,因此采用粪便检查或肛周检查是主要的检验方法。肝胆管系统内的寄生虫,虽不寄生在肠道,但成虫产出的虫卵随胆汁排入肠腔,因此也能在粪便中查见虫卵;若粪便检查未见寄生虫卵,而临床高度怀疑这类寄生虫感染,还可取十二指肠液检查提高检出率。

一、粪便标本采集注意要点 Points of Attention

　　采集粪便标本用无菌容器留取,挑取含有黏液、脓液及血液的新鲜粪便(如粪便中见疑似虫体),一般为5～10 g(约拇指末节大小);如需进行粪便自然沉淀或血吸虫毛蚴孵化,送检量应不少于30 g;如需观察绦虫病用药后疗效,则需要留检1日内的全部粪便以便淘取绦虫成虫,检查是否有绦虫头节;慢性阿米巴患者常因腹泻与便秘交替出现,粪检不易查见包囊和滋养体,需要多次取材检查,及时送检。

　　注:盛放标本的容器应干燥、洁净,避免用药瓶,以防残余药物影响原虫滋养体活力;气

温低(冬季)时阿米巴滋养体不活动,检查前需将粪样置于温箱中复温后再检查。

二、检查方法 Test Methods

实验室研究中,溶组织内阿米巴、贾第虫、脆弱双核阿米巴、人芽囊原虫、粪类圆线虫以及钩虫可进行体外培养,但由于费时长、操作较复杂等,在实际临床检验中并不常用。与微生物学基于培养的检验方法有所不同,大多数寄生虫病的病原学检查更接近于细胞学检验。医生应知晓患者的病史(包括年龄、症状和体征、旅行暴露史、免疫状况等),以便帮助或提示实验室使用何种检验技术。隐孢子虫、贝氏等孢子球虫、环孢子虫以及微孢子虫等孢子虫不适合使用常规的粪便检查方法,若怀疑这些病原体感染,则应要求实验室采用特殊的染色方法检查。在儿童以及有旅行暴露史、免疫缺陷(尤其是 HIV 感染)者中,这些病原体感染的概率更高,应高度怀疑。

常规的粪便检查方法包括直接涂片、漂浮、沉淀等,对于肠道原虫滋养体和活的线虫幼虫,直接生理盐水涂片是首选方法;有些线虫卵、吸虫卵和绦虫卵在漂浮液中不能上浮,不适合使用漂浮法,可选用沉淀法;而原虫感染如贾第虫和滴虫,涂片染色很有效(图 8-1)。粪便若不马上检查需存放一些时间,可先将粪便固定,固定液通常选汞醛碘液(MIF),国外有商品化的固定液。

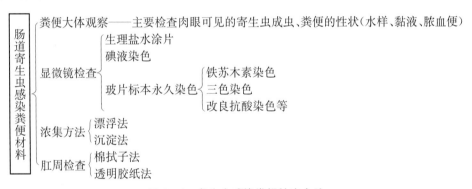

图 8-1 寄生虫感染常规检查方法

(一) 粪便直接涂片法

适用于检查蠕虫卵以及原虫的滋养体和包囊。该方法操作简便,需要的仪器简单,易掌握。但因取材较少,检出率较低,故容易漏检。连续涂片 3 张,可有效提高检出率。

操作方法如下:在洁净的载玻片中央,滴一滴生理盐水;用牙签挑取火柴头大小的粪便,置于生理盐水中涂匀,直至无明显块状物;再缓慢盖上盖玻片,避免产生气泡。涂片厚度以透过粪膜能隐约看到书本上的文字(四号字体)为宜。

粪便直接涂片标本观察时,应注意以下几点:① 液体不宜过多,以免污染显微镜;② 观察时光线应偏弱,过强会影响观察效果;③ 在涂片上按一定顺序依次观察,避免漏检。

(二) 改良加藤法

改良加藤法又称为厚涂片透明法,适用于检查蠕虫卵,检出率较高。

操作方法如下：用大小约 4 cm×4 cm 的 100 目/in(1 in=2.54 cm)的尼龙膜覆盖在粪便标本上，用塑料刮片在筛网上刮取粪便约 50 mg，置于载玻片上；用浸透甘油-孔雀绿溶液的玻璃纸片覆盖在粪便上，用胶塞轻压，使粪便展开约为 20 mm×25 mm 大小的膜块。再将标本置于 30～36℃温箱中约 30 min，或置于 25℃约 1 h，待粪膜稍干并透明即可镜检。

此方法要掌握好粪膜的厚度和透明的时间。粪膜过厚，透明时间短，影响观察效果，难以发现虫卵；粪膜过薄，检出率不高；透明时间过长，则会造成虫卵变形，不易辨认。

(三) 定量透明法

适用于各种粪便内蠕虫卵的检查及计数，可估算体内蠕虫的感染度(虫荷，worm burden)，也可判断药物驱虫效果。此法是在厚涂片透明法的基础上，定量刮取粪便，并检出粪内全部虫卵予以计数。

操作方法如下：用改良聚苯乙烯作定量板，大小为 40 mm×30 mm×1.37 mm，模孔为一长圆孔，孔径为 8 mm×4 mm，两端呈半圆形，孔内平均可容纳粪样 41.7 mg(图 8-2A、B)。操作时将定量板置于载玻片上，用手指压住定量板的两端，自筛网上刮取的粪便填满模孔，刮去多余的粪便(图 8-2C、D)。掀起定量板，载玻片上留下一长条形的粪样(图 8-2E)。将浸透甘油-孔雀绿溶液的玻璃纸(5 cm×2.5 cm)覆盖在粪样上，用胶塞轻轻加压，使粪样展平铺成一长椭圆形(图 8-2F、G)，在 25℃经 1 h 后即可镜检(图 8-2H)，顺序观察并记录粪样中的全部虫卵数。

计算公式：每克粪便虫卵数(eggs per gram，EPG)＝虫卵数×24×粪便性状系数(粪便性状系数：成形便为 1，半成形便为 1.5，软湿便为 2，粥样便为 3，水样便为 4)。

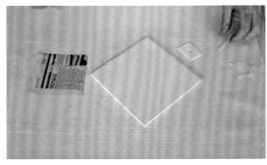

A

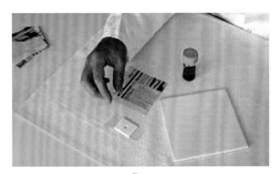

B

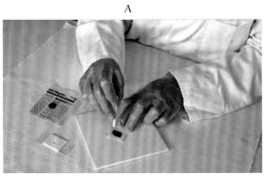

C

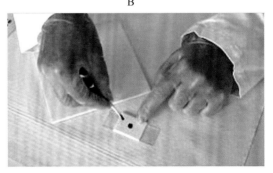

D

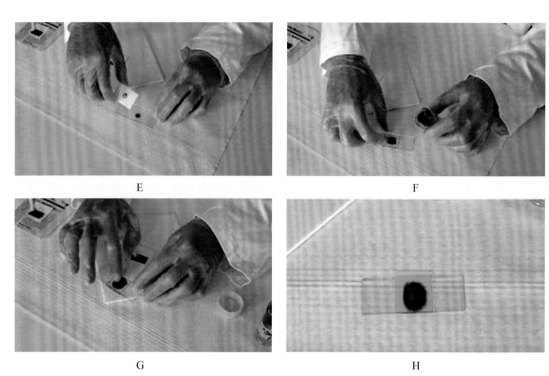

图 8-2　定量透明法操作步骤

(四) 饱和盐水浮聚法

高浓度的盐和糖溶液中,某些寄生虫卵能够浮在液体表面。常用的盐类包括硝酸钠(sodium nitrate)、硫酸锌(zinc sulfate)、蔗糖(sucrose)、硫酸镁(magnesium sulfate)以及氯化钠(sodium chloride)。漂浮法适用于检查各种线虫卵,特别适合检查钩虫卵。这些虫卵比重小于漂浮液,将粪便置于饱和盐水中,使虫卵浮于水面,可增加检出率。常见肠道寄生土源性线虫卵的比重以及漂浮液的比重如下(表 8-1,表 8-2)。

表 8-1　常见肠道寄生土源性线虫虫卵的比重

虫　卵	比　　重
受精蛔虫卵	1.110～1.130
未受精蛔虫卵	1.210～1.230
鞭虫卵	1.150
钩虫卵	1.050～1.080
蛲虫卵	1.105～1.115

表 8-2　几种漂浮液的比重

漂浮液	成分及浓度	比　重
Sheather's 蔗糖溶液	蔗糖 454 g 溶于 355 ml 蒸馏水,6 ml 福尔马林防霉	1.275
硫酸锌溶液	颗粒状硫酸锌 350 g 溶于 1 000 ml 蒸馏水	1.18

（续表）

漂　浮　液	成　分　及　浓　度	比　　重
硝酸钠溶液	颗粒状硝酸钠 378 g 溶于 1 000 ml 蒸馏水	1.20
氯化钠溶液	氯化钠 400 g 溶于 950 ml 蒸馏水，加热溶解，冷却后加 5 ml 甲醇	1.180～1.200

用竹签挑取黄豆大小（约 1 g）粪便，置于盛有少量饱和盐水浮聚瓶内（高 3.5 mm、直径 2 cm 的圆筒形小瓶），也可用青霉素小瓶代替。将粪便充分捣碎并与盐水搅匀后，加饱和盐水至瓶口，用竹签挑取浮于水面的粪渣，再慢慢加饱和盐水至稍高于瓶口而不溢出为止。在瓶口轻轻覆盖一载玻片，注意勿产生气泡；如有较大气泡，应揭开载玻片加满饱和盐水后再覆盖。静置 15 min 后，将载玻片提起并迅速翻转（图 8-3），置镜下观察。

饱和盐水的配制：烧杯中盛清水，煮沸后慢慢加入食盐并不时搅动，直至食盐不再溶解为止，冷却后的液体即为饱和盐水（100 ml 沸水加食盐 35～40 g）。

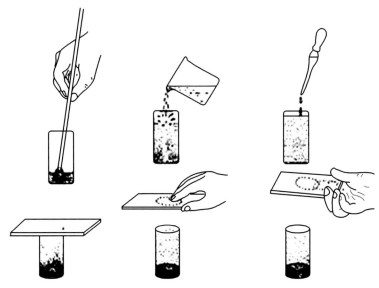

图 8-3　饱和盐水浮聚法

（五）自然沉淀法

该方法主要用于原虫包囊和蠕虫卵的检查，尤其是血吸虫病的粪检。包囊和蠕虫卵的比重略大于水（表 8-3），将粪便置于水中，包囊和虫卵可沉至水底，且杂质减少，能提高检出率；但该方法费时。此外，对于比重较小的钩虫卵，检查效果不佳。

操作方法如下：取粪便 20～30 g，加水调成混悬液，经 60 目铜筛过滤于 500 ml 三角量杯内，用水冲散粪渣，再加水至离杯口 2 cm 处，静置 20～25 min。缓缓倒去上层液体，加满清水后，再次沉淀，如此重复 2～3 次。吸取最终的沉渣镜检。碘液染色后观察包囊形态特征。应注意包囊的比重仅略大于水，因此静置沉淀的时间应充分，或采用离心方法。

表 8-3　常见肠道寄生原虫包囊的比重

虫　卵	比　重
溶组织内阿米巴包囊	1.060～1.070
结肠内阿米巴包囊	1.070
蓝氏贾第鞭毛虫包囊	1.040～1.060

(六) 钩蚴培养法

钩蚴培养法又称为试管滤纸培养法,用于检查钩虫卵。在适宜的温度和湿度条件下,粪便中的钩虫卵可在 3～5 日孵出幼虫,通过观察是否有幼虫孵出,判断粪便中是否存在钩虫卵。该方法操作较复杂且费时,但检出率较高,为直接涂片法的 7 倍。

操作方法如下:取 1 cm×10 cm 试管一支,加入冷开水 1.5～2 ml。将滤纸剪成与试管等宽但较试管稍短的 T 形,横条部分用铅笔写受检者信息。取蚕豆大小粪便(约 0.4 g)均匀涂在纸条中 2/4 部分,上、下 1/4 部分均不涂粪便。将纸条插入试管,下端浸入水中(注意粪便不接触液面),加塞置于 25～30℃ 条件下培养。每日用滴管沿管壁滴加少量清水以补充管内蒸发掉的水分,加水时勿冲在粪膜上。3 日后用肉眼或放大镜检查试管底部水中有无钩蚴,如无钩蚴,可继续观察至第 5 日。钩蚴虫体透明,作蛇形活动。如需做虫种鉴定,可吸取钩蚴镜检,气温较低时可将试管放入温水(30℃左右)中数分钟后,再做检查(图 8-4)。

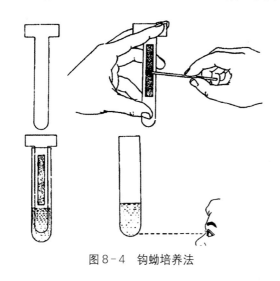

图 8-4　钩蚴培养法

(七) 肛周检查

蛲虫成虫不在肠道内产卵,而是在宿主熟睡后肛门括约肌松弛时,爬到肛周皮肤上产卵,因而检查蛲虫卵应在清晨醒后、午睡后,便前、洗澡前。如首次检查阴性,可连续检查 2～3 日。

1. 肛门棉拭子法(anal swab method)　先将棉签浸入生理盐水中,取出后挤去过多的盐水,用棉签在受检者肛门周围和会阴部皮肤擦拭。然后将棉签放入盛有饱和盐水的试管或青霉素小瓶中,充分搅动,使虫卵洗入盐水中,迅速提起棉签,在试管内壁挤去盐水后弃之。再加饱和盐水至管口,并按饱和盐水浮聚法操作检查。也可将擦拭肛周皮肤的棉签放入盛有清水的试管中,充分浸泡后,提起棉签在管壁内挤去水分后弃之。试管静置 10 min,或离心后,倒去上液,取沉渣镜检。

2. 透明胶纸法(cellophane tape test)　将宽 1.0～1.8 cm 透明胶纸剪成长约 6 cm 的

小段,一端向胶面折叠约 0.4 cm(易于揭开),再贴在洁净的载玻片上。载玻片的一端贴上标签,并注明受检者信息。检查时揭下胶纸,清晨便前用胶面粘贴患者肛周皮肤,然后将胶纸复位贴在载玻片上镜检。如胶纸下有较多气泡,可揭开胶纸加一滴生理盐水或二甲苯,覆盖胶纸后镜检。

3. 肛周查蛲虫成虫 根据蛲虫雌虫在宿主睡眠时爬出肛门产卵的特点,可在肛周检获其成虫。对于儿童,可在入睡后约 1 h 或肛门瘙痒惊醒时,暴露肛门,仔细检查肛门周围有无白色小虫。对于成人,则可在晨醒后、便前,或肛门有异物瘙痒感时,暴露肛门检查。

如有白色小虫,可用透明胶纸粘取,贴在载玻片上检查;或将小虫用镊子夹入盛有生理盐水的小瓶中,蛲虫会在生理盐水中产卵,再将小虫固定后做进一步鉴定,生理盐水中的虫卵形态也有助于虫种鉴定。

(八) 胆汁或十二指肠液检查

用十二指肠引流术或内镜逆行胰胆管造影术(ERCP)检查或手术同时取十二指肠液(胆汁),虫卵检出率大为提高,因虫卵从胆管直接排入十二指肠内,胆汁中虫卵最多且无杂物混合在内,容易检出,用引流的全部胆汁离心浓集虫卵检查,其阳性率更高。此外,胆汁引流时发现成虫和虫卵,或在肝穿刺术的穿刺针管内或组织块中发现成虫或虫卵,均有助于明确诊断。

(九) 碘液染色

卢戈碘液:碘化钾 2 g,碘 1 g,蒸馏水 100 ml。将碘化钾溶于 20 ml 蒸馏水中,溶解后加入碘,充分混匀直至溶解,加蒸馏水至 100 ml。棕色瓶中避光保存。

在涂好的生理盐水涂片上滴 1～2 滴碘液,盖上盖片即可观察。

(十) 铁苏木素染色法

主要用于各种阿米巴和贾第鞭毛虫滋养体和包囊的染色鉴定。该方法较碘液染色法复杂且费时,但染色后的原虫形态较清晰,有利于明确诊断。铁苏木素染色后,原虫胞质呈蓝灰色,胞核、包囊内的拟染色体以及被原虫吞噬的红细胞均被染成蓝褐色,糖原泡不着色,呈空泡样。

操作方法如下:用竹签挑取粪便少许,按一个方向在洁净的载玻片上涂成薄粪膜,立即放入 60℃的肖氏(Schaudinn)固定液中 2 min。再依次将标本放入碘酒、70% 及 50% 酒精中各 2 min,用自来水和蒸馏水各洗 1 次。置于 40℃ 2% 铁明矾溶液中 2 min,流水冲洗 2 min;再放入 40℃ 0.5% 苏木精溶液中染色 5～10 min,流水冲洗 2 min,再放入冷的 2% 铁明矾溶液中褪色 2 min。将载玻片置显微镜下检查褪色情况(观察时勿使玻片干燥),如颜色偏深,应继续褪色,直至核膜、核仁均清晰可见为止。然后用流水冲洗 15～30 min,至标本显现蓝色,再用蒸馏水洗 1 次。继而依次在 50%、70%、80%、95% 酒精(2 次)中逐步脱水各 2 min,最后在二甲苯中透明 3～5 min 后用中性树胶封片。

主要溶液的配制方法如下。

(1) 苏木精染液的配制:苏木精粉 10 g,溶于 95% 酒精 100 ml 中,装入 250 ml 大口玻瓶内,加塞置室温下 6～8 周,使之充分氧化。如将玻瓶晒于阳光下,每日振摇,可加速其氧化,便于应急使用。氧化成熟的染液滴于水中呈鲜艳紫色,未氧化成熟的染液则呈淡红或红紫色。此为原液,使用时,按 1∶19 加入蒸馏水配成 0.5%染液,此染液可保存 3～6 个月。

（2）碘酒配制:先用碘化钾 10 g 溶于 100 ml 蒸馏水中,再加结晶碘 5 g,溶解后贮于棕色瓶中,该液即为卢戈碘液。在 70%酒精中加数滴卢戈碘液即为碘酒精。

（3）2%铁明矾溶液配制:硫酸铁铵 2 g,溶于 100 ml 蒸馏水中,临用前配制。

（4）肖氏固定液配制:饱和氯化高汞水溶液 2 份加入 95%酒精 1 份配成 100 ml,用前再加入冰醋酸 5 ml,并加热至 40℃。

（十一）孢子虫特殊染色方法

肠道感染的孢子虫往往引起机会性感染,常规染色方法不易发现病原体,需要用一些特殊的染色方法。检查隐孢子虫常用改良抗酸染色法、金胺酚染色法,而三色染色方法对于肠道寄生的原虫均适用。应注意的是,患者粪便中孢子具有间歇排出的特点,粪便检查应反复多次进行。

1. 改良抗酸染色法（modified acid-fast method）

（1）染液配制:① 石炭酸复红染液(A 液):碱性复红 4 g,95%酒精 20 ml,石炭酸 8 ml,蒸馏水 100 ml;② 10%硫酸溶液(B 液):纯硫酸 10 ml,蒸馏水 90 ml,边搅拌边将硫酸徐徐倾入水中;③ 孔雀绿工作溶液(C 液):20 g/L 孔雀绿原液 1 ml,蒸馏水 10 ml。

（2）染色方法:① 滴加 A 液 1.5～10 min,水洗;② 滴加 B 液 1～10 min,水洗;③ 滴加 C 液 1 min,水洗,晾干。显微镜检查,镜下卵囊为玫瑰红色,背景绿色。

2. 金胺-酚染色法（auramine-phenol） 全称为金胺-酚荧光染色方法,即金胺-石炭酸品红(酚品红)。

（1）染液配制:① 1 g/L 金胺-酚染色液(A 液):金胺 0.1 g,石炭酸 5.0 g,蒸馏水 100 ml。② 3%盐酸酒精(B 液):盐酸 3 ml,95%酒精 100 ml。③ 高锰酸钾液(C 液):高锰酸钾 0.5 g,蒸馏水 100 ml。

（2）染色步骤:① 滴加 A 液 10～15 min,水洗;② 滴加 B 液 1 min,水洗;③ 滴加 C 液 1 min,水洗,晾干。

3. 三色染色法

（1）染液配制:变色酸（chromotrope 2R）0.6 g,亮绿（light-green SF）0.3 g,磷钨酸（phosphotungstic acid）0.7 g。加入 1 ml 冰醋酸,室温 30 min,再加 100 ml 去离子水。

（2）染色方法:① 肖氏固定液固定粪膜 15 min;② 70%酒精洗 1～5 min;③ 含碘 70%酒精(呈黄色)洗 1～5 min;④ 70%酒精洗 1～5 min;⑤ 三色染液中染 8～10 min;⑥ 1%酸性酒精分色 2～3s;⑦ 在无水酒精中浸几次去除酸;⑧ 无水酒精脱水 5 min,2 次;⑨ 封片。

（十二）粪便中成虫检查

收集患者服药后 24～72 h 的全部粪便,加水搅拌,用 40 目铜筛或纱布滤除粪渣,经水反复冲洗后,倒在盛有清水的大玻璃器皿中,器皿下衬以黑纸,对粪便中的虫体进行鉴别。

第二节　肠道寄生虫鉴定
Identification of Intestinal Parasites

一、肠道原虫 Intestinal Protozoa

　　主要包括溶组织内阿米巴（*Entamoeba histolytica*）、蓝氏贾第鞭毛虫（*Giardia duodenalis*）、结肠小袋纤毛虫（*Balantidium coli*）、肠道孢子虫（*Intestinal sporozoa*）。

（一）溶组织内阿米巴

　　1. 滋养体　属于虫体活动、繁殖阶段，形态多变而不规则，在显微镜下可观察到以伪足作定向运动。胞质分为透明的外质和富含颗粒的内质，细胞核为球形的泡状核。活的滋养体大小不一，直径 12～60 μm，在有症状患者组织中分离的滋养体较大，平均为 30 μm，胞质常含有红细胞，称组织型滋养体（大滋养体）（图 8-5A）；在无症状患者肠腔中或培养基中，滋养体较小，直径 10～30 μm，不含红细胞，称肠腔型滋养体（小滋养体）（图 8-5B）。内质中被吞噬的红细胞呈浅绿色，有较强的折光性，细胞核不易看清。溶组织内阿米巴引起的痢疾，在黏液血便中常含有夏科-雷登结晶，可作为与细菌性痢疾鉴别的依据。

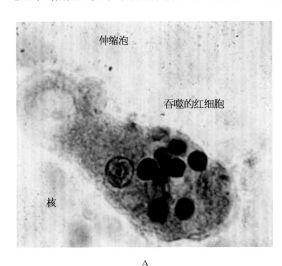
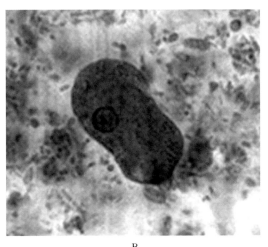

伸缩泡

吞噬的红细胞

核

A

B

图 8-5　溶组织内阿米巴滋养体
A. 组织型滋养体（大滋养体）；B. 肠腔型滋养体（小滋养体）

　　铁苏木素染色后，可见滋养体的细胞核呈球形、泡状，直径为滋养体直径的 1/6～1/5。核膜内缘有大小一致、分布均匀、排列规则的核周染色质粒。核仁小而圆，居中。核仁与核膜染色质之间有时可见放射状排列的核丝。被吞噬的红细胞被染成蓝褐色，被消化的红细胞呈灰白色。

　　2. 包囊（图 8-6）　该阶段的虫体不活动，呈圆形，外周有一层囊壁。直径为 10～20 μm，包囊有核 1～4 个，成熟包囊为 4 个核，核结构同滋养体核，但稍小。未成熟包囊胞质中可见糖原泡和短棒状的拟染色体(图8-6箭头处)。

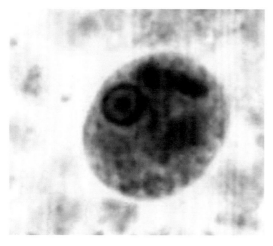

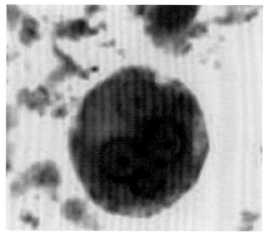

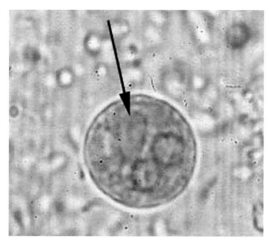

图8-6　溶组织内阿米巴包囊

经碘液染色后的包囊呈棕黄色,核膜与核仁均为浅棕色,拟染色体呈透明的棒状,糖原泡呈黄棕色,边缘不清。经铁苏木素染色后包囊呈蓝灰色,核膜与核仁均结构清晰,拟染色体呈蓝褐色,糖原泡不着色,呈空泡状。

3. 溶组织内阿米巴与结肠内阿米巴鉴别　结肠内阿米巴(Entamoeba coli)是存在于人体盲肠和结肠的一种共生原虫,不侵犯宿主,以细菌、酵母和其他原生生物为食,可与溶组织内阿米巴共存,形态上也十分相似,因此在诊断时需要加以鉴别。结肠内阿米巴滋养体(图8-7)直径15~50 μm,内、外质分

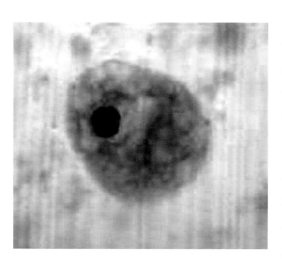

图8-7　结肠内阿米巴滋养体

界不明显,伪足短而钝,不透明,运动迟缓,食物泡中常含有细菌。细胞核核仁较大、不规则,常偏位,核周染色质粒粗,大小不一致,排列不齐。

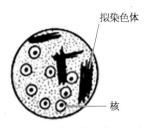

图 8-8 结肠内阿米巴包囊

包囊形态与溶组织内阿米巴包囊相似,直径为 $10\sim35~\mu m$,包囊有核 $1\sim8$ 个,成熟包囊 8 个核,偶见 8 个以上。拟染色体两端尖细不整齐,或呈碎片状(图 8-8)。细胞核形态同结肠内阿米巴滋养体。

(二)蓝氏贾第鞭毛虫

蓝氏贾第鞭毛虫滋养体呈梨形,大小为 $(10\sim20)\mu m\times(5\sim15)\mu m$,厚 $2\sim4~\mu m$。两侧对称,背面隆起。腹面前半部向内凹陷,有吸器 1 个,分左右两叶。有 4 对鞭毛,分别为前侧鞭毛、后侧鞭毛、腹鞭毛和尾鞭毛各 1 对(图 8-9),活体时呈螺旋形运动。

经铁苏木素染色后可见 1 对泡状细胞核,并列吸器区中线两侧。虫体有轴柱 1 对,纵贯虫体中部,不伸出体外。在轴柱的中部可见 2 个半月形的中体。滋养体期无胞口,胞质内也无食物泡,以渗透方式从体表吸收营养物质。

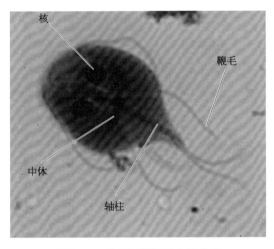

图 8-9 蓝氏贾第鞭毛虫滋养体

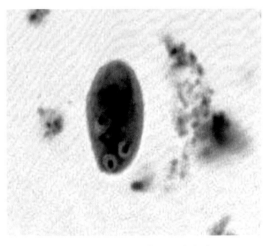

图 8-10 蓝氏贾第鞭毛虫包囊

蓝氏贾第鞭毛虫包囊呈椭圆形,大小为 $(8\sim12)\mu m\times(7\sim10)\mu m$(图 8-10)。囊壁较厚,与虫体间有明显的空隙,未成熟包囊有 2 个核,成熟包囊有 4 个核,胞质内可见中体和鞭毛的早期结构,铁苏木素染色后囊壁透明无色,虫体蓝色,蓝染的细胞核和残留的鞭毛明显可见。碘染色后囊壁不着色;虫体呈棕黄色或黄色。

(三)结肠小袋纤毛虫

结肠小袋纤毛虫滋养体呈椭圆形,虫体无色透明或淡灰绿色,大小为 $(30\sim150)\mu m\times(25\sim120)\mu m$。全身披有纤毛,可借纤毛的摆动迅速旋转前进。虫体极易变形,前端有一凹陷的胞口,下接漏斗状胞咽,颗粒食物借胞口纤毛的运动进入虫体。胞质内含食物泡,消化后的残渣经胞肛排出体外。虫体中、后部各有一伸缩泡。铁苏木素染色后可见一个肾形的大核和一个圆形的小核，小核位于大核的凹陷处（图8-11）。

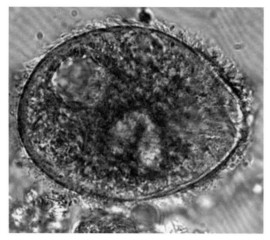

图8-11　结肠小袋纤毛虫滋养体

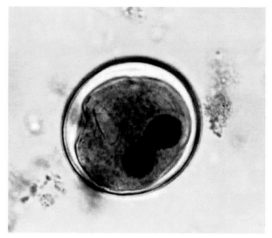

图8-12　结肠小袋纤毛虫包囊

结肠小袋纤毛虫包囊呈圆形，直径为 40～60 μm，呈淡黄或淡绿色，囊壁厚而透明，分为两层。染色后可见胞核，形态同滋养体（图8-12）。新形成的包囊在活体时可见囊内的滋养体有明显纤毛，并在囊内运动，经过一段时间后纤毛消失。

（四）肠道孢子虫

1. 隐孢子虫（*Cryptosporidium* spp.）　隐孢子虫卵囊呈圆形或椭圆形，为玫瑰红色，背景染成绿色。若染色（1.5 min）和脱色（2 min）时间短，卵囊内子孢子边界不明显；若染色时间长（5～10 min），则脱色时间需相应延长，子孢子边界明显。卵囊内子孢子也着色，呈月牙形，成熟卵囊内可见 4 个子孢子。其他非特异颗粒包括酵母菌则被染成蓝黑色，容易与卵囊区分（图8-13A）。

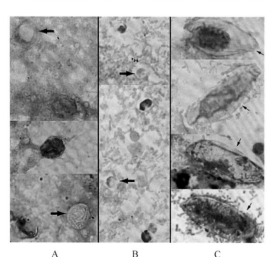

图8-13　隐孢子虫（A）、圆孢子虫（B）、等孢子球虫（C）卵囊（改良抗酸染色）

2. 圆孢子虫（*Cyclospora cayetanensis*）卵囊为 7.5～10 μm，经抗酸染色后着色呈多样性，增加了镜检难度，有的不着色，有的浅粉红色或深红色（图8-13B）。

3. 等孢子球虫（*Cystoisospora belli*，旧称 *Isospora belli*）　卵囊呈长椭圆形，长为 20～33 μm，宽为 10～19 μm，平均大小为 29 μm×13 μm。囊壁较薄，光滑无色。未成熟卵囊内含 1 个大圆细胞（图8-13C）。

4. 微孢子虫（Microsporidia）　经三色染色法染色，孢子被染成粉红色，有的孢子内可见斜行的条纹（为极管，见于毕氏肠细胞内微孢子虫),背景为绿色或蓝色。本法中某些细菌、酵母菌及杂质也被染色。与其他染色法相比,提高了孢子与背景间的反差(图8-14)。

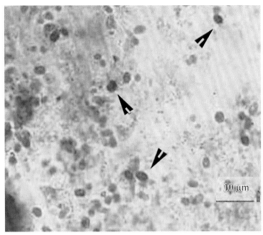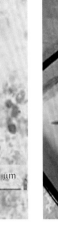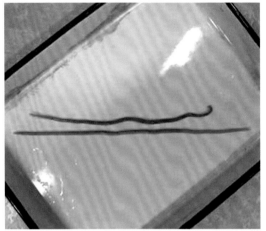

图8-14 微孢子虫(三色染色) 图8-15 蛔虫成虫

二、肠道蠕虫 Intestinal Helminths

包括线虫(nematodes)、吸虫(trematodes)、绦虫(cestodes)、棘头虫(acanthocephala)。

(一) 肠道线虫

1. 成虫形态

(1) 蛔虫(*Ascaris lumbricoides*):成虫呈圆柱形,形似蚯蚓,活虫为粉红色,死后呈灰白色,头部较尖,尾部钝圆。雄虫较小,长15~31 cm;雌虫较大,长20~35 cm,个别可达40 cm以上。体表可见细横纹,两侧可见明显的侧线。口孔位于头端,唇瓣3个呈"品"字形排列。雌虫生殖系统为双管型,阴门位于虫体腹面中部之前;雄虫生殖系统为单管型,尾部向腹面弯曲,末端有一对镰刀状的交合刺(图8-15)。

(2) 钩虫:包括十二指肠钩口线虫(*Ancylostoma duodenale*),简称十二指肠钩虫,以及美洲板口线虫(*Necator americanus*),简称美洲钩虫。体长约1 cm,半透明,肉红色,死后呈灰白色。十二指肠钩虫头端与尾端均向背面弯曲,虫体呈C形;美洲钩虫头端向背面弯曲,尾端向腹面弯曲,虫体呈S形(图8-16)。虫体前端较细,顶端有一发达的口囊。十二指肠钩虫的口囊呈扁卵圆形,内有2对钩齿;美洲钩虫口囊呈椭圆形,内有1对板齿(图8-17)。钩虫雄性生殖系统为单管型,雄虫末端膨大,形成膜质的交合伞。交合伞由2个侧叶和1个背叶组成,内有肌肉性状的背、侧和腹辐肋,其形状是鉴定虫种的重要依据之一。雄虫有一对交合刺。雌虫末端呈圆锥形,生殖系统为双管型,阴门位于虫体腹面中部。

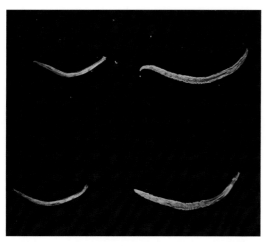

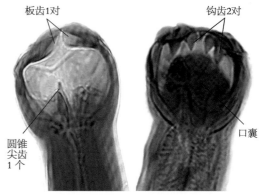

板齿1对

钩齿2对

圆锥
尖齿
1个

口囊

图8-16 美洲钩虫成虫(左)与十二指肠
钩虫成虫(右)

图8-17 十二指肠钩虫口囊(右)与
美洲钩虫口囊(左)

(3) 鞭虫(*Trichuris trichura*)：成虫活时虫体呈淡灰色,外形似马鞭,虫体前 3/5 细,后 2/5 较粗。雄虫较小,长 3~4.5 cm,尾端向腹面卷曲,末端有一根交合刺；雌虫略大,长 3~5 cm,生殖器官为单管型,阴门位于虫体粗大部前方的腹面(图 8-18)。

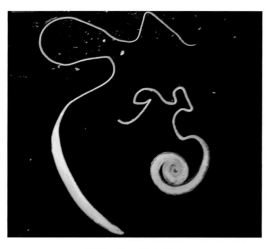

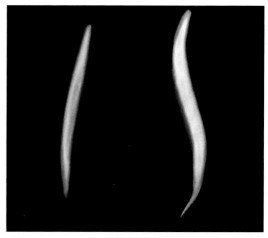

图8-18 鞭虫成虫

图8-19 蛲虫成虫(雌)

(4) 蛲虫(*Enterobius vermicularis*)：成虫细小,乳白色,呈线头样。雌虫较大,为(8~13)mm×(0.3~0.5)mm,虫体中部膨大,尾端长直而尖细,似断线头样；雄虫较小,大小为 (2~5)mm×(0.1~0.2)mm,尾端向腹面卷曲(图 8-19),雄虫在交配后即死亡,一般不易见到。

(5) 粪类圆线虫(*Strongyloides stercoralis*)：该虫可以自由生活也可以寄生生活。虫体半透明,体表具细横纹,尾部尖细,末端略呈锥形。寄生于体内的雌虫大小为 2.2 mm×(0.04~0.06)mm,雄虫大小为 0.7 mm×(0.04~0.06)mm(图 8-20)。口腔短,咽管细长,为虫体长的 1/3～2/5,肛门位于近末端处腹面,子宫前后排列,其内各含 8～12 个虫卵,阴门位于距尾端 1/3 处的腹面。

　　粪类圆线虫成虫产出的卵在肠道内发育很快,数小时后即可孵化出杆状蚴进入肠腔,并随粪便排出体外。所以粪便中可见的一般是杆状蚴,其头端钝圆,尾部尖细,长为 0.2～0.45 mm,具双球型咽管,生殖原基位于虫体 2/3 处。

　　粪类圆线虫的丝状蚴(图 8-21)与钩虫和东方毛圆线虫的幼虫极为相似,应注意鉴别。

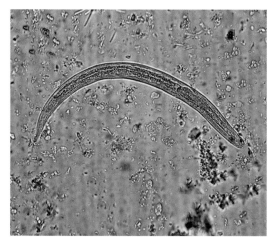

图 8-20　粪类圆线虫成虫

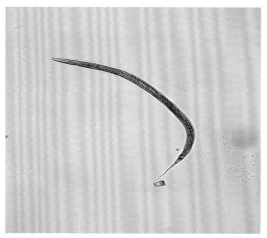

图 8-21　粪类圆线虫丝状蚴

2. 虫卵形态

　　(1) 蛔虫卵:在粪便中检获的蛔虫卵可分为受精蛔虫卵和未受精蛔虫卵(图 8-22),两者形态有所区别:① 受精蛔虫卵呈宽椭圆形,大小为 (45～75) μm×(35～50) μm,卵壳厚,由内向外分为受精膜、壳质层、蛔甙层,但在光镜下难以区分;卵壳外有一层凹凸不平的蛋白质膜,常被染成棕黄色(8-23)。卵内有一大而圆的卵细胞,细胞的两端与卵壳之间可见新

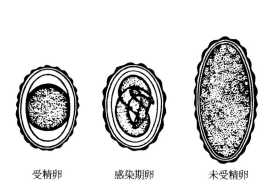

受精卵　　感染期卵　　未受精卵

图 8-22　蛔虫卵不同形态

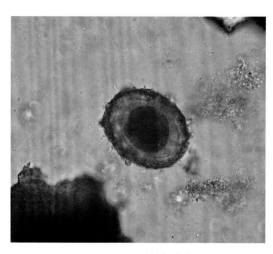

图 8-23　受精蛔虫卵

月形间隙。虫卵发育后,新月形间隙消失,胚细胞不断分裂,最终形成含幼虫的感染期虫卵。
② 未受精蛔虫卵呈长椭圆形,大小为(88～94)μm×(39～44)μm,卵壳较薄,卵壳外也有蛋白质膜,但较薄。卵内充满大小不等的屈光颗粒。

部分蛔虫卵的蛋白质膜可能脱落,此时应注意与其他虫卵进行鉴别。

(2) 钩虫卵:呈椭圆形,大小为(56～76)μm×(36～40)μm。卵壳薄,无色透明,卵内细胞多为2～4个,卵壳与细胞间有明显的空隙。若患者便秘或粪便放置过久,卵内细胞可继续分裂成桑葚状。十二指肠钩虫卵与美洲钩虫卵极为相似,不易区别(图8-24)。

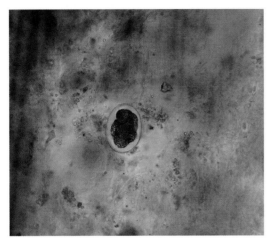

图8-24 钩虫卵

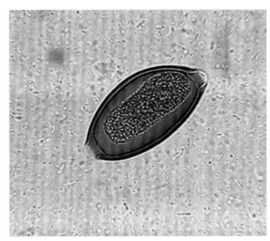

图8-25 鞭虫卵

(3) 鞭虫卵:呈腰鼓状或纺锤形(图8-25),大小为(50～54)μm ×(22～23)μm。虫卵两端各有一透明塞状突起,称为透明栓。卵内含有一个未分裂的卵细胞。

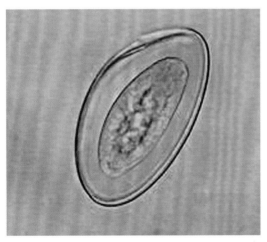

图8-26 蛲虫卵

(4) 蛲虫卵:虫卵无色透明,长椭圆形,两侧不对称,一侧扁平,另一侧稍凸,大小为(50～60)μm×(20～30)μm,卵壳较厚,分为三层,由外到内依次为光滑的蛋白质膜、壳质层及脂层,但光镜下仅见内外两层。刚产出的虫卵内含一蝌蚪期胚胎(图8-26)。

(二) 肠道吸虫

1. 成虫

(1) 华支睾吸虫(*Clonorchis sinensis*):成虫体形狭长,背腹扁平,前端稍窄,后端钝圆,状似葵花子,体表无棘。虫体大小一般为(10～25)mm×(3～5)mm。口吸盘略大于腹吸盘,前者位于体前端,后者位于虫体前1/5处(图8-27)。

肠道中偶然可有其他一些小型吸虫寄生(图8-27),应注意鉴别。

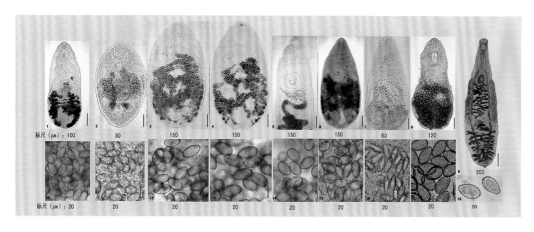

图 8-27　几种小型吸虫成虫及虫卵(引自 Jin-Joo Lee,2012)

　　1. 前肠异形吸虫(*Pygidiopsis summa*);2. 徐氏拟裸茎吸虫(*Gymnophalloides seoi*);3. 横川后殖吸虫(*Metagonimus yokogawai*);4. 高桥后殖吸虫(*Metagonimus takahashii*);5. 连结异形吸虫(*Heterophyopsis continua*);6. 诺氏异形吸虫(*Heterophyes nocens*);7. 镰刀星隙吸虫(*Stellantchasmus falcatus*);8. *Stictodora fuscata*;9. 华支睾吸虫(*Clonorchis sinensis*)

　　(2) 姜片吸虫(*Fasciolopsis buski*):成虫虫体扁平,长椭圆形,大而肥厚,形似斜切的姜片,故称姜片吸虫(图 8-28)。长 20 ～ 75 mm,宽 8～20 mm,厚 0.5～3 mm。口吸盘小,位于体前端,腹吸盘大,紧靠口吸盘后方。新鲜虫体呈肉红色,固定后变为灰白色。

　　(3) 肝片形吸虫(*Fasciola hepatica*):也是一种大型吸虫,呈红褐色。形态与姜片吸虫相似,虫体叶片状、背腹扁平。大小为(2～5)cm×(0.8～1.3)cm。与姜片虫不同的是,其头锥明显,口吸盘位于头锥的前端,腹吸盘较小,位于头锥基部,肠支呈树枝状。睾丸 2个,高度分支,前后排列,位于虫体中部(图 8-28)。

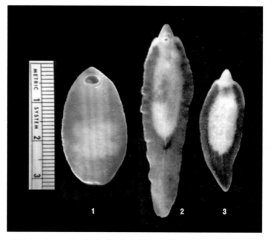

图 8-28　片形吸虫成虫(仿 Palmer and Reeder)

　　2. 肠道吸虫卵　肠道寄生的吸虫卵,除血吸虫卵外,大多具有卵盖。其大小差别很大(图 8-29)。其中姜片吸虫和肝片形吸虫的卵最大,血吸虫卵和棘隙吸虫卵次之,小型吸虫种类较多,以华支睾吸虫最为常见,应注意与其他几种小型吸虫鉴别(图 8-30)。

(三) 肠道绦虫

　　1. 绦虫成虫　寄生在人体肠道的绦虫主要包括猪肉绦虫(*Taenia solium*)、牛肉绦虫(*Taenia saginata*)、微小膜壳绦虫(*Hymenolepis nana*)、缩小膜壳绦虫(*Hymenolopis diminuta*)、阔节裂头绦虫(*Diphyllobothriasis latum*)。绦虫成虫均分节,虫体由多节节片组成,因此也称之为链体。链体末端为成熟孕节,完全成熟后从链体上脱落,随粪便排出体

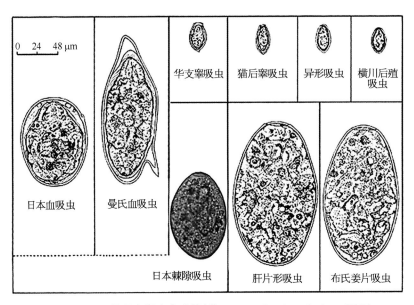

图 8-29　肠道吸虫卵大小比较(仿 Melvin, Brooke, Sadun, 1959)

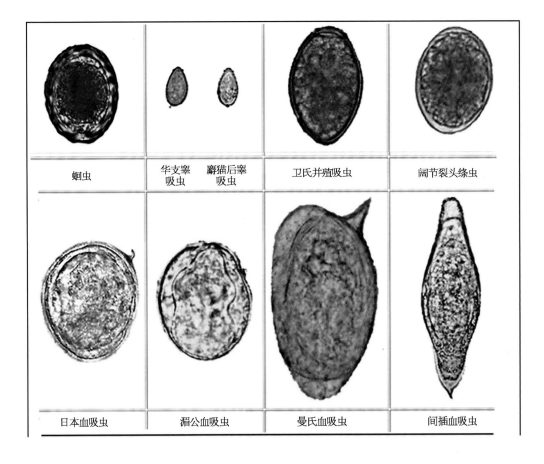

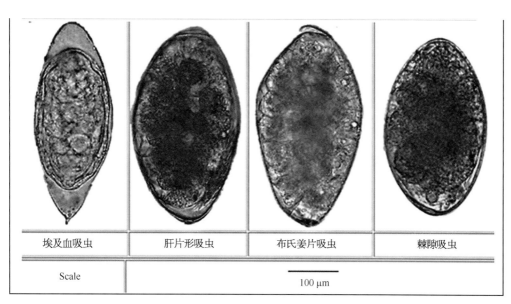

| 埃及血吸虫 | 肝片形吸虫 | 布氏姜片吸虫 | 棘隙吸虫 |

Scale　　　　　　　　　　　100 μm

图 8-30　肠道有盖虫卵以及血吸虫和蛔虫卵大小比较(仿 Tolan,2011)

外。患者可自行在粪便中发现绦虫孕节,孕节白色,呈长方形或方形,部分绦虫孕节半透明,部分则较厚,并有蠕动能力,内部器官除子宫外均退化或萎缩(图 8-31)。猪肉绦虫与牛肉绦虫孕节子宫呈分支状,每一分支再分支;通过计数从子宫主干一侧直接发出的分支数,可鉴定虫种。猪肉绦虫子宫侧支数为 7～13 支,牛肉绦虫子宫侧支数为 15～30 支(图 8-32)。

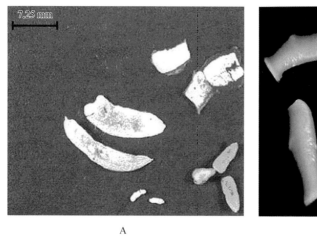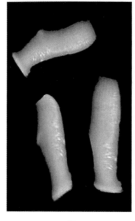

A　　　　　　　　　　　　　　B

图 8-31　绦虫孕节

A. 粪便中排出的绦虫孕节,已不同程度干燥;B. 新鲜排出的牛带绦虫孕节

2. 肠道绦虫卵　肠道带绦虫(猪肉绦虫和牛肉绦虫)感染时查见虫卵的概率较低,且由于光镜下形态十分相似,因此无法区分是何种绦虫感染(图 8-33)。

两种膜壳绦虫(微小膜壳绦虫与缩小膜壳绦虫)的虫卵形态相似,外层卵壳较厚,卵壳与

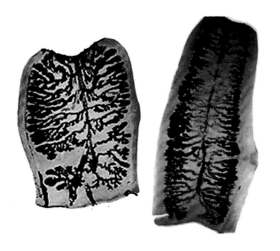

图 8-32　猪肉绦虫与牛肉绦虫孕节

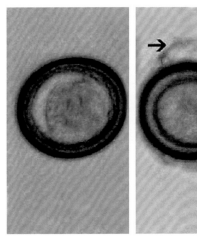

图 8-33　粪便中的带绦虫卵(箭头示卵壳,棕色放射状条纹是胚膜,小钩隐约可见)

胚膜层间充满胶状物,胚膜内含有 1 个六钩蚴。微小膜壳绦虫卵的胚膜两端略凸起,并由该处各发出 4～8 根丝状物,是主要的区别点(图 8-34)。

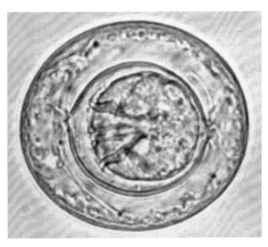

A

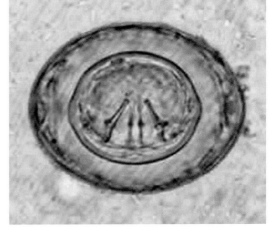

B

图 8-34　微小膜壳绦虫卵(A)与缩小膜壳绦虫卵(B)

(四) 棘头虫

　　棘头虫门(Acanthocephala)属于无脊椎动物,因虫体前端有能伸缩的吻,吻上有较多的角质倒钩刺而得名。虫体长 0.9～60 cm,一般 25 cm 左右。体表有横纹(8～34 条)。成虫寄生在脊椎动物(通常为鱼),幼虫寄生在节肢动物(昆虫、蛛形类、甲壳类),称棘头蚴,虫卵孵出后进入节肢动物血腔发育成小型成虫,外有囊被的棘头体,称囊棘蚴。被终末宿生(脊椎动物)吞入后,钻入肠壁发育成熟。

　　猪巨吻棘头虫(*Macracanthorhynchus hirudinaceus*)简称棘头虫,成虫寄生于猪的小肠,偶尔寄生于人体,引起人体棘头虫病。

在小肠壁上找到虫体可确诊。实际工作中有时会把棘头虫误认为猪蛔虫。两者区别是：蛔虫体表光滑，而棘头虫雄虫体长为7～15 cm，雌虫体长为30～65 cm，体前顶端棒状吻突上，附有5～6列向后弯曲的小棘（图8‐35）。虫体前端较粗大，后端狭小，体表有环状皱纹，以吻突较深地固着在肠壁上。

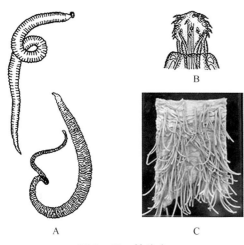

图8‐35　棘头虫

A. 成虫；B. 吻部钩刺；C. 动物肠壁上的棘头虫

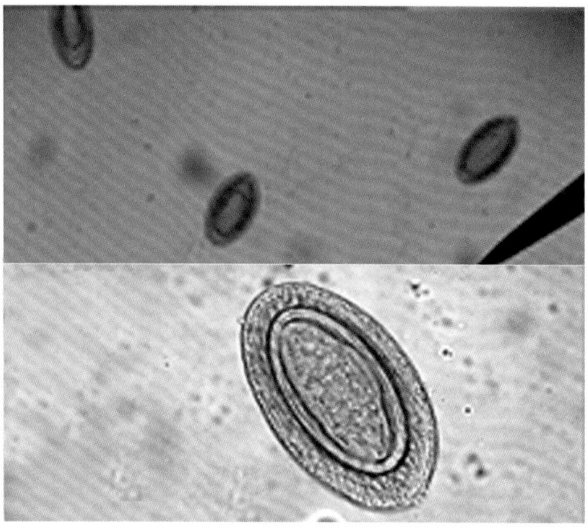

图8‐36　棘头虫卵

虫卵暗棕色椭圆形，长为80～100 μm，宽为50～55 μm。卵壳较厚，表面有不规则的斑点状小窝，内含成形的棘头蚴（图8‐36）。成虫在人体大都不能发育成熟，在人粪中也很少能检出虫卵。

第三节　血清学检查

Serological Testing

临床实验室开展肠道寄生虫感染的血清学检查并不多。在血吸虫流行区有些专业血防定点医院开展了一些血清学检测。环卵沉淀及尾蚴膜试验是较为传统的检查方法，已经被商品化的试剂盒取代，可检测患者的血吸虫特异性抗原和（或）抗体（如血吸虫的血凝试验），对血吸虫病的诊断有一定的参考价值。

在一些专业寄生虫病研究机构开展了吸虫、线虫、绦虫（包括囊虫）的血清学检测，如华支睾吸虫、血吸虫等，大多数都有商品化试剂盒供应。但因为蠕虫感染免疫有交叉反应，检测结果的解释应慎重。

（朱淮民）

参 考 文 献

［1］ 巫善明,张志勇,张占卿.新发传染病与再发传染病[M].上海：上海科技教育出版社,2010.

［2］ 顾一心,何利华,刘红莹,等.空肠弯曲菌耐药谱特征分析[J].疾病监测,2013,28(4)：314 - 318.

［3］ Hou FQ，Sun XT，Wang GQ. Clinical manifestations of Campylobacter jejuni infection in adolescents and adults，and change in antibiotic resistance of the pathogen over the past 16 years[J]. Scand J Infect Dis，2012，44(6)：439 - 443.

第三篇

胃肠道感染的临床诊治

Clinical Diagnosis and Treatment of GI Tract Infection

第九章 胃肠道细菌性感染的临床诊断与治疗
Clinical Diagnosis and Treatment of Gastrointestinal Tract Bacterial Infections

第一节 细 菌 性 痢 疾
Bacillary Dysentery

细菌性痢疾(bacillary dysentery)简称菌痢,为志贺菌经粪-口途径传播所致的肠道感染病,以结肠黏膜纤维蛋白渗出性、化脓性、溃疡性炎症为病理特点,临床以发热、腹泻、腹痛、里急后重和黏液脓血便为特征。

【流行病学】 患者和带菌者为主要传染源,含细菌的粪便污染环境或食物,人食入后发病,病后免疫力短暂,不同菌群或血清型之间多无交叉免疫,易重复感染多次发病。本病全国分布,全年发病,7~9月份为高峰期。

按抗原结构和生化反应,志贺菌属分为4个群(A、B、C、D),常见的有痢疾志贺菌(A群)、福氏志贺菌(B群)、鲍氏志贺菌(C群)和宋内志贺菌(D群)。在发展中国家,福氏志贺菌是最常见的优势流行株,在发达国家以宋内志贺菌多见。但近年流行病学调查显示,我国福氏志贺菌检出率逐渐下降,而宋内志贺菌逐渐上升,且宋内志贺菌优势菌型也在不断变化。随着抗菌药物的广泛应用,通过基因突变,宋内志贺菌获得了耐药基因,能产生广谱β-内酰胺酶。宋内志贺菌还可通过获得杀死其他竞争细菌的基因,如大肠毒素基因,杀死其他志贺菌属细菌和大肠埃希菌。宋内志贺菌可发生局部突变以抵抗其他类型抗生素。

【临床表现】 潜伏期:数小时至7日,多数为1~2日。临床上分2期6型。

1. 急性典型菌痢 起病急骤,畏寒发热,伴有全身不适、肌肉酸痛、腹痛腹泻、恶心呕吐等。腹痛常为脐周阵发性绞痛或钝痛。腹泻,初为稀便,后转为黏液脓血便,10~20次/日或更多,量少,有时纯为脓血便或黏冻状。便后里急后重。右下腹常有压痛,肠鸣音活跃或亢进。严重者可出现脱水、酸中毒及电解质紊乱等表现。病程约一周。

2. 急性非典型菌痢(轻型菌痢) 起病急,症状轻,体征少。全身症状轻或无,腹痛轻,里急后重不明显或缺如,腹泻仅每日3~5次,糊状或稀便或水便,可带少量黏液,眼观无脓血,显微镜下可见少数红、白细胞。病程短,大多3~5日不治而愈。亦可演变成慢性。

3. 急性中毒性菌痢 多见于2~7岁儿童,起病急,发展快,寒战、高热40℃或体温不升,反复惊厥、嗜睡或昏迷,迅速发展导致呼吸衰竭及休克,而胃肠道症状较轻,甚至无腹痛与腹泻,用直肠拭子或生理盐水灌肠后才能发现黏液,镜下可见红、白细胞。外周血白细胞计数及中性粒细胞增加。按主要表现可分为 3 型。

(1) 休克型:主要表现为循环衰竭。早期为面色苍白、四肢厥冷、皮肤发花、脉细数、血压正常或稍低、脉压差减小、尿量减少。晚期四肢苍白湿冷、口唇及指(趾)发绀、皮肤花纹、脉细弱或摸不到、血压下降或测不出,尿量极少或无尿,可伴发心功能不全及不同程度的意识障碍。

(2) 脑型:主要为颅内压增高或脑疝的表现。早期无明显肠道症状,而有烦躁不安、渐转嗜睡、面色苍白、口唇发灰、反复惊厥,血压正常或稍高,呼吸增快,可有频繁呕吐。晚期神志不清,频繁惊厥、瞳孔大小不等,对光反应迟钝或消失,眼球下沉(落日眼),呼吸深浅不匀,节律不整,或有双吸气、叹息样呼吸、下颌运动、呼吸暂停等异常呼吸,最后可因呼吸骤停而死亡。

(3) 混合型:兼有以上两型表现,病情极重。

4. 慢性迁延性菌痢 菌痢病程超过 2 个月,病情迁延不愈,时轻时重,稀便或不成形便,带黏液偶有脓血,左下腹压痛,伴乙状结肠增厚。可有贫血、维生素缺乏、营养不良、劳动力减退等表现。

5. 慢性菌痢急性发作 半年内有菌痢病史,因受寒、疲劳、饮食不当等诱因,发生急性痢疾症状,但程度较轻,且无新近感染证据者。

6. 慢性隐匿性菌痢 过去有菌痢病史,但症状早已消失,至少最近 2 个月内无临床症状,粪便培养痢疾志贺菌阳性或乙状结肠镜检查肠黏膜呈慢性炎症改变者。

【诊断及鉴别诊断】

1. 诊断

(1) 临床诊断:① 临床表现:具备上述某一类型菌痢的临床表现,如腹痛、腹泻、里急后重、黏液脓血便,可有发热;或突然高热、惊厥、血压下降、意识障碍,即使无腹泻也要考虑本病(中毒性)。② 流行病学资料:夏秋季、当地流行,病前 7 日有与菌痢患者接触史,或有生冷、不洁饮食史等,即可做出相应诊断。③ 粪便常规检查:呈典型黏液脓血便,镜下见巨噬细胞有助于临床诊断。

(2) 实验室诊断:① 粪便培养:早期、多次、反复取新鲜粪便及脓血部分,疑诊中毒性菌痢时应直肠拭子或灌肠取便,做细菌培养。痢疾志贺菌阳性可确诊。② 早期快速诊断:单克隆抗体检测法及 PCR 技术,检测粪便中的痢疾志贺菌,特异性强,敏感性高。

2. 鉴别诊断

(1) 急性典型菌痢应与急性阿米巴痢疾、细菌性食物中毒、急性出血坏死性肠炎、肠套叠及其他细菌性肠道感染相鉴别;急性非典型菌痢应与霍乱、副霍乱、急性细菌性肠炎或急性胃肠炎及病毒性肠炎等相鉴别。

(2) 中毒性菌痢应与乙型脑炎、中暑、脑型疟疾、暴发型流脑、中毒性肺炎及上呼吸道感染等相鉴别。

（3）慢性菌痢应与慢性阿米巴痢疾、结肠直肠癌、肠息肉、肠结核、慢性血吸虫病、慢性非特异性溃疡性结肠炎、慢性局限性肠炎、菌群失调等相鉴别。主要根据病史、粪便镜检、指检、乙状结肠镜检查及 X 线钡剂灌肠等明确。

【治疗】

1. 急性菌痢治疗

（1）一般治疗：卧床休息，胃肠道隔离至症状消失后一周、粪便培养连续 2 次阴性。流食或半流食，忌多油、多渣及刺激性食物。脱水者及呕吐不能进食者，予 5%～10% 葡萄糖盐水或生理盐水静滴。酸中毒者，予 5% 碳酸氢钠等碱性液体。一般病例宜口服补液。腹痛、里急后重严重者可用复方颠茄片、阿托品、复方樟脑酊等，或针刺疗法，不宜服用复方苯乙哌啶止泻。

（2）病原治疗：根据病情及当地菌株耐药水平选用 1～2 种抗菌药物，据药敏试验结果进行调整，疗程 5～7 日。志贺菌流行株的变迁和耐药已相当严重，喹诺酮类、氨基糖苷类和复方新诺明等耐药率逐年增加。第三代头孢菌素如头孢哌酮和头孢曲松钠仍具有较高的敏感性，可经验性选择三代头孢菌素，后据药敏试验结果进行调整。

2. 急性中毒性菌痢

（1）降温止惊：高热可用物理降温，同时用 1% 温盐水 1 000 ml 流动灌肠，不能自行排便、中毒症状较重者，可反复进行流动灌肠；必要时可加用小剂量安乃近，或使用空调，争取短时间内将体温降至 36～37℃。若患者躁动不安、反复惊厥，可用氯丙嗪、异丙嗪各 1～2 mg/kg 肌内注射或以生理盐水稀释至 5 ml 静脉注射，每日 2～4 h 一次，一般 3～4 次，冬眠疗法时间不超过 12～24 h。惊厥不止者，可加用地西泮 0.1～0.4 mg/kg 肌内注射或水合氯醛溶液 30～60 mg/kg 灌肠，或苯巴比妥钠 5～8 mg/kg 肌内注射。

（2）抗休克：① 扩容纠酸，维持水、电解质平衡。有酸中毒者，则予 5% 碳酸氢钠，5 ml/kg，成人可 500 ml。输液量及速度依病情、尿量及中心静脉压调整。亦可采用 6% 低分子右旋糖酐扩容及改善微循环，成人 500 ml，小儿 20 ml/kg 静滴。② 解除血管痉挛，应用血管扩张药物。如阿托品，儿童每次 0.03～0.05 mg/kg，成人每次 2.0～2.5 mg，静脉注射，每5～15 min 一次。也可用山莨菪碱(654 - 2)，儿童 0.2～2.0 mg/kg，成人 20～40 mg。待面色红润、四肢转暖、脉搏有力、血压回升稳定后，减少次数或停用，经上述治疗血压仍不稳定者，可用多巴胺。③ 防治 DIC 可用加贝酯，成人每日 200～300 mg，儿童每日 20～30 mg 静滴，有一定疗效。④ 其他如有心功能不全，可应用地高辛、毒毛花苷 K 等。酌情采用针灸穴位(涌泉、足三里、素髎)、激素等。

（3）脑水肿及呼吸衰竭：控制过多含钠溶液输入，早期应用血管扩张剂(山莨菪碱或阿托品)及亚冬眠疗法，可预防脑水肿和呼吸衰竭。脱水剂可用 20% 甘露醇 5～10 ml/kg 或25% 山梨醇 4～8 ml/kg，每 6～8 h 一次。可与 50% 葡萄糖液交替应用，直至脑水肿症状消失。酌情应用山梗菜碱(洛贝林)、尼可刹米或二甲弗林(回苏灵)等呼吸兴奋剂。对抽搐、昏迷者可使试用纳洛酮，0.01～0.02 mg/kg 静滴，6 h 一次。

（4）抗菌治疗：药物选择同急性菌痢，应先静脉用药和 2 种抗生素联合应用，病情好转再改成口服。

3. 慢性菌痢

（1）一般治疗：饮食宜少渣，宜消化，无刺激，忌生冷。

（2）抗菌治疗：根据粪便培养药敏试验及以往治疗的经验，选用 2 种不同种类抗菌药物联合治疗，疗程 10～14 日，有时可能需要反复多个疗程。以口服为主。

（3）药物保留灌肠：氨基糖苷类加泼尼松龙灌肠液；0.3% 黄连素液；1∶5 000 呋喃西林淀粉浆液；5% 紫皮大蒜液（可加呋喃西林 0.2 g、普鲁卡因 0.25 g、泼尼松 10 mg）；锡类散或绿袍散灌肠液。

（4）肠功能紊乱和菌群失调：口服乳酶生或小剂量异丙嗪，肠球菌过少者用叶酸，球菌/杆菌比例增加，甚至有较多葡萄球菌时可服诺氟沙星，当真菌较多或出现隐孢子虫时，可口服大蒜素，饮用乳酸杆菌牛乳制品，也可服用培菲康、米雅 BM 等微生态制剂。

（5）其他：针灸、理疗、穴位注射药物或埋线、中医辨证施治等可能有一定疗效，但缺乏严格的临床验证。

【预防】　以切断传播途径为主综合预防。

1. 管理传染源　患者和带菌者应隔离治疗，并做好粪便消毒。密切接触者医学观察 7 日。对与炊事有关人员应定期进行健康观察，发现带菌者及时治疗。做好食品卫生监督监测。

2. 切断传播途径　注意饮食卫生，防止水源及食物污染，加强环境卫生治理，做好灭蝇和灭蟑。加强大众健康教育，宣传"洗净手、吃熟食、喝开水"。

3. 保护易感人群　多价活菌苗如依链株多价菌苗、诱变菌株、基因工程杂交株等，可用于密切接触者主动免疫。

（杭小锋　王俊学）

第二节　霍　　乱

Cholera

霍乱（cholera）是由 O1 群及非 O1 群中的 O139 群霍乱弧菌引起的烈性肠道传染病，以急性起病的剧烈腹泻、呕吐，以及由此引起的脱水、电解质和酸碱失衡、循环衰竭为特征。历史上曾将由古典生物型霍乱弧菌引起的称为霍乱，而将埃尔托生物型引起的称为副霍乱，在 1962 年第十五次世界卫生大会上将两者统一命名为霍乱。霍乱发病急、传播快，我国传染病防治法将其列为应实施"强制管理"的甲类传染病，也是当今被 WHO 确定的国际检疫传染病。

【流行病学】

1. 传染源　霍乱是人类传染病，患者和带菌者是霍乱的主要传染源。急性期患者在发病期间可通过排泄物和呕吐物持续大量排菌，是重要的传染源；轻症患者及无症状带菌者易被漏诊，且可自由活动，广为传播，其流行病学意义可能更大。

急性期患者排菌期一般为 5 日，也可长达 2 周；恢复期带菌的时间一般不超过 1 周。病后排菌超过 3 个月者，称为慢性带菌者。国内报道少数患者病后带菌可达 400 日以上，国外报道最长者达 10 年，此类带菌通常是胆囊或胆道带菌。霍乱弧菌感染后也可以出现无症状带菌者，其排菌时间一般不超过 1 周。

2. 传播途径 霍乱为消化道传染病，常因水源或食物污染造成暴发流行，其中经水传播常是最主要的传播途径。带菌或污染的地表水以及海、水产品（鱼、甲壳类、甲鱼等）是霍乱传播的主要媒介，历次霍乱较广泛的流行或暴发多与水体被污染有关。但在有安全饮水供应的地区，霍乱弧菌经直接或间接污染食物所造成的暴发流行也时有发生，目前已证实苍蝇可以带菌，能促进疫源的扩散。餐饮从业人员在操作过程中，生熟不分，严重污染食品和食具，常可引起霍乱的食源性暴发。

人群普遍易感，本病一般多见于沿海、江河两岸与平原水网地区，偶见深入内陆。

3. 人群易感性 不同种族、年龄和性别的人群均对霍乱普遍易感。在霍乱地方性流行区，儿童发病率显著高于成人，而在新发疫区，成人比儿童容易受到感染。病后人体能产生对霍乱弧菌及其毒素的两种抗体而获得免疫力，但仅能维持数月，仍可以再次感染发病。对 O1 群霍乱弧菌有免疫力的人群仍可感染 O139 型霍乱弧菌。

不同职业发病率有一定差异，如渔民、船民及农民等发病相对较多。在我国，由于受到生活卫生条件差（甚至无安全饮水供应）、人口密度大以及不良饮食卫生习惯等因素的影响，外来流动人口成为某些地区一个特殊的霍乱高危人群。

4. 流行特征 自 1817 年以来，共发生了 7 次霍乱世界性大流行。1817 年至 1923 年，在亚、非、欧、美、澳等地区发生的 6 次世界性霍乱大流行均是由古典生物型引起，而 1961 年起始于印度尼西亚苏拉威西岛的第七次全球大流行则是由埃尔托生物型霍乱弧菌所致，至今已波及五大洲 140 个以上的国家和地区，截至目前尚无停息迹象。1992 年在印度和孟加拉相继发生由非 O1 群中的 O139 型霍乱弧菌引起的新型霍乱暴发和较大流行，至今已累及印度、孟加拉、缅甸、泰国、巴基斯坦、马来西亚、斯里兰卡、尼泊尔和新加坡等国，我国于 1993 年在新疆首次发生 O139 霍乱流行，目前广东、福建、安徽、江苏、广西、湖南、重庆和四川等多个省市也有陆续发生。但总体而言，目前 O139 霍乱的流行范围和报告病例数仍少于 O1 群埃尔托霍乱。

近十年来，全球每年向 WHO 报告的霍乱病例数在 10 万至 60 万例之间，估计全球每年霍乱实际发病人数为 300 万～500 万例，死亡 10 万～12 万例。我国霍乱的防控形势也不容乐观，2005 年度我国霍乱疫情呈大幅度上升。

霍乱的地区分布一般多以沿海为主，特别是江河入海口附近的江河两岸及水网地带；但也可传入内陆、高原和山地，甚至沙漠地区。在我国一般以长江中下游及东南沿海地区为主要流行地区，如广东、广西、浙江、江苏、上海等，沿海、沿江地区的发病率高于平原，平原高于半山区和山区,盐碱地区高于非盐碱地区。

霍乱在各地的流行季节与当地的自然地理条件(如温度、雨量等)密切相关。我国绝大多数地区的发病季节一般在 5～11 月份,而流行高峰多在 7～10 月份。

【临床表现】　人感染霍乱弧菌以后多数不发病,在出现症状的患者中,80% 为轻度或中度症状,其余 10%～20% 的病例出现严重水样腹泻并伴有脱水迹象。O1 群中的古典生物型和非 O1 群 O139 型霍乱弧菌感染者临床症状相对较重、较典型,据报道由埃尔托型所致者,显性感染仅占 25%,其中重型约占 2%。

1. 临床表现　潜伏期多数为 1～3 日,可短至 2 h 或长达 5～6 日。少数病例在潜伏期内可有头昏、乏力、腹胀、轻泻等前驱症状。霍乱起病急,典型病例根据病情进展特点可以人为划分为三期:泻吐期、脱水期及反应恢复期。

(1) 泻吐期:本期一般持续数小时至 1～2 日。一般无发热,少数可有低热,儿童发热较成人多见。多以剧烈腹泻开始,先泻后吐。呕吐常呈喷射状,多无恶心,初为胃内容物,继为水样,与粪便性状相仿。多无腹痛,无里急后重,少数患者因严重低钠血症可出现腹直肌痉挛而致板状腹,应注意鉴别。每日腹泻数次到十余次或更多,重症患者可持续不断排便,成人排便速度可达 500～1 000 ml/h,儿童达 10 ml/(kg·h),24 h 量排便量可达 8 000～10 000 ml 或以上。多数患者为黄色水样便,少数粪便及呕吐物呈米泔样,有肠道出血者排洗肉水样便。

(2) 脱水期:此期一般为数小时至 3 日。主要表现为不同程度的脱水及电解质紊乱。患者可出现表情淡漠、眼窝深陷、声音嘶哑、口渴、唇舌干燥、皮肤皱缩、弹性消失等。脱水严重时可出现血压下降、脉搏弱而快、呼吸浅促、少尿或无尿,严重者可出现肾功能衰竭。由于剧烈泻吐导致电解质和碳酸氢根离子等大量丢失,出现低血钠引起肌肉痉挛(主要是腓肠肌及腹直肌);低血钾引起低钾血症,主要表现为全身肌肉张力减低,甚至肌肉麻痹、肌腱反射消失、鼓肠、心动过速、心音减弱、心律不齐和心电图异常等;碱离子的大量丧失,产生代谢性酸中毒,严重者可出现神志不清、呼吸深长、血压下降。

(3) 反应恢复期:本期平均 3～7 日。患者脱水纠正后,临床症状大多消失,机体逐步恢复正常。但有近 30% 的患者可出现发热反应,以儿童多见,可能是由于循环改善后,残存肠内的毒素被吸收所致,发热轻重不一,体温多为 38～39℃,儿童常见高热,一般持续 1～3 日自行消退。如发热持续不退或呈逐步升高趋势,应警惕继发感染的可能性。

2. 儿童霍乱的特点　小儿霍乱患者虽然吐泻次数和量均较成人少,但由于其对脱水和电解质紊乱的耐受性差,病程进展快,病情凶险。病情早期发热者较成人多见。腹泻后可迅速出现衰竭症状,患儿可表现为极度烦躁不安、面色苍白、皮肤干燥、肌肉萎陷,危重者可出现呼吸及心音微弱,并可出现惊厥和意识障碍。病死率较高。

3. 预后　霍乱传染性强,病情进展快,与其他腹泻病不同,该疾病可在数小时内导致健康的成人死亡。伴有营养不良的儿童或 HIV 病毒感染等免疫力较低者,死亡风险更大。未予治疗的重型霍乱患者的病死率可高达 50%。采用口服和静脉补液治疗并给予适当抗生素治疗者病死率可降低至 1% 以下，大多数病例死亡的原因是没有获得适宜治疗。2002 年以来非洲、亚洲、拉丁美洲报告病死率分别是 1.7%～3.3%、0.3%～0.6% 和 0。

【诊断及鉴别诊断】

1. 诊断　根据患者的典型临床表现，包括无痛性腹泻、大量水样便、先泻后吐、喷射状呕吐、明显脱水及循环衰竭，无发热及里急后重等，结合当地的霍乱疫情、可疑饮食或霍乱患者接触史等，应疑及霍乱的可能。

（1）疑似病例诊断标准：具有下列 2 项之一者。

1）凡有典型临床症状，如剧烈腹泻、水样便（黄水样、清水样、米泔样或血水样），伴有呕吐，迅速出现严重脱水、循环衰竭及肌肉痉挛（特别是腓肠肌）的首发病例，在病原学检查尚未肯定前。

2）霍乱流行期间有明确暴露史，并发生泻吐症状，而无其他原因可查者。

（2）临床诊断标准：有霍乱典型症状，且具有相关流行病学史的腹泻病例，粪便培养 O1 群和 O139 群霍乱弧菌阴性，但无其他原因可查者。

（3）确诊标准：具有下列 2 项之一者。

1）凡有腹泻症状，粪便培养 O1 群或 O139 群霍乱弧菌阳性者。

2）在疫源检索中，与病原学确诊患者的发病日期前后各 5 日内有密切接触（如同餐、同住、护理等）的腹泻患者。

2. 鉴别诊断　霍乱应与其他病原微生物或毒素引起的腹泻相鉴别，如细菌性食物中毒、细菌性痢疾、病毒性肠炎等。

【治疗】　霍乱的治疗原则是严格隔离，及时补液，辅以抗菌和对症治疗。

1. 一般治疗　患者应按甲类传染病进行严格隔离，及时上报疫情。确诊患者和疑似病例应分别隔离，患者排泄物及呕吐物应彻底消毒后排放。卧床休息，注意保暖，应鼓励患者进食，以流质为主，剧烈呕吐者暂禁食，恢复期逐渐增加饮食。

2. 补液治疗　约 80% 的患者可通过服用口服补液盐（ORS，WHO/联合国儿童基金会推荐）得到适当治疗。口服补液不仅适用于轻、中度脱水患者，重度脱水患者在纠正低血容量性休克后，也可给予口服补液。重症患者在采用静脉补液时，补液量一般以脱水的轻重程度为依据，最初 2 h 内应输入第一个 24 h 量的 1/3，重者可静脉加压输入，并根据血压及时调整输液量和输液速度。静脉补液常采用与患者丢失的电解质浓度相似的复方电解质溶液（541 溶液）。必要时可使用胶体液及血管活性药物抗休克。

WHO 推荐的 ORS 配方为：葡萄糖 20 g、氯化钠 3.5 g、碳酸氢钠 2.5 g（或枸橼酸三钠 2.9 g）、氯化钾 1.5 g、水 1 000 ml。541 溶液：每升含氯化钠 5 g、碳酸氢钠 4 g、氯化钾 1 g。

WHO 推荐，对 5 岁以下儿童补充锌可缩短腹泻持续时间并减少连续腹泻发作次数。6 个月以下儿童，每日补充 10 mg，持续补充 2 周。6 个月至 12 岁儿童，每日补充 20 mg，持续补充 2 周。

3. 对症支持治疗　心、肺功能不全者，强心吸氧。肌肉痉痛者可予钙剂。肾功能不全者,在足量补液的基础上使用利尿剂,必要时行透析疗法。

以往曾使用氯丙嗪、吲哚美辛(消炎痛)及肾上腺皮质激素等抑制肠黏膜分泌,但近年来的临床研究均未发现其在霍乱治疗中的有效性,应慎用。

4. 抗菌治疗　除有效的补液治疗外,抗菌治疗可作为霍乱治疗的补充措施,其目的在于改善症状、缩短病程、缩短患者的排菌期,并减少其转变为慢性带菌者的风险。

霍乱弧菌对大多数抗生素与抗菌药物均敏感,常用的有多西环素、氟喹诺酮类(如氧氟沙星、左氧氟沙星、环丙沙星、莫西沙星等)、复方磺胺甲噁唑以及第三代头孢菌素(如头孢他啶、头孢哌酮、头孢噻肟)等,疗程 2～3 日。亦有报道多西环素,单剂 300 mg 即可。但近年来霍乱弧菌对上述药物出现耐药也时有报道,应根据当地药敏结果合理选择抗菌药物。

WHO 不建议大规模使用抗生素来预防霍乱弧菌感染,因为这对控制霍乱的蔓延不仅没有效果,反而有助于增加抗生素耐药性。

【预防】　WHO 建议,一旦发现霍乱疫情,通常的干预战略是:通过确保及时获得治疗来减少死亡,通过提供安全饮用水、整治环境卫生、开展健康教育、改善社区和个人卫生及安全食品操作等措施来控制疾病的蔓延。其中提供安全饮用水并搞好环境卫生是减少霍乱流行的关键因素。

在霍乱呈地方性流行的地区、霍乱暴发流行高危地区以及人道主义危机时期,可以使用霍乱疫苗作为预防霍乱的主要措施之一,但必须与其他防控措施联合实施。目前,WHO 认可的口服霍乱疫苗有 2 种,即 Dukoral 和 Shanchol,均为灭活疫苗。这两种疫苗都是分 2 剂服用,间隔 7 日至 6 周。

Dukoral:含灭活的霍乱弧菌全菌,加入霍乱毒素 B 亚单位(CTB),能够诱导针对 O1 群古典和埃尔托生物型菌株的免疫力。可供 2 岁以上人群接种。接种 Dukoral 之后 4～6 个月在各年龄组可对 O1 霍乱弧菌提供 85%～90%的短期保护。

Shanchol:包含 O1 群和 O139 群两种灭活细菌,不含 CTB。供 1 岁以上的人群接种。

在我国,霍乱口服疫苗 OraVacs(可唯适肠溶胶囊)已获批准上市,含 O1 群埃尔托生物型菌株及 CTB,用于 2 岁以上人群免疫,口服 3 剂。初次免疫须服 3 次,分别于 0、7、28 日口服,每次 1 粒。接受过本品免疫的人员,可视疫情于流行季节前加强 1 次,方法、剂量同上。

(倪　武)

第三节　伤寒和副伤寒

Typhoid Fever and Paratyphoid Fever

伤寒和副伤寒分别是由伤寒沙门菌和甲、乙、丙型副伤寒沙门菌经肠道感染引起的系统性感染性疾病,又可统称为肠热症(enteric fever)。主要病理改变为全身单核-吞噬细胞系统的巨噬细胞反应性增生,尤以回肠淋巴组织的改变最为明显。典型的临床特征为持续发热、相对缓脉、神经系统中毒症状、肝脾大、玫瑰疹及白细胞减少等；少数可并发肠出血及肠穿孔。

【流行病学】

1. **传染源** 伤寒和副伤寒沙门菌只感染人类，在自然条件下不感染动物。因此，患者、恢复期带菌者以及无症状带菌者是本病的传染源。病菌随感染者的粪便及尿排出体外，整个病程中均具有传染性。患者从潜伏期开始即可从粪便排菌，病程第 1 周末开始从尿排菌，病程第 2～4 周传染性最强，进入恢复期后排菌量逐渐下降，但约半数未经有效抗感染治疗的患者在进入恢复期后的 2 周内仍排菌。

1%～4% 的感染者可以转变为慢性无症状带菌者，多以胆囊带菌，粪便可持续排毒数月、数年，甚至终身；尤以 40 岁以上女性以及慢性胆囊炎、胆石症或泌尿系统疾病（如肾盂肾炎、膀胱炎等）的患者多见。近来研究发现，如果感染的细菌为多重耐药菌，则患者转变为慢性带菌者的风险大幅增加。

从流行病学的意义上讲，由于轻症患者和慢性带菌者在临床上不易被发现，且能在社会上四处活动散布病原菌，其造成传染的危险性更大，也是肠热症持续散发的主要原因。

2. **传播途径** 伤寒和副伤寒沙门菌主要通过粪-口途径传播。病菌随患者或带菌者的粪、尿排出体外，污染水和食物，或经手、苍蝇及蟑螂等间接污染水和食物而传播，生食或半生食被细菌污染的贝壳类水产品以及蔬菜等易造成感染。水源污染是传播本病最重要的途径，易造成水源性暴发流行。国外亦有同性恋者经口与肛门接触造成感染的报道。

3. **人群易感性** 人群对该病普遍易感，在世界范围内 5～15 岁的儿童和青少年是主要发病人群，在我国青壮年发病率亦较高。免疫功能低下人群和胃酸分泌不足者对少量的伤寒沙门菌即易感，且发病后症状较重。

本病一般产生终身免疫力，很少有人再次感染发病。自然感染后，在血清中和肠道中都能检测到特异性抗体。动物研究表明，肠道中针对沙门菌 O 抗原产生的 IgA 发挥了重要作用。口服伤寒减毒活疫苗后会产生特异性细胞免疫。

4. **流行特征** 本病为全球分布，多见于中、低收入水平的发展中国家，经济发达地区主要见于去疫区旅行者。热带及亚热带地区发病率较高，主要发生于中亚南部、东南亚、撒哈拉沙漠以南非洲及拉丁美洲等地区。据不完全统计，近十余年来全球肠热症的发病人数尚无明显减低趋势。2000 年全球伤寒发病人数约 2 170 万例，死亡人数为 21.7 万例，副伤寒发病人数约 540 万例；而 2010 年统计，全世界伤寒发病人数约 2 690 万例。此外，近年来亚洲国家甲型副伤寒的发病比例呈升高趋势，在某些地区可以达到 50%，尤以甲型副伤寒为主。值得重视的是，对氯霉素以及其他常用抗生素（如氨苄西林、复方新诺明、环丙沙星等）的耐药株有增多趋势，甚至可出现耐药株的地方性流行。

在我国，肠热症的发病率总体呈下降趋势，但散发病例仍时有发生，偶有小规模地方性流行，甲型副伤寒的比例也呈升高趋势。

本病多流行于夏秋季节，在我国发病高峰集中在 5～10 月份，在卫生条件不良的温暖地区终年均有发病。战争或洪涝、地震等自然灾害时易致本病流行。

【临床表现】　伤寒的潜伏期在各报道中长短不一,大多为7～14日,最短为3～5日,最长可达30～60日。副伤寒的潜伏期为3～16日,以8～10日多见。

甲型和乙型副伤寒的临床表现与伤寒类似,表现为肠热症。以往一般认为,与伤寒相比,副伤寒的临床症状相对较轻,病程较短且不典型。但是,近年来有报道显示,随着甲型副伤寒的发病比例呈升高趋势,其临床症状与伤寒非常类似,往往需要通过病原学、血清学等辅助检查加以鉴别。

丙型副伤寒沙门菌感染的表现则相对多样,除可以表现为不典型或轻症的肠热症外,还可以表现为急性胃肠炎或败血症(脓毒血症),后者约半数以上在病程中出现迁徙性化脓性并发症,如关节炎、关节脓肿、骨髓炎、骨髓脓肿、肺炎、脓胸、心内膜炎、心包炎、肾盂肾炎、化脓性脑膜炎等;多见于体弱儿童和慢性消耗性疾病患者,预后较差。以下以伤寒为例介绍肠热症的临床表现。

1. 典型临床表现　典型伤寒的自然病程具有自限性,为4～5周。根据各阶段临床表现的特征可划分为四期,即初期、极期、缓解期和恢复期。

(1)初期:大致相当于起病后第1周。起病多徐缓,少数病例起病急骤。初起时表现缺乏特征性,常易与上呼吸道感染相混淆。可有乏力、纳差、全身不适、头痛以及腰酸背痛等前驱症状。体温呈阶梯状逐日上升趋势,经3～7日达高峰(≥39℃),可伴有不同程度的干咳。部分患者可出现便秘或腹泻,前者以大龄儿童和成年人多见,而后者以低龄儿童较多见。

(2)极期:相当于病程第2～3周。此阶段临床表现最具有特征性,主要表现如下。

1)持续高热:高热持续不退,半数以上患者呈稽留热,少数呈弛张热或不规则热型,持续1～2周,免疫功能低下者可长达1～2个月。

2)相对缓脉和重脉:20%～73%的患者可有相对缓脉,部分尚可出现重脉。如并发中毒性心肌炎时,相对缓脉不明显,应注意鉴别。

3)神经系统中毒症状:常表现为表情淡漠、反应迟钝(伤寒面容),重者可有谵妄、撮空、精神异常或昏迷。合并假性脑膜炎时,可出现脑膜刺激征。

4)玫瑰疹:约30%的患者在病程第6～10日于前胸、腹部及背部分批出现淡红色斑丘疹,压之褪色,直径2～4 mm,数量一般少于10枚,多在3～5日内自行消退。副伤寒的玫瑰疹相对较大,数量较多,可广泛分布于躯干和四肢。

5)肝脾大:60%～80%的患者于第一病周末出现脾脏大,30%～50%的患者亦可出现肝大,并可伴 ALT 升高,个别患者出现轻度黄疸。

6)消化系统症状:患者可出现食欲减退,近半数患者可有右下腹或脐周隐痛,可有便秘,少数有腹泻。重症患者伴有低钾血或中毒性肠麻痹时腹胀、便秘更明显。体检可发现右下腹深压痛。

7)血象:外周血白细胞大多为正常或轻度减少,嗜酸性粒细胞减少或消失是本病最常见的特征性表现之一。嗜酸性粒细胞随病情好转而逐渐上升,其消长情况可作为判断病情与疗效指征之一。

(3)缓解期:相当于病程第 4 周。体温开始波动下降,各种症状逐渐减轻,肝脾逐步缩小。但本期内有少数患者可并发肠出血及肠穿孔,需特别提高警惕。

(4)恢复期:相当于病程第 4 周末开始。体温恢复正常,症状消失,食欲恢复,但体质仍虚弱,一般需 1 个月左右完全康复。如病程中抗感染治疗不当,此期有少数患者可出现复发。

2. 不典型临床表现

(1)轻型:症状较轻,热程较短,全身毒血症状较轻,稽留高热少见,体温多在 38℃ 左右,相对缓脉、重脉、玫瑰疹及肝脾大等亦较少见,1~2 周即可痊愈。多见于儿童或发病后早期接受抗菌药物治疗,或已接受过伤寒菌苗注射者。近年来我国伤寒的临床表现有轻型化趋势,轻型病例在临床上较多见,其症状颇不典型,易漏诊或误诊。

(2)暴发型:起病急,神经系及心血管系中毒症状严重。可出现超高热或体温不升、血压下降、循环衰竭、谵妄、昏迷以及中毒性心肌炎、肠麻痹和全身出血倾向。预后凶险,如未能及时抢救,可在 1~2 周死亡。本型多见于感染严重、机体免疫力差的患者。

(3)迁延型:起病与典型伤寒相似,但由于人体免疫功能低下,发热持续不退,病程迁延可达数月之久。多见于伴有血吸虫病或其他慢性病及免疫功能低下者。

(4)顿挫型:起病较急,开始症状典型,但病程极短,于 1 周左右发热等症状迅速消退而痊愈。多见于儿童及有部分免疫力的成人。

(5)逍遥型:起病时毒血症状较微,患者可照常工作。可因突然性肠出血或肠穿孔而就医始被发现。

3. 并发症 约 10% 的伤寒患者会出现严重的并发症,尤其是病程>2 周者。

(1)肠出血:多见于病程第 2~3 周,发生率为 5%~15%,成人较小儿多见,病程中有腹泻者并发肠出血的机会较多。出血量多少不等,少量出血可无症状或仅有轻度头晕、脉快、大便隐血阳性;大量出血时可出现大量血便,热度骤降,脉搏细速,体温与脉搏呈现交叉现象,并有头晕、面色苍白、烦躁、出冷汗、血压下降等休克表现。肠出血的常见诱因包括:病程中不注意卧床休息、过量饮食、进食过多粗纤维或不易消化食物、过度用力排便以及灌肠压力过高等。

(2)肠穿孔:为伤寒最严重的并发症,多见于病程第 2~3 周,发生率为 2%~5%,成人较儿童多见。肠穿孔多发生于回肠末段,表现为突发右下腹剧痛,伴有恶心、呕吐、出冷汗、脉搏细数、体温暂时下降等,但不久体温又迅速上升并出现腹膜炎征象,肝浊音界减少或消失,X 线检查膈下有游离气体,白细胞计数升高。肠穿孔可与肠出血同时发生。其诱因与肠出血类似,滥用泻药、肠胀气以及钡餐检查等也易诱发。

(3)中毒性心肌炎:多见于重型伤寒患者,心电图可见低电压、心律失常、传导异常、ST 段及 T 波改变等。儿童多表现为心动过速,成人则有心音低钝、脉细弱、单音律等。偶有心脏扩大、心力衰竭。少数患者可同时伴有心包炎。一般预后良好。

（4）呼吸系统并发症：近年来，伤寒患者的呼吸系统并发症呈增多趋势，男性较多见。病程早期多表现为急性支气管炎和急性扁桃体炎，而病程后期（尤其是极期）以肺炎多见。儿童并发肺炎者相对较多，而青年人以并发急性支气管炎为主。肺炎多为继发感染，极少由伤寒沙门菌引起。

（5）肾炎：伤寒患者蛋白尿发生率＞40%，管型尿较少见。肾脏损害主要是由于内毒素作用或免疫复合物沉积所致的肾小球肾炎。

（6）其他：较少见的并发症还包括急性胆囊炎、急性胰腺炎、感染性心内膜炎、脑膜炎、脑炎、假性脑膜炎、感染性精神病、溶血性尿毒症综合征、贫血、中耳炎、化脓性骨髓炎、乳腺炎、睾丸炎、肛周脓肿、视神经炎等。

4. 儿童伤寒的特点　儿童年龄越小，临床表现越不典型。学龄期儿童症状与成人类似，但以轻型或顿挫型较多见。起病一般较急，多呈弛张热或不规则热，相对缓脉及重脉不明显，中毒症状多较轻，玫瑰疹亦少见，而呕吐、腹泻、便秘及肝脾大等较多见，且肝大较脾大突出而常见。白细胞计数常不减少，少数患儿病程初期白细胞计数可增高。病程一般较短，有时仅 2～3 周自然痊愈。并发症以支气管炎和支气管肺炎为多，而肠出血及肠穿孔少见。

婴幼儿伤寒常不典型，起病急，病情亦较重，有高热、惊厥、腹胀、呕吐等。白细胞计数降低不明显或增多。病死率高。

5. 伤寒的复发与再燃

（1）复发：5%～10%的患者在进入恢复期症状消失 1～3 周后，发热等临床表现重又出现，但较初发为轻，病程较短（1～3 周）。复发与胆囊或单核-吞噬细胞系统中潜伏的伤寒沙门菌大量繁殖，再度侵入血循环有关。偶有患者可复发 2～3 次。抗感染治疗疗程不足或机体抵抗力低下时易复发。

（2）再燃：部分患者进入恢复期前，体温尚未降至正常时，又再次升高，称为"再燃"。再燃可能与细菌感染尚未被完全控制有关。

6. 预后　伤寒患者如未经过有效治疗，其病死率可高达 10%～30%，而经过恰当治疗者病死率仅为 1%～4%。世界卫生组织（WHO）调查发现，≤4 岁儿童的病死率是大龄儿童的 10 倍。另有研究表明，对常用的一线抗菌药物（氯霉素、氨苄西林、复方新诺明）产生耐药的多耐药伤寒沙门菌引起的伤寒通常更严重，并发症的发生率和病死率也更高，尤其是 2 岁以下的儿童。

【诊断及鉴别诊断】

1. 诊断

（1）临床诊断：在伤寒或副伤寒流行季节和地区，持续发热 5 日以上、外周血白细胞正常或减少且嗜酸性粒细胞减少或缺失者，应疑诊本病。若患者出现肠热症的相关临床表现，如神志淡漠、相对缓脉、皮肤玫瑰疹、脾肝大、外周血白细胞减少、嗜酸性粒细胞减少或消失者,可临床诊断伤寒。

（2）病原学诊断：从患者的血液、骨髓、尿、粪便或玫瑰疹刮取物等任一种样本中分离培养到伤寒或副伤寒沙门菌是诊断的金标准。以培养阳性率而言,骨髓培养的阳性率要高于血培养和粪培养。

血培养在病程第 1 周阳性率可达 80% 以上,以后阳性率逐渐降低,复发时又可呈阳性;对已用抗生素治疗者,可取血凝块做培养,并宜用含胆盐的培养基。粪培养在病程第 1 周时阳性率可达 50%,第 2～3 周时阳性率较高,可达 60%～70%;但在判断粪培养结果时,要注意排除慢性胆道带菌者。尿培养阳性率亦以病程后期较高,第 3～4 周培养阳性率可达 25% 左右。骨髓培养在病程各期均可获较高的阳性率,第 1 周可高达 90%,且较少受抗菌药物的影响,对已使用抗生素治疗而血培养阴性者尤为适宜。玫瑰疹的刮取物或活组织检查切片培养也可获得阳性结果。

（3）血清学诊断

1）肥达反应（Widal reaction）：肥达反应在临床上的应用已超过百年,曾经是临床上除细菌培养外最常用的辅助诊断方法。它是以伤寒和副伤寒沙门菌的 5 种抗原,即菌体抗原 O、伤寒沙门菌鞭毛抗原 H 及副伤寒沙门菌（包括甲、乙、丙三种）的鞭毛抗原 A、B、C,通过凝集反应检测患者血清中相应抗体的凝集效价。我国多数地区以 O 抗原 1∶80,鞭毛抗原（H、A、B、C）1∶160 以上作为阳性 cut-off 值。但肥达反应必须多次重复检查,一般每周检查 1 次,如凝集效价逐次递增 4 倍以上方具有诊断价值。

近年来,肥达反应在检测敏感性、特异性以及临床预测价值等方面均遭到了广泛质疑,尤其是早期诊断价值较低,在一些发展中国家仍沿用至今,但在发达国家已被其他更为敏感的血清学或分子生物学检测方法所取代。这主要是基于以下几方面的原因：① 发病早期阳性率太低,第 1 周仅少数阳性,即使第 3、4 周,阳性率仅达 70% 左右;② 肥达反应的假阳性率和假阴性率均较高;既往接种过伤寒疫苗者可以出现假阳性;某些疾病,如疟疾、登革热、粟粒性肺结核、急性血吸虫病、败血症、心内膜炎、慢性肝病、布鲁菌感染以及溃疡性结肠炎等可存在较严重的交叉反应,出现假阳性;③ 有少数患者抗体很迟才升高,甚至整个病程抗体效价很低（约 14%）或始终阴性（7.8%～30%）,尤其是轻型感染或早期应用有效抗菌药物或同时接受糖皮质激素等免疫抑制治疗者;如患者过于衰弱、免疫反应低下或患丙种球蛋白缺乏症,亦常不能形成特异性抗体。

2）其他血清学检查：主要用于检测伤寒或副伤寒沙门菌的菌体 O 抗原和鞭毛抗原或其特异性 IgM 和（或）IgG 抗体。目前比较常用的为酶联免疫吸附试验（ELISA）、斑点 ELISA（dot ELISA）和斑点酶免疫分析（dot EIA）等,其他还有间接免疫荧光（IFA）、乳胶凝集试验等方法。目前关于检测针对伤寒 Vi 抗原的特异性抗体是否能够用于伤寒的诊断尚存在一定的争议,有研究表明该抗体检测有助于检出伤寒带菌者;但是接种过 Vi 疫苗者可出现假阳性。

（4）分子生物学检查：主要采用聚合酶链反应（PCR）结合各类探针技术定性或定量检

测伤寒或副伤寒沙门菌特异性基因序列,可以用于疾病的早期诊断和分型,敏感性和特异性均较高。

2. 鉴别诊断　伤寒和副伤寒在发病初期(第一病周内)临床表现缺乏特异性,极易漏诊或误诊,应注意与急性上呼吸道感染(病毒感染)、疟疾及钩端螺旋体病等相鉴别。目前临床上不典型或轻症伤寒和副伤寒的比例较高,即使在病程进入极期以后,仍应与败血症、布鲁菌病、淋巴造血组织各类良性或恶性疾病(如淋巴瘤、白血病、噬血细胞综合征、恶性组织细胞病等)、斑疹伤寒、恶性疟疾以及粟粒性肺结核等相鉴别。

【治疗】

1. 一般治疗及护理　消化道隔离,临床症状消失后连续2次粪便培养阴性方可解除隔离。嘱患者卧床休息,注意皮肤及口腔护理,定期更换体位。宜给予高热量、高营养、低渣或无渣饮食。高热患者以物理降温为主,慎用解热镇痛药,禁用阿司匹林、消炎痛等对胃肠道有明显刺激的退热药,以免增加肠出血、肠穿孔的风险;便秘患者宜予开塞露或生理盐水低压灌肠,禁用口服导泻药物;腹泻患者忌用复方苯乙哌啶、盐酸洛哌丁胺(易蒙停)等收敛剂;腹胀患者禁用新斯的明类促进肠蠕动的药物。病程中密切观察病情,注意体温、脉搏、血压变化,警惕发生肠出血及肠穿孔的可能性。

2. 病原学治疗　病原学治疗的目的在于控制感染、缩短病程、防止复发或转变为带菌者。伤寒或副伤寒抗菌治疗的疗程应相对较长,疗程不足易导致复发的风险增加。我国推荐的疗程为2周,或者在患者体温恢复正常后继续使用7日(总疗程8～14日)。

(1) 氯霉素:20世纪80年代以前,氯霉素是治疗伤寒和副伤寒的首选药物,但随着沙门菌对氯霉素的耐药率大幅增加,以及药物潜在的骨髓抑制毒性,目前在多数国家已停用。

(2) 氟喹诺酮类:20世纪80年代以来,氟喹诺酮类药物逐步取代氯霉素成为临床治疗伤寒和副伤寒的首选药物,常用药物有环丙沙星、氧氟沙星、左氧氟沙星、加替沙星和司帕沙星等。鉴于该类药物在动物试验中可引起未成年动物关节及软组织病变,故在18岁以下儿童或青少年、孕妇以及哺乳期妇女应慎用或禁用。近年来伤寒和副伤寒沙门菌对氟喹诺酮类药物的耐药率有显著增加的趋势,应引起重视。

对于慢性带菌者,一般选用氟喹诺酮类药物口服,疗程6周。

(3) 第三代头孢菌素:也是目前治疗伤寒和副伤寒的一线药物。有临床研究显示,除对氟喹诺酮类耐药感染者以外,其对伤寒和副伤寒的疗效并不优于氟喹诺酮类;加之其价格相对较贵,一般不作首选。临床常用药物有头孢曲松、头孢他啶、头孢哌酮和头孢噻肟等。近来有研究显示,头孢克肟对伤寒的治疗失败率和复发率显著高于氟喹诺酮类药物,因此不推荐用于伤寒和副伤寒的治疗。

此外,目前也无临床证据表明头孢菌素与氟喹诺酮类联合应用能够增加疗效,不推荐将两者联合治疗作为常规使用。

(4) 阿奇霉素:自20世纪90年代以来,逐步有研究证实阿奇霉素治疗伤寒的疗效与氟喹诺酮类及第三代头孢菌素相当(治愈率 81%～100%),且对氟喹诺酮类耐药者仍然有效。其机制可能与药物在细胞内的浓度较高(胞内浓度是血液浓度的 50 倍以上)有关。成人推荐剂量为 500 mg/d,儿童为 10～20 mg/(kg·d),疗程 5～7 日。

(5) 其他:对耐药菌株引起的伤寒和副伤寒尚可选用以下药物联合或单药治疗,如阿米卡星、萘替米星、依替米星、替加环素、复方新诺明(SMZ - TMP)以及利福平等。

【预防】

1. 管理传染源 及早发现并隔离伤寒和副伤寒的患者及带菌者是控制疫情传播的重要措施,应行消化道隔离,患者的粪便、呕吐物及分泌物等应严格消毒后才能排放。隔离期至停药 1 周后连续 2 次(间隔 48 h 以上)粪培养阴性。对幼托机构、餐饮业、自来水厂、牛奶厂等工作人员以及伤寒恢复期患者均应做定期筛查(血清抗 Vi、粪便培养等),如发现带菌者,应调离工作,并给予彻底治疗。对密切接触者应进行检疫。对有发热可疑者,应及早隔离观察。

2. 切断传播途径 应加强卫生宣教工作,搞好"三管一灭"(粪便管理、水源管理、饮食卫生管理和消灭苍蝇),尤其要重视饮水卫生。养成良好卫生与饮食习惯,坚持饭前、便后洗手,不饮生水,不吃不洁食物等。

3. 疫苗接种 目前已批准用于临床的伤寒疫苗有 2 种,即伤寒沙门菌 Ty21a 疫苗(口服)和 Vi 多糖疫苗(注射)。国内外正研发一些将 Vi 多糖抗原与无毒性重组铜绿假单胞菌外毒素 A(rEPA)或破伤风类毒素(TT)等偶联的多糖结合疫苗,尚处于临床前或临床试验阶段,不久后将可逐步应用于临床。但截至目前,尚没有针对副伤寒沙门菌的疫苗被批准应用于临床。

(1) Ty21a 疫苗为来源于伤寒沙门菌 Ty21a 株的口服减毒活疫苗,有 2 种剂型,即肠溶胶囊和液体。胶囊剂主要用于≥5 岁人群,液体剂型用于≥2 岁儿童。两者均为隔日使用 1 剂,全程接种共 3 剂;末次接种后 7 日开始产生保护作用。在加拿大或美国,要求胶囊剂型的疫苗用 4 剂。有研究显示,Ty21a 疫苗接种后的总保护率在 67%～80%。国外有少量研究显示,Ty21a 疫苗对甲型和乙型副伤寒有部分预防作用。

Ty21a 疫苗的制备工艺较复杂,产量较低,而且必须冷链运输,这大大限制了该疫苗的广泛应用。

(2) Vi 多糖疫苗由伤寒沙门菌 Ty2 菌株经甲醛灭活后提取纯化的 Vi 荚膜多糖抗原制成,在我国已广泛使用。该疫苗仅需一次肌内注射即可产生足够的免疫力,注射 7 日后产生保护作用,总保护率 80%左右,接种 3 年后保护率仍≥50%;对高危人群需在 3 年后重复加强免疫。该疫苗对 2 岁以下儿童接种效果差,不推荐使用。

由于副伤寒沙门菌缺乏 Vi 抗原,以 Vi 多糖抗原为基础的疫苗对副伤寒沙门菌无预防作用,广泛接种后可能造成副伤寒流行的相对增加。

(倪 武)

第四节　耶尔森菌感染

Yersinia enterocolitica Infection

耶尔森菌属中致病性菌主要有鼠疫耶尔森菌、假结核耶尔森菌以及小肠结肠炎耶尔森菌。其中小肠结肠炎耶尔森菌是经粪-口途径传播,以小肠、结肠浅表溃疡,集合淋巴结肿大和肠系膜淋巴结炎为基本病理变化,以发热、腹泻、腹痛为主要表现,伴有迁徙性脓肿、反应性关节炎和结节性红斑等肠外表现的人畜共患传染病。

【流行病学】　人、动物、食品、水源受到小肠结肠炎耶尔森菌污染后均可成为耶尔森菌感染的传染源,而所携带的病原体主要通过消化道传播,故人群普遍易感且呈世界性分布;又因小肠结肠炎耶尔森菌能在 $0\sim4℃$ 冷藏温度下生长,故春冬季、秋冬季以及寒冷地区如美国北部、加拿大、比利时等发病率高,呈现地域性、季节性、散发与暴发、混合感染等特点,最普遍的致病菌株为生物 4 型,血清型 O：3,我国流行的优势菌株为 O：3 和 O：9 等。小肠结肠炎耶尔森菌的动物贮存宿主为猪、兔子、山羊、马、狗、猫等,其中人类最重要的感染源是猪。人群中各年龄组发病率也有不同,$1\sim4$ 岁儿童发病率最高,15 岁以下儿童多发,成年人也易感染,男女间发病率大体相同。除却单菌感染外,国外曾报道患者因耶尔森菌致病并混合感染病毒、沙门菌、志贺菌等。

【临床表现】　该病潜伏期 $4\sim10$ 日,临床症状复杂,表现多样。主要的肠道表现有小肠结肠炎以及末端回肠、阑尾和肠系膜淋巴结炎。肠外表现有败血症、多发性反应性关节炎、结节性红斑等。

小肠结肠炎主要表现为发热、腹痛、腹泻,可持续 $1\sim3$ 周,重症患者可出现肠出血、肠穿孔,多出现在 5 岁以下儿童患者中。末端回肠炎、阑尾和肠系膜淋巴结炎临床病变以末端回肠、阑尾和肠系膜淋巴结炎症为主,常表现为突然发热、右下腹痛或压痛,可伴有腹泻或无腹泻,多出现在较大儿童及青年中。败血症临床多见于老人或机体免疫力低下的患者,表现为持续高热、肝脾大、腹痛,部分患者可发生迁徙性病灶如肝脾脓肿、腹腔内脓肿、尿道炎、骨髓炎等。有 $10\%\sim30\%$ 的成年耶尔森菌肠炎感染者可发生多发性反应性关节炎,常发生于急性腹泻数日到 1 个月以后。女性更多见,累及肘、指、趾等关节,主要表现为肿胀、疼痛、关节囊液渗出。关节症状一般持续 1 个月左右,约有 1/3 的患者症状可持续数月后消失。结节性红斑多见于大腿、躯干部。多在发热、腹痛后 $2\sim20\,h$ 开始,多数人的红斑在 1 个月之内消失。此外,还可发生强直性脊柱炎、骶髂关节炎、Reiter 综合征、脑膜炎、肾小球肾炎、扁桃体炎等。

【诊断及鉴别诊断】

1. 诊断

（1）临床诊断：凡进食可疑被污染的食物或水；有与感染动物接触史；临床有发热、腹泻、腹痛、败血症，以及全身任何部位的炎症或脓肿表现，并且伴有毒血症状者，均应疑有耶尔森菌感染的可能，确诊有赖于细菌学检查。

（2）实验室诊断

1）细菌学分离鉴定：肠炎患者粪、血液、尿液、痰、脑脊液等样品进行增菌培养，如冷增菌法、选择性增菌法、选择性分离平板，筛选单菌落进行菌种鉴定。

2）血清学诊断：本菌感染时血中抗体可有显著上升，故可用患者血清与分离株进行凝集试验，作为辅助诊断。此外，放射免疫测定及酶免疫试验也是常用诊断方法。

3）血常规：外周血白细胞计数及中性粒细胞增多，血沉加快。

4）粪便常规：粪便镜检见红细胞和白细胞。

5）分子生物学检验方法：检测标本中的小肠结肠炎耶尔森菌相关基因片段，常用方法有常规 PCR、PCR 结合探针技术、巢式 PCR、实时定量 PCR 及 PCR 产物限制性内切酶图谱分析（REAP）等。

2. 鉴别诊断　急性肠炎是该菌感染最普遍的表现，典型表现为腹泻和发热，腹泻为黄水样便、黏液便，重者可出现血便，酷似痢疾，而菌痢临床有发热、腹痛、腹泻、里急后重，排黏液脓血便，症状更重，甚至有休克等表现，腹痛以左下腹痛为主，粪便镜检有大量白细胞与红细胞；粪便细菌培养可分离到痢疾志贺菌；粪便免疫检测示痢疾志贺菌抗原阳性。亦可与其他病原体引起的急性胃肠炎相鉴别。① 弧菌性腹泻：临床起病急，有发热、腹痛、腹泻，腹痛多呈阵发性绞痛，常位于上腹部、脐周或回盲部，很少有里急后重感。泻吐明显，患者常有脱水现象，表现为口干、皮肤干燥等。可通过检测中性粒细胞、粪便常规、粪便动力试验、粪便细菌培养等进行鉴别，中性粒细胞比例多在 70% 以上，耐热溶血素抗体检测常有明显升高，细菌培养有副溶血弧菌生长。② 肠致病性大肠埃希菌肠炎：起病较缓，轻症不发热，呈绿色稀水便带黏液，成年患者常急性起病，有脐周疼痛、痢疾样大便。依据粪便培养大肠埃希菌阳性、血清学鉴定阳性、临床表现、流行病学可诊断鉴别。③ 肠出血性大肠埃希菌肠炎：典型的表现为痉挛性腹痛、腹泻，初为水样便，继之典型的特征性血水便，粪便镜检几无炎性渗出性细胞。根据流行病学、临床表现、粪便培养鉴定大肠埃希菌、检测 Vero 毒素阳性等可以诊断。

另外，该病的另一主要临床表现为末端回肠炎，常被误诊为阑尾炎，但阑尾炎通常为转移性右下腹痛，有固定的麦氏点压痛，影像学检查阑尾明显肿大，而该病通过手术探查发现阑尾多正常。

肠道耶尔森菌感染病程中并发的多发性关节炎可与类风湿关节炎等鉴别。类风湿关节炎是手和足小关节的多关节、对称性、侵袭性关节炎症，经常伴有晨僵、关节畸形和功能丧失、关节外器官受累及血清类风湿因子阳性，而该病关节损害为非对称的，且关节受累症状一般持续 1 个月左右消失。

【治疗】　轻症患者可自愈，病情严重者，首先应该考虑使用抗菌药物治疗。根据已有的药敏试验，应选择使用阿米卡星、氨基糖苷类、氯霉素、第三代头孢菌素、复方磺胺甲噁唑、氟喹诺酮类等药物,避免使用红霉素、氨苄青霉素等药物。有脓肿者应切开引流。

(1) 阿米卡星:0.2~0.4 g,每日 2 次肌内注射,成人每日不超过 1.5 g,疗程不超过 10 日,儿童用量与成人相同。

(2) 氯霉素:稀释后,成人每日 1.0~2.08 g 静滴,小儿按体重每日 25~50 mg/kg,分 3~4 次给予,新生儿每日不超过 25 mg/kg,分 4 次给予。

(3) 复方磺胺甲噁唑:口服,成人 2 片/次,每日 2 次,儿童用量酌减,新生儿、对磺胺过敏者禁用,肾功能损害者慎用,孕妇禁用,哺乳期妇女禁用。

(4) 氟喹诺酮类:诺氟沙星,口服,一次 0.4 g,每日 2 次,疗程 5~7 日,不宜用于 18 岁以下小儿及青少年;氧氟沙星,口服或静脉滴注,0.2 g/次,每日 2 次,不适合用于 18 岁以下小儿及青少年;洛美沙星,每日 0.4~0.6 g,顿服或分 2 次,不适合用于小儿、孕妇;氟罗沙星,口服,每日 1 次,每日 0.2~0.3 g。

【预防】 该病的预防与一般肠道致病菌的预防相似,严格控制传染源,隔离可疑患者,切断传播途径,提高人群免疫力和个人防护。一般预后较好,需注意饮食卫生,避免食物和饮水被污染,避免与患者和有病的动物接触。同时尚需注意以下几点:冷藏可防止一般病原菌的生长,但由于本菌在低温下容易繁殖,所以保存在冰箱中的受该菌污染的食物更有传染的危险,因此要提高警惕,生食蔬菜与水果,要彻底洗净,而冷藏食品应加热煮沸处理后食用,以防小肠结肠炎耶尔森菌感染。

(吴志勤)

第五节 幽门螺杆菌感染

Helicobacter pylori Infection

幽门螺杆菌(*Helicobacter pylori*,Hp)是一种呈弯曲状、螺旋形或 S 形的革兰阴性杆菌,微需氧,适合其生长的最小 pH 为 4,可产生与致病密切相关的脲酶。人群中 Hp 的感染率很高,多数 Hp 感染者无明显症状,部分感染者可表现为症状性慢性胃炎,10%~20%感染者发生消化性溃疡,极少部分最终表现为胃癌或低度恶性的胃黏膜相关淋巴组织(MALT)淋巴瘤等。

【流行病学】 Hp 主要在人体强酸性环境的胃上皮细胞中定居繁殖,一般以胃窦部多见。Hp 的感染率在不同国家、不同地区及不同年龄段人群中有很大差别。发达国家人群中 Hp 感染率为 25%~50%,发展中国家一般为 50%~80%。Hp 感染率的高低与社会经济情况及卫生条件有极大的关系,经济发展低下和卫生条件差的地区 Hp 感染率较高。与成人相似,儿童 Hp 感染在各地区差异很大,国外流行病学调查显示,欧洲为 7%~13%,南美洲为 48%~78%,亚洲为 37.5%~66%,南非则高达 87%;我国相关调查显示,1990~2002 年 1~5 岁组 Hp 感染率为 39.55%,6~10 岁组为 42.04%,11~20 岁组为 53.38%;2002~

2004年国内多中心流行病学调查显示,儿童Hp感染率为25%～59%,平均41%,并以平均每年0.5%～1%的速度递增,其中1～5岁组Hp感染率为34.15%,6～10岁组为35.94%,11～20岁组为43.78%,沿海经济发达地区较内陆地区感染率低。Hp广泛存在于感染者的唾液、牙菌斑和粪便中,也被证实可通过人-人、口-口、粪-口及医源性途径传播,接触感染者的唾液、食用受Hp污染的食物均可造成感染,比如共用餐具、嚼碎食物喂婴儿等。Hp感染后,除非进行治疗,机体一般难以自行清除,多造成终身感染。

【临床表现】 Hp感染主要引起消化道相关疾病,急性Hp感染的临床表现为急性呕吐,或者没有任何临床表现;慢性Hp感染可引起胃炎、胃癌、消化性溃疡、胃黏膜相关淋巴组织淋巴瘤等疾病,具体如下。

1. 胃炎　患者一般没有明显的临床症状,上腹部不适、隐痛,有时发生嗳气、反酸、恶心、呕吐不适,病程较慢,但易反复发作。Hp感染可引起多种不同类型的胃炎:① 浅表性胃炎:炎症主要在胃黏膜浅层,患者Hp感染率通常为95%以上;② 萎缩性胃炎:多由浅表性胃炎发展而来,其发病与促胃液素及Hp感染有关,此类患者胃酸分泌减少,伴肠化生,是胃癌的癌前病变;③ 残胃炎:因溃疡行胃部分切除后的残留胃常发生残胃炎,Hp的感染率在50%以上,容易发展为胃癌;④ 胆汁反流性胃炎:因幽门括约肌松弛造成十二指肠液反流所致的胆汁反流性胃炎可与Hp感染并存,根除Hp后病情好转。

2. 胃癌　主要表现有上腹部疼痛、上腹部饱胀、出血(呕血或黑便)、进食梗阻感、呕吐、消瘦、饮食不适等。Hp常定居于胃窦部,这与胃癌的好发部位一致。胃癌在我国发病率仅次于肺癌。WHO已把Hp作为Ⅰ类致癌物质,但Hp并不直接分泌致癌物质,而是首先引起胃黏膜的炎症改变,长期慢性萎缩性胃炎可导致胃黏膜向胃癌演化。

3. 消化性溃疡　主要是指胃溃疡与十二指肠溃疡,黏膜损害程度超过黏膜肌层,症状为上腹痛,常伴有反酸、嗳气、上腹胀、食欲减退等消化不良的症状;或有失眠、缓脉、多汗等自主神经功能失调的表现。部分患者可并发以出血、穿孔为首发症状的临床表现,更有少数患者无明显临床表现。消化性溃疡Hp感染率为90%～100%,研究证实根除Hp可明显降低或防止消化性溃疡的复发。

4. 胃黏膜相关淋巴组织淋巴瘤　临床表现为上腹部胀痛不适、呕血、黑便、贫血、纳差、恶心、呕吐等非特异性上消化道症状,部分患者可出现体重明显下降或者腹部可触及包块。病变通常较大,肿块超过幽门达到十二指肠者,通常为胃MALT淋巴瘤而非胃癌,文献报道病变>10 cm者占72%～79%,经免疫组化和病理检查可与胃癌相鉴别。Hp感染与胃MALT淋巴瘤密切相关,胃MALT淋巴瘤Hp阳性率达90%以上。Nakamura等报道420例胃MALT淋巴瘤患者根除Hp治疗后长期随访的多中心队列研究,结果77%患者(323/420)Hp根除治疗有效。

5. 功能性消化不良　本病在临床上的表现多无特征性,主要表现为中上腹不适或疼痛,就餐后出现饱胀不适感、早饱、嗳气、恶心、呕吐、食欲减退等消化不良症状,部分患者可伴有失眠、焦虑、抑郁、头痛、注意力不集中等精神症状,但应排除引起这些症状的器质性病变。Hp 在功能性消化不良中的感染率为 35%～87%，其发病机制尚未完全定论。但根除 Hp 后可使部分患者消化道症状得到改善，使胃黏膜炎症消退。

6. 胃息肉　胃息肉是指胃黏膜局限性良性隆起病变，由上皮细胞和间质成分增生形成，临床上有上腹痛和腹胀，表现无特异性，也可无明显临床症状。研究证实增生性息肉 Hp 阳性率高，根除 Hp 可使息肉缩小或消退。

【诊断】

1. Hp 感染的检测

（1）侵入性

1）快速脲酶试验（RUT）：该试验是临床上侵入性试验中诊断 Hp 感染和证实 Hp 根除的首选方法。检测结果受试剂 pH、取材部位、组织大小、细菌量等因素影响，因其主要依赖 Hp 的脲酶，故仅在活动性感染时呈阳性。本方法检测快速、方便、费用低，建议患者行胃镜检查时，同取胃窦和胃体各一块组织进行检测，以便提高检测敏感性。

2）胃黏膜组织切片染色镜检：该法的优点是切片保存方便，随时可进行评估，能回顾性分析和进行胃黏膜损害评估和分级。检测 Hp 的同时，可对消化道黏膜病变进行诊断（HE 染色）。不同的染色方法结果存在一定的差异。免疫组化染色特异性高，但费用也高；荧光原位杂交（FISH）检测 Hp 感染有较高的敏感性，也可用于克拉霉素耐药的检测。

3）胃黏膜直接涂片染色镜检：胃黏膜活检标本直接涂片后革兰染色，在高倍镜下可直接观察到 Hp。本方法较简便，但细菌数量少时易漏检。

4）细菌培养：Hp 培养有一定难度，费用高，需要一定的实验室条件，标本培养需专门的转送液并保持低温状态。胃多个部位取材可提高培养成功率。Hp 培养多用于科研，并可进行药敏试验及细菌学研究。

5）PCR：该法常用于临床新鲜胃活检标本的快速诊断，敏感性可达 93%，特异性可达 100%。PCR 能够检出粪便、胃液、唾液或胃活检标本中的 Hp，且其检出率高于细菌培养，故尤其适合 Hp 含量过少以致其他方法难以检测到的标本分析或正在服用质子泵抑制剂（PPI）、抗生素、铋剂的 Hp 检测。PCR 同样对 Hp 毒力菌株的鉴定及分型、耐药基因检测及流行病学的研究具有重要价值。但是该方法技术要求和费用相对较高，故主要用于科研，不宜作为常规方法。

（2）非侵入性

1）^{14}C 或 ^{13}C-尿素呼气试验（^{14}C-UBT 或 ^{13}C-UBT）：检测准确性高，且易于操作，具体原理如下：^{14}C 或 ^{13}C 标记的尿素摄入人体内，在胃中被 Hp 的脲酶水解，产生氨和标记的 CO_2。CO_2 可被吸收入血，随血液循环从呼气中排出，从而被特殊仪器检出。与其他检测方法相比，^{14}C-UBT 或 ^{13}C-UBT 可克服由于 Hp 在胃内呈灶状分布所造成的取样误差，并对胃内 Hp 感染密度做半定量评估。^{14}C 或 ^{13}C-尿素呼气试验的不同在于，^{13}C 是稳定同位素，可用于儿童跟孕妇，但试剂及检测费用高；^{14}C 为放射性同位素，试剂费用低及检测方便为其优点。目前国际上特别推荐使用 UBT，认为单项试验就可评估抗 Hp 治疗后的效果，可作为

Hp 检测的金标准。但在胃部分切除的患者中,受胃排空等因素的影响,该试验准确性下降。

2)粪便 Hp 抗原(HpSA)试验:可用于 Hp 治疗前诊断及治疗后复查,优点是操作安全、简便,标本易收集,阳性反映活动性感染,不需要口服任何试剂,适用人群较广。目前该试验一般采用多克隆抗 Hp 抗体检测抗原,其在抗 Hp 治疗前的检测准确性可以与 ^{14}C-UBT 或 ^{13}C-UBT 相媲美,但其抗 Hp 治疗后的检测准确性可能稍低于 UBT。尽管该试验准确性不受胃是否手术的影响,但国内目前缺乏相应的检测试剂。

3)血清学试验:基本原理为,Hp 感染后可诱发全身免疫反应,感染者的血清中可出现抗 Hp 的 IgG 和 IgA 类抗体,通过血清学试验可以检出。目前多用 ELISA 方法定性检测血清中抗 Hp 抗体 IgG,结果阳性表示有过或目前有 Hp 感染。本方法适用于流行病学调查,在消化性溃疡或胃 MALT 淋巴瘤等可作为现症感染的诊断手段。因 Hp 感染根除后,血清抗体滴度下降缓慢,甚至在半年或一年中检测仍可阳性,故此方法不宜作为 Hp 治疗后根除的证实性试验。

4)分子生物学检测:可用于粪便或胃黏膜组织标本中 Hp 含量过少或因含大量其他细菌干扰的 Hp 检测情况,还可用于 Hp 分型和耐药基因突变的检测。

2. Hp 感染的诊断　Hp 在胃内呈灶状分布,一般在胃窦部密度较高,胃底、胃体分布较低。一般经 PPI 类药物治疗后,Hp 在胃内的分布可发生转移,多从胃窦部移向胃体、胃底部。故治疗前在胃窦多部位活检进行试验可提高检测的敏感性,治疗后应在胃窦和胃体同时活检进行检测。

符合下述 3 项者可判断为现症感染:① 胃黏膜组织 RUT、组织培养和染色 3 项中任何 1 项为阳性;② ^{13}C-UBT 或 ^{14}C-UBT 阳性;③ HpSA 检测(经过临床验证)阳性。血清 Hp 抗体检测(经过临床验证)阳性提示既往感染,从未治疗者可视为现症感染。

3. Hp 感染根除治疗后的判断　应在根除治疗后至少 4 周后进行,满足下述 3 项中的 1 项可判断为 Hp 根除:① ^{13}C-UBT 或 ^{14}C-UBT 阴性;② HpSA 检测阴性;③ 胃窦或者胃体两个部位的取材 RUT 均为阴性。

【鉴别诊断】　Hp 感染引起的消化道症状临床上并无明显特异性,需结合一定的影像学及实验室检查才能明确诊断。临床上其他疾病也可表现为类似 Hp 感染引起的腹胀、腹痛、恶心、呕吐等不适,本章列举如下几个常见易混淆的疾病。

1. 胆囊炎和胆石症　多见于中年女性,多以间歇性、发作性右上腹痛为主要表现,常放射到右肩胛区,可有胆绞痛、发热、黄疸、Murphy 征阳性。B 超检查可进一步明确。

2. 胃泌素瘤　胃泌素瘤是一种胃肠胰神经内分泌肿瘤,以难治性、反复发作或不典型部位的消化性溃疡、高胃酸分泌为特征,也称卓-艾综合征。胃泌素瘤的病因不明,多见于胰腺组织,少见于胰腺外其他组织。临床表现多为上腹疼痛、反酸、胃灼热、恶心、呕吐、呕血、黑便等不适,症状多为持续性或进展性,一般治疗难以缓解。1/3～1/2 的患者可有腹泻,少数患者仅有腹泻而无消化性溃疡表现。可行促胃液素测定,一般基础值大于 200 pg/ml 基本可以确定诊断,也可结合 B 型超声(BUS)、CT、MRI、内镜超声(EUS)等协助诊断。

3. 胰腺炎　患者多伴有胆系结石基础疾病,暴饮暴食可引起急性胰腺炎发作。疼痛主要在中上腹偏左,可向背部放射,血淀粉酶、脂肪酶明显升高,早期可行上腹部 CT 鉴别。

4. 十二指肠瘀滞症　也称肠系膜上动脉综合征,是指十二指肠水平部受肠系膜上动脉(或其分支结肠中动脉)压迫所导致的肠腔梗阻。该病极少见,多发生于体型瘦长的青中年女性,间歇性发作,突出表现为长期反复发作的餐后上腹部慢性绞痛,伴有上腹饱胀,间有隐痛、钝痛的感觉。消化道造影、腹部彩超、CT 和血管造影是目前诊断十二指肠瘀滞症的可靠方法。

【治疗】

1. 药物治疗方案　《第四次全国幽门螺杆菌感染处理共识报告》(2012 年)指出:推荐用于根除 Hp 治疗的 6 种抗菌药物中,甲硝唑耐药率达 60%～70%,克拉霉素达 20%～38%,左氧氟沙星达 30%～38%,但阿莫西林、呋喃唑酮和四环素的耐药率仍然很低(1%～5%),因此,寻找不同的治疗方案迫在眉睫(表 9-1)。

表 9-1　推荐根除 Hp 的适应证及推荐强度

Hp 阳 性 疾 病	强烈推荐	推　荐
消化性溃疡(不论是否活动或有无并发症史)	√	
胃黏膜相关淋巴组织淋巴瘤	√	
慢性胃炎伴消化不良症状		√
慢性胃炎伴胃黏膜萎缩、糜烂		√
早期胃肿瘤已行内镜下切除或手术胃次全切除		√
长期服用质子泵抑制剂		√
胃癌家族史		√
计划长期服用非甾体消炎药(包括低剂量阿司匹林)		√
不明原因的缺铁性贫血		√
特发性血小板减少性紫癜		√
其他 Hp 相关性疾病(如淋巴细胞性胃炎、增生性胃息肉、Menetrier 病)		√
个人要求治疗		√

(1) 含克拉霉素的三联方案:PPI＋克拉霉素＋阿莫西林或 PPI＋克拉霉素＋甲硝唑,药物剂量为标准剂量,疗程为 7～14 日,但因 Hp 耐药率的上升,目前标准三联疗法的根除率已低于或远低于 80%。但应用 PPI＋克拉霉素＋阿莫西林,是目前用于儿童的最佳的一线治疗方案。

(2) 序贯疗法:10 日序贯疗法由前 5 日二联疗法(PPI＋阿莫西林)和后 5 日三联疗法(PPI＋克拉霉素＋甲硝唑)组成,国外研究提示,序贯疗法在初治者中的根除率明显高于含克拉霉素的标准三联疗法,且不良反应轻。国内外均有报道显示,儿童序贯疗法的根除率优于标准的三联方案根除率。

（3）含铋剂的四联疗法：即 PPI＋铋剂＋两种抗生素，疗程 10～14 日。最新的 Maastricht IV 共识首先推荐含铋剂的四联疗法作为克拉霉素高耐药率地区的一线方案，在克拉霉素低耐药率地区除了推荐标准的三联疗法外，也推荐铋剂四联疗法作为一线方案（表 9-2）。

表 9-2　推荐使用的四联疗法

方　案	抗　菌　药　物 1	抗　菌　药　物 2
①	四环素	甲硝唑
②	四环素	呋喃唑酮
③	阿莫西林	克拉霉素
④	阿莫西林	左氧氟沙星
⑤	阿莫西林	呋喃唑酮

（4）不含铋剂的四联疗法：即伴同疗法，PPI＋克拉霉素＋阿莫西林＋甲硝唑 7～10 日。现有荟萃分析认为该方案的疗效与序贯疗法相当，且优于标准三联方案。伴同疗法的优势在于疗程较短，且对克拉霉素耐药的人群仍有较高的 Hp 根除率。

（5）混合疗法：即双联疗法（PPI＋阿莫西林）7 日＋伴同疗法（PPI＋阿莫西林＋克拉霉素＋甲硝唑）7 日，有报道称此法根除率高达 99%。

提示：以上方案药物剂量均为标准剂量：① 标准剂量 PPI（均为 2 次/日，餐前半小时口服）：埃索美拉唑 20 mg、雷贝拉唑 10 mg（Maastricht 共识推荐 20 mg）、奥美拉唑 20 mg、兰索拉唑 30 mg、泮托拉唑 40 mg，2 次/日；② 标准剂量铋剂（2 次/日，餐前半小时口服）：枸橼酸铋钾 220 mg/次；③ 抗菌药物（餐后即口服）：阿莫西林（1 g，2 次/日），克拉霉素（500 mg/次，2 次/日），左氧氟沙星（500 mg/次，1 次/日或 200 mg/次，2 次/日），呋喃唑酮（100 mg/次，2 次/日），四环素（750 mg/次，2 次/日），甲硝唑（400 mg/次，2 次/日或 3 次/日）。

2. 尚在探索中的其他治疗措施　针对上述治疗方案治疗失败、药物不良反应大、依从性差、抗生素耐药使根除效果不理想时，可采用如下方案。

（1）益生菌：有研究表明益生菌可抑制 Hp 在体内外的定植，既有抑菌作用，又有提高抗生素的利用率，减少副作用。其具体作用如下：① 分泌直接杀死 Hp 的细菌素；② 通过分泌有机酸抑制 Hp 的脲酶活性；③ 破坏细菌胞壁或胞质膜；④ 与 Hp 竞争黏附胃上皮细胞；⑤ 抑制免疫炎症反应。益生菌联合三联疗法的治疗可降低 Hp 的感染率，三联疗法后使用效果更佳。但因益生菌本身为活菌，抗生素对其有一定的抗菌作用，故与抗生素联用时，应间隔一定时间。

（2）中药：根据目前的报道，中医中药在治疗 Hp 感染中也有一定疗效，如黄连、黄芩、连翘等，有杀灭或抑制 Hp 的作用。但中药在 Hp 治疗中的确切作用及疗效还有待进一步研究。

（3）胃黏膜保护剂：个别胃黏膜保护剂被证实有抗 Hp 的作用，替代铋剂四联疗法可取得相同的作用。

【预防】　预防 Hp 感染应首先从婴幼儿期开始。儿童是 Hp 的易感人群，这可能与儿童胃酸分泌少、免疫功能低下等因素有关。卫生条件和居住环境差，儿童与父母或他人同床等是 Hp 感染的高危因素。人群中预防 Hp 感染的具体措施如下。

（1）父母若感染 Hp 后，应注意饮食卫生，用餐时提倡用公筷和公用汤勺，提倡家庭分餐制；不用口嚼食物喂孩子，吸吮奶嘴要经常消毒。

（2）养成良好的个人卫生习惯，如饭前、便后洗手，不喝生水，不吃未洗干净的瓜果和蔬菜，多吃豆类食物。

（3）尽量不接触猫、狗、猪等动物，因为此类动物胃中含有 Hp，可成为感染源，同时不生吃肉类，尽量煮熟后食用。

（4）加强幼儿园、学校等集体单位的伙食管理，防止 Hp 的集体感染。

（5）Hp 疫苗：目前采用的上述三联、四联疗法虽然使用了大剂量的抗菌药物，但有时仍不能根治幽门螺杆菌感染，可产生耐药，且有副作用。接种 Hp 疫苗是防治 Hp 感染切实可行的方法，目前有减毒 Hp 疫苗、亚单位疫苗、载体疫苗、核酸疫苗等。

（张源净　施　斌）

第六节　抗菌药物相关性腹泻
Antibiotic-Associated Diarrhea

抗菌药物相关性腹泻（AAD）是指应用抗菌药物之后出现且没有其他原因可以解释的腹泻。抗菌药物相关性腹泻可以表现为轻度、自限性的腹泻，也可以表现为严重危及生命的腹泻如假膜性肠炎（pseudomembranous colitis，PMC）。

【流行病学】

1. 发病率　我国 AAD 发病率为 1%～15%，与欧美国家（2%～10%）相仿。通常三级综合医院及教学医院的抗菌药物使用率较高，因此发病率也较高。抗菌药物相关性腹泻可延长患者住院时间，医疗费用增加。

艰难梭菌是 AAD 最为重要的感染性病原菌。国内研究者报道艰难梭菌感染（CDI）占所有 AAD 的 20%～30%，与国外相仿。90% 以上的假膜性肠炎由艰难梭菌所致。据美国报道艰难梭菌感染发病率约为每 10 000 例住院患者中 15 例，每年发生 40 万～50 万例，其中与艰难梭菌感染有关的死亡病例为 1 万～3 万例，90% 的死亡患者为 65 岁以上的老年人。每年用于艰难梭菌感染的医疗费用为 10 亿～20 亿美元。欧洲艰难梭菌感染发病率为每 10 000 例住院患者中 0～19.1 例。欧洲每年用于艰难梭菌感染的医疗费用高达 30 亿欧元。

在英国每年约 3 000 例死亡病例与艰难梭菌感染有关。我国艰难梭菌感染的发病率为每 10 000 例住院患者中 15～20 例，与国外非暴发流行期相仿。

2. 发病机制　AAD 可分为非感染性腹泻和感染性腹泻。非感染性腹泻主要包括由抗菌药物对肠道直接作用引起的腹泻和肠道微生态失衡间接引起的腹泻。某些抗菌药物如氨基糖苷类、多黏菌素 B 和四环素等，可直接引起肠黏膜损伤、肠上皮纤毛萎缩及细胞内酶的活性降低，导致腹泻。另外，有些抗菌药物如红霉素为胃动素受体的激动剂，而胃动素可以刺激胃窦和十二指肠收缩，引起胃肠蠕动增快，从而引起腹泻。抗菌药物口服后直接在肠道内形成高浓度（如头孢克肟、头孢克洛），或是静脉滴注后经肝排泄，在胆汁中形成高浓度并排入肠腔，可严重破坏肠道原籍菌群，抑制肠道内乳酸杆菌、双歧杆菌的生长。肠道微生态失衡可导致依赖肠道正常菌群代谢的多种化合物出现异常，如肠道内糖类代谢降低致使其吸收不良，引起糖类聚集出现腹泻；胆汁酸代谢异常时鹅脱氧胆酸的浓度增加，引起分泌性腹泻。

感染性腹泻患者由于长期大量使用广谱抗菌药物后，大多数敏感菌和正常菌群被抑制和杀死，耐药的机会致病菌则得以大量繁殖，分泌毒素，破坏肠黏膜或者破坏肠道上皮细胞，从而导致腹泻。其中以艰难梭菌最为常见，其他偶见金黄色葡萄球菌和产气荚膜梭菌。

（1）艰难梭菌：该菌为厌氧的革兰阳性杆菌，大小约为 6 μm×8 μm×0.5 μm，芽胞较大，呈卵圆形，位于菌体顶端，广泛存在于自然界的土壤、水、各种动物粪便及人的肠道中。在 50% 新生儿及 15%～40% 的婴儿粪便中可分离出此菌，但并无致病作用。正常成人中艰难梭菌占肠道菌群的 3%，发生假膜性肠炎时异常增殖，可高达 90%。

艰难梭菌通过分泌 A 毒素、B 毒素以及二元毒素引起腹泻。A 毒素为肠毒素，亦有部分细胞毒素作用，B 毒素为细胞毒素，在粪便中均可检测到。A 和 B 毒素分别由 $tcdA$ 和 $tcdB$ 基因编码。此外尚存在负向调节基因 $tcdC$、正向调节基因 $tcdD$ 以及膜孔蛋白基因 $tcdE$，以上基因共同构成致病性决定区（pathogenicity locus，PaLoc）。$tcdC$ 基因的多态性及部分碱基对缺失可导致 A、B 毒素产量增加。一些艰难梭菌产毒株可产生二元毒素（binary toxin），由染色体上 PaLoc 外的基因 $cdtA$ 和 $cdtB$ 编码。大多数艰难梭菌产毒株同时产 A 毒素和 B 毒素（A^+B^+）。欧洲和美国艰难梭菌临床分离株以 A^+B^+ 菌株为主。亚洲国家虽然亦以 A^+B^+ 菌株多见，但 A^-B^+ 菌株的分离率明显高于欧美国家。我国艰难梭菌临床分离株中 A^-B^+ 菌株约占 30%。艰难梭菌临床分离株的分子分型在北美仍以 O27 型艰难梭菌最为多见，欧洲 2008 年后其他核糖体型如 O78、O14/O20 等逐渐成为主要流行株。亚洲的主要流行菌株是核糖体型 O17、O18、O14、O02 和 O01 菌株。我国以 O17 型占多数。

（2）其他可能的致病菌：如金黄色葡萄球菌和产气荚膜梭菌等。70%～80% AAD 患者的粪便中并未检测出艰难梭菌，但其中有一部分患者粪便中发现大量金黄色葡萄球菌定植，为 10^8 CFU/g 粪便，远高于正常值，疑为金黄色葡萄球菌导致的肠炎。产气荚膜梭菌存在于约 40% 的正常人肠道中，老年人多见。产气荚膜梭菌可产生肠毒素，引起严重的胃肠道疾病。高达 15% 的 AAD 患者检测出产气荚膜梭菌或其肠毒素，因而该菌也可能是 AAD 的致病菌。念珠菌如热带念珠菌、白念珠菌和克柔念珠菌,属于正常肠道细菌,发生 AAD 时其数量增加,可 $>10^5$ CFU/ml。但有临床对照研究显示念珠菌数量的增加可能与抗菌药物和(或)腹泻症状有关,而非 AAD 的病因。

3. 危险因素　凡有抗菌活性的药物,几乎均可引起 AAD。容易诱发 AAD 的抗菌药物包括青霉素类(尤其是氨苄西林)、氯霉素、头孢菌素类(主要是第三代头孢菌素)、林可霉素、克林霉素等。氨基糖苷类则较少发生。抗菌药物在体内累积的剂量、使用抗菌药物的种类及天数均与其发病率呈正相关。在接受氨苄西林治疗的患者中,其发病率为 5%~10%,在接受头孢克肟治疗的患者中,其发病率为 15%~20%。接受其他抗菌药物如氟喹诺酮、阿奇霉素、克拉霉素、红霉素、四环素则相对较低,发病率仅为 2%~5%。其他危险因素包括高龄、基础疾病(如糖尿病和肿瘤、胃肠道疾病、重症感染),住院时间长,使用免疫抑制剂、质子泵抑制剂,行创伤性诊疗措施(如机械通气、胃肠道手术)等。

对 CDI 而言,抗菌药物的使用、高龄和基础疾病是最主要危险因素。与使用 1 种抗菌药物相比,使用 2 种、3 或 4 种、5 种及 5 种以上抗菌药的调整危险比(HR)分别是 2.5、3.3 和 9.6,使用越多种类的抗菌药物,发生 CDI 的风险就越高。有文献报道 18 岁之后年龄每增加 1 岁,感染艰难梭菌的风险约增加 2%。年龄 ≥65 岁者占所有 CDI 患者的 60%~80%。同时 CDI 发病率、严重程度和死亡率与年龄均有显著关联。一些基础疾病能增加机体感染艰难梭菌的风险或者感染预后不良。这些基础疾病包括炎症性肠病、结肠切除术、慢性肝病、器官移植术、恶性肿瘤,以及化疗、长期使用类固醇激素等。

【临床表现】　AAD 的临床表现差异很大,从轻度自限性腹泻至重度致死性假膜性肠炎均可发生。潜伏期短至用药当日,长至停药后 6~8 周,其症状一般出现在应用抗菌药物后 1~2 周。多数患者病情较轻,仅有轻度腹泻,并没有肠黏膜损伤。但重度者可呈暴发性,起病急骤,腹泻每日可多达 20 次,大便呈黄色稀水样便、蛋花样便,或绿色黏液便。腹泻有时可持续数周,造成体内失水及电解质平衡紊乱。可伴有不同程度的腹痛,腹痛通常发生在下腹部,呈钝痛、胀痛或痉挛,有时很剧烈,可伴有腹胀、恶心、呕吐、发热。严重者可引起中毒性巨结肠、麻痹性肠梗阻或肠穿孔。腹部体征较少,多为轻微腹部压痛、肠鸣音亢进,随着病情的加重,肠鸣音逐渐减弱,少数可出现腹膜刺激征。

儿童患者年龄小,肠道功能相对脆弱,发生 AAD 后腹泻表现较严重,可致使病程延长或反复不愈,出现迁延性腹泻。除此之外,儿童因正处于生长发育阶段,中重度腹泻会对患儿精神、食欲和生长发育产生一定影响。

【诊断及鉴别诊断】

1. 诊断

(1) 临床诊断:从抗菌药物使用史、危险因素及临床症状和体征中获得诊断依据。高龄、免疫功能低下、长期住院、使用免疫抑制剂或质子泵抑制剂、行创伤性诊疗等患者在使用抗菌药物后出现腹泻时应高度怀疑是 AAD。大多数患者腹泻为轻度、自限性腹泻,停用抗菌药物后症状好转。

假膜性肠炎的临床诊断不同于其他轻中度 AAD。假膜性肠炎患者的症状较重,每日有 5 次或更多次的不成形便,可无肉眼血便或黏液便,腹泻同时伴有腹胀、腹痛及发热,有时易被误认为是原有感染性疾病的恶化,应进一步借助于内镜检查明确诊断。内镜下轻者可仅见黏膜充血水肿,血管纹理不清;稍重者可见黏膜散在浅表糜烂,假膜呈斑点样分布,周边充血;严重病例假膜呈斑片状或地图状,假膜不易脱落,部分脱落区可见溃疡形成。

（2）实验室诊断

1）非感染性 AAD:非感染性 AAD 患者粪常规并无特征性改变,可有红、白细胞。粪便涂片可有肠道菌量改变及肠道菌群失衡。一般无白细胞增多及电解质和酸碱失衡情况。腹部 X 线或 CT 检查对 AAD 帮助不大。

2）感染性 AAD:酶免疫分析法检测病原菌毒素。如检测艰难梭菌 A 毒素和 B 毒素,金黄色葡萄球菌肠毒素等。目前有多种商品化试剂盒。粪便病原培养可用选择性培养基,但部分细菌培养阳性后仍需检测毒素。

血常规和生化检查可了解有无白细胞增多及电解质和酸碱平衡情况。轻、中型患者基本正常,仅少数重型、暴发型患者可有外周血白细胞增多,往往$> 10 \times 10^9/L$,以中性粒细胞增多为主。重度腹泻或假膜性肠炎患者可出现水、电解质和酸碱平衡紊乱。腹部 X 线或 CT 检查对 AAD 虽有帮助,但无特异性且不敏感。怀疑假膜性肠炎时,应及时进行内镜检查。不仅能早期明确诊断,还能了解病变的范围和程度。

2. 鉴别诊断　本病应与下列疾病相鉴别。

（1）其他致病菌引起的感染性腹泻:如细菌性痢疾、伤寒等。细菌性痢疾的腹泻呈里急后重感,黏液脓血便,粪便细菌培养可分离到痢疾志贺菌。

（2）肠道器质性疾病:如溃疡性结肠炎、结肠直肠癌等。溃疡性结肠炎为肠道非特异性炎症性疾病,一般起病缓慢,血性腹泻并里急后重。纤维结肠镜检查可明确诊断。结肠直肠癌多见于中年以后,经直肠指检可触及肿块,结肠镜及 X 线钡剂灌肠检查对诊断有价值。

（3）肠道功能性疾病:如肠易激综合征(irritable bowel syndrome,IBS),与非感染性 AAD 进行鉴别。IBS 为肠道功能紊乱性疾病,典型症状为与排便异常相关的腹痛、腹胀。精神、饮食、寒冷等因素可诱使症状复发或加重。

【治疗】

1. 停用原有抗菌药物或改用其他抗菌药物　一旦诊断为 AAD,应停用相关抗菌药物,多数患者在停药后症状能自行缓解而呈自限性。如患者合并其他感染仍需使用抗菌药物,则应选用抗菌谱较窄的抗菌药物以及尽量避免选用从胆汁中排泄浓度较高的药物。

2. 支持治疗　对重症有脱水及酸中毒的患者应加强支持疗法,进行补液以维持水、电解质及酸碱平衡。

3. 微生态制剂治疗　对用益生菌治疗 AAD 仍存在争议。多项荟萃分析显示益生菌能有效治疗和预防 AAD,但也有大型随机对照试验结果显示乳酸杆菌属和双歧杆菌属对治疗和预防 AAD 并无作用。目前临床上用于治疗 AAD 的益生菌有乳酸杆菌属、双歧杆菌属、布拉酵母菌等。益生菌的作用具有明显的菌株特异性和剂量依赖性,在选择药物时应注意个体化。

4. 抗菌药物治疗　对于非感染性 AAD 患者,常规治疗如补液、停用或根据病情改用适当的抗菌药物后,病情即可好转。但感染性 AAD 停药后仍无好转时需选用针对致病菌的抗菌药物。例如艰难梭菌感染时可根据病情的严重程度选用甲硝唑和(或)万古霉素口服,常用剂量甲硝唑每日 3 次,每次 500 mg;万古霉素每日 4 次,每次 125 mg,疗程 10～14 日。不能口服者,可采用甲硝唑静脉滴注和(或)万古霉素保留灌肠。初次复发者仍可口服甲硝唑或万古霉素治疗,发生 2 次及 2 次以上复发者应首选万古霉素。

5. 粪菌移植　粪菌移植可用于重建肠道微生态系统。目前大量临床研究表明该方法对于反复发作性及难治性 CDI 有很好的治疗效果。粪便移植法是从健康的供者(经严格的传染性病原体筛查)选择粪便,通过灌肠、鼻饲以及内镜植入等方式,移植到 CDI 反复发作患者肠道中以恢复患者肠道菌群稳态。该方法是目前认为相对较有前途的治疗方法。

6. 其他方法　AAD 的其他治疗方法包括使用肠黏膜保护剂、免疫治疗、手术治疗等。国外研究发现艰难梭菌毒素单克隆抗体与抗菌药物合用治疗艰难梭菌感染时,可显著减少 CDI 复发。在暴发型病例内科治疗无效或并发肠梗阻、中毒性巨结肠、肠穿孔时,可考虑手术治疗。

【预防】　严格掌握使用抗菌药物的指征,杜绝滥用抗菌药物,这是预防 AAD 的关键。选用对肠道菌群影响较小或窄谱抗菌药物也可预防 AAD。培训医务人员增加对 AAD 的认识,也利于预防。

【病例分析】

病例 1

患者男性,86 岁,因“咳嗽、咳痰 1 周,头晕伴乏力 1 日”入院。既往有脑梗死病史,近 5 年来长期卧床,鼻饲饮食。另有支气管扩张病史 20 年。近一周有咳嗽,少许黄痰,不伴发热。一日前出现头晕、乏力。入院后体检双下肺均可闻及湿啰音。血常规 WBC 6.5×10^9/L,RBC 3.01×10^{12}/L,中性粒细胞 80.6%,血红蛋白 90 g/L;胸片示两肺支气管扩张伴感染,痰培养为铜绿假单胞菌。因此诊断为:脑梗死后,支气管扩张伴感染。给予抗感染(头孢哌酮-舒巴坦 3.0 g,q12 h,静脉滴注)以及其他支持对症治疗,患者咳嗽、咳痰有好转。

入院后第 7 日开始出现腹泻,4～6 次/日,大便色黄,不成形且表面有黏液;同时出现发热(腋温 38℃),无腹痛或呕吐。实验室检查示血常规 WBC 8.87×10^9/L,RBC 3.33×10^{12}/L,中性粒细胞 72.6%,血红蛋白 96 g/L;血生化中肌酐 91 μmol/L,白蛋白 29 g/L;粪常规 WBC 10～15/HP,RBC 4～6/HP,隐血(＋),粪便真菌涂片阴性。考虑感染性腹泻(艰难梭菌感染可能)。腹泻第 2 日,即入院第 8 日给予万古霉素(0.125 g,q6 h,鼻饲)、蒙脱石(1 包,bid,鼻饲),同时停用头孢哌酮-舒巴坦,改为美罗培南(0.5 g,q12 h,静脉滴注),同时加强支持治疗维持水、电解质平衡。第 12 日患者体温平,腹泻停止,无咳嗽咳痰,复查血常规 WBC 及中性粒细胞比例恢复正常,即继续应用美罗培南至第 14 日,万古霉素至第 18 日。

腹泻第 2 日曾采集大便标本做选择性艰难梭菌培养,3 日后确定阳性,之后提取细菌 DNA,通过 PCR 方法检测毒素 B 基因 *tcdB* 亦阳性。患者出院诊断:支气管扩张伴感染,感染性腹泻,脑梗死后。

分析:

(1) 诊断:患者入院后在应用头孢哌酮-舒巴坦期间出现腹泻,属于医院获得性 AAD,同时又有高龄、血白蛋白低和鼻饲等危险因素,因此首先要高度怀疑艰难梭菌感染的可能。但当时国内并未批准任何可用于检测艰难梭菌毒素的商品试剂盒,检验科微生物部门未开展相应项目。只能送粪便标本至科研部门,虽最终通过培养和 PCR 检测到产毒素的艰难梭菌证实医生诊断正确,但已经是腹泻后的第 4 日。

(2) 治疗:医生给予该患者及时有效的经验治疗。首先,及时停用头孢哌酮-舒巴坦,改为美罗培南。因为根据起病来看,头孢哌酮-舒巴坦中的头孢哌酮主要经胆汁排泄,对肠道菌群影响大,是引起腹泻的主要诱因,而患者的支气管扩张感染并未完全缓解,因此停用头孢哌酮-舒巴坦而改为主要由肾脏排泄的美罗培南,支气管扩张感染好转疗程足够后立即停药;其次因高度疑诊艰难梭菌腹泻,因此在无法获得实验室支持的情况下就开始经验治疗。因患者高龄,伴发热且鼻饲无法吞服甲硝唑药片,因此虽然不是严重感染,但直接给予万古霉素鼻饲。国内没有万古霉素片剂,即将粉针剂用无菌注射用水溶解后分次注入胃管,0.125 g,qid,10 日疗程是万古霉素的标准疗法。

(3) 可进一步改善之处:因艰难梭菌腹泻易复发,特别是高龄、营养不良者。因此今后此类患者治愈出院后应注意随访,或告知患者如 2 个月内再次出现腹泻应回原病房复诊。

病例 2

患者男性,40 岁,因“确诊肠病型 T 细胞淋巴瘤 5 月余”入院行第 7 次化疗。入院后 1 日出现发热,口温 38.3℃,伴咽痛和畏寒,查体未有特殊发现。实验室检查:血 WBC 0.83×10^9/L,RBC 2.81×10^{12}/L,中性粒细胞 32.5%,血肌酐 63 μmol/L,白蛋白 41 g/L;肺 CT 结果为“两肺纹理增粗”。诊断为“粒缺发热”,即给予物理降温、哌拉西林-三唑巴坦(4.5 g,q12 h,静脉滴注)、重组人粒细胞集落刺激因子(升高白细胞)。2 日后患者体温平,咽痛缓解,血白细胞上升。1 周后患者情况稳定,行第 7 次化疗(MINE 方案+门冬酰胺酶)。

患者于开始化疗后 4 日出现腹泻,每日 3～5 次,为稀水样便,体温正常,无腹痛或黏液脓血便。实验室检查:血常规 WBC 1.25×10^9/L,RBC 2.17×10^{12}/L,中性粒细胞 94.7%,白蛋白 33 g/L,粪常规 WBC 0/HP,RBC 0/HP,OB(-),粪便真菌涂片阴性。腹泻第 3 日给予蒙脱石(1 包,tid)和黄连素(3 粒,tid)口服止泻治疗 1 周后无好转。即采集粪便标本至外院,当日报告艰难梭菌 A/B 毒素阳性(EIA 法)。获知实验室结果后医生立即给予万古霉素(0.25 g,qid,口服),疗程 14 日,患者腹泻痊愈,至出院前未复发。

分析:

(1) 因该院微生物室无艰难梭菌检查项目,且患者亦有可能是化疗引起的腹泻,腹泻程度中等不伴发热,因此医生一开始并没有立即按艰难梭菌感染治疗。

（2）该患者有艰难梭菌感染的多个危险因素，包括肠病型淋巴瘤，应用免疫抑制剂，虽然哌拉西林-三唑巴坦引起艰难梭菌感染机会较头孢菌素类为少，但因其也是广谱抗生素，所以也不能完全除外。因此，对症治疗腹泻无效时要高度怀疑是否为艰难梭菌感染。

（3）EIA法检测艰难梭菌毒素是目前国内唯一有经批准的商品试剂盒者，虽然该方法各类试剂盒敏感性差异较大，但特异性多在90%以上，而且操作简便出结果快，可为临床及时报告结果，从而指导治疗。

（4）指南推荐艰难梭菌轻中度感染时首选甲硝唑，除非有甲硝唑禁忌证、恶心呕吐不能耐受或治疗失败者可选用万古霉素。而该患者因自接受化疗始就有轻度的恶心欲吐，预计不能耐受甲硝唑口服，所以医生直接给予其万古霉素治疗。

病例3

患者女性，78岁，既往有慢性支气管炎和糖尿病病史。本次因"发热、咳嗽、黄痰伴气促5日入院"。入院查体口温39.2℃，双下肺闻及湿啰音，左下闻及少许喘鸣音。实验室检查：血WBC $13.83×10^9$/L，RBC $4.81×10^{12}$/L，中性粒细胞88.5%，血肌酐101 μmol/L，白蛋白28 g/L；肺CT结果为"两下肺感染"。入院诊断为"肺部感染"。入院后给予头孢曲松（2.0 g，q12 h）联合莫西沙星（0.4 g，qd，静脉滴注），辅以止咳化痰平喘治疗。4日后体温下降至37.8℃，咳嗽、咳痰好转，复查血WBC $8.83×10^9$/L，RBC $4.5×10^{12}$/L，中性粒细胞73.5%。继续原抗感染治疗方案，但莫西沙星由静脉改为口服。

8日后患者体温再次上升至38.8℃，伴阵发性中度腹痛，水样便（黄绿色），每日10余次，再查血WBC $18.3×10^9$/L，中性粒细胞85%，大便常规WBC 20～25/HP，RBC 10～15/HP，大便真菌涂片阴性，沙门菌和志贺菌培养均阴性。立即停用原有抗菌药物，但腹泻无好转。即行肠镜检查发现：直肠和乙状结肠黏膜充血水肿，覆盖斑片状假膜样病变，剥离假膜可见下方肠黏膜糜烂、渗血、小溃疡。因此确诊为假膜性肠炎。立即给予万古霉素（0.25 g，qid）联合甲硝唑（0.4 g，tid，口服），辅以米雅BM，症状好转后继续给药直至疗程14日。

分析：

（1）患者有高龄、糖尿病、低蛋白血症、应用头孢菌素和氟喹诺酮类抗菌药物等艰难梭菌感染的危险因素，一旦发生腹泻，要考虑艰难梭菌相关性腹泻的可能。

（2）肠镜证实为假膜性肠炎，而假膜性肠炎致病菌99%为艰难梭菌。虽然当地医院实验室未开展艰难梭菌的检查，但凭肠镜看到假膜即可诊断艰难梭菌感染。

（3）轻度艰难梭菌腹泻停用原有抗菌药物即可好转。但该患者为假膜性肠炎，且伴发热、腹痛，血和粪便WBC数明显增高，低蛋白血症，病情严重。因此给予万古霉素联合甲硝唑治疗。

（4）该患者病情严重，虽经万古霉素和甲硝唑联合治疗，腹泻仍有可能复发。有条件者出院后应电话随访。

病例 4

患者女性,69岁。因"10 h前突发意识不清"入院。入院检查体温37℃,双侧瞳孔等大等圆,两肺查体无异常,四肢肌力、肌张力不配合。实验室检查:血 WBC $23.17 \times 10^9/L$,RBC $5.63 \times 10^{12}/L$,中性粒细胞91.6%,血肌酐68 μmol/L,白蛋白47 g/L;头颅 CT 示"左额颞基底节区脑出血,左侧大脑中动脉分叉部及前交通动脉瘤"。入院后行开颅动脉瘤夹闭术及血肿消除+去骨瓣减压术。术后给予脱水、神经营养及气管切开等对症支持治疗。患者于术后第5日出现发热,体温升至38.8℃。给予美罗培南(2.0 g,q8 h)、阿米卡星(0.8 g,qd)抗感染治疗。1周后患者体温正常,降至37.2℃。

患者于使用抗菌药物后第6日开始出现腹泻,3~4次/日,粪便不成形,为稀水样便。实验室检查:血常规 WBC $19.14 \times 10^9/L$,RBC $4.23 \times 10^{12}/L$,中性粒细胞86.3%,白蛋白29 g/L,粪常规:WBC 0/HP,RBC 0/HP,OB(−),粪便真菌涂片阴性。艰难梭菌毒素(RT-PCR法)阴性。腹泻第2日给予蒙脱石(1包,tid)和培菲康(1粒,tid)鼻饲止泻治疗,腹泻第3日停用美罗培南,保留阿米卡星,1周后腹泻症状好转。考虑是抗菌药物相关性腹泻。

分析:

(1) 老年患者,入院后行头颅手术、气管切开等有创治疗,术后使用美罗培南和阿米卡星抗感染。上述均为 AAD 的危险因素。患者于抗菌药物治疗期间出现腹泻,因此首先考虑 AAD 的可能。另外,将患者的粪便标本送至上海华山医院抗生素研究所进行艰难梭菌毒素检测(RT-PCR法)和培养,结果均为阴性。于是排除艰难梭菌感染可能。

(2) 该患者得到及时有效的经验治疗。首先,及时停用美罗培南并根据病情需要保留阿米卡星。因为研究报道美罗培南易对肠道菌群产生影响,从而引起腹泻。但阿米卡星主要由肾脏排泄,对肠道菌群影响小。其次,给予蒙脱石止泻治疗和微生态制剂(培菲康)重建肠道正常菌群。

(3) 非感染性和感染性 AAD 在治疗上有明显不同。非感染性 AAD 的治疗主要包括停用原有抗菌药物或改用其他抗菌药物,使用微生态制剂和对症支持治疗。多数患者经治疗后症状明显好转。而感染性 AAD 的治疗主要是针对致病菌,如艰难梭菌感染则需使用甲硝唑或万古霉素治疗。

(周芬芬 黄海辉)

第七节 弯曲菌感染
Campylobacter Infection

【流行病学】

1. 传染源 传染源主要是动物。弯曲菌广泛存在于家畜、家禽界及各种野生动物的肠道。病菌通过其粪便排出体外,当人进食了被污染的食品或与感染动物密切接触时,人体就会被感染。由于动物感染后多为无症状带菌,是主要的传染源和贮存宿主。

2. 传播途径　粪-口传播是主要的传播途径,通过污染的食物和水源经口传染。直接或间接接触受污染的物品或接触带菌家畜、家禽均可以获得感染,但人与人之间传播很少见。

3. 人群易感性和流行特征　人类普遍易感。在工业发达国家弯曲菌是引起儿童和成人细菌性腹泻的最常见致病菌之一。发达国家以小于 1 岁的婴儿以及 10～29 岁的青少年和青年为多见,而发展中国家以小于 5 岁的儿童为主。全年均可发病,以夏秋季高发。

【临床表现】　潜伏期 1～7 日,平均 2～4 日。食物中毒型仅数小时至数十小时。

病情轻重不一。常见症状为腹泻、腹痛、发热。轻症者仅大便次数增多,重者大便次数可多达每日 10 次以上,大便性状初期为水样稀便,继而呈黏液或肉眼血便,可伴有里急后重。腹痛有时为有些患者的主要症状,表现为整个腹部或右下腹痉挛性疼痛。90% 以上患者出现发热。部分较重的患者伴有乏力、恶心呕吐、食欲减退、全身不适等症状。多数病情在 1 周内自愈,极少数免疫功能低下者、新生儿或老年人病情迁延或愈后复发,并且还可引起血行感染,发生败血症、脑膜炎、骨髓炎等。

【实验室检查】　血常规可有白细胞轻度升高,中性粒细胞比例增加。粪常规镜检可见少量白细胞、红细胞、吞噬细胞。

新鲜大便在暗视野显微镜下可观察到急速运动的弯曲菌。大便培养阳性或 PCR 方法可检测粪便中的弯曲菌。

【诊断及鉴别诊断】

1. 诊断　发病前有可疑的不洁饮食史或喝生水,出现腹泻、腹痛、发热症状,大便呈稀便或水样便、黏液便、黏液血便,大便常规有白细胞、红细胞,临床诊断高度疑似弯曲菌感染,确诊需要大便直接镜检找到病原菌或大便培养病原菌阳性。

2. 鉴别诊断　与志贺菌、沙门菌、肠出血性大肠埃希菌感染引起的肠道感染难以鉴别,怀疑时应依靠病原学来确诊。

【治疗】　大多数弯曲菌感染病例因为病程呈自限性,病情轻,不需要抗菌药物治疗。抗菌药物治疗可缩短病程,用药指征和对象主要是高热、血便、病程超过 1 周、病情恶化,或复发的婴儿、老年、孕妇,以及免疫抑制患者。抗菌药物首选红霉素,40～50 mg/(kg・d),疗程 5 日。阿奇霉素和克拉霉素具有同样效果。败血症等重症感染可以选用碳青霉烯类和氨基糖苷类。对氨苄西林、阿莫西林和头孢菌素类耐药。

【预防】　防止动物排泄物污染水、食物至关重要。注意食品和饮水卫生,不喝生水,不吃生或半生肉食物,注意个人饮食卫生。

（俞　蕙）

第八节 肉毒梭菌食物中毒

Food Poisoning of *Clostridium botulinum*

肉毒梭菌食物中毒(食源性肉毒中毒)是由于进食含有肉毒梭菌毒素的食物所引起的中毒。临床特征是出现以眼肌、咽肌瘫痪为主要表现的神经性肌肉麻痹。若抢救不及时,则病死率较高。

【流行病学】 肉毒梭菌根据其毒素抗原性的不同,可分 A、B、C1、C2、D、E、F 和 G 8 型,除 C2 为细胞毒素外,其余全为神经毒素。其中 A、B 和 E 型引起的人类中毒较多,F 型较少,C 和 D 型与禽类和哺乳动物中毒相关,G 型还没有相关中毒病例的报道。本菌芽胞广布于自然界,家禽、家畜及鱼类为传染源,病菌由动物肠道排出,污染土壤及海岸沙土,由此污染蔬菜、水果及肉类,在缺氧条件下,本菌大量繁殖,产生外毒素(E 型菌不需要严格乏氧条件,低温 3℃时亦能产生毒素),肉毒毒素是一种蛋白质,剧毒,耐酸、耐寒,在干燥密封条件下可保存多年,但不耐热,100℃加热 10 min 或 80℃加热 30 min 即失去毒性。人摄食后毒素由肠道吸收,使胆碱能神经传导被阻断,造成肌肉瘫痪。人吸入肉毒毒素气溶胶微粒,或创伤感染,亦可发生中毒。根据对灵长类动物的实验结果推断,肉毒毒素对成年人的致死剂量因途径而异,静脉和肌内注射时为 0.09～0.15 μg,气溶胶吸入时为 0.70～0.90 μg,口服约为 70 μg。

我国 1958～1989 年有记录的肉毒中毒为 746 起,共计 2 866 例,全国平均病死率为 14.8%。食源性肉毒中毒主要发生在新疆,其次是青藏高原、黄土高原和华北平原等地区,与当地土壤中肉毒梭菌芽胞的污染率及型别有关,也与当地居民饮食习惯和进食方式有关。青藏高原等牧区主要是因食用被肉毒梭菌污染的肉制品而中毒,黄土高原地区的肉毒中毒主要是由自制臭豆腐引起,华北平原的肉毒中毒主要由自制豆酱、面酱引起。

【临床表现】 潜伏期为 12～36 h,亦可短至 2～6 h,长达 8～10 日。潜伏期愈短,则病情愈重。

起病突然,病初有头痛、头昏、眩晕、乏力、恶心、呕吐(E 型者恶心呕吐重,A 型、B 型者较轻),口腔及咽部干燥潮红,偶伴有咽痛。稍后眼内、外肌瘫痪,出现眼部症状,如视力模糊、复视、睑下垂、瞳孔散大、对光反射消失。严重病例则有吞咽、发音及呼吸困难,随后颈部及肩部肌力软弱,抬头困难,共济失调。对称性肌瘫为本病特征。泪腺、汗腺及唾液等先分泌增加后减少;脉搏先慢后快。部分患者有便秘、腹胀、尿潴留,无腹泻。重症患者抢救不及时多数死亡,病死率为 30%～60%,死因多为呼吸衰竭及心功能不全。目前认为此病亦为婴儿猝死综合征的原因之一。

【诊断】

1. 临床诊断

(1) 近日内有进食可疑饮食史,同食者先后集体发病。

（2）典型的眼部症状，口咽肌、四肢肌受累，呼吸肌无力，特别是序贯发生，无感觉神经障碍。

（3）排除其他神经系统疾病如吉兰-巴雷综合征、重症肌无力、脑血管病等。

2. 实验室诊断

（1）病菌分离：取残存的可疑食物及粪便进行厌氧培养，分离病原菌。

（2）动物试验

1）检查患者血清中的肉毒毒素：取患者早期血清注入小白鼠腹腔，每鼠 1 ml，对照鼠分别加用 A、B、E、F 型抗毒素，如有肉毒毒素，则小白鼠出现呼吸困难、蜂腰（腰部凹下如蜜蜂）和失声，但加用同型抗毒素者无症状。此法可以分析肉毒毒素的型别，有助于正确治疗。

2）检查可疑食物中的肉毒毒素

A. 小白鼠腹腔注射法：将可疑食物生理盐水浸出液 0.5～1 ml 用上述方法注入小白鼠腹腔内，观察结果。

B. 禽类眼睑注射法：将上述标本 0.1～0.5 ml 注射于鸡、麻雀或鸽子等的一侧下眼睑皮下，另侧注射稀释用液作对照。如眼睑闭合，可判定标本液中含有肉毒毒素。根据标本中含毒素量不同，检出时间从十几分钟到 48 h 不等。如将不同型别的抗毒素分别加入标本液，则可借以判定毒素型别。

（3）间接血凝试验：可在 1～2 h 报告结果，方法将抗毒素吸附于羊红细胞制成冻干抗体致敏红细胞，可检出可疑食物生理盐水浸出液中的肉毒毒素，特异性及敏感性较高。

【治疗】

1. 抗毒素治疗　多价精制肉毒抗毒素每次 5 万～10 万 U 静脉或肌内注射有特效（先做血清敏感试验，过敏者先做脱敏处理，重症 6 h 后同第一次量重复注射一次）。如病菌型别已确定，应注射同型抗毒素，每次 1 万～2 万 U，重症每 5～10 h 重复注射一次，直至病情开始好转，方可酌情减量或延长间歇时间。抗毒素注射在病初 24 h 内或瘫痪出现前进行效果较好。对于重症患者，抗毒素可适当加量，一般连用 5 日以上，明显好转者减半剂量后继续应用 5 日。病情无好转，逐渐减量，通常应用不少于 21 日。

2. 一般治疗　严格卧床休息，注意保暖，给予适当镇静剂。病初可用 1∶4 000 高锰酸钾溶液反复洗胃及灌肠，以清除胃肠内尚未吸收的毒素。咽肌麻痹宜用鼻饲及输液，调节肠道菌群，应用助消化药，肠麻痹者暂禁食、禁水，一旦胃肠功能恢复，尽早行胃肠道营养。严格口腔护理，防止误吸。呼吸困难者给氧，呼吸麻痹者用人工呼吸器，咽喉部分泌物积聚者随时吸出。其他尚须注意给予强心剂，防止继发性细菌感染。

【预防】　以加强饮食卫生管理为主。

1. 食品要消毒　食品应彻底煮熟再吃，是最简单有效的预防方法。罐头食品必须严密消毒，罐盖鼓起者和色香味改变者，必须煮沸后弃去，不可喂饲家畜。腌腊食物及家制瓶装食物应煮沸 3 min。疑有肉毒梭菌污染的豆瓣酱、臭豆腐等应在食用前蒸煮消毒。

2. 被动免疫　若发现发病者，则未发病的同食者均应注射多价精制肉毒抗毒素，每型各 1 000～2 000 U,进食含毒食物后不超过 36 h 者免疫效果最好。

3. 自动免疫　可用肉毒梭菌混合类毒素 0.5 ml 皮下注射 2 次,间隔 30～60 日,必要时 3～6 个月后重复注射一次。

(杭小锋)

第九节　致腹泻大肠埃希菌食物中毒
Food Poisoning of *Escherichia coli*

大肠埃希菌俗称大肠杆菌,是人和动物肠道中的正常栖居菌,每克粪便中约含 10^9 个大肠埃希菌。随粪便排出后,其广泛分布于自然界。一旦水、乳等食品检出大肠埃希菌,即意味着这些食品直接或间接地被粪便污染,故在卫生学上将其作为卫生监督的指示菌。当机体抵抗力下降或侵入肠外组织器官时,可作为条件致病菌而引起感染。大肠埃希菌分为致病性和非致病性两大类。致病性大肠埃希菌主要引起腹泻,又称致腹泻大肠埃希菌。

【流行病学】　致腹泻大肠埃希菌是引起感染性腹泻的病原菌之一,在发展中国家每年大约有 500 万名儿童和婴儿死于该菌感染引起的急性腹泻。该菌不但可引起感染性疾病而且可引起食源性疾病的暴发。根据其毒力因子、致病机制及遗传控制,国际上将其分为 5 类:肠出血性大肠埃希菌(EHEC)、肠产毒性大肠埃希菌(ETEC)、肠致病性大肠埃希菌(EPEC)、肠集聚性大肠埃希菌(EAggEC)和肠侵袭性大肠埃希菌(EIEC)。EHEC 是目前最为重点关注的大肠埃希菌,可引起出血性结肠炎(HC)、溶血性尿毒症综合征(HUS)和血栓性血小板减少性紫癜(TTP),HUS 和 TTP 病死率较高,携带类志贺毒素被认为是该种大肠埃希菌引起高病死率的主要原因。ETEC 主要感染儿童和旅行者,是发展中国家婴儿、儿童常见的腹泻病因。EIEC 主要侵犯较大儿童和成人,引起人类细菌性痢疾,亦可引起食物中毒。

近年来,各国由致腹泻大肠埃希菌引起的食物中毒事件时有发生。1996 年日本暴发 O157：H7 大肠埃希菌感染事件,中毒 9 451 人,死亡 6 人。1998 年南昌发生一起由 EIEC 引起的食物中毒暴发,致 27 人发生感染性腹泻。2006 年青岛市区东部某乡镇由 ETEC 引起的井水污染,共发现 169 人出现恶心、呕吐、腹痛、发热等症状伴随大量水样便腹泻。1999 年安徽省和江苏省局部地区发生 EHEC O157：H7 感染的暴发性流行,该次疫情暴发规模大,死亡人数多,流行因素复杂,疫情随后波及河南等地区。2011 年德国卫生部门发现,由产类志贺毒素的大肠埃希菌引起的 HUS 和血性腹泻病例明显增多,已报告 520 例 HUS 病例,1 213 例 EHEC 感染病例,共有 17 例死亡。调查确定疫情由大肠埃希菌 O104：H4 引起,携带类志贺毒素等毒力基因。这些疫情警示我们对致腹泻大肠埃希菌进行监测能够起到预警作用,对防控致腹泻大肠埃希菌引起的疫情有其重要性。我国已将 EHEC 列为 21 世纪可能对国人卫生健康有重大影响的 12 种病原微生物之一。

本病主要通过粪-口途径传播,以直接接触传播为主,通过污染的手、食品或用具等传播。大部分已知菌种都以人为贮存宿主,主要传染源为患者和带菌者;家畜和家禽也是ETEC 和 EHEC 的重要贮存宿主和传染源。致腹泻大肠埃希菌的致病症状主要是不同程度的腹泻,其感染剂量一般为 $10^6 \sim 10^8$ CFU,明显高于菌痢、伤寒和霍乱。主要通过饮用污染水源、牛乳,进食污染食品而传播。在温暖和潮湿的季节,家庭、餐厅、沿街叫卖的食物制品或半成品中都可能存在大肠埃希菌的严重污染。本病全年均有发生,5～6 月份为发病高峰。各年龄组均可发病,但以婴儿和儿童多见。

【临床表现】

1. ETEC 肠炎　ETEC 是发达国家"旅游者腹泻"的主要病因之一,是"成人霍乱综合征"的常见病因,也是小儿腹泻的重要病原菌,发病率仅次于轮状病毒。ETEC 居于小肠表面,不损坏也不侵入肠黏膜上皮,通过产生肠毒素引起分泌性腹泻。

本病潜伏期一般为 44 h(0.5～7 日),其临床表现为水样腹泻,每日 2～10 次,偶呈重症霍乱样。小儿和年老体衰患者,常腹泻严重,并发脱水、电解质紊乱、休克及酸中毒,可能危及生命。发热者较少,多为低热。可有腹痛、恶心、呕吐、头痛及肌痛,但无里急后重。病程1～5 日,甚少超过 1 周。病后 1～3 周仍有小肠吸收障碍,故发展中国家的患儿常发生病后营养不良。

2. EPEC 肠炎　EPEC 是最早被认识的一组致腹泻大肠埃希菌,是 20 世纪 50～60 年代婴幼儿腹泻的主要病原,近年来虽有减少,但我国部分地区仍有该菌的暴发流行。本病各年龄组均可发病,但以 2 岁以下小儿多见。

本病起病缓慢,多有饮食不调或添加辅食不当等诱因,常误诊为消化不良。轻症者不发热,大便每日 3～5 次,呈黄色蛋花样,量较多,亦有黏液脓血便者。重症者可有发热、呕吐、腹痛、腹胀等。成人患者常急性起病,脐周腹痛伴痢疾样大便。个别营养不良患儿,病原菌可侵入肠黏膜进入血流,导致败血症或脑膜炎。并发症主要有重度等渗性脱水、代谢性酸中毒、败血症、多脏器功能损害,成人预后较好,小儿病死率高。

3. EIEC 肠炎　EIEC 不产生肠毒素,主要侵犯结肠形成肠壁溃疡,引起炎症反应,导致侵袭性腹泻。此菌致病性强,10～100 个细菌即可引起结肠侵袭性病变。儿童及成人均可患病,但流行远不如 ETEC 引起的肠炎。本病临床表现轻重悬殊,较重病例酷似细菌性痢疾,有发热、头痛、肌痛及乏力等症状,伴腹痛、腹泻、里急后重及黏液脓血便。轻症者仅有轻微腹泻。

4. EHEC 肠炎　EHEC 无侵袭力,也不产生肠毒素,但能产生一种毒力甚强的细胞毒素,又称 Vero 毒素(VT),其有 4 种,即 VT1、VT2、VT2vh 和 VT2vp,其中 VT1 又称类志贺毒素。VT 在盲肠、阑尾和升结肠引起肠黏膜上皮细胞坏死、黏膜充血、水肿以及结肠黏膜炎症,导致炎症性出血性腹泻。VT 还可进入血液,损伤血管内皮而引起血栓性微血管病。病变部位主要在肾脏时可导致 HUS,亦可由此引起出血以及中枢神经系统病变。EHEC 感染的潜伏期为 3～4 日,主要症状为痉挛性腹痛,初期为水泻,继而呈典型的特征性血水便,不发热或低热,伴恶性、呕吐。本病经 5～7 日可自愈,少数儿童或成人病例经数日血水样腹泻后尿量急剧减少,出现溶血性尿毒症综合征,患者表现为肾功能衰竭、外周血血小板减少以及溶血性贫血等征象。一些重症患者还可能出现出血性结肠炎和血栓性血小板减少性紫癜的临床表现。

5. EAggEC 肠炎　EAggEC 能黏附于小肠黏膜上皮细胞,并在其表面大量繁殖而引起肠道微绒毛病变。其不产生肠毒素及 VT,腹泻机制不明。无症状带菌者为 7%～8%,显性感染者症状与 EPEC 相似,EAggEC 也是旅游者腹泻和小儿腹泻的重要病原菌。

【诊断及鉴别诊断】　大肠埃希菌感染的确诊有赖于细菌学诊断。对获得的粪便标本进行培养可获得病原菌。对于不同类型的大肠埃希菌确诊还应做血清型分型或进行毒素分析等。

1. ETEC 肠炎　确诊有赖于粪便培养并做血清分型及耐热肠毒素(ST)和不耐热肠毒素(LT)检测。用荧光抗体技术、DNA 扩增、乳胶凝集试验等免疫学测定肠毒素的特异性及敏感度均较高。临床主要应与霍乱进行鉴别,还需鉴别的有病毒性肠炎和沙门菌肠炎等。

2. EPEC 肠炎　依据粪便培养阳性及血清学鉴定阳性尚不能确诊,必须同时有临床表现及流行病学支持才能诊断本病。需要与其鉴别的疾病有痢疾、沙门菌肠炎、空肠弯曲菌肠炎、病毒性肠炎和婴幼儿急疹等。

3. EIEC 肠炎　粪便培养的大肠埃希菌经 EIEC 凝集反应和血清学鉴定,可对该病确诊。豚鼠结膜试验阳性也有助于诊断。主要需鉴别的疾病是细菌性痢疾。其他还需鉴别的有病毒性肠炎和沙门菌肠炎等。

4. EHEC 肠炎　该病部分患者表现比较危重,可出现溶血性尿毒症综合征、肠出血和血栓性血小板减少性紫癜。特异性诊断有赖于粪便培养分离鉴定 EHEC,并应检测 Vero 毒素。常常需鉴别的疾病有细菌性痢疾和急性坏死性肠炎等。

5. EAggEC 肠炎　确诊需要粪便培养阳性的细菌分离和血清学鉴定。常常需与沙门菌肠炎和病毒性肠炎进行鉴别。

【治疗】　主要包括补充水与电解质、杀灭致病菌和控制腹泻等。

1. EPEC 肠炎　补充体液和电解质,纠正失水、电解质紊乱与酸中毒是最重要的治疗措施。对腹泻失水不严重的可以口服补液,其配方为 1000 ml 液体加葡萄糖 20 g、氯化钠 3.5 g、碳酸氢钠 2.5 g 和氯化钾 1.5 g。WHO 倡导的口服补液疗效确切,有效率可达 97%,脱水者一般于 12 h 内可得到纠正。腹泻严重、失水明显者可静脉滴注复方电解质溶液(541 溶液)。脱水越重输入溶液的速度应越快。补液量不足或时间拖延过久易继发急性肾功能衰竭等并发症,但输液过快又易发生肺水肿和心力衰竭,输液时应密切注意脉搏、血压和尿量等生命体征。止泻可用黄连素、洛哌丁胺(易蒙停)和蒙脱石等止泻剂。

本病为自限性疾病,轻者可不用抗菌药物,对于严重感染者,需要应用抗菌药物。首选氟喹诺酮类药物或第三代头孢菌素。儿童应避免使用氟喹诺酮类药物及磺胺类药物等。呋喃类、磺胺类和氟喹诺酮类药物对胎儿发育有影响,故不宜用于妊娠期妇女。

2. ETEC 肠炎　本病补液、止泻治疗原则和方法与 EPEC 基本一致。轻者不用抗菌药物,重症者抗菌治疗后可缩短排菌时间。有报道经体内注射疏水配基偶联的葡萄聚合糖能取代肠毒素所结合的神经节苷脂,以干扰 ETEC 的致病过程,减轻对机体的伤害,促进胃肠功能的恢复。

3. EIEC 肠炎　肠治疗方法同细菌性痢疾。常选用氟喹诺酮类药物和第三代头孢菌素,口服抗菌药物即能收到满意疗效。除注意补液、抗菌和止泻外,还应做好饮食调理、休息疗养等护理,以防止转为慢性顽固性肠炎。

4. EHEC 肠炎　轻症者原则上可按其他感染性腹泻处理,但是否应该使用抗菌药物,学术上尚无定论。通常认为,抗菌药物对本病不能缩短病程,不能减少并发症的发生,甚至有可能促进释放 VT,导致溶血性尿毒症综合征的发生,因此应避免使用抗菌药物。对于重症者,可选择使用肾脏损害作用小的敏感抗菌药物,如第三代头孢菌素等。出现溶血性尿毒症综合征、血小板减少性紫癜或出血坏死性肠炎等严重合并症者,按相应疾病积极抢救。

5. EAggEC 肠炎　本病症状多轻微,需注意补充体液,提倡口服补液;并用黄连素、蒙脱石等止泻治疗。一般不给予抗菌药物治疗。

【预防】　注意饮食卫生和水源管理,防治粪-口感染是日常防治大肠埃希菌肠道感染的重要措施。食品卫生监督,尤其是对夏季的食品卫生进行安全督查,能有效减少此类疾病的暴发流行。旅游者在流行地区不应饮用未煮开的水,不吃生冷食物和连皮水果,不吃煎烤未熟的肉类。不主张预防性服用抗菌药物,因为可能导致细菌耐药发生。母乳喂养、幼托机构工作人员勤洗手也可大幅度降低本病的流行。

(徐文胜)

第十节　金黄色葡萄球菌食物中毒

Staphylococcus Food Poisoning

金黄色葡萄球菌(简称金葡菌)食物中毒是进食被金黄色葡萄球菌及其所产生的葡萄球菌肠毒素污染的食物所致的疾病,其特征为起病急骤,剧烈恶心、呕吐,腹痛、腹泻,重者可致脱水、虚脱和肌肉痉挛。多数患者经 1～2 日症状消失,恢复较快。在我国,20%～25% 的细菌性食物中毒事件是由金葡菌引起的,是仅次于沙门菌和副溶血弧菌的第三大致病菌。

【流行病学】　引起本病的细菌仅限于金葡菌中某些能产生肠毒素的菌株。金葡菌肠毒素是一种可溶性蛋白质,呈单一的多肽链,肠毒素有 A、B、C1、C2、C3、D、E、F、G、H、I、J、K、L、R 等血清型,同一菌株可产生 2 型或以上的肠毒素,以 A、D 型最多见,B、C 型次之,其中 A 型毒力最强。临床症状由肠毒素所致,使人体中毒的剂量为 20～25 μg,该毒素耐热性强,煮沸 30 min 仍能使人致病,耐酸,能抵抗胃蛋白酶及胰蛋白酶消化。

1. 传染源　金葡菌主要存在于皮肤黏膜,特别是鼻咽部,30%～80% 的人群为带菌者,这些带菌者充当了葡萄球菌的储存宿主。传染源主要为带菌者和患者(尤其是从事食品制作、加工的人员),特别是这些人员的手指受伤、感染或患有其他化脓性皮肤病,以及急性呼吸道感染者。极少数是被患葡萄球菌乳腺炎乳牛的污染牛奶传染。

2. 传播途径　通过葡萄球菌污染的食物,如淀粉类(剩饭、粥、米面、蛋糕)、鱼、肉、乳制品等,致使该菌繁殖并产生大量肠毒素,引起传播,被污染的食物在外观、味道、气味方面与正常食物不易区别。

3. 人群易感性　一般夏秋季较多,冬春发生较少,各年龄性别组均可患病。病愈后不产生免疫力,本病无传染性。

【临床表现】　金葡菌食物中毒的特点是发病急,潜伏期短,一般为 2～5 h,极少超过 6 h。主要症状为恶心、呕吐、中上腹部痉挛性疼痛,继之腹泻,呕吐为本病最常见的症状,呕吐前多有脑后重压感,且常呈喷射性呕吐,呕吐物可带胆汁、黏液或血丝。腹痛多伴随腹泻发生,腹痛初在中上腹部,以后波及全腹部。腹泻多为水样便或稀便,可有恶臭,少数患者有血便症状,每日数次至数十次不等。体温大多正常或略高。此外,重症患者可因剧烈吐泻而引起血压下降、脱水,甚至虚脱、肌肉痉挛等。儿童对肠毒素比成人敏感,故发病率高,病情重。

金葡菌食物中毒病程较短,一般多在 1～2 日康复,未发现有后遗症。偶有老、弱、幼儿患者因发生合并症或循环衰竭而死亡。

【诊断及鉴别诊断】

1. 诊断

(1) 临床诊断:根据进食可疑食物、集体发病,结合潜伏期短、症状严重而短促等可做出初步诊断。可疑食物、呕吐物、粪便做涂片及培养检出金葡菌或以荧光、核素标记的特异性肠毒素抗体检测毒素,诊断即可成立。

(2) 实验室诊断

1) 直接镜检:将可疑食物、呕吐物、粪便进行涂片和革兰染色,根据细菌形态、排列及染色特性检出葡萄球菌,一般要求超过其他菌数 25%,每克食物含菌应达数亿个,即可确诊。

2) 细菌培养:可疑食物、呕吐物或粪便经高盐血琼脂培养基培养,如未检出葡萄球菌,并不能否认诊断,因食物在加热过程中细菌被杀灭,但肠毒素耐高热,未破坏仍能致病。

3) 毒素测定:运用血清学直接检测食物浸出液、培养物或滤液等标本的肠毒素。用荧光或核素标记的特异性肠毒素抗体检测毒素,用 ELISA、免疫荧光法或放射免疫法检出肠毒素。

2. 鉴别诊断

(1) 非细菌性食物中毒:包括化学性食物中毒(服用被汞、砷及有机磷农药等污染的食物)和生物性食物中毒(误食河豚、发芽的马铃薯等)。患者有进食此类毒物史,潜伏期短,除有胃肠炎表现外,尚有神经系统和肝、肾等脏器的中毒症状,呕吐物及粪便培养物无病原菌生长。

（2）各类胃肠型细菌性食物中毒：依据中毒食物、潜伏期、体温以及流行病学情况进行鉴别，吐泻物细菌培养阳性有利于诊断。

（3）急性细菌性痢疾：偶见食物中毒性暴发，全身中毒症状较重，恶心、呕吐少见。临床上以发热、腹痛、腹泻、里急后重感及黏液脓血便为特征，培养可见痢疾志贺菌生长。

（4）霍乱：有霍乱接触史，先泻后吐，泻吐物呈黄水样或米泔水样，典型者无发热，无腹痛，患者有明显的脱水、酸中毒及周围循环衰竭，粪便涂片荧光抗体染色镜检及培养找到霍乱弧菌，可明确诊断。

（5）病毒性胃肠炎：是由多种病毒引起，以急性小肠炎为特征，潜伏期为 24～72 h，主要表现为发热、恶心、呕吐、腹胀、腹痛及腹泻，排水样便或稀便，吐泻严重者可发生水、电解质及酸碱平衡紊乱，粪便培养物检出病原菌。

【治疗】

（1）首先须进行卫生宣传教育，停止进食可疑食物，应及时收集有关资料进行流行病学调查及细菌学检验工作，以明确病因。

（2）一般治疗：卧床休息，清淡饮食，轻型患者不需要特殊治疗，能自愈。重症患者洗胃导泻，以便除去未吸收的肠毒素及致病菌。

（3）对症、支持疗法：严重呕吐可用甲氧氯普胺 10 mg/次，肌内注射，同时补充水、电解质，保持水、电解质及酸碱平衡；血压下降者除补充血容量、纠正酸中毒等，可酌情使用血管活性药物；腹痛明显者予以阿托品或山莨菪碱等解痉止痛药对症处理。

（4）病原治疗：本病为肠毒素所致，一般不需应用抗生素。对重症者或出现明显菌血症者，可依据药敏试验，选用有效抗生素，可选用苯唑西林、头孢噻吩、喹诺酮类等。

【预防】

（1）做好饮食卫生监督，对炊事人员定期进行健康检查及卫生宣传教育。

（2）患有化脓性创伤、疖疮或皮肤病以及呼吸道感染、口腔疾病等炊事员或从事饮食业者应暂调离其工作，并给予彻底治疗，待皮肤及其他部位感染痊愈后，可返回原岗位。

（3）患乳腺炎奶牛的奶不得供饮用或加工成奶制品。

（4）缩短剩余饭菜的存放时间，最好不超过 4 h，同时应及时低温冷藏（6℃以下），或将其摊开放在阴凉通风处，使用前需彻底加热。

（谢　莹）

第十一节　沙门菌食物中毒

Salmonella Food Poisoning

沙门菌感染通常是指除伤寒和甲、乙、丙型副伤寒以外的沙门菌感染的总称，亦称非伤寒沙门菌感染。沙门菌是最常见的引起食物中毒的病原菌之一，其中又以鼠伤寒沙门菌、肠炎沙门菌及猪霍乱沙门菌为常见。该类细菌常见的载体为蛋、肉、禽肉、西红柿、甜瓜等,细菌在这些食物上能存活很长时间,温度适宜时能在食物中大量繁殖。污染食品的细菌可侵袭机体而产生疾病,主要表现为胃肠道症状。

【流行病学】

1. 传染源 保存宿主、患病动物、带菌动物与患者均是传染源,但人几乎没有长期健康带菌者,只是感染后排菌的时间长短不一。多数来自病兽如猪、牛、羊及家禽鸡、鸭等的肉食或排泄物。野生动物如啮齿类、狼及鸟类均可是保存宿主。患者自潜伏期即可排菌,但更为重要的是恢复期排菌。

2. 传播途径 食用染菌而未经彻底消毒的饮食是主要的传播方式,动物源性食品如肉类、内脏、蛋类、乳类均可传播该菌。生熟食品加工过程中未严格分开是引起本病流行的最常见原因,水源污染或集体食堂食物污染可致暴发流行。

3. 人群易感性 各年龄组均易感,但发病与患者的免疫力、年龄等有关。免疫缺陷者易感染,且容易导致败血症及肠道外感染。婴幼儿及学龄前儿童易感,主要由于肠道分泌sIgA 及 sIgM 功能尚未成熟。

4. 流行特征 本病常表现为突然发病,发病者仅限于进食污染食物者,食物常是同一传染源所污染,集体用餐单位常呈暴发流行,热带地区雨季和温带地区气候较暖时期发病率最高。

(1)发病率:近年来,由于对本病的认识和细菌培养技术的提高,以及食品大规模生产及发售,部分地区卫生监管不严,集体就餐机会增加,人们对于动物源性食品需求增加和大规模畜群饲养等原因,沙门菌感染在某些地区尤其是经济发达地区有所增加。各型沙门菌发病率最高的要属伤寒沙门菌。

(2)地区分布:本病主要表现为世界性散发流行,偶有通过污染某类商品引起国际流行。在发达国家非伤寒沙门菌感染发病率普遍较高。在沙门菌中,除鼠伤寒世界各国普遍流行外,其他多因地区而异。

(3)耐药性:对人致病的沙门菌属感染多为人畜共患病,近年来由于广泛使用抗菌药物作为动物饲料添加剂,故该类细菌耐药性日益严重。沙门菌特别是鼠伤寒,常带有质粒介导的多重耐药因子,实验证明可经大肠埃希菌传递耐药性。我国多数实验报道对氯霉素、氨苄西林及复方磺胺甲噁唑有较高耐药率。近几年,沙门菌对氟喹诺酮类耐药的病例逐渐增多。

【临床表现】 沙门菌食物中毒作为侵袭性细菌感染,其潜伏期较其他细菌长,通常为24~72 h,同时也取决于感染的细菌数量。

沙门菌食物中毒的临床表现以胃肠炎多见,但亦有可能引起败血症、肠道外脏器局灶性炎症等表现。

(1)胃肠炎型:患者在进食污染食物或水后 6~48 h,出现恶心、呕吐和腹泻症状,常伴有腹部绞痛和发热(38~39℃)。腹泻主要表现为稀便,无血便,量中。但大量水样便、血便或痢疾症状并不能排除沙门菌属感染。在新生儿、老年人和免疫缺陷者易引起脱水和病变播散,需要住院治疗和抗生素治疗。沙门菌感染极少引起类炎性肠病。沙门菌食物中毒引起的胃肠炎往往是自限性的,腹泻症状可在3~7日缓解,发热一般不超过72 h。

（2）败血型：<5%的沙门菌感染致胃肠炎患者血培养阳性,其中5%~10%的患者出现局部感染,尤其在婴幼儿、老年人和免疫抑制患者中,可表现为弛张热伴有寒战、恶心、头痛、尿蛋白阳性。部分病例因机体免疫功能低下,特别是新生儿肠道免疫球蛋白不足,黏膜防御功能差,病菌侵入血液循环引起腹腔、中枢神经系统、肺部、泌尿生殖道、骨关节等局灶性感染。因一般抗菌药在局部达不到有效浓度,常导致病程迁延,病死率较高。

（3）伤寒型：比较少见,临床表现多以持续发热为主,可伴有肝脾大。

【诊断及鉴别诊断】

1. 诊断

（1）流行病史：有进食可疑污染食物史,同食者短期内集体发病,或有家庭、病房等传染源接触史,或接触病禽、兽等。

（2）临床表现：进食可疑食物后1~2日,突然发生急性胃肠炎症状。此外,也可表现为类似伤寒、败血症或局部化脓感染等。

（3）病原学检查：及时取呕吐物、血、骨髓、尿、粪或脓液做细菌培养,阳性即可确诊。反复培养可提高阳性率。

（4）血清学检查：肥达反应对沙门菌感染参考意义较小,因其抗原复杂而变态反应等疾病又可出现假阳性。

2. 鉴别诊断

（1）非细菌性食物中毒：食用发芽马铃薯、苍耳子、苦杏仁、河豚、生鱼胆或有机磷农药、氯化汞等中毒者,潜伏期仅为数分钟至数小时。一般不发热,以频繁呕吐为主,腹痛、腹泻较少,但神经症状较明显,病死率较高。呕泻物及可疑食物中可检出毒素。

（2）霍乱：为无痛性腹泻,先泻后吐居多,吐泻较严重。成人一般不发热,大便呈清水样或米泔水样,常出现脱水、酸中毒和周围循环衰竭。粪便涂片暗视野显微镜镜检及细菌培养找到霍乱弧菌可明确诊断。

（3）急性细菌性痢疾：短期内大批患者发病少见,呕吐物较少,常有发热、里急后重。大便多混有脓血,左下腹压痛,粪便镜检有红细胞、白细胞,粪便培养约半数有痢疾志贺菌生长。

（4）病毒性胃肠炎：潜伏期为24~72 h,以急性小肠炎为特征,主要表现为发热、恶心、呕吐、腹胀、腹痛及腹泻,大便呈黄水样或清水样,吐泻严重者可发生水、电解质及酸碱平衡紊乱。

【治疗】

（1）对症治疗：胃肠炎型可不必使用抗菌药,口服补液及电解质,辅以必要的对症处理。轻、中度脱水可予口服葡萄糖或电解质溶液,严重脱水者静脉补液,对年老、年幼或虚弱者应给予支持疗法。中毒症状严重并有循环衰竭应注意维持有效血容量,必要时可使用肾上腺皮质激素。呕吐、腹痛明显者,可予山莨菪碱解痉治疗。

(2)病原治疗:败血症型沙门菌感染应采用抗菌药充分治疗,至症状控制及病原完全被清除。一般不少于7~10日。婴儿及免疫功能不全患者应注意及时发现败血症及局部感染并予以治疗。1岁以内婴儿应强调母乳喂养,因其含有分泌型免疫球蛋白。避免反复使用抗菌药物治疗,影响患儿发育。

目前,沙门菌对常用抗生素如氯霉素、氨苄西林、磺胺甲噁唑的耐药率不断增加,意味着第三代头孢菌素和喹诺酮类药物是目前的主要选择。第四代喹诺酮类药物能够迅速减少沙门菌排泄及阻断传播。第三代头孢菌素对其他药物治疗无效的慢性带菌者疗效显著。对于侵袭性及局部感染,必须使用足量药物彻底治疗。儿童应慎重使用氟喹诺酮类药物。

【预防】 首先,要控制传染源。妥善处理患者和动物的排泄物,保护水源,禁止出售病畜和病禽。其次,切断传播途径。正确卫生的准备、处理和储存食物可显著减少伤寒沙门菌感染的发生。生熟食物的严格隔离是保证食品安全的基本措施。肉、禽、乳、蛋的处理、加工和储存均应严防污染,食用时煮熟煮透。婴幼儿应强调母乳喂养,加强婴儿肠道被动免疫。目前,沙门菌疫苗仍在研制当中,尚未应用于临床。

(王　剑)

第十二节　副溶血弧菌食物中毒

Vibrio parahaemolyticus Food Poisoning

副溶血性弧菌(VP)是夏秋季沿海、沿江地区引发食物中毒和急性胃肠炎的一种重要且常见的病原菌。人类多因食入被污染后未煮熟的海产品或被污染的盐渍食物而感染,主要症状有痉挛性腹痛、恶心、呕吐、腹泻及发热等,严重者可引起脱水、循环衰竭。该菌引起的食物中毒多呈群体性暴发,其发病率近年来呈明显上升趋势。

【流行病学】 副溶血弧菌又称嗜盐菌,通常存在于海产品(如鱼、虾、蟹和贝类等)、近海海水、浮游生物、海底沉积物中。在贝类、海虾、海蟹和乌贼等海产品中带菌率极高。人常因生食或摄入未煮熟的海产品而发病。除海产品外,咸菜、咸肉、凉拌菜等含盐食物由于受到交叉污染也会引起发病,生熟食物的交叉污染已成为该类型食物中毒的重要危险因素。

该病好发于夏、秋季,在我国尤以5~11月份发病率最高,占全年发病的98%以上。除了沿海地区(如我国东海、南海、渤海及黄海沿海城市)为该病的高发地区,沿长江地区也有广泛流行。该病普遍易感,各年龄组均可发病。病后免疫力较弱,可重复感染。

【临床表现】 潜伏期为2~48 h,少数长达4日,一般在10~20 h。

该病因患者免疫力及细菌毒力不同,临床表现严重程度也不同。儿童中毒症状较成人重,初至沿海地区患者发病多典型,而沿海地区居民发病则较轻。典型胃肠炎表现如下。

起病急,初期为腹部不适,上腹部痉挛痛,恶心、呕吐,发热轻或中度。发病5~7 h后,腹痛加剧,出现阵发性脐周剧烈绞痛为本病特点。大便每日数次至 20 余次不等,多为黄色水样便,少数重症可呈血水样或洗肉水样,极少数可有黏液脓血便,类似菌痢,但多无里急后重感。严重腹泻者可出现脱水、循环衰竭,伴声音嘶哑和肌痉挛,甚至出现意识障碍。病程多为 2~4 日,少数长达 7 日。该病为自限性,一般预后良好。

【诊断及鉴别诊断】

1. 诊断　VP 食物中毒多呈群体性发病,发病前多有生食海产品等流行病学史,但仅依靠流行病学史及临床表现很难与其他细菌性食物中毒相鉴别,需结合实验室检查确诊。

(1) 常规检查

1) 血常规:发病初白细胞总数升高,多在 $(10\sim20)\times10^9/L$,中性粒细胞比例大于 80%。

2) 粪常规:镜检可见白细胞或脓细胞,伴有红细胞,易被误诊为菌痢;有血水样便时镜检可见红细胞满视野。

(2) 病原学检查

1) 细菌培养:粪培养可检出 VP,但仅在发病的 1~2 日阳性率较高,后迅速转阴。也可选择可疑食物进行细菌培养、分离鉴定。

2) 免疫学诊断:该方法检测细菌特异性抗原,具有特异性强、灵敏度高、可直接检测、快速省时等优点。常用的方法有酶联免疫吸附法(ELISA)、免疫荧光技术以及免疫印记(western blotting)等。

3) 基因诊断:利用 PCR 技术检测细菌特异性基因,进一步提高了诊断准确性。

2. 鉴别诊断　需要与沙门菌、大肠埃希菌(EHEC、EIEC)引起的食物中毒相鉴别,其临床表现多相似,只能通过病原学检查鉴别。

【治疗】　VP 食物中毒大多预后良好,呈自限性,治疗主要以对症支持治疗为主。

1. 一般治疗　卧床休息。流食或半流食,宜清淡。

2. 对症治疗　多以补液为主。吐泻较轻可予口服补液盐,吐泻、腹痛剧烈者暂禁食,并予静脉补液,同时予解痉药物缓解腹痛。高热者用物理降温或药物降温。

3. 抗菌治疗　症状较重者可使用抗菌药物。近年来,由于水产养殖过程中大量不合理使用抗生素,VP 耐药情况日趋严重,有报道水产养殖水域 VP 分离株对氨苄西林、阿莫西林的耐药率高达 90% 以上,甚至有同时对 β-内酰胺类、氯霉素及庆大霉素等三类抗生素耐药的多重耐药株的报道。因此,第三代、第四代头孢菌素被认为是治疗 VP 引起的严重感染的最有效药物。而对于 VP 引起的普通胃肠炎,则可选用四环素类、喹诺酮类、第三代头孢菌素或氨基糖苷类等药物,具体可根据细菌培养及药敏试验选择敏感药物治疗。

【预防】　对 VP 食物中毒患者采取消化道隔离,患者粪便、呕吐物需消毒后排放。加强饮食卫生监督、管理及宣传教育,海产品需全程低温(<10℃)保存、运送;生熟食品分开制作,避免交叉污染。养成良好的卫生习惯,不吃未经煮熟的食物;尽量不吃或少吃生的海鲜;食用凉拌海产品时使用适量新鲜大蒜及食醋进行调制,放置 5~10 min,可有效杀灭 VP。预

防 VP 滋生是防止食物中毒的有效方法;做好防蝇灭蝇工作。

(辛海光)

第十三节　蜡样芽胞杆菌食物中毒
Cere Spore Bacilli Food Poisoning

蜡样芽胞杆菌食物中毒为进食受蜡样芽胞杆菌污染的食物所致,中毒现象由致病菌产生的肠毒素引起,综合症状为腹泻、呕吐、恶心,有时伴有头晕、发热、四肢无力、流涎、血压降低等,病情较轻,病程较短,除此之外,蜡样芽胞杆菌偶尔能通过菌体感染引起人的眼部疾病、心内膜炎、脑膜炎和菌血症等。

【流行病学】　受蜡样芽胞杆菌污染的食物为主要传染源,该菌产生致泻和致吐两种肠毒素,且受污染后食物没有明显的腐败变质现象,不易察觉,故误食中毒的概率较大,该菌引起的食物中毒事件占细菌性食物中毒的比例较高。国外报道的中毒食物多是炒饭、甜点心、蔬菜、色拉、奶及肉类等,国内报道的引起蜡样芽胞杆菌中毒的食物种类,以剩米饭、开水泡饭等为主,其次有甜点、剩菜和海蛎干等。蜡样芽胞杆菌食物中毒有一定的季节性,4 至 8 月份发病率较高,7 月份最高。

【临床表现】　潜伏期较短,最短潜伏期数十分钟,一般不超过 12 h,根据肠毒素及细菌感染,症状分为三型。

(1)腹泻毒素引起的食物中毒症状为水样腹泻、腹部痉挛和疼痛,呕吐少见,摄食后 6～15 h 开始出现腹泻综合征,病程持续 24 h。

(2)呕吐毒素引起的食物中毒症状为恶心、呕吐、头晕、四肢无力、口渴、寒战等,潜伏期一般为 0.5～6 h,病程持续 24 h。

(3)摄入活菌造成感染的症状为骤起腹痛、腹泻、水样便和恶心,呕吐较少,少数患者有发热。

【诊断及鉴别诊断】

1. 诊断

(1)临床诊断

1)临床表现:为头晕、头痛、呕吐、腹泻、腹痛、全身四肢不适、胸闷、胃不适、口干、寒战、结膜出血和发热等症状,粪便呈黄色稀水样,无脓血便及黏液便。

2)流行病学资料:集体中毒史、不洁饮食史等。

3)粪便常规检查:镜检脓细胞、红细胞及动力试验。

(2)实验室诊断

1)粪便细菌培养:根据细菌形态、染色和生化特点,并进行肠毒素检查,鉴别蜡样芽胞杆菌。

2）PCR 及分子杂交技术检测样品中蜡样芽胞杆菌。

2. 鉴别诊断　由于蜡样芽胞杆菌引起的食物中毒包括腹泻型和呕吐型两种类型。其中呕吐型潜伏时间短,患者中毒症状主要为恶心、呕吐,偶有腹泻、腹痉挛症状,病程一般为24 h,临床表现类似于金葡菌引起的食物中毒。而腹泻型潜伏期为 $6\sim15$ h,症状以腹痉挛、腹痛、腹泻为主,偶见恶心、呕吐,临床表现与产气荚膜梭菌引起的食物中毒类似。具体需根据病原学检测明确诊断。

【治疗】　本病病情较轻,根据病情对症处理,重症者可用抗生素治疗。氯霉素、诺氟沙星、链霉素或黄连素等治疗均能控制病情,不宜使用青霉素、杆菌肽或磺胺嘧啶等治疗。

氯霉素稀释后,成人每日 $1.0\sim2.0$ g 静滴,严重感染时增至每日 3.0 g,小儿按体重每日 $25\sim50$ mg/kg,分 $3\sim4$ 次给予,新生儿每日不超过 25 mg/kg,分 4 次给予。

诺氟沙星口服,每次 0.4 g,每日 2 次,疗程 $5\sim7$ 日,不宜用于 18 岁以下儿童及青少年。

链霉素肌内注射,每日 2 次,0.5 g/次,儿童用量酌减。

小檗碱口服,每日 3 次,$0.1\sim0.3$ g/次,严禁静脉给药。

【预防】　加强食品安全措施,如个人卫生、环境卫生、规范操作等,同时日常中还应注意以下几点。

（1）食品及时冷藏:蜡样芽胞杆菌的繁殖温度为 $10\sim48℃$,低于 10℃或高于 63℃则停止繁殖,当温度在 32℃和 pH 8.0 时,有利于毒素产生,因此食品应及时放置 10℃以下冷藏,控制病菌繁殖。

（2）缩短食品存放时间:存放时间过长,易变质。

（3）食前充分加热:耐热肠毒素需 100℃经 20 min 才能被破坏,故食品食用前应充分加热。

（吴志勤）

第十四节　产气荚膜梭菌食物中毒

Clostridium perfringens Food Poisoning

产气荚膜梭菌是一种厌氧性革兰阳性芽胞杆菌,广泛存在于自然界的土壤、水体、食物、人畜粪便、家畜饲料中,可以感染人和各种动物（主要为牛、羊等）,引起食物中毒、坏死性肠炎、肠毒血症以及气性坏疽等。临床症状主要为腹痛、腹泻、恶心、呕吐、胃肠道痉挛等,严重时会导致死亡,死亡者多为年幼和年老的感染者。

【流行病学】　产气荚膜梭菌产生的肠毒素是引起食物中毒的主要因素。已发现的肠毒素有 16 种,其中最重要的致死性毒素有 α、β、ε 和 ι 4 种肠毒素。致病机制包括增加肠壁通透性,引起腹泻;溶解血细胞和血管内皮细胞,造成血管通透性增加,形成水肿等。

中毒多发生在夏、秋季节。中毒食品多为畜肉、禽肉、鱼及其他蛋白类食品。被产气荚膜梭菌污染的食物即使在烹调加热后,其芽胞仍可在较高温度、长时间贮存的过程中生长、繁殖,随食物进入肠道并产生肠毒素而引起中毒。

【临床表现】 进食产气荚膜梭菌污染的食物后8~24 h出现腹痛和腹泻。腹痛多表现为下腹或脐周刀绞样疼痛,腹泻多为黄色水样便。

一般症状轻微。除老幼体弱者外,一般预后良好。

【诊断】 有进食可疑饮食史及群体发病。确诊主要依据病原学检查,包括直接涂片染色镜检、厌氧培养检测、动物试验等。

【治疗】 注意休息,一般无须特殊治疗,注意补充水和电解质。对于症状严重的老年和幼儿患者,可同时给予抗菌治疗,如哌拉西林、甲硝唑等。

【预防】 预防方法与一般胃肠型食物中毒相同。应注重肉类食品的卫生监督。食用前再加热是预防产气荚膜梭菌食物中毒的重要措施。

(杭小锋)

第十五节　类志贺邻单胞菌食物中毒

Plesiomonas shigelloides Food Poisoning

类志贺邻单胞菌(PS)是细菌性食物中毒的常见病原体之一,该菌因含有与志贺菌相同的抗原而得名。PS引起的食物中毒近年有增多趋势,主要表现为腹痛、腹泻、恶心、呕吐、水样便或黏液脓血便,少数病例可有里急后重,类似菌痢。因其临床表现多较轻,无特异性,确诊需依靠细菌培养鉴定。

【流行病学】 PS广泛分布于自然界,尤其是淡水环境中更为常见。淡水鱼如鲫鱼、鲢鱼、黄鳝、泥鳅等体表和肠内带菌率最高,其次为鸭、猪等禽类,猫、狗等动物也可带菌,是PS的自然宿主,也是主要传染源。除腹泻患者带菌外,健康人也可带菌,也是重要传染源。

本病主要通过污染的饮水和食物、餐具而传播,食品制作过程中的交叉污染也是造成暴发的重要危险因素。人群对本菌普遍易感,特别是水产养殖户、商贩由于密切接触带菌宿主而发病率较高,并常成为带菌者造成传播;儿童感染率较成人高;有报道该菌常与其他致病菌如气单胞菌、沙门菌等合并感染。本病常年散发,夏秋季为发病高峰,常因水源污染造成暴发流行。

【临床表现】 潜伏期多为3~19 h,少数长至1~2日。临床表现多以轻症为主,常呈自限性,表现为脐周腹痛,多为闷痛或胀痛;腹泻每日数次至十多次,多以水样稀便为主;可伴有恶心、呕吐;不发热或轻度发热,病程多2~4日,可自愈。少数较重病例可表现为细菌性痢疾样症状,有高热、乏力、头痛、身痛等明显中毒症状;腹痛、腹泻、黏液脓血便、里急后重以及外周血白细胞计数增加,粪便镜检可见较多脓细胞和红细胞。

【诊断及鉴别诊断】

1. 诊断　前已述及,由于该病临床表现多无特异性,临床上难以与其他细菌或病毒引起的腹泻相区别,因此需依靠细菌培养及鉴定确诊。

（1）常规检查

1）血常规:轻症患者白细胞多正常或稍高;类痢疾样患者则白细胞总数升高。

2）粪常规:轻症患者镜检正常或少量白细胞、红细胞;严重时可见脓细胞及大量红细胞,与菌痢难以鉴别。

（2）病原学检查

1）细菌培养:粪便培养检出 PS 可确诊,是目前临床确诊的主要手段。

2）免疫学诊断:通过血清凝集反应或酶联免疫吸附法等检测粪便中 PS 细菌特异性抗原,但由于该菌与志贺菌抗原存在交叉免疫,难以诊断,需结合细菌培养鉴定明确。

3）基因诊断:利用 RT‐PCR 技术检测细菌特异性基因,具有快速、准确、灵敏等特点,主要用于水产品的检验检疫及食物中毒时流行病学调查。

2. 鉴别诊断　需依靠细菌培养鉴定和分子生物学等方法与其他感染性腹泻相鉴别。

【治疗】 PS 食物中毒多为轻症,为自限性疾病。治疗主要以对症治疗为主。

1. 一般对症治疗　卧床休息。以易消化、清淡食物为主。口服补液为主要治疗措施,可口服糖盐水。少数腹泻严重患者可予静脉补液,注意维持水、电解质平衡。高热患者可予物理降温或退热药物。

2. 抗菌治疗　对于重症患者需选用抗菌药物治疗。由于水产养殖中抗生素的大量使用,已有报道 PS 对氨苄西林、复方磺胺甲噁唑、氯霉素和庆大霉素等都有不同程度耐药,对喹诺酮类及头孢类均敏感。因此,可选择头孢类或喹诺酮类药物进行经验性治疗,后根据细菌药敏试验结果选择敏感抗菌药物。

【预防】 对 PS 食物中毒患者采取消化道隔离措施,患者粪便、呕吐物及分泌物等需消毒后排放。对从事水产、水禽养殖和贩卖等职业的人群应加强防护(戴手套),定期检测带菌情况。做好饮食卫生监督、管理及宣传教育,生熟食品分开制作,避免交叉污染,餐具做到彻底消毒。养成良好的卫生习惯,不喝生水,不吃未经煮熟的食品;注重手卫生;做好猫、狗等宠物粪便无害化处理等。

（辛海光）

第十六节　气单胞菌食物中毒

Aeromonas Food Poisoning

气单胞菌食物中毒是进食被气单胞菌污染的食物所致的疾病,其表现为腹痛、腹泻,少数伴有恶心、呕吐、头痛等。

【流行病学】 气单胞菌常见的有亲水气单胞菌、温和气单胞菌、豚鼠气单胞菌和斑点气单胞菌等30多种,本菌是鱼类和冷血动物的致病菌,其中前三种可引起人类腹泻。主要存在于水生系统,包括地面水、污水处理厂、饮用水及水输送系统、清洁河流、湖泊或蓄水池等,其生长密度可小于每毫升1～1 000个细菌。

1. 传染源 本菌为广泛分布于淡水和海水的腐物寄生菌,鱼和蛙等冷血动物为自然宿主,引起中毒的食品有肉与肉制品、水产品、牛奶、蔬菜等。

2. 传播途径 进食被本菌污染的饮料或食物。

3. 人群易感性 任何年龄均可发病,有血液病、肾病、肝硬化等慢性基础病或免疫功能低下者易感染,部分地区2岁以下儿童发病率高。全年可发病,夏秋季发病率高,是旅游者腹泻的重要病原菌。

【临床表现】 潜伏期为7～20 h,症状多较轻,低热或不发热,有腹痛(脐下疼痛,不剧烈)而无里急后重,腹泻呈水样稀便,少者1～3次/日,多者4～7次/日,个别患者腹泻严重类似霍乱,少数伴有恶心、呕吐、头痛。大部分病例经2～5日自愈,症状可持续1～2周,无并发症。免疫缺陷者病情严重,2岁以下儿童可表现为痢疾样症状。

【诊断及鉴别诊断】

1. 诊断

(1)临床诊断:诊断依据如下,符合气单胞菌食物中毒的流行病学特点和主要临床表现,从可疑中毒食品和患者的粪便中检出生物学特性或血清型别一致的气单胞菌。

(2)实验室诊断

1)直接镜检:粪便常规可见少量白细胞和红细胞,少数可满视野白细胞。

2)细菌培养:粪便培养可阳性。

2. 鉴别诊断

(1)霍乱:有霍乱接触史,先泻后吐,泻吐物呈黄水样或米泔水样,典型者无发热,无腹痛,无里急后重,患者可有明显的脱水、酸中毒及周围循环衰竭,粪便涂片荧光抗体染色镜检及培养找到霍乱弧菌,可明确诊断。

(2)志贺菌痢疾及沙门菌肠炎:少数病例可有水泻症状,但粪便镜检炎细胞较多,常伴有腹痛、里急后重,粪便镜检或细菌培养可鉴别。

(3)河弧菌肠炎:患者多有进食海产品史,以江河、低洼地区和贫穷区发病最高,婴儿、儿童和青年为易感者,部分患者有发热、腹痛、血便和黏液便,外周血白细胞升高,粪便培养河弧菌阳性确诊。

(4)急性细菌性痢疾:偶见食物中毒性暴发,全身中毒症状较重,恶心、呕吐少见。临床上以发热、腹痛、腹泻、里急后重及黏液脓血便为特征,培养可见痢疾志贺菌生长。

【治疗】 本病多为自限性,一般除对症补液支持治疗外不需要使用抗生素。若有重症腹泻或有基础疾病者需要抗生素治疗,可选用针对本菌敏感性高的氨基糖苷类(除外链霉素)、喹诺酮类、复方磺胺甲噁唑等治疗,所有菌株大多对青霉素类耐药,对大多数头孢菌素如头孢唑啉耐药,故不宜选用。

【预防】

1. 切断传播途径 主要采取"三管一灭"措施。注意个人卫生,饭前便后洗手。改变不良饮食习惯,提倡喝开水和使用清洁水。不食不洁食物、生水和未煮熟食品。

2. 开展疫情检测 主要是病原搜索和患者搜索。在流行季节对部分人抽样检查或普查,开展主动人群检测,尤其是饮食业。环境检测,在流行季节前或流行时,尤其水体、水产品等进行病原体检测;建立健全疾病检测系统和食物中毒报告制度;开展广泛的卫生宣传教育,普及卫生防病知识,动员全社会参与,提高个体自我保护能力。

（谢　莹）

参 考 文 献
---

［1］ Lima IF，Havt A，Lima AA. Update on molecular epidemiology of Shigella infection［J］. Curr Opin Gastroenterol，2015，31(1)：30 - 37.

［2］ 黄一灵,黄珮珺,张洁心,等.2007至2011年江苏地区宋内志贺菌整合子流行及耐药机制的研究［J］.中华检验医学杂志,2015,(8)：570 - 572.

［3］ 张国祥,张传领,沈利蒙,等.细菌性痢疾流行特点及志贺菌耐药性研究［J］.中国人兽共患病学报,2011,27：1122 - 1125.

［4］ 周雪,孙秋林,叶丽军,等.合肥地区2004年至2011年细菌性痢疾流行及菌群分布情况［J］.中华传染病杂志,2013,31：44 - 46.

［5］ Klontz KC，Singh N. Treatment of drug-resistant Shigella infections［J］. Expert Rev Anti Infect Ther. 2015，13：69 - 80.

［6］ Kim YJ，Yeo SG，Park JH，et al. Shigella vaccine development：prospective animal models and current status［J］. Curr Pharm Biotechnol，2013，14：903 - 912.

［7］ Mahapatra T，Mahapatra S，Babu GR，et al. Cholera outbreaks in South and Southeast Asia：descriptive analysis，2003 - 2012［J］. Jpn J Infect Dis，2014，67(3)：145 - 156.

［8］ Kabir S. Critical analysis of compositions and protective efficacies of oral killed cholera vaccines［J］. Clin Vaccine Immunol，2014，21(9)：1195 - 1205.

［9］ Reveiz L，Chapman E，Ramon-Pardo P，et al. Chemoprophylaxis in contacts of patients with cholera：systematic review and meta-analysis［J］. PLoS One，2011，6(11)：e27060.

［10］ Bhattacharya SK，Sur D. An evaluation of current shigellosis treatment［J］. Expert Opin Pharmacother，2003，4(8)：141 - 146.

［11］ 肖邦忠,罗兴建,吴国辉,等.13起O139型霍乱疫情分析［J］.热带医学杂志,2005,5(3)：310 - 315.

［12］ 邹海,张伟,黄菊萍,等.口服霍乱疫苗应用研究进展［J］.中华传染病杂志,2014,32(12)：766 - 768.

［13］ Butler T. Treatment of typhoid fever in the 21st century：promises and shortcomings［J］. Clin Microbiol Infect，2011，17(7)：959 - 963.

［14］ Buckle GC，Walker CL，Black RE. Typhoid fever and paratyphoid fever：Systematic review to estimate global morbidity and mortality for 2010［J］. J Globa Health，2012，2(1)：010401.

［15］ Teh CS，Chua KH，Thong KL. Paratyphoid fever：splicing the global analyses［J］. Int J Med Sci，2014，11(7)：732 - 741.

［16］ Jones C，Lee CK，Ahn C，et al. Working Group on quality，safety and efficacy of typhoid Vi capsular polysaccharide conjugate，vaccines，Jeju，Republic of Korea，5 - 7 September 2012［J］. Vaccine，2013，31(41)：4466 - 4469.

［17］ Tatavarthy A，Luna VA，Amuso PT. How multidrug resistance in typhoid fever affects treatment options［J］. Ann NY Acad Sci，2014，1323：76 - 90.

［18］ Fraser A，Paul M，Goldberg E，et al. Typhoid fever vaccines：systematic review and meta-analysis of randomised controlled trials［J］. Vaccine，2007，25(45)：7848 - 7857.

[19] Arndt MB, Mosites EM, Tian M, et al. Estimating the burden of paratyphoid a in Asia and Africa[J]. PLoS Negl Trop Dis, 2014, 8(6): e2925.

[20] 潘殊男,肖詹蓉.伤寒疫苗的现状及展望[J].国际生物制品学杂志,2011,34(6):308-312.

[21] 郑浩轩,姜泊.小肠结肠炎耶尔森菌病研究概况[J].中国微生态学杂志,2006,18(5):416-419.

[22] 于恩庶.中国小肠结肠炎耶尔森氏菌病研究进展[J].中华流行病学杂志,2000,21(6):453-455.

[23] Thoerner P, Bin Kingombe C, Bögli-Stuber K, et al. PCR detection of virulence genes in Yersinia enterocolitica and Yersinia pseudotuberculosis and investigation of virulence gene distribution[J]. Appl Environ Microbiol, 2003, 69(3): 1810-1816.

[24] Mori Y, Hirano T, Notomi T. Sequence specific visual detection of LAMP reactions by addition of cationic polymers[J]. BMC Biotechnol, 2006, 42: 5349-5352.

[25] 张万岱,胡伏莲,萧树东,等.中国自然人群幽门螺杆菌感染的流行病学调查[J].现代消化及介入诊疗,2010, 15(5):265-270.

[26] Ford AC, Malfertheiner P, Giguere M, et al. Adverse events with bismuth salts for Helicobacter pylori eradication: systematic review and meta-analysis[J]. World J Gastroenterol, 2008, 14(48): 7361-7370.

[27] 刘文忠,谢勇,成虹,等.第四次全国幽门螺杆菌感染处理共识报告[J].中华内科杂志,2012,51(10):832-837.

[28] Nakamura S, Sugiyama T, Matsumoto T, et al. Long-term clinical outcome of gastric MALT lymphoma after eradication of Helicobacter pylori: a multicentre cohort follow-up study of 420 patients in Japan[J]. Gut, 2012, 61(4): 507-513.

[29] Zou J, Dong J, Yu XF. Meta-analysis: the effect of supplementation with lactoferrin on eradication rates and adverse events during Helicobacter pylori eradication therapy[J]. Helicobacter, 2009, 14(2): 119-127.

[30] Urgesi R, Pelecca G, Cianci R, et al. Helicobacter pylori infection: is sequential therapy superior to standard triple therapy? A single-centre Italian study in treatment-naive and non-treatment-naive patients[J]. Can J Gastroenterol, 2011, 25(6): 315-318.

[31] Malfertheiner P, Megraud F, O'Morain CA, et al. Management of Helicobacter pylori infection—the Maastricht IV/ Florence Consensus Report[J]. Gut, 2012, 61(5): 646-664.

[32] Gisbert JP, Calvet X. Review article: non-bismuth quadruple (concomitant) therapy for eradication of Helicobater pylori[J]. Aliment PharmacoI Ther, 2011, 34(6): 604-617.

[33] Hsu PI, Wu DC, Wu JY, et al. Modified sequential Helicobacter pylori therapy: proton pump inhibitor and amoxicillin for 14 days with clarithromycin and metronidazole added as a quadruple (hybrid) therapy for the final 7 days[J]. Heticnbacter, 2011, 16(2): 139-145.

[34] Jones AM, Kuijper EJ, Wilcox MH. Clostridium difficile: a European perspective[J]. J Infect, 2013, 66(2): 115-128.

[35] Surawicz CM, Brandt LJ, Binion DG, et al. Guidelines for diagnosis, treatment, and prevention of Clostridium difficile infections[J]. Am J Gastroenterol, 2013, 108(4): 478-498.

[36] Zhou FF, Wu S, Klena JD, et al. Clinical characteristics of Clostridium difficile infection in hospitalized patients with antibiotic-associated diarrhea in a university hospital in China[J]. Eur J Clin Microbiol Infect Dis, 2014, 33(10): 1773-1779.

[37] Hempel S, Newberry SJ, Maher AR, et al. Probiotics for the prevention and treatment of antibiotic-associated diarrhea: a systematic review and meta-analysis[J]. JAMA, 2012, 307(18): 1959-1969.

[38] Allen SJ, Wareham K, Wang D, et al. Lactobacilli and bifidobacteria in the prevention of antibiotic-associated diarrhoea and Clostridium difficile diarrhoea in older inpatients (PLACIDE): a randomised, double-blind, placebo-controlled, multicentre trial[J]. Lancet, 2013, 382(9900): 1249-1257.

[39] Hou FQ, Sun XT, Wang GQ. Clinical manifestations of Campylobacter jejuni infection in adolescents and adults, and change in antibiotic resistance of the pathogen over the past 16 years[J]. Scand J Infect Dis, 2012, 44(6): 439-443.

[40] 顾一心,何利华,刘红莹,等.空肠弯曲菌耐药谱特征分析[J].疾病监测,2013,28(4):314-318.

[41] 左庭婷,端青.我国及部分国家 B 型肉毒毒素的中毒情况[J].生物技术通讯,2010,21(1):103-106.

[42] 田英平,石汉文,佟飞,等.肉毒中毒诊疗方案[J].中华急诊医学杂志,2010,19(4):349-350.

[43] Bielaszewska M, Mellmann A, Zhang W, et al. Characterisation of the Escherichia coli strain associated with an outbreak of haemolytic uraemic syndrome in Germany, 2011: a microbiological study[J]. Lancet Infect Dis, 2011, 11(9): 671-676.

［44］ Kadariya J，Smith TC，Thapaliya D. Staphylococcus aureus and staphylococcal food-borne disease：an ongoing challenge in public health［J］. Biomed Res Int，2014，2014：827965.

［45］ Chaibenjawong P，Foster SJ. Desiccation tolerance in Staphylococcus aureus［J］. Archives of Microbiology，2011，193(2)：125-135.

［46］ Argudín MÁ，Mendoza MC，Rodicio MR. Food poisoning and Staphylococcus aureus enterotoxins［J］. Toxins，2010，2(7)：1751-1773.

［47］ 陈海丽，周海健，宰淑蓓，等.2010-2012年上海市两家哨点医院门诊腹泻病例副溶血弧菌感染状况及菌株分子特征分析［J］.中华预防医学杂志，2015，49(3)：233-236.

［48］ Yu Y，Hu W，Wu B，et al. Vibrio parahaemolyticus isolates from southeastern Chinese coast are genetically diverse with circulation of clonal complex 3 strains since 2002［J］. Foodborne Pathog Dis，2011，8(11)：1169-1176.

［49］ 王晓燕，李剑森，邓小玲.副溶血性弧菌食物中毒的危险因素及预防［J］.国际流行病学传染病学杂志，2012，39：427-430.

［50］ Nakaguehi Y. Contamination by Vibrio parahaemolyticus and Its Virulent Strains in Seafood Marketed in Thailand，Vietnam，Malaysia，and Indonesia［J］. Trop Med Health，2013，41(3)：95-97.

［51］ Kim KT，Lee SH，Kwak D. Prevalence biochemical characteristics and antibiotic susceptibility of Aeromonads，Vibrios，and Plesiomonads isolated from different sources at a zoo［J］. J Zoo Wildl Med，2015，46：298-305.

［52］ 陈懿，徐景野，李平.腹泻病人中类志贺邻单胞菌的检测及药敏分析［J］.中国卫生检验杂志，2011，21：905-909.

［53］ Matsuyama R，Kuninaga N，Morimoto T，et al. Isolation and antimicrobial susceptibility of Plesiomonas shigelloides from great cormorants（Phalacrocorax carbo hanedae）in Gifu and Shiga Prefectures，Japan［J］. J Vet Med Sci，2015，77(9)：1179-1181.

［54］ Xia FQ，Liu PN，Zhou YH. Meningoencephalitis caused by Plesiomonas shigelloides in a Chinese neonate：case report and literature review［J］. Ital J Pediatr，2015，41：3.

［55］ 陈灏珠，林果为，王吉耀.实用内科学［M］.第14版.北京：人民卫生出版社，2013.

［56］ 方峰，俞蕙.小儿传染病学［M］.第4版.北京：人民卫生出版社，2014.

［57］ 王真行.WHO关于轮状病毒疫苗的意见书［J］.国际生物制品学杂志，1999，37(5)：203-205.

［58］ Zhang J，Duan Z，Payne DC，et al. Rotavirus-specific and Overall Diarrhea Mortality in Chinese Children Younger than 5 Years：2003 to 2012［J］. Pediatr Infect Dis J，2015，34(10)：e233-237.

［59］ Payne DC，Vinjé J，Szilagyi PG，et al. Norovirus and medically attended gastroenteritis in U.S. children［J］. N Engl J Med，2013，368(12)：1121-1130.

［60］ Ahmed SM，Hall AJ，Robinson AE，et al. Global prevalence of norovirus in cases of gastroenteritis：a systematic review and meta-analysis［J］. Lancet Infect Dis，2014，14(8)：725-730.

第十章 胃肠道真菌性感染的临床诊断与治疗

Clinical Diagnosis and Treatment of Gastrointestinal Tract Fungal Infections

第一节 念珠菌胃肠道感染

Gastrointestinal Candida Infection

大部分正常人群胃肠道中都会有真菌定植,其中念珠菌属占大部分,白念珠菌致病力最强,也是胃肠道念珠菌感染的最常见菌种。尤其在近 20 年内,随着广谱抗生素、糖皮质激素、免疫抑制剂、抗恶性肿瘤药物的广泛使用,器官移植、外科介入性治疗的深入展开,条件致病菌性真菌导致的胃肠道真菌感染日益增多,发生率显著升高,新的致病菌也不断出现,光滑念珠菌和克柔念珠菌所占比例渐渐上升,但白念珠菌仍是胃肠道真菌感染最常见的致病菌。在儿童中主要好发于早产儿及低体重出生儿,预防性使用广谱抗生素也会导致正常菌群失调,念珠菌感染概率升高。

【临床表现】 胃肠道念珠菌感染通常无特异性临床表现,大部分表现为腹泻,患者通常有腹痛、体重减轻、嗳气、呕吐,偶尔也可出现消化道出血,部分患者无消化道症状。如果有胃溃疡等基础疾病则可能出现消化道大出血表现。念珠菌性肠炎多见于儿童,成人少见,主要症状为腹泻、腹胀,每日多次水样便或豆渣样便(可达 3～20 次),呈黄绿色,大多有泡沫,无明显腹痛。患儿常伴有不同程度的脱水和电解质紊乱、酸中毒现象,同时伴有低热、呕吐,偶有血便,严重者可出现肠穿孔。

【诊断及鉴别诊断】

1. 诊断 真菌的血液培养和组织病理学检测依旧是诊断的金标准。

(1)临床诊断:因该病无典型的临床表现,若患者有胃肠道症状,并且有高危因素(如应用广谱抗菌药物、皮质激素、免疫抑制剂或入住重症监护病房,合并血液系统肿瘤、糖尿病等基础疾病,或者接受器官移植、机械通气及体内留置导管等)的存在,则在临床上需进一步检查明确是否伴有念珠菌感染的可能。

(2)实验室诊断

1)直接镜检和培养:因为念珠菌是胃肠道正常菌群,所以从粪便标本中分离到念珠菌并不能诊断念珠菌感染,确诊往往需要组织病理学证据,但若粪便显微镜检查可见卵圆形出芽孢子及菌丝,见大量假菌丝,提示可能念珠菌处于致病状态。胃镜或肠镜的活检组织病理阳性是诊断的金标准,免疫组化对白念珠菌感染的诊断较 PAS 法特异性更好,病理特征性的表现为多发性脓肿,镜下呈急性炎症反应,以中性粒细胞为主,可见真菌孢子和假菌丝。

2) G 试验:(1,3)-β-D-葡聚糖抗原存在于除接合菌以外所有的真菌细胞壁上,尤其以酵母样真菌含量最高,当真菌进入血液或组织后,经吞噬细胞吞噬、消化等处理后,(1,3)-β-D-葡聚糖可从胞壁中释放出来,从而使血液及其他体液中(1,3)-β-D-葡聚糖含量增多,此种检测方法称之为 G 试验。在念珠菌感染中,G 试验的敏感性为 70%,特异性为 87%。

3) 其他:D 阿糖醇是大部分念珠菌在感染人体后产生的代谢产物并被释放入血,患者血清中有较高的 D 阿糖醇水平,也有较高的 D 阿糖醇/肌酐比值。可采用酶荧光法定量检测阿糖醇脱氢酶。Cand-Tec 抗原是指可用念珠菌属检测系统检测的一类念珠菌蛋白抗原,是一种早期诊断深部真菌感染的有效方法,其特异性和敏感性可分别达到 76.9% 和 87.5%。烯醇化酶广泛存在真菌生物细胞中,白念珠菌感染时会大量释放该酶,但由于检测困难,临床应用较少。

4) 分子生物学检测:随着分子生物学技术的迅速发展,真菌感染的分子诊断水平也不断提高,其具有耗时短、敏感性高和特异性强的优点。目前聚合酶链反应(PCR)限制性长度多态性分析(PCR-RFLP)、随机引物扩增 DNA 多态性(RAPD)多重 PCR 及巢式 PCR 等技术已得到广泛应用。

2. 鉴别诊断

(1) 病毒性肠炎:儿童多见,秋冬季好发,多为轮状病毒和诺如病毒感染所致,急性起病,主要表现为恶心、呕吐、腹痛、腹泻,排稀水样便,伴有发热,病程较短,粪便上清液中可检测到病毒抗原。

(2) 慢性菌痢:反复腹痛、腹泻、恶心呕吐,病情迁延不愈或时好时坏,时轻时重,大便呈稀便或不成形便,常带黏液,偶有脓血。左下腹压痛,伴乙状结肠增厚。长期可伴有贫血、维生素缺乏、营养不良、劳动力减退等表现。有接触史,粪便培养痢疾志贺菌阳性可确诊。

(3) 假膜性肠炎:多发生在大手术和应用广谱抗生素后,主要是肠道内菌群生态平衡失调所致,艰难梭菌和凝固酶阳性的溶血性耐药金黄色葡萄球菌是发病主要原因。主要表现为腹泻、腹痛、腹胀及发热等,前期有手术或应用抗生素史,加之粪便检查发现革兰阳性杆菌及芽胞对临床诊断有意义。

(4) 急性阿米巴痢疾:全身症状较轻,以腹痛、腹泻开始,大便次数逐渐增加,里急后重较轻或无,大便呈果酱样,腥臭,血及黏液呈暗红色,镜检见少数破碎的白细胞、成串陈旧的红细胞、夏科-莱登晶体,找到阿米巴滋养体可确诊。肠镜检查见肠黏膜有散在溃疡,边缘充血隆起,中央下陷,溃疡间黏膜正常或轻微充血。

(5) 急性出血性坏死性肠炎:起病急,与肠道缺血、感染等因素有关,主要累及小肠,呈节段性,以出血、坏死为特征。临床表现为发热、全腹持续痛及阵发性加重、呕吐、腹泻、水样便或血便等,发病 1~2 日可出现全身衰竭、寒战、发热、白细胞计数升高与核左移,出现中毒颗粒等毒血症表现。腹部平片可见肠管外形僵硬,肠壁增厚,轮廓模糊,黏膜皱襞粗钝,肠管不规则胀气,大小液平和肠间隙增宽。

【治疗】

1. 预防性治疗　对于早产儿和低体重出生儿以及有先天或继发免疫功能受损者应适当加强抗真菌感染的预防。低剂量的氟康唑或伊曲康唑口服,既能抑制患者体内寄居的真菌孢子的出芽和繁殖,也能抵御外界真菌的入侵,减少胃肠道真菌感染的概率,但应注意诱导性耐药的发生。

2. 病原性治疗　如已经明确胃肠道白念珠菌感染,应及时早期采用抗真菌治疗,拖延治疗可能导致预后不良及增加死亡率。

(1) 多烯类抗真菌药物:是治疗胃肠道念珠菌感染的首选治疗,两性霉素 B 和脱氧胆酸盐可导致真菌细胞膜通透性改变和细胞内容物渗漏,并最终导致细胞死亡。一般推荐 $0.6\sim1.0$ mg/(kg·d),但因其治疗剂量与中毒剂量相当接近,实际治疗时考虑酌情减量。主要不良反应包括肾毒性和电解质紊乱等。两性霉素 B 脂质体可以用来治疗无法耐受两性霉素 B 副作用和对两性霉素 B 耐药的患者,一般推荐 $3\sim5$ mg/(kg·d),其不良反应明显降低。

(2) 棘白菌素类抗真菌药物:其作用机制为抑制真菌细胞壁 $(1,3)$-β-D-葡聚糖合成酶,破坏真菌细胞壁的合成。目前临床上卡泊芬净、米卡芬净和阿尼芬净的疗效相当,可替代两性霉素 B 及其他抗真菌药物,常规推荐米卡芬净 150 mg/日,卡泊芬净 50 mg/日,阿尼芬净 200 mg/日。不良反应较两性霉素 B 小,主要包括轻度全身不适、发热、血栓性静脉炎、头痛及血清转氨酶水平升高等。

(3) 唑类抗真菌药物:对于未使用过唑类药物预防性治疗的患者,氟康唑仍可作为首选药物,但氟康唑对克柔念珠菌及光滑念珠菌不敏感。每日 $200\sim400$ mg($3\sim6$ mg·kg^{-1}·d^{-1}),连续 $14\sim21$ 日,不能口服者可选用静脉 400 mg(6 mg·kg^{-1}·d^{-1})。若对氟康唑耐药,也可选用伊曲康唑 200 mg/日口服,连续 $14\sim21$ 日,或泊沙康唑混悬液 400 mg,每日 2 次。伏立康唑对难治性患者效果良好,可以作为治疗的二线药物,在体外试验中有较强的抗克柔念珠菌的活性,但对于光滑念珠菌有时存在交叉耐药,静脉给药时,伏立康唑的规定剂量是 4 mg/kg,2 次/日,口服剂量 200 mg/次,持续口服会产生肝毒性。

(4) 依芬古单抗:是作用于热休克蛋白 90 的重组单抗,与两性霉素 B 联合应用能抑制念珠菌的合成。

3. 对症支持治疗　除了积极抗真菌治疗外,对于腹泻致中重度脱水者应及时纠正水、电解质紊乱和酸中毒。注意改善患者的全身状况,提高机体免疫力,加强营养,积极治疗基础疾病,控制血糖等。平时尽可能减少或停用广谱抗菌药物和免疫抑制剂。联合使用肠道菌群调节剂及肠道黏膜保护药物,B 族维生素可增强组织的抵抗力,抑制念珠菌生长,故在治疗上应重视维生素 B 的应用。

【预防】　由于胃肠道念珠菌感染的临床表现不典型,当前诊断技术的局限性导致了很多病例到晚期才能得以诊断,故对于高风险人群的保护预防显得尤为重要,如有先天或继发免疫功能受损者、早产儿和低体重出生儿、有基础疾病患者及创伤性介入手术患者，应注意避免广谱抗生素的滥用，适当加强抗真菌感染的预防。如低剂量的氟康唑或伊曲康唑口服，既能抑制患者体内寄居的真菌孢子的出芽和繁殖，也能抵御外界真菌的入侵，减少胃肠道真菌感染的概率。

第二节　非念珠菌引起的胃肠道真菌感染

Gastrointestinal Non-candida Fungus Infection

一、毛霉病 Mucormycosis

尽管毛霉导致的胃肠道真菌感染较为少见，但其发病率正在逐年增加，特别是在糖尿病患者、恶性血液疾病及骨髓、肝脏移植患者、去铁胺治疗、早产儿及营养不良儿童中，值得注意的是 AIDS 患者不易感染毛霉。胃肠道毛霉感染的病死率高达 40%，在恶性血液病及器官移植的患者中甚至更高。

毛霉主要经过空气传播，故在鼻窦及肺部感染最多见。在胃肠道感染中，还需要警惕食物中的孢子，如发酵乳、干面包或者草药中的孢子。此外，酗酒似乎也是胃肠道毛霉病的一个危险因素，乙醇会干扰巨噬细胞和树突状细胞的活化，而它们在清除真菌孢子的免疫反应中起重要作用。

【临床表现】 溃疡是最常见的临床症状，可发生在胃肠道的任何部位，以胃和结肠多发。溃疡通常较大，边缘不规则，与恶性肿瘤表现类似，损害较深，达血管壁，导致血栓形成和坏死。其他还会出现腹痛、腹胀、发热、呕血及便血等，坏死性溃疡还有可能会继发性导致肠出血和肠穿孔、腹膜炎、败血症、失血性休克。

【诊断及鉴别诊断】

1. 诊断　本病诊断较为困难，因为毛霉为空气的污染菌，常规血清学检查缺乏特异性，故临床容易误诊、漏诊。

（1）临床诊断：任何消化系统症状伴有不明原因的发热、粒细胞减少、体重减轻，经广谱抗生素治疗无效，伴有特殊基础性疾病，需考虑感染可能。

（2）实验室诊断：因胃肠道毛霉感染无特征性临床症状，故实验室诊断更为重要。病变部位标本的真菌检查和培养，以及冰冻切片和内镜检查可作为早期诊断的方法，若直接镜检标本和组织病理切片中见到宽大无分隔或极少分隔菌丝，则比培养分离更有意义。真菌镜检阴性，不能除外诊断。

在分子生物学方面，有学者开始注意应用 PCR 技术来辅助诊断。通过对内部转录间隔区（ITS）的研究认为这是一种可靠的鉴别不同接合菌的方法。也有学者尝试通过多重PCR 技术对临床标本进行致病菌的检测。但分子生物学诊断技术目前用于临床仍不成熟。

2. 鉴别诊断

（1）胃溃疡：主要表现为上腹部疼痛，多位于上腹部，也可出现在左上腹部或胸骨、剑突后。常呈隐痛、钝痛、胀痛、烧灼样痛。胃溃疡的疼痛多在餐后 1 h 内出现，经 1～2 h 后逐渐缓解，直至下餐进食后再复现上述节律。部分患者可无症状，或以出血、穿孔等并发症作为首发症状。内镜检查可见局部病变部位黏膜充血、水肿，X 线钡餐可见龛影及黏膜皱襞集中等征象。

（2）急性出血坏死性肠炎：起病急，可有发热、全腹持续痛及阵发性加重、呕吐、腹泻、水样大便，含黏液，约 1 周后出现脱水、休克、洗肉水样或红果酱样大便。也有在发病数小时或 2～3 日出现血便及休克。腹胀明显，早期肠鸣音亢进，晚期减弱或消失，可有肠梗阻现象。如有明显坏死及穿孔，则有腹膜刺激征。腹部平片可见肠管外形僵硬，肠壁增厚，轮廓模糊，黏膜皱襞粗钝，肠管不规则胀气，大小液平和肠间隙增宽。血便镜检：红细胞和白细胞均稀少。

（3）溃疡性结肠炎：本病见于任何年龄，但以 20～30 岁最多见。慢性病程，反复发作，病变部位好发于乙状结肠和直肠，也可延伸至降结肠，甚至整个结肠。主要表现为腹泻，且多为便血，其他症状有腹痛、体重减轻、里急后重和呕吐等。诊断上主要依靠纤维结肠镜检查，可看到局部黏膜充血、水肿、溃疡，周围有隆起的肉芽组织和水肿的黏膜，称为假息肉形成。

【治疗】 治疗的关键：及时诊断，控制基础疾病，代谢支持，切除坏死组织及抗真菌治疗。其中抗真菌治疗是最重要的，且越早期治疗预后越好。

1. 两性霉素 B 是治疗首选。两性霉素 B 脱氧胆酸盐：起始剂量 1～1.5 mg/(kg·d)，两性霉素 B 脂质体：起始剂量 5 mg/(kg·d)。为了降低肾毒性，临床多选用脂质体。疗程目前没有明确定义，通常为 6～8 周。

2. 泊沙康唑 是一种广谱的口服唑类药物，其在治疗胃肠道毛霉感染中有潜在作用。可作为巩固治疗或者对两性霉素 B 不能耐受患者的替代疗法。

【预防】 目前尚无有效的预防方法，但积极治疗基础疾病，杜绝医源性因素是重要环节。同时告知具有高危因素的人群远离空气中散布大量孢子的环境，如森林、峡谷等，有条件的地方可进行空气监测。

二、 曲霉病 Aspergillosis

曲霉是自然界分布最广泛的真菌之一，甚至存在于正常人的皮肤和黏膜表面，但一般不引起感染，目前对人类致病的只有 20 余种，其中最常见的致病菌为烟曲霉。作为条件致病菌，它们多侵犯免疫功能受损的宿主，如严重中性粒细胞缺乏、血液系统恶性肿瘤、骨髓移植接受者，以及慢性肉芽肿病和 AIDS 患者，特别是当中性粒细胞缺乏超过 2 周时更易感染。长期应用广谱抗生素及免疫抑制剂、大手术、插管、各种恶性肿瘤及消耗性疾病为最常见诱发因素。人类通过吸入或食入空气中的曲霉孢子致病，故肺部是曲霉感染的最常见部位，一般人体消化道环境并不适合曲霉生长,只有当胃酸分泌增加,胃肠道屏障功能破坏,黏膜缺血和溃疡发生时可能致病。此外,大剂量的阿糖胞苷治疗,因细胞毒性效应使得肠道黏膜屏障破坏,从而导致曲霉入侵。胃肠道曲霉感染的发病率在逐年增加。

【临床表现】 好发于小肠,溃疡、出血是胃肠道曲霉感染的最常见症状,因曲霉侵犯肠系膜动脉,导致组织血栓形成及出血性梗死,继发性导致肠出血和肠穿孔。临床特征包括发热、腹痛、肠梗阻、腹膜炎、血性腹泻和便血。严重的还会继发败血症、失血性休克。最常见的病理表现为溃疡和脓肿。

影像学表现为弥漫性的小肠扩张,肠壁增厚。但是影像学表现无特异性,内镜检查下发现溃疡或坏死性病变。

【诊断及鉴别诊断】

1. 诊断

(1)临床诊断:本病诊断较为困难,尤其在免疫受损的患者中,临床表现无特异性,与其他很多疾病都相似,任何消化系统的症状伴有基础疾病或免疫抑制治疗的患者,经一般抗感染治疗无效,需进一步考虑真菌感染的可能。

(2)实验室诊断

1)真菌检查:平时在临床上对可疑标本需反复检查、培养,因胃肠道非无菌部位,故对于真菌检查的阳性结果要慎重判断。真菌直接镜检见大量菌丝或多次反复培养为同一菌种有一定意义。

2)组织病理学检查:组织病理学检查对诊断有决定性意义,但不能确定到种。

3)血清学检查

A. GM 试验:曲霉在组织成长过程中会向血液中释放真菌细胞壁的组成部分半乳甘露聚糖(GM),血液中半乳甘露聚糖抗原是侵袭性曲霉的早期标记。在很多感染患者的临床症状和影像学表现都不明显时,GM 试验即可呈现阳性反应。GM 试验对侵袭性曲霉病的灵敏度为 81.1%,特异度为 88.2%。

B. G 试验:$(1,3)-\beta-D-$葡聚糖抗原存在于除接合菌以外所有的真菌细胞壁上,真菌感染后可造成人体血液及其他体液中$(1,3)-\beta-D-$葡聚糖含量增多。阳性可作为曲霉感染的诊断指标之一,G 试验具有较高的灵敏度,但不能区分菌种,也容易出现假阳性及假阴性。在临床实践中需联合 GM 试验检测结果一起分析。

C. 其他:使用烟曲霉特异性抗原如胞质抗原、HSP88、核糖酸酶、碱性磷酸酶、超氧化物歧化酶或糖蛋白抗原等能检测患者血清中的抗体,具不同程度的诊断价值。但目前仍缺乏对各种曲霉病都适合的标准抗原,且不能应用于免疫功能抑制者。

D. 分子生物学检测:分子诊断具有灵敏度高及特异度高、快速的优点。许多研究者选用曲霉的 18S rRNA、5.8S rRNA、28S rRNA 片段作为靶基因,利用 PCR 技术进行检测,从而对侵袭性曲霉感染做出早期诊断。然而,如何将致病真菌鉴定到种或属仍然是当前很多检测技术的难题。故虽然分子诊断技术有一定的优势,但目前尚无法取代传统的诊断技术。

2. 鉴别诊断

（1）急性局限性肠炎：起病急，有发热、腹痛、腹泻及黏液血便，类似急性菌痢，但压痛在右下腹部，局部或可触及包块，且可有反跳痛，以致误诊为急性阑尾炎。钡餐、X 线、摄片检查可见近端肠腔扩张，局部肠壁增厚，内腔狭窄，呈绳征。

（2）肠套叠：骤起腹痛，阵发性，有呕吐，半数有果酱样便，直肠指诊时指套可见鲜血。半数腹部可触及腊肠形包块。X 线检查、用空气或钡灌肠可协助诊断。

（3）急性出血坏死性肠炎：起病急，可有发热、全腹持续痛及阵发性加重、呕吐、腹泻、水样大便，含黏液，约 1 周后出现脱水、休克、洗肉水样或红果酱样大便。也有在发病数小时或 2～3 日出现血便及休克。腹胀明显，早期肠鸣音亢进，晚期减弱或消失，可有肠梗阻现象。如有明显坏死及穿孔，则有腹膜刺激征。腹部平片可见肠管外形僵硬，肠壁增厚，轮廓模糊，黏膜皱襞粗钝，肠管不规则胀气，大小液平和肠间隙增宽。

（4）溃疡性结肠炎：本病见于任何年龄，但以 20～30 岁最多见。慢性病程，反复发作，病变部位好发于乙状结肠和直肠，也可延伸至降结肠，甚至整个结肠。主要表现为腹泻，且多为便血，其他症状有腹痛、体重减轻、里急后重、呕吐等。诊断上主要依靠纤维结肠镜检查，可看到局部黏膜充血、水肿、溃疡，周围有隆起的肉芽组织和水肿的黏膜，称为假息肉形成。

【治疗】 越早期治疗效果越好。应及时诊断，积极治疗原发性疾病，尽可能去除诱发因素，特别是纠正中性粒细胞缺乏、免疫功能受损和抑制状态，同时代谢支持，系统选用抗真菌药物治疗是最重要的，若并发穿孔、梗阻、出血或坏死，则需外科手术治疗。此外，应尽力纠正患者的免疫缺陷状态，对于伴发中性粒细胞减少的患者应尽可能停止免疫抑制治疗并考虑使用粒细胞集落刺激因子，也可考虑给予粒细胞输注。系统用药如下。

1. 伏立康唑 为治疗的首选药物。一般首日每 12 h 一次，每次 6 mg/kg 静脉注射，随后每 12 h 一次，每次 4 mg/kg 静脉注射，口服剂量为每次 200 mg，每日 2 次。老年、儿童、女性及肾功能减退者不需调整剂量。

2. 两性霉素 B 可用于伏立康唑治疗无效或者不能耐受的患者。起始剂量为 1 mg（体重＜30 kg 的儿童给予 0.5 mg）溶于 5% 葡萄糖液 50 ml 中，1～2 h 滴完。如果患者用药后耐受性好，或免疫功能正常以及不存在严重感染危及生命的患者，可采用逐渐加量的方案。常规剂量为两性霉素 B 1.0 mg/（kg·d），溶于 500 ml 葡萄糖液中，6～8 h 滴完，但每次不要超过 50 mg。

3. 两性霉素 B 脂质体 使用两性霉素 B 有严重毒副作用或有肾损害者可选用两性霉素 B 脂质体，3～5 mg/（kg·d）静脉注射。

4. 棘白菌素 已获得美国 FDA 批准用于侵袭性曲霉病的补救治疗。卡泊芬净首日 70 mg 静脉注射，以后每日 50 mg，静滴 1 h。米卡芬净 100～150 mg/日静脉注射。

5. 伊曲康唑 每次 200 mg，每日 2 次，2 日后改为每日 1 次，每次滴注时间为 1 h，疗程为 14 日。以后改为口服制剂，常规剂量 200～800 mg/日。

6. 泊沙康唑　每次 200 mg，每日 4 次口服。

【预防】　目前尚无有效的预防方法，但积极治疗基础疾病，杜绝医源性因素是重要环节。

（都　琳　朱元杰）

参 考 文 献

［1］　Bennet JE. Echinocandins for candidemia in adults without neutropenia［J］. N Engl J Med，2006，355（11）：1154-1159.

［2］　Pfaller MA，Pappas PG，Wingard JR. Invasive fungal pathogens：current epidemiological trends［J］. Clin Infect Dis，2006，43（Suppl 1）：S3-14.

［3］　Pfaller MA，Diekema DJ. Rare and emerging opportunistic fungal pathogens：concern for resistance beyond Candida albicans and Aspergillus fumigatus［J］. J Clin Microbiol，2004，42（10）：4419-4431.

［4］　Presterl E，Parschalk B，Bauer E，Lassnigg A，Hajdu S，Graninger W. Invasive fungal infections and（1,3）-beta-D-glucan serum concentrations in long-term intensive care patients［J］. Int J Infect Dis，2009，13（6）：707-712.

［5］　Manzoni P，Benjamin DK，Hope W et al. The management of Candida infections in preterm neonates and the role of micafungin［J］. J Matern Fetal Neonatal Med，2011，24（Suppl. 2）：24-27.

［6］　Wheat LJ. Antigen detection，serology，and molecular diagnosis of invasive mycoses in the immunocompromised host［J］. Transpl Infect Dis，2006，8（3）：128-139.

［7］　Mora-Duarte J，Betts R，Rotstein C，et al. Comparison of caspofungin and amphotericin B for invasive candidiasis［J］. N Engl J Med，2002，347（25）：2020-2029.

［8］　Bitar D，Van Cauteren D，Lanternier F，et al. Increasing incidence of zygomycosis（mucormycosis），France，1997-2006［J］. Emerg Infect Dis，2009，15（9）：1395-1401.

［9］　Radhakrishnan N，Yadav SP，Oberoi J，et al. Intestinal mucormycosis：a rare entity in pediatric oncology［J］. Pediatr Hematol Oncol，2013，30（3）：178-183.

［10］　Roden MM，Zaoutis TE，Buchanan WL，et al. Epidemiology and outcome of zygomycosis：a review of 929 reported cases［J］. Clin Infect Dis，2005，41（5）：634-653.

［11］　Radhakrishnan N，Yadav SP，Oberoi J，et al. Intestinal mucormycosis：a rare entity in pediatric oncology［J］. Pediatr Hematol Oncol，2013，30：178-183.

［12］　Dannaoui E，Meletiadis J，Mouton JW，et al. In vitro susceptibilities of zygomycetes to conventional and new antifungals［J］. J Antimicrob Chemother，2003，51（1）：45-52.

［13］　Schwesinger G，Junghans D，Schroder G，et al. Candidosis and aspergillosis as autopsy findings from 1994-2003［J］. Mycoses，2005，48：176-180.

［14］　Hope WW，Walsh TJ，Denning DW. Laboratory diagnosis of invasive aspergillosis［J］. Lancet Infect Dis，2005，5（10）：609-622.

［15］　Herbrecht R，Denning DW，Patterson TF，et al. Voriconazole versus amphotericin B for primary therapy of invasive aspergillosis［J］. N Engl J Med，2002，347（6）：408-415.

第十一章 胃肠道病毒性感染的
临床诊断与治疗
Clinical Diagnosis and Treatment of Gastrointestinal
Tract Viral Infections

第一节 轮状病毒性胃肠炎
Rotavirus Gastroenteritis

【流行病学】

1. 传染源 为患者、隐性感染者及带病毒者,尤其后两者无症状,不易被发现。无症状者和急性期患者粪便中含大量病毒,为主要传染源。

2. 传播途径 主要经粪-口途径传播,被带病毒粪便污染的食物和水是人群暴发流行的主要原因。被污染的玩具、书籍、衣被、便器和手等可间接传播。本病传染性强,易引起医院感染。

3. 人群易感性 轮状病毒所致的腹泻主要发生在 5 岁以下儿童,尤其是 6 月龄至 3 岁的婴幼儿,其他年龄组和成人感染也可发病。

4. 流行特征 全球均可发生,热带地区无明显季节性,温带国家和地区以秋冬季高发,夏季最低。我国广大地区一般呈散发,每年 10 月份起流行,南方 11 月份即进入高峰,至次年 1 月份,北方高峰持续至 2 月份后才下降。在高峰季节,婴幼儿腹泻中轮状病毒感染率可达 70% 以上。

【临床表现】 潜伏期 1～3 日。病情轻重不等,轻者可呈无症状感染,严重者可出现重度脱水,甚至导致死亡。

常突然起病,呕吐常为首发症状,多伴有发热,继之腹泻水样便或蛋花样便,大便无黏液和腥臭味。呕吐和发热可持续 2～3 日,腹泻每日可多达 10～20 次。病程一般为 5～7 日。若继发双糖酶尤其是乳糖酶缺乏,腹泻可持续数周。

大部分患者粪便排毒时间持续 10 日,极少数可长达 57 日。免疫低下者可发生慢性轮状病毒肠炎,粪便内长期排病毒。

【并发症】

1. 脱水、电解质紊乱和酸中毒 重症病例因严重呕吐和大量水样便腹泻可引起脱水、代谢性酸中毒和电解质紊乱。

2. 肺炎 少数起病即有咳嗽和高热,发生腹泻后仍高热不退,咳嗽加剧伴气促,两肺可闻及细湿啰音。胸部 X 线摄片示小灶样间质性肺部炎症。

3. 心肌炎 重症病例可并发心肌炎,表现为精神萎靡,常有心动过速或节律不齐,心电图可提示心肌损害。

4. 惊厥 轮状病毒是引起轻度胃肠炎伴惊厥(convulsions with mild gastroenteritis, CwG)最常见的病毒之一,可能与发热和电解质紊乱有关;亦有报道在脑脊液中用 PCR 检出 RV RNA;还可能与遗传易感性有关。发作期脑电图可有异常,头颅影像学检查大多无异常。

5. 肠套叠 极少见。可能与轮状病毒引起肠壁增厚和肠系膜淋巴结肿大有关。

【实验室检查】 血常规白细胞计数和分类正常。粪常规可见大便稀水状,偶有少许白细胞。轮状病毒病原学检查常用 ELISA 法或免疫层析双抗体夹心法(胶体金法),检测粪便中轮状病毒抗原;或取患者粪便提取 RNA,用聚丙烯酰胺凝胶电泳(PAGE)可区分轮状病毒群别,斑点杂交或 RT-PCR 法可检测轮状病毒血清型;或用电镜或免疫电镜直接从粪便中观察轮状病毒颗粒的存在。

【诊断及鉴别诊断】

1. 诊断 主要依据临床表现及粪便轮状病毒的检测。婴幼儿发病的季节性有重要参考价值。

2. 鉴别诊断

(1) 其他病毒性腹泻:诺如病毒、扎如病毒、肠腺病毒和星状病毒性腹泻等单从临床症状很难区分,主要依靠相关病毒特异性抗原检测加以鉴别。

(2) 细菌性胃肠炎或菌痢:有不洁饮食史或同食者同期起病,粪便为黏冻样或带血性,粪常规可见较多白细胞、红细胞和巨噬细胞。血常规常见白细胞总数及中性粒细胞比例升高。粪便细菌培养常检出致病细菌。

【治疗】 轮状病毒性胃肠炎为自限性,脱水是导致重症及死亡的主要原因,尚无抗轮状病毒药物,因此,主要治疗是纠正脱水及维持电解质平衡,防治并发症。

1. 护理 注意消化道隔离措施,预防交叉感染,给予继续喂养,防止病后营养不良。

2. 纠正脱水和电解质、酸碱平衡紊乱 按轻、中、重度失水和电解质损失的不同程度,给予口服补液盐或静脉补液。

3. 对症治疗 高热时尽量物理降温或给予小剂量退热剂。呕吐频繁不能进食者需静脉补液和支持治疗。可给予蒙脱石制剂以保护胃肠黏膜和止泻。

4. 补锌 腹泻患儿均需补锌,6 月龄以下每日补充元素锌 10 mg,6 月龄以上 20 mg,共 10~14 日。已证实补锌可缩短腹泻病程,促进康复。

5. 微生态制剂 给予益生菌如乳酸杆菌和双歧杆菌等有助于改善腹泻病情,可缩短病程。

6. 治疗并发症 根据并发症,及时给予积极有效治疗。

【预防】　疫苗接种是最主要的预防措施，WHO 推荐将轮状病毒疫苗纳入儿童扩大免疫接种计划中。目前注册使用的疫苗包括单价和多价口服减毒活疫苗，具有良好保护效果和安全性。首剂接种年龄为 42～104 日，第二剂至少间隔 4 周，需在满 8 月龄前完成基础免疫程序。

1. 单价疫苗

（1）羊源性疫苗：我国已经批准使用羊源性疫苗，血清型为 G10P12，具有良好的安全性和免疫原性。每次口服 3 ml（1 支），2 月龄至 3 岁每年口服 1 次，3～5 岁儿童口服 1 次即可。

（2）人源性疫苗：RV1（Rotarix™）来自人源性 RV G1P，除 G1 型外，对 G2～G4 和 G9 血清型也有较好的异源性保护，保护率为 87%，对重症腹泻的保护率达 85%～96%。分 2 剂服用，分别在 2 月龄和 4 月龄接种。

2. 多价疫苗　RV5（RotaTeq™）为五价人-牛重组轮状病毒疫苗，包含 G1P、G2P、G3P、G4P 和 G6P，可预防 G1～G4 血清型轮状病毒性胃肠炎，保护率为 74%，对重症腹泻保护率为 98%。分 3 剂口服，分别在 2 月龄、4 月龄和 6 月龄接种。

第二节　诺如病毒性胃肠炎

Norovirus Gastroenteritis

【流行病学】

1. 传染源　为患者、无症状感染者和病毒携带者。起病后 3 日内排毒最多，可长达 16 日，无症状感染和病毒携带者为重要传染源。

2. 传播途径　主要经粪-口传播。病毒通过污染水源和食物（水产品如贝壳类和牡蛎以及三明治和生菜色拉等）常引起暴发流行。诺如病毒性胃肠炎暴发流行尤其多见于人群聚集场所如医院、养老院、学校和军队等。

3. 人群易感性　任何年龄均可发病，诺如病毒是除轮状病毒外导致小儿腹泻最重要的病毒。在世界范围内，诺如病毒是病毒性胃肠炎暴发流行的最常见病因（90% 以上），在所有胃肠炎中近半数为诺如病毒所致，也是发达国家及发展中国家 5 岁以下儿童散发性胃肠炎的重要病原（约 12%）。

4. 流行特征　全年都可发生流行，在温带地区以秋冬至冬春寒冷季节发病最多，但食源性污染引起的暴发在不同季节均可发生。

【临床表现】　潜伏期短者仅数小时，长者达 72 h，平均为 24 h。临床表现类似轮状病毒性胃肠炎。

急性起病，以腹泻、腹痛、恶心及呕吐为主要症状。腹泻每日数次至 20 余次，水样便或黄稀便，可伴食欲缺乏、低热至中度发热、头痛、寒战及乏力等全身症状。

新生儿和早产儿常无呕吐，但可并发坏死性小肠结肠炎。婴幼儿常先呕吐水样物，后腹泻,发热者较多见。

症状持续 2～7 日,平均 5 日,婴幼儿症状持续时间长。

【实验室检查】　血常规:白细胞计数及分类大多在正常范围。粪常规:无明显红细胞和白细胞。经电镜或免疫电镜可发现粪便或呕吐物中存在诺如病毒颗粒。常用放射免疫法(RIA)检测粪便中诺如病毒抗原。采用 RT‐PCR 或斑点杂交法检测粪便中诺如病毒 RNA,宜采集起病 48 h 内粪便标本。采用间接 ELISA 法测血清中特异性 IgM 抗体;而起病 2 周后的血清特异性 IgG 抗体滴度较病初时有 4 倍增高才有诊断意义。

【诊断及鉴别诊断】

1. 诊断　主要依据流行季节、地区特点和发病年龄等流行病学资料以及临床表现和实验室常规检查进行诊断。如果同期出现呕吐和腹泻患者,呕吐患者占半数以上,粪便及血常规检查无特殊发现,排除常见细菌、寄生虫及其他病原感染者可初步诊断为诺如病毒感染。在粪便标本或呕吐物中检出诺如病毒可以确诊。

2. 鉴别诊断　同"轮状病毒性胃肠炎"一节。

【治疗】　本病尚无特殊治疗方法。以对症处理为主,主要注意预防和纠正脱水和酸中毒。WHO 推荐的口服补液盐适合于轻度和中度脱水者,有良好效果。

【预防】　主要是加强饮食、饮水及个人卫生。目前尚无疫苗免疫措施。

第三节　扎如病毒性胃肠炎

Sapovirus Gastroenteritis

【流行病学】

1. 传染源　患者、隐性感染者和健康携带者均可为传染源。

2. 传播途径　粪-口传播为主要的传播方式,气溶胶传播和接触传播为次要的传播方式,食物和水源的污染可导致暴发流行。

3. 易感人群和流行特征　人群普遍易感,发病人群主要是学龄期儿童和成年人。

【临床表现】　扎如病毒感染引起的胃肠炎初发症状以腹泻最常见,平均持续 5 日,呕吐、恶心和发热多出现在发病第 2 日,可伴腹痛,症状平均持续 2 日,病毒排泄可持续至发病后 14 日。

【实验室检查】　电镜检测粪便和呕吐物中的病毒颗粒,放免法或 ELISA 检测病毒核衣壳抗原。

【诊断】　依据流行病学特点和临床表现做出临床诊断,确诊需要病原学依据。

【治疗】　以对症治疗为主,注意纠正脱水和电解质紊乱。

第四节　腺病毒性胃肠炎
Adenovirus Gastroenteritis

【流行病学】

1. 传染源　主要为患者和无症状病毒携带者。患者病后粪便排毒可达 10～17 日。

2. 传播途径　主要传播途径为粪-口传播和接触传播,少数经呼吸道传播。

3. 易感人群和流行特征　多见于 3 岁以下婴幼儿(占 85%),5%～10%的婴幼儿急性腹泻由肠腺病毒引起。无明显季节性。大多呈散发,也可在幼托机构及儿科病房中引起暴发流行,隐性感染率较高。

【临床表现】　潜伏期为 8～10 日。临床表现类似于轮状病毒性胃肠炎,主要症状是腹泻,呈水样便或稀便,量多少不一,大多有呕吐,持续 1～2 日,可有发热。少数病例有呼吸道症状。疾病呈自限性,平均病程为 8～12 日。41 型感染的腹泻时间更长。

【实验室检查】　病原学检测:可采用 ELISA 法检测粪便中 40 型和 41 型腺病毒。

【诊断】　婴幼儿急性胃肠炎、水样便、呕吐,可做出临床诊断。实验室病原检查有助于明确诊断。

【治疗】　腺病毒性胃肠炎病情不重,一般不治自愈。主要是对症治疗及必要的支持疗法。有轻、中度脱水可口服补液,重度脱水宜静脉补液。

第五节　星状病毒性胃肠炎
Astrovirus Gastroenteritis

【流行病学】

1. 传染源　为患者和无症状病毒携带者。

2. 传播途径　以粪-口途径传播。污染的食物和水可致病毒传播。由于星状病毒在惰性物质上存活时间较长,可通过污染物进行传播。

3. 易感人群和流行特征　儿童、老人和免疫低下者是主要感染者。在腹泻儿童中,星状病毒检出率在住院患儿中为 2%～16%,在社区感染病例中为 5%～17%。有学校、幼托机构及儿科病房发生暴发流行的报道。温带地区多发生于冬季,与轮状病毒相似。

【临床表现】　潜伏期为 3～4 日。感染后大多呈无症状感染,发病者以 2 岁以下儿童多见。临床表现与轮状病毒性胃肠炎相似,但是相对较轻。主要表现为水样便腹泻、腹痛、乏力和恶心,可有低热,呕吐较少见。病程一般在 5 日以内,少数长达 1 周。

【实验室检查】

1. 病毒颗粒检查　患者粪便中排病毒量大,可直接电镜观测病毒颗粒。

2. 病毒分离　取粪便浸出液接种于 Caco－2 细胞系,由于病毒所致细胞病变不明显,需采用免疫电镜、免疫荧光法及酶联免疫法检测来确认分离的星状病毒。

3. 病毒核酸　用 RT－PCR 法检测病毒核酸更为敏感,可通过扩增片段测序来确认,并可分型。PCR 法检测粪便排病毒时间可长达 35 日。

4. 特异性 IgM　检测到血清特异性 IgM 抗体可协助诊断。

【诊断】　临床诊断主要根据临床表现,确诊依赖于实验室病原诊断。

【治疗】　主要采取对症和支持治疗,维持水、电解质平衡。

（俞　蕙）

第十二章　胃肠道寄生虫感染的
临床诊断与治疗

Clinical Diagnosis and Treatment of Gastrointestinal

Tract Parasitic Infections

第一节　肠道原虫感染

Intestinal Protozoa Infection

一、阿米巴病（阿米巴痢疾）Amoebiasis

溶组织内阿米巴（*Entamoeba histolytica*）是阿米巴病的病原体，是世界卫生组织（WHO）/联合国粮农组织（FAO）关注的 24 种食源性寄生虫之一，排在综合危害程度的第六位。阿米巴病呈世界性分布，在印度、印度尼西亚、撒哈拉沙漠、非洲和中南美洲等热带和亚热带地区感染率较高。危险人群包括男同性恋者、旅游者、移民、难民等，以及幼儿园、托老所、精神病院、条件差的监狱等聚集性场所人群。在我国自 20 世纪 90 年代初全面调查后，未再进行较为系统全面的全国性调查（2015 年的调查结果尚未公布）。当时全国人群平均感染率为 0.949%，感染人数估计为 1 069 万人。全国各地（除港、澳、台）均有分布，主要分布在西北、西南和华北地区，其中西藏、云南、贵州、新疆、甘肃等地感染率超过 2%，西藏最高。近年部分地区的调查显示，人群感染率呈明显下降趋势。阿米巴病是我国法定管理的乙类传染病。2005～2008 年我国报告阿米巴痢疾患者人数分别为 3 308、3 368、3 372 和 2 904 例，以黑龙江、云南报告病例数最多，其次是广东、广西、四川、贵州等省区，其他省市较少。

【临床表现】　阿米巴病的潜伏期为 2 日至 26 日不等，以 2 周多见。阿米巴病分为肠阿米巴病（intestinal amoebiasis）与肠外阿米巴病（extraintestinal amoebiasis）。

1. 肠阿米巴病　溶组织内阿米巴的滋养体侵袭肠壁引起肠壁组织损伤，从而造成肠阿米巴病，常见累及部位为盲肠、升结肠，其次是直肠、乙状结肠和阑尾，严重时可累及大肠全部和部分回肠。临床表现为阿米巴结肠炎（amoeba colitis）的症状，临床过程可分为急性和慢性。

（1）急性阿米巴痢疾：急性阿米巴病的临床症状从轻度、间歇性腹泻到暴发性、致死性痢疾。轻型仅表现为每日数次稀便，轻度腹泻，无发热及全身症状；普通型较多见，起病较缓，常以腹痛、腹泻开始，轻度发热。腹泻每日数次至十余次，大便呈果酱色或黏液血便，伴特殊腥臭味,右下腹痛明显。暴发型比较少见,起病急、进展快、症状重,患者可出现高热、寒战、恶心呕吐和频繁腹泻,每日数十次,血样或脓血便,奇臭,腹痛伴里急后重,甚至出现意识障碍和循环衰竭,易并发肠出血、肠穿孔。

(2)慢性阿米巴痢疾:多为普通型持续迁延,或轻型腹泻发展而来。症状持续存在,反复发作,在间歇期可健康如常人。但由于阿米巴原虫反复侵袭肠壁,引起结缔组织过度增生,易误诊为结肠癌。

2. 肠外阿米巴病　以阿米巴肝脓肿为多见,常发生于肝右叶。起病缓慢,患者出现发热、盗汗等消耗性疾病表现。热型多不规则,有肝大、肝区疼痛、肝部叩击痛和挤压痛等。常伴阿米巴痢疾病史。此外,阿米巴肺脓肿较少见,由肝阿米巴脓肿直接穿破所致(肝源性),或肠阿米巴经血行传播至肺部,此时肺部病灶不限于右下叶(肠源性)。极少数情况下,肝脓肿可穿入心包,穿破腹壁;肠阿米巴也可进入肛周、阴道、尿道等引起相应部位的脓肿等并发症。

【诊断及鉴别诊断】

1. 诊断

(1)临床诊断:询问病史,注意近期饮食、饮水以及外出就餐、生活等情况,关注患者腹泻次数,粪便性状、颜色,有无里急后重等。典型的急性阿米巴痢疾,每日数次至十余次腹泻,呈果酱色或黏液血便,有特殊腥臭味,多数患者有局限性腹痛、不适、胃肠胀气等。再结合实验室检查,即可明确诊断。

(2)实验室诊断

1)病原学诊断:包括显微镜滋养体和包囊、体外培养及核酸诊断。

A. 生理盐水涂片:主要检测粪便中活动的滋养体,滋养体内可见摄入的红细胞。阿米巴痢疾患者在稀便或脓血便中易查见滋养体,取样时注意挑取有脓血部分的粪便制片,以提高检测到滋养体的机会。采集样本注意防止尿液、药物污染,注意保温,以免影响滋养体检出。脓肿穿刺物也可涂片检查滋养体,但在穿刺时注意吸取靠近脓肿壁处的脓液,滋养体多在脓肿壁上。注意滋养体与宿主组织细胞的鉴别:① 阿米巴滋养体大于宿主细胞;② 胞核与胞质比低于宿主细胞;③ 滋养体为泡状核,核仁居中,核周染色质粒清晰;④ 滋养体胞质中可含红细胞及组织碎片。

B. 碘液涂片法:主要检查慢性腹泻患者及成形粪便中的包囊,结合甲醛乙醚法沉淀包囊可提高检出率40%～50%。对一些慢性患者可持续1～3周进行多次粪检,以防漏诊。

C. 体外培养:体外培养的敏感性较涂片法高,培养物常为粪便或脓肿抽出物。用Robinson培养基,对亚急性或慢性病例检出率比较高。在粪便检查中,溶组织内阿米巴必须与其他肠道原虫相区别,尤其是结肠内阿米巴(*Entamoeba coli*)和哈门内阿米巴(*Entamoeba hartmani*)。有许多方法可用于鉴别溶组织内阿米巴和迪斯帕内阿米巴,如同工酶分析、ELISA、PCR等。

D. 核酸检测:以脓液、穿刺液、粪便培养物、活检的肠组织、皮肤溃疡分泌物、脓血便,甚至成形粪便中虫体的 DNA,做常规 PCR 或实时定量 PCR(real-time PCR),目标基因为种特异性 18S rRNA 基因。可将样本点于 FTA 卡上,其有核酸提取和样本保存作用,而后以特异性的引物进行聚合酶链反应。通过对扩增产物进行电泳分析,可以区别溶组织内阿米巴和其他阿米巴原虫。

2)血清学诊断:大约有 90% 的患者,可用 ELISA 或琼脂扩散法(AGD)从血清中检测到相应的特异性抗体。粪中检测含红细胞的滋养体应高度怀疑为溶组织内阿米巴感染;血清学检查结果,高滴度阳性应高度怀疑溶组织内阿米巴感染。

(3)影像学诊断:对肠外阿米巴病,如肝脓肿可应用超声检查、CT,肺部病变则以 X 线检查为主。影像学诊断应结合血清学试验、DNA 扩增分析和临床症状等资料,综合分析,以期做出早期、准确的诊断。

2. 鉴别诊断 需与贾第虫病、隐孢子虫病、血吸虫病、霍乱、伤寒和副伤寒、细菌性痢疾等相鉴别。

(1)贾第虫病:由蓝氏贾第鞭毛虫感染所致。以儿童感染多见。临床多表现为自限性腹泻、无症状带虫者、慢性腹泻,或致胆囊炎、胆管炎、阑尾炎等。粪便检查可见贾第虫滋养体或包囊。

(2)隐孢子虫病:由隐孢子虫感染所致。主要表现为腹泻、腹痛、恶心、呕吐、厌食、乏力及体重下降等,可伴有低热。大便呈水样便或黏液便,无脓血,可有恶臭;粪便样本经特殊染色(改良抗酸染色)后,可发现隐孢子虫卵囊。

(3)血吸虫病:患者有疫水接触史,有发热、肝大、腹痛、腹泻、黏液血便。粪便检查可见血吸虫虫卵。

(4)霍乱:由 O1 血清群和 O139 血清群霍乱弧菌感染所致。以剧烈腹泻起病,多数无腹痛,无里急后重;呕吐多呈喷射状,不伴恶心;呕吐物及腹泻物呈米泔水样,量大,少数患者呈洗肉水样便。脱水严重常引起肌肉痛性痉挛,体表温度低于正常。粪便悬滴镜检可观察到运动活泼的弧菌,并做进一步细菌培养鉴定。

(5)伤寒与副伤寒:由伤寒沙门菌以及甲、乙、丙型副伤寒沙门菌感染所致。以持续性高热、玫瑰疹、相对缓脉、肝脾大及表情淡漠等为主要特征。伤寒及甲、乙型副伤寒的临床表现以高热、全身毒血症状为主,可伴腹痛,少见腹泻;丙型副伤寒可呈现胃肠炎型,病程短,多在 3~5 日恢复。血肥达反应阳性有助于伤寒诊断;粪便、尿、血或骨髓等样本中培养出伤寒或副伤寒沙门菌即可确诊。

(6)细菌性痢疾:由志贺菌属细菌感染所致。以脓血便或黏液便腹泻为主要症状,量少,常感里急后重,并伴畏寒、发热。粪便检查可发现大量脓细胞、红细胞和巨噬细胞。粪便培养有志贺菌检出。

(7)细菌性肝脓肿:全身情况较差,伴发热、疼痛,既往有胃肠道疾病史,阿米巴滋养体检测阴性。同时阿米巴肝脓肿亦应与肝癌、肝炎或其他脓肿相鉴别。显微镜下见含四核的包囊应鉴定为溶组织内阿米巴和(或)迪斯帕内阿米巴。

【治疗】 治疗阿米巴病的目的有 2 个，一是治愈肠内外阿米巴病，二是消除肠腔中的包囊。

治疗阿米巴病首选药物是甲硝唑。甲硝唑对急、慢性阿米巴病均有效，口服 100% 吸收。另外替硝唑、奥硝唑和塞克硝唑也可用于阿米巴病的治疗。对包囊携带者应选择肠壁不易吸收及副作用低的药物，如巴龙霉素、喹碘方、二氯尼特等。而甲硝唑、替硝唑主要杀灭组织内的滋养体，对肠腔内的包囊无杀伤作用，故不用于根治无症状包囊携带者。

1. 甲硝唑　成人：肠道阿米巴病，每次 0.4～0.6 g，每日 3 次，疗程 7 日；肠道外阿米巴病，每次 0.6～0.8 g，每日 3 次，疗程 20 日。儿童：阿米巴病，每日按体重 35～50 mg/kg，分 3 次口服，10 日为一疗程。

2. 替硝唑　成人：肠阿米巴病，每次 0.5 g，每日 2 次，疗程 5～10 日；或每次 2 g，每日 1 次，疗程 2～3 日；肠外阿米巴病，每次 2 g，每日 1 次，疗程 3～5 日。小儿每日 50 mg/kg，顿服 3 日。

【预防】 阿米巴病是一种食源性寄生虫病，经粪-口、人-人（换尿布、性交等）及受污染的食物和饮水等感染。因此，注意饮食卫生，饭前便后要洗手，不喝生水，更换尿布防止交叉污染，避免口交、肛交等不正常性行为。外出旅游，选择清洁卫生的食物、饮料、水，自带消毒纸巾。对于婴儿，母乳喂养是预防这种食源性和水源性寄生虫病最好的方法。

二、蓝氏贾第鞭毛虫病 Giardiasis

蓝氏贾第鞭毛虫（*Giardia lamblia*），又称十二指肠贾第鞭毛虫（*Giardia duodenalis*）或肠贾第鞭毛虫（*Giardia intestinalis*），简称贾第虫，主要寄生于人和某些哺乳动物的小肠，引起贾第虫病。

【流行病学】

1. 传染源　从粪便排出包囊的人和动物均为贾第虫病的传染源。动物保虫宿主包括家畜（如牛、羊、猪、兔等）、宠物（如猫、狗）和野生动物（如河狸）。包囊是其感染阶段。

2. 传播途径　经水及污染食物传播是贾第虫的重要传播途径，还可经粪-口、人-人接触及性传播。

3. 易感人群　任何年龄的人群对贾第虫都是易感的，儿童、年老体弱者和免疫功能缺陷者更易感。

【临床表现】 多数感染者无明显临床症状，成为带虫者。有症状者主要表现为急、慢性腹泻。潜伏期 1 日至 2 周不等，最长者可达 45 日，平均 1 周。

急性贾第虫病患者可有恶心、厌食、腹部及全身不适，或伴低热或寒战，突发性恶臭水样泻，胃肠胀气，呃逆和上中腹部痉挛性疼痛。粪内偶见黏液，极少带血。幼儿患者病程可持续数月，出现吸收不良、脂肪泻、衰弱和体重减轻等症状。

未得到及时治疗的急性期患者可转入亚急性或慢性期。亚急性期患者表现为间歇性排恶臭软便（或呈粥样），伴腹胀、痉挛性腹痛，或恶心、厌食、嗳气、头痛、便秘和体重减轻等。

慢性患者较为多见,周期性排稀便,甚臭,病程可达数年而不愈。严重感染且得不到及时治疗的患儿病程长,常导致营养吸收不良和发育障碍。贾第虫还可侵入胆道系统,引起胆囊炎或胆管炎。

【诊断及鉴别诊断】

1. 诊断

(1)临床诊断:贾第虫引起的腹泻为粥样软便或水样便,伴恶臭。患者可有胃肠胀气、呃逆和上中腹部痉挛性疼痛,可有恶心、厌食、腹部及全身不适,或伴低热或寒战。粪内偶见黏液,极少带血。实验室查见贾第虫滋养体或包囊即可确诊。

(2)实验室诊断

1)病原学检查

A. 粪便检查:① 生理盐水直接涂片法:急性期取新鲜粪便标本做生理盐水涂片镜检查滋养体。② 碘液染色法:亚急性期或慢性期,直接涂片碘液染色查包囊,或用硫酸锌浮聚或醛-醚浓集等方法查包囊。由于包囊排出有间歇性,隔日检查,连查一周,可提高检出率。

B. 小肠液检查:① 十二指肠液引流法。② 肠内试验法(Entero-test):又称胶囊法,空腹让患者吞下一盛有尼龙线的胶囊3~4 h后,缓缓将尼龙线拖出,取线上黏附物镜检。

2)免疫学检查:可采用ELISA、间接荧光抗体试验(IFA)检测患者血清中特异性贾第虫抗体,具有较好的敏感性和特异性。

3)分子生物学检测:用PCR技术扩增贾第虫特异性基因片段进行诊断。已有试剂盒出售。

2. 鉴别诊断　与阿米巴痢疾、隐孢子虫病、霍乱、伤寒和副伤寒、细菌性痢疾等相鉴别。

【治疗】　常用治疗药物有甲硝唑、呋喃唑酮(痢特灵)、替硝唑。巴龙霉素多用于治疗有临床症状的贾第虫病患者,尤其是妊娠期妇女感染者。

1. 甲硝唑　成人每次0.4 g,每日3次,疗程5~10日。小儿每日按体重15~25 mg/kg,分3次口服,连服10日。

2. 替硝唑　成人单剂量2 g顿服,小儿50 mg/kg顿服,间隔3~5日可重复1次。

【预防】　贾第虫病也是一种食源性寄生虫病,经粪-口、人-人(照料患者、性交等)及受污染的食物、饮水等感染。因此,注意饮食卫生,饭前便后要洗手,不喝生水,更换尿布防止交叉污染、避免口交、肛交等不正常性行为。外出旅游,选择清洁卫生的食物、饮料、水,自带消毒纸巾。对于婴儿,母乳喂养是预防这种食源性和水源性寄生虫病最好的方法。

三、结肠小袋纤毛虫病 Balantidiasis

结肠小袋纤毛虫病是由结肠小袋纤毛虫感染所致,呈世界性分布,以热带、亚热带地区较多,尤其多见于拉丁美洲、玻利维亚、东南亚和新几内亚等国家和地区。我国云南、广西、广东、福建、四川、湖北、河南、河北、山东、山西、陕西、吉林、辽宁、台湾等地都有病例报道。特别是与猪密切接触人群的感染率较高。

【流行病学】

1. 传染源　患者、带虫者及保虫宿主。已知 30 多种动物能感染此虫，以猪感染最为普遍，感染率为 14.2%～72.2%，是最重要的传染源。

2. 传播途径　经粪-口传播，人主要是通过食入被结肠小袋纤毛虫污染的食物或饮水而感染。结肠小袋纤毛虫包囊的抵抗力较强，在室温下可存活 2 周至 2 个月，在潮湿环境能存活 2 个月，在干燥阴暗的环境下能存活 1～2 周，在直射阳光下 3 h 后死亡，在 10% 福尔马林溶液中可存活 4 h。

3. 易感人群　一般认为人体的结肠环境不适合该虫的生长发育，因此人体的感染较少，呈散在发生。

【临床表现】　多数感染者无临床症状，称为无症状型。急性型，又称痢疾型，患者起病急，有腹痛、腹泻和黏液血便，伴里急后重，有的出现脱水、营养不良及消瘦。慢性型患者表现为周期性腹泻，大便呈粥样或水样，常伴有黏液，但无脓血。滋养体有时可经淋巴管侵袭肠外组织，如肝、肺或泌尿生殖器官等，会出现相应脏器组织的病变及症状表现。

【诊断及鉴别诊断】

1. 诊断

(1) 临床诊断：结肠小袋纤毛虫感染引起的腹泻为粥样或水样，带黏液血便或仅有黏液无脓血，伴里急后重。其粪便性状有别于阿米巴痢疾、贾第虫病及细菌性痢疾，再结合实验室病原检查予以确诊。

(2) 实验室诊断：由于结肠小袋纤毛虫的滋养体[(30～150) μm×(25～120) μm]和包囊(40～60 μm)的体积均较大，粪便生理盐水直接涂片镜检较易查到，一般不易漏检。由于结肠小袋纤毛虫的排出有间歇性的特征，滋养体排出体外后很快死亡，因此，采样或必要时可采用乙状结肠镜进行活组织检查。

2. 鉴别诊断　与阿米巴痢疾、隐孢子虫病、霍乱、伤寒和副伤寒、细菌性痢疾等相鉴别。

【治疗】　国内首选治疗药物是甲硝唑。成人每次 0.2 g，每日 2 次，疗程 5 日；儿童每日按体重 15～25 mg/kg，分 3 次口服，连服 10 日。替硝唑：400 mg、诺氟沙星 200 mg，每日 1 次静滴。四环素，成人：500 mg，每日 4 次，共服 10 日；8 岁以上儿童：40 mg/(kg·d)(最大 2 g)，每日 4 次，共服 10 日。应于餐前 1 h 或餐后 2 h 服用，孕妇和 8 岁以下儿童禁用。双碘喹啉：成人 650 mg，每日 3 次口服，共 20 日；儿童 30～40 mg/(kg·d)(最大 2 g)，每日 3 次口服，共 20 日。均餐后服用。

【预防】　结肠小袋纤毛虫病是一种人畜共患寄生虫病，经粪-口途径及受污染的食物、饮水等传播。因此，注意饮食卫生，饭前便后要洗手，不喝生水，更换尿布防止交叉污染，避免不正常性行为。外出旅游，选择清洁卫生的食物、饮料、水，自带消毒纸巾。对于婴儿，母乳喂养是预防这种食源性和水源性寄生虫病最好的方法。

（陈家旭）

第二节　肠道蠕虫感染
Intestinal Worm Infection

一、巨吻棘头虫病 Macracanthorhynchosis

猪巨吻棘头虫[*Macracanthorhynchus hirudinaceus*（Pallas，1781 年）]是猪小肠内常见的寄生虫，偶尔寄生于人体，引起巨吻棘头虫病。目前国内报道人体猪巨吻棘头虫病已有363 例，分布于辽宁、山东、河南、河北、广东、吉林、北京、山西、四川、安徽、湖北、江苏、江西、云南、海南和内蒙古 16 个省市和自治区。辽宁和山东部分地区呈地方性流行。

人不是棘头虫的适宜宿主，故本虫在人体内极少能发育为成虫，猪和野猪是本虫的主要终宿主，感染率高，是本病的主要传染源。在我国有 42 种鞘翅目昆虫可作为本虫的中间宿主，其中以曲牙锯天牛、大牙锯天牛和棕色金龟子的感染率最高。人主要由于生食或半生食这些甲虫感染棘头虫。在流行区，人们习惯将天牛或某些金龟子捕获后用沸水烫过，去翅用食油烹炒食用，儿童常喜捕捉天牛和金龟子生吃或烤吃，因误食活的棘头体（感染期）而感染。患者以学龄儿童和青少年为多。在辽宁，大牙锯天牛于 7 月中旬至 8 月上旬羽化为成虫，儿童捕食后，经 30～70 日发病。因此病例多在 9 月中下旬出现，而山东则在 6～8 月份患病的较多。

【临床表现】　猪巨吻棘头虫多寄生在人体回肠的中下段，一般为 1～3 条，也有病例感染 21 条的。虫体以吻突上的小钩固着于肠黏膜，造成黏膜机械性损伤，同时其吻腺分泌毒素，引起局部组织充血和水肿、中性粒细胞和嗜酸性粒细胞浸润、肌层出血，可使肠黏膜产生坏死，甚至形成溃疡，继而出现结缔组织增生，形成棘头虫结节。结节直径 0.7～1.0 cm，突向浆膜面，常与大网膜、附近的肠管等粘连形成包块。虫体常可引起肠壁深层受损，甚至穿破肠壁造成肠穿孔，导致局限性腹膜炎及腹腔脓肿。亦可因肠粘连出现肠梗阻，部分患者可发生浆液性腹水。

潜伏期为 30～70 日，最长 3 个月，患者在感染早期无明显症状，多在感染 1～3 个月后出现消化不良、乏力、消瘦、贫血、腹泻和黑便等表现。右下腹部常出现阵发性疼痛，在腹部明显压痛处常可扪及圆形或卵圆形包块。患者亦可出现恶心、呕吐、失眠、夜惊等症状和嗜酸性粒细胞增多。本病约 3/4 病例可发生肠穿孔、腹膜炎及肠梗阻等外科急腹症。少数感染者可不出现任何症状和体征，自动排虫后而自愈。

【诊断及鉴别诊断】

1. 诊断

（1）临床诊断：应注意腹痛性质、部位。在流行区的儿童如发生局限性腹膜炎甚至肠穿孔，应疑为本病，一旦发现粪中排出虫体或呕出虫体，即可确诊。

（2）实验室诊断：① 血常规检查：本病患者外周血嗜酸性粒细胞增多；② 粪便潜血试

验：本病患者呈阳性；③ 免疫诊断：可采用虫卵抗原做皮试，对诊断本病有一定价值；④ 诊断性驱虫或经急症手术发现虫体是确诊的依据。

人粪便中很少查出虫卵，猪及野猪粪便中均可检出虫卵，检查方法以汞醛浓集法为最好。

2. 鉴别诊断　本病常被误诊，尤其在早期。单纯有本虫寄生无合并症时，需与蛔虫病、消化不良鉴别；若有合并症时，应根据流行病学资料、临床表现和实验室检查等与阑尾炎、肠梗阻、腹膜炎等外科疾病鉴别。

【治疗】　出现并发症者应及时手术治疗，目前尚无理想的驱虫药物，可使用：① 阿苯达唑，成人 400～600 mg，顿服；儿童 200～400 mg，顿服。② 左旋咪唑，成人 150～200 mg，顿服；儿童 2.5～3.5 mg/kg，顿服。甲苯咪唑或复方甲苯咪唑也可应用。

【预防】　加强宣传教育，特别要教育儿童不要捕食甲虫；加强对猪的饲养管理，提倡圈养，减少猪被感染的机会；猪粪应经无害化处理后再用来施肥。

二、肠吸虫病 Distomatosis Intestinalis

（一）布氏姜片吸虫病

姜片虫病是人、猪共患的寄生虫病，主要流行于亚洲的温带和亚热带地区，人对姜片虫普遍易感。据 1988～1922 年全国寄生虫分布调查显示，我国居民姜片虫的平均感染率为 0.169%，估计全国感染人数为 191 万人。分布在浙江、福建、广东、广西、云南、贵州、四川、湖南、湖北、江西、安徽、江苏、上海、山东、河北、陕西和台湾等 17 个省（区、市）。以湖北省感染率最高，为 1.877%，其次是上海，感染率为 0.776%。近几十年来，由于农村经济水平提高、生态环境改变及用精饲料喂猪，使以往感染严重的地区如广东广州、浙江萧山、江苏南通等地感染率明显下降。目前全国的姜片虫流行区日渐缩小，人体感染率明显下降。姜片虫病主要流行于种植菱角及其他可供生食的水生植物、地势低洼、水源丰富的地区，猪姜片虫病也流行于种植和饲喂水生青饲料的地区。患者、带虫者和猪是本病的传染源，家猪是主要保虫宿主。

姜片虫流行因素：用新鲜的人和猪粪便向藕田或茭白湖施肥，造成粪内虫卵入水的机会；湖内有其中间宿主扁卷螺；众多的水生植物均可作为姜片虫的传播媒介；居民有生食菱角、荸荠、茭白和喝生水的不良习惯，农民用新鲜水生植物作猪饲料。

【临床表现】　姜片虫寄生于人体小肠上段，其腹吸盘发达，吸附力强，造成被吸附的肠黏膜与其附近组织发生炎症、点状出血、水肿以致形成溃疡或脓肿。炎症部位可见细胞浸润，肠黏膜上皮细胞的黏液分泌增加。若感染虫数较多，虫体覆盖肠黏膜，影响宿主消化与吸收功能，导致营养不良和消化功能紊乱。此外，虫体代谢产物和分泌物还可引起变态反应和嗜酸性粒细胞增多。大量感染时，虫体成团可引起肠梗阻。

潜伏期为 1～3 个月，由于感染虫体的数量不同和人体体质的强弱差异，感染者的临床表现差别很大。8.4%～30.4% 的感染者无症状和体征。主要临床表现为上腹部或右季肋下隐痛、腹泻,多数伴有精神萎靡、倦怠无力等症状。腹泻每日数次,一般为不消化性便,或粥样便与正常便交替发生。上腹部肠蠕动增强,肠鸣音亢进,不但本人可闻,近旁他人也可听见,这是本病一个特征。儿童患者可出现颜面水肿,重者全身可见水肿,易与肾病混淆,但尿无异常改变。多数儿童可有不同程度的发育障碍,还常出现夜眠不安、夜惊、咬牙等神经精神症状。根据临床症状的轻重,可将姜片虫病患者分为轻、中、重三型。仅有一般消化道症状者为轻型;经常出现腹痛、腹泻、恶心、呕吐、头痛及头晕者为中型;出现水肿、贫血和极度乏力者为重型。

【诊断及鉴别诊断】

1. 诊断

(1)临床诊断:询问患者的居住地、旅游史和饮食情况,有无吐虫、便虫史等。对来自姜片虫病流行区的,且伴有腹痛、腹泻等消化道症状的儿童,应考虑此病的可能性,确诊依赖粪便检查出虫卵。

(2)实验室诊断

1)粪便检查:常用直接涂片法,一次粪便制备 3 张涂片,大多可查出虫卵。对感染虫数较少者,宜采用浓集方法,如水洗沉淀法等可显著提高检出率。部分患者有自然排虫或偶尔呕出虫体现象,经鉴定虫体确诊。少数粪检不易查见虫卵的患者,一般多是虫体尚未发育成熟或感染度低的缘故。反复多次粪检或用定量透明厚涂片法(改良加藤法,Kato-Katz)做粪便定量计数以确定其感染度,对诊断或病情分析具有重要意义。

2)免疫学方法:对感染早期或大面积普查有较好的辅助诊断价值。

2. 鉴别诊断　姜片虫病引起的腹痛以上腹部隐痛为主,进食后可缓解,需与溃疡病鉴别。腹泻可持续数月,也可与便秘交替发生,腹泻便中常含有未消化的食物。姜片虫病可引起水肿,但患者肾脏并无病变,尿检结果正常。姜片虫卵与粪便中肝片吸虫卵和棘口类吸虫卵的形态十分相似,应注意鉴别。

【治疗】　首选药物是吡喹酮,常用剂量 10 mg/kg,上、下午 2 次分服,驱虫率达 88.5%～95.8%。治后 1 个月,虫卵阴转率达 97.5%～100%。国外学者推荐 15 mg/kg 顿服,作为现场治疗。主要副作用有头晕、头痛、乏力、腹痛及腹鸣等,一般发生在服药当日和次日,多能自行消失,无需特殊处理。此外硫双二氯酚(别丁)、槟榔煎剂亦有一定疗效。

【预防】　积极查治传染源。开展健康教育:不吃未经刷洗过或沸水烫的菱角、荸荠等水生植物,不喝河塘内生水。加强粪便管理:粪便无害化处理,严禁鲜粪下水。

(二)异形吸虫病

异形吸虫是指属于异形科(Heterophyidae)的一类小型吸虫。成虫寄生于鸟类、哺乳动物,也可寄生于人体。我国常见的异形类吸虫有十多种,其中已有人体感染报告的有 9 种,即异形异形吸虫、横川后殖吸虫、钩棘单睾吸虫、多棘单睾吸虫、扇棘单睾吸虫、哥氏原角囊吸虫、施氏原角囊吸虫、镰刀星隙吸虫和台湾棘带吸虫。异形吸虫病分布在广东、海南、安徽、福建、湖北、新疆、江西、湖南、上海、浙江、广西、山东和台湾等省(区、市),迄今为止,我国大陆报道的病例接近 300 例,广东省的病例约占全国的 50%。

异形吸虫成虫小,在肠道寄生时有钻入肠壁的倾向,因而虫卵可进入肠壁血管,并随血流到达脑、脊髓、肝、脾、肺、心肌等组织或器官,造成严重后果。异形吸虫在小肠寄生一般只引起轻微的炎症反应。侵入肠壁则会引起组织萎缩、坏死、脱落,导致腹泻或其他消化功能紊乱。虫卵异位寄生的危害与其侵犯的部位有关。轻度感染者可无明显的临床表现,时有上腹不适、消化不良、腹痛、腹泻等消化道症状;重度感染者可出现畏食、消瘦、乏力、腹部不适、剧烈腹痛等症状。

常规的病原学检查方法是粪便涂片及沉渣镜检虫卵,但因各种异形吸虫的卵形态相似,且与华支睾吸虫卵难以鉴别,因此了解一个地区的吸虫种类,特别是该地区有无异形吸虫存在,将有助于诊断。若能获得成虫,可根据成虫形态进行判断。

流行的关键因素是当地人群有吃生的或未熟的鱼肉和蛙肉的习惯。在一些华支睾吸虫流行区,常出现混合异形吸虫感染。异形吸虫囊蚴在酱油、醋和 5% 的盐水中可分别存活 13 h、24 h 和 4 日。50℃ 水中可存活 7 min,80℃ 水中 3 min,开水中 20 s。因此,注意饮食卫生,不吃未煮熟的鱼肉和蛙肉是避免异形吸虫感染的重要方法。治疗可试用吡喹酮,以 20 mg/kg 顿服,2 h 后再用 50% 硫酸镁 60 ml 导泻。

(三) 棘口吸虫病

棘口科(Echinostomatidae)吸虫种类繁多,寄生于人体的棘口吸虫已知有 38 种,主要分布于东南亚地区,我国已报告的寄生人体的棘口吸虫有 16 种,人群平均感染率为 0.01%,病例分布在湖南、广东、新疆、安徽、海南、湖北、福建、江西、四川、云南、浙江、黑龙江、辽宁和台湾等地,以湖南、广东和安徽等地区多见,各年龄组感染无明显差异。日本棘隙吸虫(E. japonicus)在福建和广东局部地区有流行,藐小棘隙吸虫(E. liliputanus)在安徽局部地区的人群感染率达 13.71%。

成虫多寄生于小肠上段,以头部插入黏膜,引起局部炎症,患者可出现腹痛、腹泻或其他胃肠道症状,严重感染者可有厌食、下肢水肿、贫血、消瘦、发育不良,甚至死亡。

粪便检查(直接涂片法、沉淀法)发现虫卵可确诊,但由于多种棘口吸虫的卵在形态上都很相似,因此不易区分,若能获得成虫,则有助于定种。还要注意与姜片虫虫卵鉴别。

人多因食入含囊蚴的鱼、蛙而感染,因此,避免生食或半熟食鱼、蛙肉是预防本病的关键。国内用吡喹酮 5～10 mg/kg 治疗抱茎棘隙吸虫、日本棘隙吸虫、藐小棘隙吸虫等均有良效。国外用吡喹酮 25 mg/kg 和 40 mg/kg 顿服治疗棘口吸虫病也获得了满意效果。

三、肠道线虫病 Intestinal Nematode Disease

(一) 蛔虫病

蛔虫感染分布广泛,主要流行于温暖、潮湿和卫生条件差的热带和亚热带地区。农村人口感染高于城市人口,儿童高于成人,尤其是农村地区的学龄前和低龄儿童感染率高。在对重点人群和目标人群采取大规模驱虫治疗后,我国人群平均蛔虫感染率(2001～2004 年全国人体重要寄生虫病现状调查)为 12.72%,估计感染者达 8 593 万人,较 1990 年大幅下降。2005 年之后调查显示,部分地区感染率再次显著下降。例如,南昌市区 14 岁以下儿童感染率为 0.99%;江苏省农村儿童感染率为 0.83%;上海市南汇区中小学生感染率为 6.32%。然而在贵州省山区感染率仍高达 69.10%,雷州半岛儿童粪检阳性率为 13.20%,提示在中西部和东南沿海地区感染率仍然很高。

【流行病学】 蛔虫病的传染源是蛔虫病患者和带虫者,造成蛔虫感染普遍的主要原因为:蛔虫生活史简单;雌虫产卵量大;用未经处理的人粪施肥和随地大便的习惯,使蛔虫卵广泛污染土壤和周围环境,人的不良卫生习惯(如饭前便后不洗手,生吃没有洗干净的瓜果、蔬菜等)和缺乏完善的卫生设施;虫卵对外界环境抵抗力强,在荫蔽的土壤中或蔬菜上,虫卵可活数月至数年,甚至在无氧的条件下也可存活 2～3 个月。由于卵壳蛔甙层的保护作用,食用醋、酱油,或腌菜、泡菜的盐水及 10% 的硫酸、甲醛溶液、低浓度盐酸、硝酸或磷酸等溶液不会影响卵内幼虫的发育,但感染性虫卵对有机溶剂(如氯仿、乙醚、乙醇和苯等)或气体(如氨、溴甲烷和一氧化碳)很敏感,卵细胞或幼虫皆可被这些有机溶剂和气体杀死。

【临床表现】 蛔虫幼虫在人体内移行及成虫在小肠内寄生均对人体造成损害,主要表现为机械性损伤、夺取营养、超敏反应及肠功能障碍等。

1. **幼虫引起的症状** 当大量幼虫在肺部移行时,导致细支气管上皮细胞脱落,肺部出现点状出血,幼虫在肺泡蜕皮释放大量免疫原引起超敏反应,引起蛔虫性支气管肺炎、支气管哮喘或嗜酸性粒细胞增多症。此症潜伏期一般为 7～8 日,患者主要表现为咳嗽、哮喘、气促、喉痒及发热,一般 38℃ 左右,也可高达 40℃。部分患者可有白色泡沫痰,痰中可能发现蛔蚴,少数患者痰中带血、胸闷,气喘比较严重时可出现端坐呼吸或有发绀,肺部听诊有哮鸣音或啰音。部分患者兼有食欲不振、胃痛和腹泻等胃肠症状。X 线检查可见两侧肺门阴影增深,肺纹理增粗,有点状、絮状或片状阴影,一般 1～2 周消失。痰中可检查到嗜酸性粒细胞及蛔虫幼虫,血中白细胞总数增多,其中嗜酸性粒细胞增多明显,一般占 20%～30%。重度感染时,幼虫可进入甲状腺、脾、肾、脑等器官,造成异位损害。

2. **成虫引起的症状**

(1) 掠夺营养和破坏肠黏膜影响消化吸收:蛔虫唇瓣的细齿对肠黏膜造成机械性损伤,蛔虫的代谢产物可刺激和损伤肠黏膜,引起局部黏膜上皮细胞脱落和轻度炎症反应。蛔虫成虫以肠腔内半消化的食物为食,以上原因引起人体消化不良和营养吸收障碍。轻度感染时,临床症状不明显。一般患者常有食欲缺乏、恶心、呕吐、腹部隐痛,主要为脐周的隐痛。儿童患者常有神经精神症状,如惊厥、夜惊、磨牙,偶尔出现异嗜症等。营养差或感染重的儿童可有智力迟钝及发育障碍。

(2) 超敏反应:蛔虫释放到肠腔的变应原进入人体后可引起超敏反应,患者可出现荨麻疹、皮肤瘙痒、结膜炎、发热以及中毒性脑病等症状。

(3) 并发症:蛔虫有钻孔的习性,当患者发热,食用辛辣食物以及服用驱虫药剂量不当时,蛔虫可钻入开口于肠道的各种管道,如胆道、胰管、阑尾等处,分别引起胆道蛔虫症、胰腺炎、阑尾炎，有时其至钻通肠壁引起肠穿孔。蛔虫也可上窜至上呼吸道或耳咽管内。

1) 胆道蛔虫病：是最常见的并发症。蛔虫侵入部位多在胆总管，较少进入肝胆管，偶可见于胆囊。侵入的虫数一般为 1～5 条。虫体有时可自行退出，但一般短期内在胆管死亡。患者可有阵发性剑突下部绞痛，有钻顶感，常坐卧不安。疼痛可放射至右肩及背部，同时常有呕吐，有时吐出蛔虫。缓解期间局部压痛不明显或无压痛。若虫体完全钻入胆道，甚至进入胆囊，疼痛反而减轻，但炎症现象进一步发展，表现为明显的固定压痛、发热、白细胞数增多，或可出现黄疸。

临床上可分为：① 胆绞痛型：最为常见，蛔虫钻入十二指肠壁上的壶腹孔引起 oddi 括约肌与胆总管痉挛所致。临床上起病急骤，中上腹或右上腹突然发生阵发性、钻孔性极为难忍的绞痛，可放射至右侧肩部，致使患者辗转不安，常伴有恶心、呕吐。蛔虫全部钻入胆道后腹痛可稍缓解，在胆管内死亡后腹痛消失，故腹痛与蛔虫活动有关，约半数患者吐出蛔虫，腹部体征与症状不相称，无腹肌紧张，仅在剑突下偏右有局限性压痛点，血白细胞数与中性粒细胞大多正常或轻度增多。绝大多数患者，蛔虫在 24 h 内自动退出，胆绞痛随之消失；② 急性胆囊炎型：蛔虫侵入胆管后可引起无胆结石性胆囊炎。蛔虫偶尔侵入胆囊，产生胆囊管阻塞，临床表现为右上腹痛与低热，有时可扪及肿大的胆囊；③ 急性胆管炎：胆道蛔虫病患者如果腹痛不缓解，出现寒战、高热，提示并发急性胆管炎。肝大、压痛，并可出现轻中度黄疸。严重急性化脓性胆管炎可引起革兰阴性杆菌败血症与中毒性休克；④ 急性胰腺炎：胆总管和(或)胰管部分阻塞使胆汁反流，激活胰酶，可引起急性胰腺炎。患者表现为右上腹痛放射至背部、呕吐，血清淀粉酶与碱性磷酸酶显著升高，重者可发展为出血性坏死性胰腺炎，腹腔穿刺有血性腹水；⑤ 肝脓肿：由蛔虫带入的细菌感染可引起细菌性肝脓肿。临床上有右上腹痛、高热、肝进行性肿大疼痛，肋间压痛显著。肝穿刺所得脓液中，除培养出革兰阴性杆菌外，还可发现蛔虫卵。

此外，个别患者蛔虫引起胆管大量出血，可出现便血或呕血等症状。少数患者可出现胆石症。

胆道蛔虫病的预后一般良好。若诊断与治疗不及时，一旦发生严重并发症，其死亡率可高达 15%。并发症有化脓性胆管炎、胆囊炎、胆道大出血、胆囊破裂、胆汁性腹膜炎、急性出血性坏死性胰腺炎、败血症等。

2) 蛔虫性肠梗阻：是由于大量虫体扭结成团并引起局部肠管痉挛而致肠腔堵塞，儿童多见，堵塞部位常见于回肠。临床表现为脐周围阵发性腹痛，伴有呕吐、腹胀、肠蠕动亢进、腹泻或便秘等症状。发作时伴有连续高调的肠鸣音，并可见肠型及肠蠕动波。腹部常可扪及可变形、变位的条索状团块，并且可能随肠管收缩而变硬。早期可出现低热、白细胞增多，晚期可出现不同程度脱水和酸中毒。少数患者可并发肠扭转或肠壁坏死穿孔，引起腹膜炎。

3) 蛔虫性肠穿孔：蛔虫可使有病变或正常的肠壁发生穿孔，其临床表现为亚急性腹膜炎。发热不明显，伴有恶心和呕吐，腹胀逐渐明显。腹部检查有柔韧感，腹腔穿刺有渗出液，并可能检到蛔虫卵，也可形成局限性腹膜炎或脓肿。

4）蛔虫性阑尾炎：蛔虫钻入阑尾引起的阑尾炎，多见于儿童。主要症状为突然发生全腹或脐周围的阵发性绞痛，以后转移至右下腹部。主要体征为右下腹部有明显压痛及皮肤痛觉过敏，可有发热及白细胞增多。阑尾坏死穿孔后，蛔虫可进入腹腔引起腹膜炎。

【诊断及鉴别诊断】

1. 诊断

（1）临床诊断

1）肠蛔虫病：脐周疼痛，按之无明显压痛，应考虑蛔虫病的可能，吐蛔史、便蛔虫史，或在粪便中查到蛔虫卵，可作为诊断的依据。肠内如仅有雄虫寄生（占感染的 3.4%～5%）则诊断较为困难，可用驱虫药试验治疗。有时肠道 X 线检查发现肠道的蛔虫阴影亦可协助诊断。

2）蛔虫性哮喘：常以暴发形式出现。如果在 2 周内有多数患者相继发生，临床以咳嗽、哮喘及发热为主，伴有明显的嗜酸性粒细胞增多的血常规变化，结合当地流行病学调查，一般不难做出诊断。

3）并发症的诊断：有时较为困难，但在儿童、青壮年，尤其是在农村地区，有蛔虫病史，且粪便中有蛔虫卵者如出现胆绞痛、胆管炎、胰腺炎时应考虑肠蛔虫病并发症的可能性；腹痛、呕吐、腹胀、停止排大便与排气，扪及腹部条索状肿块时应注意蛔虫性肠梗阻的可能性。

（2）实验室诊断

1）粪便检查：每条雌虫日产卵约为 24 万个，故常用直接涂片法查粪中蛔虫卵，一张涂片的检出率为 80%。厚涂片法、饱和盐水浮聚法和水洗沉淀法可提高检出率。未受精卵见于仅有雌虫感染，也可见于两性感染，由于其比重大，在饱和盐水中不易漂浮，不适宜用饱和盐水浮聚法检查。其形状变化较大，要细心辨认。如仅有雄虫寄生，可用驱虫药试验治疗。

2）血常规：幼虫移行期血白细胞与嗜酸性粒细胞增多，成虫感染者嗜酸性粒细胞轻度增多。

3）皮内试验：以成虫抗原做皮内试验，阳性者提示有蛔虫感染。

4）B 超检查：胆道蛔虫病患者腹部 B 超检查有时可发现蛔虫位于扩张的胆总管腔内，并在内活动，阳性率不高。对疑似病例需进一步做静脉胆管造影证实。

5）内镜逆行胆胰管造影术：内镜检查可发现十二指肠内蛔虫，取出钻入壶腹孔的虫体，可使胆绞痛立即缓解。逆行胆胰管造影可显示胆管内虫体，并可对胆管阻塞进行减压与引流。

粪中排出蛔虫或吐出蛔虫或痰中检出幼虫，也可确诊。

2. 鉴别诊断　蛔虫病多无特异性表现，易与胃、十二指肠溃疡，慢性胃炎及肠系膜淋巴结炎等相混淆。若出现合并症时更易误诊，应结合患者年龄、病情变化全面分析，与相应疾病区别，以便及早诊治。内脏幼虫移行症诊断较难，主要原因是蛔虫幼虫侵袭部位和病程变化较大，侵入体内的幼虫较难找到等。患者与狗、猫等动物接触史，或食物污染史等有助于诊断。间歇发热、肺部症状、肝大及血嗜酸性粒细胞持续增多者，有患幼虫移行症的可能性。

免疫学检查方法对诊断有一定价值,但应注意排除交叉反应所致的假阳性。若嗜酸性肉芽肿组织内查见蛔虫幼虫,可作为确诊依据。但虫种不易鉴别,猪蛔虫幼虫、鞭虫、钩虫、血吸虫、丝虫、病毒及真菌等病原所致的嗜酸性粒细胞增多症,也应与本病鉴别。

【治疗】

1. 驱虫治疗

(1) 阿苯达唑:成人及 2 岁以上儿童剂量为 400 mg(200 mg/片),顿服,或一日内分 2 次服。可于驱虫后 10 日重复给药 1 次,本品不良反应为头昏、失眠、恶心、呕吐、口干、食欲下降及乏力等,可于 48 h 内自行消失。有癫痫史者慎用,孕妇、哺乳期妇女及 2 岁以下幼儿禁用。

(2) 甲苯达唑(甲苯咪唑)及复方甲苯达唑:甲苯达唑剂量成人与儿童均为 100 mg,每日 2 次,连服 3 日。200 mg 顿服疗效亦较好。不良反应少,仅少数患者出现头昏及轻微胃肠道反应,可自行消失。孕妇禁用,2 岁以下幼儿不宜用。本品与左旋咪唑的复合制剂称复方甲苯达唑(速效肠虫净)。每片含甲苯达唑 100 mg、左旋咪唑 25 mg。成人 2 片,顿服,可增强疗效,减少不良反应。

(3) 双羟萘酸噻嘧啶:剂量为 500 mg,儿童剂量为 10 mg/kg(基质),睡前顿服。目前临床上常用的是复方噻嘧啶,每片含双羟萘酸噻嘧啶和双羟萘酸酚嘧啶各 150 mg,治疗剂量与噻嘧啶相同,疗效优于单方噻嘧啶。不良反应较少,偶有胃肠道不适、呕吐、头痛、头晕等,急性肝炎、肾炎、严重心脏病患者及孕妇应暂缓用本药。

(4) 哌嗪:剂量为成人 3 g,每日 1 次,连服 2~3 日;儿童为 40~75 mg/kg,2 次/日,或 80~150 mg/kg,空腹或晚顿服,连服 2 日。严重感染者可连续用药 3~4 日,1 周后还可重复治疗。不良反应轻微,少数患者可出现头昏、头晕、恶心、呕吐或腹泻等,常短期自行消失。肝肾功能不良、癫痫患者、神经系统疾病患者禁用。

(5) 伊维菌素:剂量为 100 μg/kg,每日 1 次,连服 2 日,不良反应少。

2. 并发症的处理

(1) 胆道蛔虫病:以解痉、止痛、利胆、驱虫、控制感染、纠正水和电解质紊乱为主。绝大多数患者可用非手术疗法治愈,仅在出现严重并发症时才考虑手术治疗。解痉止痛用阿托品或异丙嗪,必要时用哌替啶(度冷丁)。服用食醋 100~200 ml 也可缓解疼痛,早期及时有效使用驱虫药物可防止复发,减少严重并发症。近年来有报道用阿苯达唑加维拉帕米(异搏定)可取得迅速止痛与完全杀虫的效果。内科治疗 24 h 无效或病情加重,或发生胆道蛔虫嵌顿者,应及时外科手术治疗。发热者可能继发细菌性感染,酌情加用抗菌药物。

(2) 蛔虫性肠梗阻:禁食、胃肠减压、解痉止痛、静脉补液,纠正水、电解质及酸碱平衡失调。不完全性肠梗阻者,腹痛缓解后服青油或花生油可松解蛔虫团,然后再驱虫治疗。如内科治疗 12 日无好转,或完全性肠梗阻者,及时手术治疗。

(3) 其他:并发蛔虫性阑尾炎、肠穿孔、急性化脓性胆管炎、单发性肝脓肿、出血性坏死性胰腺炎者,均应尽早手术治疗。

3. 蛔虫幼虫移行症：以对症治疗为主,用氨茶碱等解除支气管痉挛、盐酸可待因等镇咳,重症者应予吸氧并用氢化可的松。合并细菌感染时给予抗菌药物治疗。乙胺嗪可使症状较快缓解或消失。

【预防】 防治蛔虫感染应加强卫生知识的宣传教育,注意饮食卫生,对粪便进行无害化处理,查治患者及带虫者。

(二) 钩虫病

钩虫病在世界上分布广泛,根据国家卫生部 2001～2004 年全国人体重要寄生虫病现状调查结果显示,我国钩虫的平均感染率为 6.12%,感染人数约为 3 930 万人。以海南省最高,其次是四川和广西,东北、华北和西北 10 个省(区)的感染率则低于 1%。我国北方以十二指肠钩虫(*Ancylostoma duodenale*)为主,南方则以美洲钩虫(*Necator americanus*)为主,但两种钩虫混合感染较为普遍。

【流行病学】 人群对钩虫普遍易感。带虫者和钩虫病患者是传染源,其粪便污染土壤,虫卵在土壤中发育为感染期幼虫,当人们赤手裸足下地劳动接触污染的地面时,感染期幼虫经皮肤主动侵入人体造成感染。种植旱地作物易造成钩虫感染。钩虫病的流行与水田耕作关系不大。婴儿感染钩虫主要是因使用被钩蚴污染的尿布、将婴儿放在有钩蚴的草地上或穿"土裤子"和睡沙袋等而感染。此外,钩蚴也有可能通过胎盘或母乳感染胎儿。

【临床表现】 两种钩虫的致病机制相似。幼虫和成虫均对人体有致病作用,但以成虫对人体的危害最严重。十二指肠钩虫引起皮炎者较多,成虫导致的贫血亦较严重,同时还是引起婴儿钩虫病的主要虫种。人感染钩虫后是否出现临床症状以及临床表现的轻重程度,与感染的虫数、虫种以及人体的健康状况、营养条件和免疫力有关。感染钩虫而无任何症状者,称钩虫感染,表现出不同临床症状者称钩虫病。

1. 幼虫所致病变

(1) 钩蚴性皮炎：钩蚴侵入皮肤后,侵入处皮肤有烧灼、针刺、奇痒感,继而出现充血斑点或丘疹。1～2 日成为含浅黄色液体的水疱,即为钩蚴性皮炎,患处奇痒难忍,搔破后常继发细菌感染,形成脓疱,最后结痂脱皮自愈。俗称"痒疙瘩""地痒症""粪毒"。多见于足趾、手指间,也可见于手足背部等接触了感染钩蚴的部位。

(2) 呼吸系统病变：幼虫移行至肺部,穿破微血管,引起局部出血和炎症反应。患者可有咳嗽、痰带血丝,并常伴有发热、畏寒等全身症状。重者可有剧烈干咳和哮喘发作,表现为嗜酸性粒细胞增多性哮喘。

2. 成虫所致疾病

(1) 消化道症状：钩虫咬附在肠黏膜上,造成出血点和小的溃疡,有时可出现大块出血性瘀斑,深可至黏膜下层甚至肌层,偶可引起消化道大出血。患者初期主要表现为上腹部不适及隐痛,继而可出现恶心、呕吐、腹泻等症状,食欲多显著增加,而体重却逐渐减轻。个别患者喜食生米、生豆,甚至食泥土、碎纸、破布等,此种现象称为"异嗜症"。异嗜症发生的原因不明,给患者补充铁剂后,症状常会自行消失。

（2）贫血：由于钩虫损伤肠黏膜并吸血，导致人体长期慢性失血，铁质和蛋白质持续损耗，血红蛋白合成速度比红细胞新生速度慢，故钩虫所致贫血为低色素小细胞性贫血。轻度患者有轻微头晕、乏力，在劳动和运动时出现轻微心悸；中度患者皮肤蜡黄、黏膜苍白，下肢轻度水肿，乏力明显、头晕眼花、心悸等；重度患者上述症状加重，并可出现贫血性心脏病症状、劳动力丧失等，此类患者目前已较少见。钩虫造成患者慢性失血的原因有：虫体吸血后血液迅速经其肠道排出；钩虫吸血时，自咬附部位黏膜伤口渗出血液，其渗血量与虫体吸血量大致相当；虫体有更换咬附部位的习性，致使伤口增加，原伤口在凝血前仍可继续渗出少量血液；偶尔出现因咬破较大血管而致大出血。每条钩虫每日所致的失血量，美洲钩虫为 $0.02\sim0.10\ \mathrm{ml}$，十二指肠钩虫可能因虫体较大和排卵量较多等原因，其所致的失血量是美洲钩虫的 $6\sim7$ 倍。

（3）婴儿钩虫病：多由十二指肠钩虫引起。最常见的症状为贫血、黑便、腹泻、食欲减退等。体征有皮肤、黏膜苍白，心尖区可有收缩期杂音，肺偶可闻及啰音，肝、脾均有肿大等。患儿发育极差，合并症多（支气管肺炎、肠出血等），病死率较高。

【诊断及鉴别诊断】

1. 诊断

（1）临床诊断

1）在流行区，有赤手裸足下地劳动史、"粪毒"史及贫血等临床症状，应怀疑钩虫病，粪便检查发现钩虫卵者即可确诊。

2）钩虫病的临床特点是起病缓慢；慢性贫血及贫血性心功能不全；儿童有异嗜症，营养不良及发育障碍等，提示钩虫病可能性。

（2）实验室诊断

1）血常规：红细胞计数、血红蛋白及血细胞比容均降低，红细胞形态、大小不等，属低色素小细胞性贫血，白细胞总数多在正常范围内，但在早期有轻度增高，嗜酸性粒细胞增多 $10\%\sim30\%$。重症患者血浆白蛋白及血清铁含量均明显降低。

2）粪便检查：隐血试验常呈阳性。从粪便中可检查虫卵，常用的方法如下。① 直接涂片法：该法简便易行，但对轻度感染者易漏检，连续检查 3 张涂片，其检出率仅为 $18.3\%\sim43\%$。② 饱和盐水浮聚法：该法是诊断钩虫感染最常用的方法，检出率较直接涂片法提高 $5\sim6$ 倍。③ 改良加藤法：该法采用定量板-甘油孔雀绿玻璃纸透明计数虫卵的方法，能定量检测感染度，也可用于疗效考核及实验室诊断和流行病学调查。④ 钩蚴培养法：该法检出率与饱和盐水浮聚法相似，根据幼虫形态可以鉴定虫种，但需要培养 $5\sim6$ 日才有结果。

3）痰液涂片查钩蚴：在流行区，对出现咳嗽、哮喘或痰中带血等症状的患者，宜做该项检查，避免误诊为其他呼吸系统疾病。

4）胃镜检查：可在十二指肠的降部发现附着于肠壁上的钩虫。

2. 鉴别诊断　钩虫病患者常有上腹痛、黑便等消化道症状，需与溃疡病、慢性胃炎及胃癌等鉴别。钩虫病贫血需与其他原因引起的缺铁性贫血相鉴别。严重钩虫病患者出现急性便血时,需与溃疡病出血等疾病相鉴别。总之,患者贫血程度与粪便虫卵数不相称时,应寻找其他原因。

【治疗】

1. *钩蚴性皮炎的治疗* 在钩蚴感染后 24 h 内可用左旋咪唑涂搽剂或 15%阿苯达唑软膏涂搽患处,每日 3 次,连用 2 日。能杀灭停留在皮肤的部分钩蚴,可以较快地消肿、止痒,还能预防呼吸道症状的发生。

2. *驱虫治疗*

(1) 阿苯哒唑:对十二指肠钩虫和美洲钩虫成虫均有良好驱虫效果,对体内移行的幼虫也有一定的杀灭作用。治疗钩虫病的剂量为成人 400 mg,每日 1 次或 2 次分服,连服 2~3 日,儿童剂量可以减半。少数患者服药后出现口干、头痛、上腹不适、恶心、呕吐、腹痛等反应,但均轻微,多于数小时内可自行缓解。孕妇、哺乳期妇女及 2 岁以下儿童不宜用药。

(2) 甲苯达唑:对两种钩虫均有良好的驱虫效果。常用剂量为 100~200 mg,每日 2 次,连服 3 日,可以不分年龄、体重,采用同样剂量,钩虫卵阴转率可达到 60%~98%。副作用一般轻微,少数患者可出现头昏、恶心、腹部不适或腹痛,偶有嗜睡或皮肤瘙痒等症状,但大多不加处理,可自行缓解。孕妇、哺乳期妇女及 2 岁以下儿童不宜用药。

(3) 噻嘧啶:噻嘧啶对美洲钩虫的效果较差。常用剂量按基质计算为 6~10 mg/kg,成人一次口服 0.3~0.5 g,间隔一周后可重复应用,或 12.5 mg/kg,顿服,连服 3 日,以提高钩虫卵阴转率。不良反应有恶心、眩晕、腹痛,偶有呕吐、腹泻等。急性肝炎、肾炎、严重心脏病或发热患者应暂缓给药,孕妇禁用。冠心病、胃溃疡者慎用。

(4) 伊维菌素:伊维菌素对十二指肠钩虫感染的治疗效果要优于对美洲钩虫的治疗效果,如与其他驱钩虫药物配伍应用,驱虫效果可明显提高。伊维菌素制剂每片 6 mg,成人的常用剂量为 0.1~0.2 mg/kg 顿服。14 岁以下儿童可以减半。少数患者有短暂腹痛,不经处理可自行消退。

(5) 联合疗法:单独使用上述药物难以使所有患者虫卵阴转,特别是对美洲钩虫的疗效不理想。在混合感染地区,常需多次反复治疗,并联合用药,如甲苯达唑与左旋咪唑,或甲苯达唑与噻嘧啶,或噻嘧啶与左旋咪唑联用。

3. *贫血的对症治疗*

(1) 给予富含铁质、蛋白质和维生素的饮食。

(2) 补充铁剂:硫酸亚铁 0.3~0.6 g,每日 3 次;儿童可选用 10%枸橼酸铁铵,每日 0.5~2 ml/kg,分 3 次饭后服;成人每次 10~20 ml/kg,每日 3 次。疗程一般为 3~8 周。可同时服维生素 C 100 mg,每日 3 次,或 10%稀盐酸 0.5~2 ml(加水至 10 ml),每日 3 次,帮助铁剂吸收。

(3) 如有重度贫血,心肌缺氧劳损较重,心力衰竭,体力特别衰弱或临产孕妇等,应少量多次输血;输血时注意切勿增加心脏负担,预先采取措施,可服用利尿剂以减少血容量等。

【预防】　治疗患者,减少传染源;加强粪便管理并进行无害化处理,切断钩虫传播途径;加强个人防护和防止感染,包括不赤足下地劳动,手、足皮肤涂抹1.5%左旋咪唑硼酸酒精液或15%噻苯咪唑软膏。

（三）鞭虫病

鞭虫流行分布与蛔虫相一致,但感染率不及蛔虫高,2001～2004年全国人体重要寄生虫病现状调查显示,我国鞭虫感染率为4.63%。由于温暖、潮湿的环境有利于鞭虫卵的发育传播,所以我国南方沿海一带感染率高于寒冷的北方。鞭虫感染者是唯一传染源,一般儿童的感染率高于成人,这可能与卫生习惯有关。鞭虫病传播途径与方式与蛔虫病相似,使用未经处理的人粪施肥,或儿童随地大便是造成虫卵污染土壤、蔬菜或地面等的主要传播方式。鸡、狗和蝇类的机械性携带也起一定作用。人感染是由于接触被虫卵污染的泥土、蔬菜,经口吞入附在手指上的感染期卵,或食用被虫卵污染的生菜、瓜果等。

【临床表现】　成虫以细长的前端侵入黏膜、黏膜下层乃至肌层,破坏组织,加上其分泌物的刺激作用,使肠壁局部组织出现慢性炎症、充血、水肿或出血。少数患者肠壁组织明显增厚,或可形成肉芽肿。感染严重时可致慢性失血。

轻度感染一般多无明显症状,重度感染者可出现食欲减退、恶心、呕吐、腹痛、腹泻、消瘦、贫血和头晕等症状。重度感染的儿童可出现发育迟缓、水肿、营养不良并偶有直肠脱垂现象,部分患儿可出现荨麻疹、发热等。严重的鞭虫感染可引起消化道出血（大便隐血或带鲜血）、阑尾炎、肠梗阻、腹膜炎、肠套叠等。

【诊断及鉴别诊断】

1. 诊断

（1）临床诊断:轻度鞭虫感染者一般无显著症状,中度、重度感染者可有明显的消化道症状和全身性表现,甚至出现并发症。在本病流行区,患者有慢性腹泻、腹痛、贫血、直肠脱垂及慢性阑尾炎等表现者,应考虑本病的可能。进一步进行粪便检查,以便做出诊断。

（2）实验室诊断:常用直接涂片法、改良加藤法、饱和盐水浮聚法,从粪便中检查虫卵,由于鞭虫排卵数少、鞭虫卵较小,易漏检,需要反复检查。

2. 鉴别诊断　鞭虫病患者有腹痛和腹泻时,须与细菌、阿米巴所致的肠炎和痢疾相鉴别。后者时常伴有发热,粪便镜检可见大量脓细胞或找到溶组织内阿米巴滋养体,粪便培养致病菌阳性等。严重感染者引起的贫血需与其他原因引起的贫血相鉴别。

【治疗】

1. 阿苯哒唑　成人及12岁以上儿童400 mg,顿服;2岁以下患者及孕妇禁用;急性病、蛋白尿、化脓性或弥漫性皮炎、癫痫等患者以及授乳妇女不宜应用。有严重肝、肾、心脏功能不全及活动性溃疡病患者慎用。少数病例有口干、乏力、嗜睡、头晕、头痛以及恶心、上腹不适等症状。但均较轻微,不需处理可自行缓解。

2. 伊维菌素　成人12 mg,顿服;14岁以下儿童按0.1 mg/kg体重服用。

3. 复方阿苯达唑　成人及7岁以上儿童,2片顿服;2～6岁儿童,1.5片顿服。孕妇、哺乳期妇女、2岁以下患儿禁用;肝功能不全者、对阿苯达唑类药品或双羟萘酸嘧啶过敏者禁用;冠心病、严重溃疡病、肾脏病患者及有癫痫史者慎用;营养不良、贫血患者应先给予支持疗法,然后再应用本品。

4. 酚嘧啶(奥克太尔) 按15~20 mg/kg,顿服,对鞭虫病的治愈率为75%~100%;日服10~15 mg/kg,连服2日,虫卵阴转率为62.9%~97.8%。

【预防】 鞭虫病的预防与蛔虫病的相同。

(四)蛲虫病

蛲虫病分布遍及全世界,国内12岁以下儿童蛲虫平均感染率为10.28%。一般城市高于农村,儿童高于成人,呈现明显的家庭聚集性和集体聚集性。感染蛲虫的人是唯一的传染源,造成传染的主要方式是:肛门-手-口方式直接感染,造成体外自身反复感染;间接接触感染。蛲虫感染期卵抵抗力强,在幼儿园的教室、寝室内以及玩具、衣被上、儿童的指甲垢中均可查到蛲虫卵。虫卵还可随室内灰尘飞扬,吸入虫卵也可造成感染。这种方式常发生在幼儿园或家庭,造成相互感染和反复感染。

【临床表现】 雌虫产卵所引起的肛门及会阴部皮肤瘙痒及皮肤搔破后继发的炎症是蛲虫病的主要症状。患者常表现为烦躁不安、失眠、食欲减退、夜间磨牙、消瘦。婴幼儿患者常表现为夜间反复哭吵,睡不安宁。反复感染而长期不愈时,会影响儿童身心健康。虫体附着肠黏膜,可致肠黏膜轻度损伤,引起慢性炎症或消化道功能紊乱,但一般无明显症状,若有异位寄生时则可致严重后果,大多由于雌虫侵入阴道而致阴道炎、子宫内膜炎、输卵管炎等,甚至进入腹腔,往往在手术中发现在腹膜、肠壁组织、输卵管等处有以虫体或虫卵为中心的肉芽肿病变。侵入阑尾可引起阑尾炎。此外,还有蛲虫感染引起哮喘和肺部损伤等异位损害的报告。

【诊断及鉴别诊断】

1. 诊断

(1)临床诊断:儿童或成人有肛门瘙痒而未发现其他病因时,常提示蛲虫感染的可能。

(2)实验室诊断:蛲虫一般不在肠道内产卵,故粪便检查虫卵往往为阴性。

1)透明胶纸拭子法或棉签拭子法:于清晨解便前检查虫卵,1次检出率约为50%,3次检出率达90%。

2)在粪便中或夜间在肛门周围检获到雌虫也可确诊。

2. 鉴别诊断 患者的主要症状为肛门周围和会阴部瘙痒,应与肛门周围炎症、湿疹相鉴别,可通过病原学诊断确诊;蛲虫引起的泌尿生殖道感染应与细菌或滴虫引起的炎症相鉴别,蛲虫感染时在阴道与子宫颈涂片中可发现蛲虫卵,对抗生素或甲硝唑不敏感,而滴虫或细菌感染时可见炎性细胞,或滴虫,并对抗生素或甲硝唑敏感;蛲虫引起阑尾炎时,应与急性阑尾炎鉴别,急性阑尾炎患者表现为转移性右下腹痛,毒血症状重(发热明显)伴呕吐,白细胞总数明显增多,蛲虫性阑尾炎临床表现相对较轻,在切除的阑尾标本中可见侵入黏膜下层被包围的成虫而确诊;蛲虫患者常有睡眠不安、夜惊、烦躁、磨牙等,这些也是其他肠道蠕虫病(蛔虫、钩虫)常有的症状,应通过病原学诊断鉴别;蛲虫患者有时可出现食欲不振、腹痛、恶心等消化道症状,需与慢性胃炎、溃疡病、消化不良等鉴别。

【治疗】

1. 驱虫治疗

(1) 甲苯达唑:成人和 2 岁以上儿童 100～200 mg 顿服,治愈率 90%～100%。或 100 mg/日,连服 2～3 日,治愈率 95%～100%。偶有恶心、腹部不适、腹泻、头昏、嗜睡及皮肤瘙痒,但大多不加处理,可自行缓解。孕妇、哺乳妇女及 2 岁以下儿童不宜用药。

(2) 阿苯哒唑:儿童 200 mg、成人 400 mg 顿服,2 周后可重复治疗 1 次,虫卵阴转率 100%。2 岁以下患者及孕妇禁用;急性病、蛋白尿、化脓性或弥漫性皮炎、癫痫等患者以及授乳妇女不宜应用。有严重肝、肾、心脏功能不全及活动性溃疡病患者慎用。少数病例有口干、乏力、嗜睡、头晕、头痛以及恶心、上腹不适等症状。但均较轻微,不需处理可自行缓解。

(3) 复方甲苯达唑(速效肠虫净):每片含甲苯达唑 100 mg、左旋咪唑 25 mg。1 片顿服,阴转率达 95.6%。

(4) 噻嘧啶:常用剂量按基质计算为 5～10 mg/kg,连服 7 日。由于蛲虫易于再感染,因而服药 2～4 周后,必要时,应再进行一次治疗。家庭成员与患者同时用药,有利于提高治愈率。

(5) 局部外用药:可用 3%的噻嘧啶软膏,涂于肛周和肛门内,连用 1 周。有止痒和杀虫作用。

2. 并发症治疗　出现急性阑尾炎、急性腹膜炎应及时对症治疗。

【预防】　预防要讲究公共卫生、家庭卫生和个人卫生,做到饭前便后洗手,勤剪指甲,定期烫洗被褥和清洗玩具(可用 0.05%碘液处理玩具 1 h,可杀死蛲虫卵)。在集体儿童机构蛲虫感染率超过 50%时,可集体普治,7～10 日后重复 1 次,既有治疗效果,又可控制流行。

(五) 粪类圆线虫病

该病呈世界性分布,散发感染。1988～1992 年全国寄生虫分布调查结果显示,在 26 个省、市、自治区有粪类圆线虫感染的病例,全国平均感染率为 0.122%,主要流行于南部地区,感染率最高的是海南省(1.70%)。局部地区,如广西的东南地区,人群感染率可达 11%～14%。由于本虫幼虫对环境抵抗力较弱,故本病流行不严重,但由于激素类药物和免疫抑制剂的使用增多,此病的病例有增多的趋势。患者是主要传染源,感染粪类圆线虫的犬和猫也是重要的传染源。人的感染主要是人体与土壤中的丝状蚴接触所致,丝状蚴经皮肤主动侵入人体导致感染。自体感染可使该病迁延不愈,最长可持续 30 年以上。气候温暖、潮湿的土壤适合其体外发育,增加人体感染机会。

【临床表现】　粪类圆线虫的致病作用与其感染程度及人体健康状况,特别是机体的免疫功能密切相关。免疫力正常的轻度感染者,虫体可被清除,无临床症状;如持续慢性自身感染,可间歇出现胃肠症状;免疫功能受损的患者,可发展为播散性重度感染,患者可因严重衰竭而死亡。

粪类圆线虫病患者的主要临床表现有以下几方面。

(1) 皮肤损伤：感染期幼虫侵入皮肤后,可引起小出血点、丘疹,并伴有刺痛和痒感,甚至可出现移行性线状荨麻疹。皮肤病变常反复出现在肛周、腹股沟、臀部等处引起的荨麻疹蔓延速度也很快。

(2) 肺部病变：幼虫在肺部移行,穿破微血管,引起肺泡出血、细支气管炎症反应。患者可有咳嗽、多痰、嗜酸性粒细胞增多等症状。

(3) 消化道病变：成虫寄生在小肠黏膜内通过机械性刺激和其分泌物的毒性作用,轻者引起以黏膜充血为主的卡他性肠炎;重者可引起水肿性肠炎或溃疡性肠炎,甚至引起肠壁糜烂,导致肠穿孔,也可累及胃和结肠。患者可出现恶心、呕吐、腹痛、腹泻等,并伴有发热、贫血和全身不适等症状。

(4) 弥漫性粪类圆线虫病：在免疫力低的患者,可引起自身重度感染。丝状蚴可移行扩散到心、脑、肺、胰、卵巢、肾、淋巴结、甲状腺等处引起广泛性的损伤,形成肉芽肿病变,导致弥漫性粪类圆线虫病。常因强烈的超敏反应和引起败血症而致死。

【诊断及鉴别诊断】

1. 诊断

(1) 临床诊断：该病缺乏特有的临床表现,易误诊。消耗性疾病患者及免疫力低的人,出现皮肤、肺部和肠道等相关症状时,应做进一步检查。

(2) 实验室诊断

1) 病原检查：① 直接镜检法：在新鲜粪便、痰、尿或脑积液中检获杆状蚴或丝状蚴。在腹泻患者的粪便中也可检出虫卵。应多次检查或用醛醚离心法、贝氏(Baermann)漏斗法分离幼虫提高检出率。② 培养法：琼脂板孵育法、试管滤纸培养法培养分离幼虫,可以提高检出率。③ 从胃和十二指肠液中查虫体。

2) 血液检查：外周血嗜酸性粒细胞增多,但重症患者和免疫缺陷患者可不增多。

3) 免疫学检查：采用鼠粪类圆线虫脱脂抗原检测患者血清中特异性抗体,阳性率可达94%以上。对轻、中度感染者,具有较好的辅助诊断价值。

2. 鉴别诊断　本病的症状与体征缺乏特异性,应与有关疾病进行鉴别,特别是重症患者,多系统受累、症状复杂多变,易误诊。本病还应与钩虫病相鉴别。

【治疗】

1. 病原治疗

(1) 噻苯达唑(噻苯咪唑)：25 mg/kg,每日 2 次,连服 2~4 日。以混悬液效果最好,如为片剂,宜咀嚼吞服。治愈率可达 92%~94%以上。但副作用较大,肝肾功能不全者忌用。

(2) 阿苯哒唑：剂量为 400 mg 顿服,连服 6 日。必要时重复给药 1 次。12 岁以下小儿用量减半。近年来已有抗阿苯达唑的病例报告,值得注意。

(3) 伊维菌素：剂量为 200 μg/kg,疗程 2 日,对于免疫功能低下的播散性粪类圆线虫病患者,必要时可延长或重复治疗。

2. 支持治疗　重症患者有营养不良、贫血、水肿或脱水时,应予输液、输血,纠正水和电解质紊乱,积极防治休克、呼吸衰竭等。驱虫前忌用免疫抑制剂以防自身感染或感染扩散。

【预防】　本病的流行因素和防治原则与钩虫相似。

(六) 旋毛虫病

旋毛虫病呈世界性分布。我国以云南、西藏、河南、四川、辽宁、吉林、黑龙江、广西、湖北为本病的高发区,其中不少省曾暴发流行。据 2001～2004 年全国人体重要寄生虫病现状调查结果显示,10 个省(市、区)的人群旋毛虫血清阳性率为 3.38%,最高为云南(8.43%),其次为内蒙古(6.19%),最低为辽宁(0.26%)。估计全国感染人数超过 2 000 万人。

【流行病学】　旋毛虫病是一种人畜共患寄生虫病,人类旋毛虫病的流行具有地方性、群体性和食源性等特点。除人外,还有猪、犬、羊、牛、鼠等 150 多种动物自然感染旋毛虫,这些动物互相残杀吞食或摄食含有旋毛虫活幼虫的尸肉而互相传播,成为人类感染的主要来源。人主要是由于生食或半熟食含旋毛虫囊包的猪肉(95.8%)和狗肉(1.5%)而感染。猪主要是由于吞食含有旋毛虫幼虫囊包的肉屑或被污染的饲料而感染。旋毛虫囊包内的幼虫抵抗力强,能耐低温,在 −15℃ 可存活 20 日,在腐肉中能活 2～3 个月。晾干、腌制及涮食等方法常不能杀死幼虫,但在 70℃ 时幼虫多可被杀死。人群对旋毛虫均易感。

【临床表现】　旋毛虫病的潜伏期一般为 5～15 日,但也有短为数小时,长达 46 日者。旋毛虫的主要致病阶段为幼虫,致病作用与食入幼虫囊包数、幼虫活力、幼虫侵犯部位及人体对旋毛虫的免疫应答等诸多因素有关。轻者可无症状,重者临床表现复杂多样,若未及时诊治,患者可在发病后 3～7 周死亡。旋毛虫的致病过程可分为连续的 3 个时期。

1. 侵入期(约 1 周)　脱囊幼虫和成虫侵犯肠黏膜,引起十二指肠和空肠广泛炎症,局部充血、水肿、出血,形成浅表溃疡,由于此期主要病变发生在肠道,故又称肠型期。患者可有恶心、呕吐、腹痛、腹泻等胃肠症状。同时伴有厌食、乏力、畏寒、低热等全身症状。此时极易被误诊为其他胃肠道疾病。

2. 幼虫移行期(2～3 周)　新生幼虫随淋巴、血液循环到达各器官及侵入横纹肌内发育,导致血管炎和肌炎的过程。主要病变部位在肌肉,故称为肌型期。由于幼虫移行时的机械性损伤、分泌物的毒性作用及机体的免疫应答,可引起全身中毒症状及过敏反应,从而导致全身性血管炎和肌炎。患者可出现发热、水肿、血中嗜酸性粒细胞增多等,部分患者可出现眼睑及面部水肿。幼虫侵入横纹肌后,引起肌纤维肿胀、排列紊乱、横纹消失,间质有轻度水肿和不同程度的炎性细胞浸润。患者全身肌肉酸痛、压痛,尤以腓肠肌、肱二头肌、肱三头肌疼痛明显。若咽喉部肌肉受累时,患者可出现咀嚼、吞咽和发声困难。幼虫侵入心脏可引起心肌炎,心肌炎并发心力衰竭是本病患者死亡的主要原因。重度感染者可累及中枢神经系统,引起颅内压增高。累及肺可导致肺出血、肺水肿、支气管肺炎、胸膜炎甚至胸腔积液。患者可因心力衰竭、败血症、呼吸道并发症而死亡。

3. 囊包形成期(4～16 周)　为受损肌细胞的修复过程。随着虫体的长大、卷曲,寄生部位的肌细胞逐渐膨大呈纺锤状,形成梭形的肌腔包绕虫体。囊包形成的同时,急性炎症消失,患者的全身症状逐渐减轻,但肌痛仍可持续数月。

【诊断及鉴别诊断】

1. 诊断

(1) 临床诊断:旋毛虫病的临床表现复杂,单从临床症状难以及时、正确地诊断,要注意询问病史,对先有胃肠道症状,继而以发热、水肿(特别是面部水肿)和肌痛为主要表现,以及曾生食或半生食过肉类、血中嗜酸性粒细胞增多的患者应考虑进一步检查。

(2) 实验室诊断

1) 病原诊断:一般于发病后 10 日以上从疼痛处(如腓肠肌、肱二头肌、肱三头)取米粒大小的肌肉压片镜检。查到幼虫即可确诊。检出率在 50% 左右。

2) 免疫学检查:由于旋毛虫寄生能诱导宿主强的免疫应答,所以检测特异性抗体和循环抗原是诊断旋毛虫感染的重要辅助方法。常用的免疫学方法有皮内试验、环蚴沉淀试验、ELISA 等。其中 ELISA 敏感性高,特异性强,感染后第 1 周即可阳性,第 3 周后阳性率达 90% 以上,第 6 周后为 100%。血清循环抗原的检测可作为本病的早期诊断、有无活虫及疗效考核的指标。

3) 血常规:外周血白细胞总数增高,可达 $(10～20)×10^9/L$。嗜酸性粒细胞明显增多,可达 40%～90%,具有重要的诊断意义。发病 3～4 周时最高,可持续半年以上。

2. 鉴别诊断　本病应与食物中毒、菌痢、伤寒、钩端螺旋体病、流感、肺炎、肾炎、风湿热、血管神经性水肿、肺梗死、皮肌炎等多种疾病相鉴别。

【治疗】

1. 驱虫治疗

(1) 阿苯哒唑:治疗本病的首选药物,剂量为 400 mg,口服,每日 2 次,服用 8～14 日,或每日 20～25 mg/kg,分 2～3 次口服,5～7 日为一个疗程。轻症者服用一个疗程,重症者间隔 10～15 日重复 1～2 个疗程。2 岁以下幼儿、孕妇及对该药过敏者禁用;急性病、蛋白尿、化脓性或弥漫性皮炎、癫痫等患者以及哺乳期妇女不宜应用。有严重肝、肾、心脏功能不全及活动性溃疡病患者慎用。

(2) 甲苯咪唑:口服剂量为 200～400 mg,每日 3 次,共 3 日,之后每次 400～500 mg,每日 3 次,连服 10 日。

2. 对症治疗　较重患者应卧床休息,早期注意心脏情况,给予充分热量与水分,注意纠正水和电解质紊乱,防止心肌炎的发生。对有显著异性蛋白引起超敏反应的患者,可给予肾上腺皮质激素。严重肌痛影响呼吸、睡眠及正常生活者可适当应用镇痛剂。

【预防】　预防的关键是不吃生的或半生的肉类。要加强肉类检疫和食品卫生管理;改善养猪方法,提倡圈养;扑灭鼠类以减少传染源。

四、肠绦虫病 Intestinal Taeniasis

（一）猪带绦虫病

猪带绦虫在全世界分布，在我国分布也很普遍，但感染率不高，散发病例见于全国 27 个省、市。近年来，各地的感染人数均呈增加趋势。呈现流行的地区主要在东北的黑龙江、吉林和华北的山东、河北、河南等省，以及南方的云南和广西，其中以黑龙江的感染率最高。据 2001～2004 年全国人体重要寄生虫病现状调查结果显示，我国人群中囊尾蚴病血清阳性率为 0.58%，据此推算全国的囊尾蚴患者约为 100 万人。

【流行病学】 人因误食猪肉中的囊尾蚴而感染猪带绦虫病，因误食虫卵而感染囊尾蚴病，猪带绦虫的幼虫和成虫均可寄生于人体，人是猪带绦虫的中间宿主和终宿主。人体感染猪囊尾蚴病的方式有 3 种：① 自体内感染：猪带绦虫病患者反胃、呕吐时，肠道的逆蠕动将孕节带至胃中，释放出虫卵，虫卵内的幼虫释放后侵入肠黏膜，经血流带至全身，引起感染。② 自体外感染：排出体外的孕节引起肛门周围皮肤瘙痒，患者在搔痒时，手指沾有虫卵，因误食自己排出的虫卵而引起再感染。③ 异体（外来）感染：患者大便污染环境，导致他人误食其排出的虫卵而感染。

猪带绦虫病和囊尾蚴病可单独发病，也可同时存在。据报告有 16%～25% 的猪带绦虫病患者伴有囊尾蚴病，而囊尾蚴病患者中约 55.6% 伴有猪带绦虫感染。囊虫病患者以青壮年为主。猪带绦虫卵在外界存活时间较长，4℃ 左右能存活一年，-30℃ 也能活 3～4 个月，37℃ 时只能活 7 日左右，虫卵的抵抗力也较强，70% 酒精、3% 来苏儿、酱油和食醋对其几无作用，只有 2% 碘酒和 100℃ 高温可以将其杀死。该病流行因素有：猪饲养不当，有的地方不用猪圈，或是仔猪散养，或是厕所直接建造于猪圈之上（连茅圈），这样猪容易误食到粪便中虫卵而被感染；流行区居民有吃生的或未煮熟猪肉的习惯，对本病的传播起着决定性的作用。有时因含囊尾蚴的猪肉包子或饺子蒸煮时间过短，未将囊尾蚴杀死；生熟砧板不分，均易造成交叉污染。

【临床表现】 成虫寄生于人体小肠，潜伏期（从误食囊尾蚴到有节片排出）一般为 3 个月，长者半年。肠绦虫病的临床症状一般轻微，粪便中发现节片是患者求医最常见的原因。少数患者有上腹或全腹隐痛、消化不良、轻度腹泻及肛门瘙痒等症状。有些患者食欲好或有饥饿感，但体重减轻、消瘦及体力差。部分患者有头昏、头晕、失眠及磨牙等神经系统症状。偶有因头节固着肠壁而致局部损伤者，少数穿破肠壁或引起肠梗阻。国内曾报告大腿皮下和甲状腺组织内成虫异位寄生的病例。

囊尾蚴病危害程度因囊尾蚴寄生的部位和数量而不同。囊尾蚴寄生于人体的肌肉、皮下组织、脑和眼，其次为心、舌、口、肝、肺、腹膜、上唇、乳房、子宫、神经鞘、骨等部位。由于脑和眼囊尾蚴病的临床症状最为严重，患者多来求医，而其他部位的则因不易发现而被忽略。寄生于不同部位的囊尾蚴，其大小和形态也有所不同。在疏松结缔组织与脑室中的囊尾蚴多呈圆形，大小为 5～8 mm。在肌肉中略伸长，在脑底部的可长至 2～5 cm，且可具分支或葡萄样突起，称为葡萄状囊尾蚴（cysticercus racemosus）。

人体囊尾蚴病依其主要寄生部位可分为3类。

1. 皮下及肌肉囊尾蚴病　皮下囊尾蚴结节数可从1个至数千个不等,以躯干和头部较多,四肢较少。结节在皮下呈圆形或椭圆形,直径为0.5～1.5 cm,硬度近似软骨,手可触及,与皮下组织无粘连,无压痛,无炎症反应及色素沉着。常分批出现,并可自行逐渐消失。感染轻时可无症状。寄生数量多时,可自觉肌肉酸痛无力、发胀、麻木或呈假性肌肥大症等。

2. 脑囊尾蚴病　由于囊尾蚴在脑内寄生部位与感染程度不同以及宿主对寄生虫的反应也各不相同,所以脑囊尾蚴病的临床症状极为复杂,可全无症状,但有的也可引起猝死。通常病程缓慢,囊尾蚴病发病时间以感染后1个月至1年最多见,最长可达30年。癫痫发作、颅内压增高和神经精神症状是脑囊尾蚴病的三大主要症状,以癫痫发作最多见。囊尾蚴寄生于脑实质、蛛网膜下隙和脑室,均可引起颅内压增高、神经疾病和脑血流障碍,引起记忆力减退、视力下降及精神症状,其他可有头痛、头晕、呕吐、神志不清、失语、肢麻、局部抽搐、听力障碍、精神障碍、痴呆、偏瘫和失明等。脑囊尾蚴病可分为以下5型,不同型患者的临床表现和严重性不同,治疗原则与预后也不一样。

(1) 癫痫型:最常见,囊尾蚴多寄生在大脑皮质运动区。约81.4%患者以癫痫为首发或唯一症状。癫痫发作时间可长可短,可以是大发作、小发作和精神运动性发作。大发作的频率一般较低,大多3个多月发作1次,有的若干年才发作1次,约1/10的患者癫痫发作可自行缓解。发作形式的多样性和易转换性为本病的特征之一。

(2) 高颅压型:有颅内压增高者占42.3%～51.2%,表现为头痛、呕吐、视力障碍、视乳头水肿等。引起高颅压的原因有:① 脑实质内囊尾蚴增加了脑的容积;② 脑室内囊尾蚴梗阻了脑脊液的循环;③ 颅底的囊尾蚴引起蛛网膜粘连,妨碍脑脊液的循环;④ 脑膜脑炎增加了脑脊液的分泌量;⑤ 脑内超敏反应引起脑水肿。

(3) 脑膜脑炎型:约占囊尾蚴病的10%,囊尾蚴寄生于软脑膜。本型以急性或亚急性起病的脑膜刺激症状为特点,并长期持续或反复发作,病变以颅底及颅后凹部多见,表现有头痛、眩晕、恶心、呕吐、颈强直、共济失调等,起病时多有发热,多在38℃上下,持续3～5日,腰椎穿刺时脑脊液压力升高;细胞数为(10～100)×10^6/L,以淋巴细胞为主,蛋白量增高,糖、氯化物多正常。

(4) 精神障碍型:囊尾蚴寄生于中枢神经系统可导致精神障碍。常见症状有神经衰弱、精神分裂、抑郁、言语不清、失语、类躁狂和痴呆等。

(5) 脑室型:约占囊尾蚴病的10%,以第四脑室囊尾蚴病为多见。由于脑室孔被囊尾蚴阻塞,故早期出现颅内压增高。囊尾蚴悬于脑室壁,呈活瓣状,患者反复出现突发性体位性头痛、呕吐,甚至脑疝,称 Bruns 综合征。

囊尾蚴寄生于脊髓,引起截瘫、感觉障碍、大小便潴留等相应症状。

3. 眼囊尾蚴病　囊尾蚴可寄生在眼的任何部位,但绝大多数在眼球深部,玻璃体约占51.6%,视网膜下约占37.1%。通常累及单眼,少数双眼同时有囊尾蚴寄生。症状轻者表现为视力障碍,眼底镜检查有时可见头节蠕动、眼底异常(视神经盘水肿、视神经萎缩、视神经水肿合并出血)。眼内囊尾蚴存活时,一般患者尚能忍受,但囊尾蚴一旦死亡,虫体的分解物可产生强烈刺激,造成眼内组织变性,导致玻璃体混浊、视网膜脱离、视神经萎缩,并发白内障,继发青光眼、细菌性眼内炎等,终致眼球萎缩而失明。眼囊尾蚴病眼部症状出现前有发热、头痛症状。

【诊断及鉴别诊断】

1. 诊断

(1)临床诊断:询问有无生食或半熟食猪肉史及粪便中绦虫节片排出史,对发现患者有一定意义,尤其伴有囊虫皮下结节或有癫痫样发作者均应考虑猪带绦虫病。

(2)实验室诊断

1)猪带绦虫病的诊断:由于该虫节片蠕动能力较弱,检获孕节和虫卵的机会较少,对可疑的患者应连续数日粪便检查,肛门拭子法可提高虫卵检出率。必要时还可用槟榔-南瓜子试验性驱虫。收集患者的全部粪便,用水淘洗,检查头节和孕节可以确定虫种和明确疗效。将检获的头节或孕节夹在两张载玻片之间轻压后,观察头节上的顶突小钩或孕节的子宫分支情况及数目即可确诊。

2)囊尾蚴病的诊断:一般比较困难,询问病史有一定意义,但主要根据发现皮下囊尾蚴结节。眼囊尾蚴病用眼底镜检查,对于脑和深部组织的囊尾蚴可用CT、核磁共振等影像仪器检查,并可结合其他临床症状如癫痫、颅内压增高和精神症状等确定。

免疫学试验具有辅助诊断价值,尤其是对无明显临床体征的脑型患者更具重要参考意义。目前应用的免疫学方法有:① 间接红细胞凝集试验;② 酶联免疫吸附试验(ELISA);③ 斑点酶联免疫吸附试验。以上三种为抗体检测方法,敏感性和特异性均有待提高;还可用单克隆抗体检测囊虫的循环抗原。也可从唾液中检测抗囊虫 IgG,以及用重组抗原进行免疫学诊断。

2. 鉴别诊断 需区分猪带绦虫与牛带绦虫感染,猪带绦虫孕节子宫分支呈树枝状,每侧 7~13 支,头节有小钩。牛带绦虫孕节子宫分支平整,每侧 15~30 支,头节无小钩。两种绦虫虫卵相似。皮肤肌肉囊尾蚴病需与皮脂腺囊肿、神经纤维瘤、脂肪瘤等相鉴别。脑囊虫病需与脑结核瘤、脑瘤、脑转移瘤、结核性脑膜炎等相鉴别。眼囊虫病需与眼内肿瘤、异物、葡萄膜炎及视网膜炎等鉴别。

【治疗】

1. 猪带绦虫病治疗

(1)南瓜子-槟榔合剂:南瓜子-槟榔合剂治疗猪带绦虫病,治愈率达 98.7%,南瓜子有效成分为南瓜子氨酸,对热较稳定,对绦虫中段与后段有麻痹作用。槟榔有效成分是槟榔碱,对绦虫头颈节及未成熟节片有麻痹作用。两者合并使用可使整条绦虫瘫痪变软,头节失去吸附力,再服硫酸镁促进肠蠕动,加速虫体排出。

1)南瓜子 75~120 g,炒至壳微黄后去壳,得南瓜子仁并研成细末。成人口服南瓜子粉80 g,或加水顿服。儿童酌减。

2）槟榔：可用切好的槟榔片，剂量为 10 岁以下儿童用 30 g，妇女与体弱成年男子 50～60 g，体格健壮者 80 g。槟榔可先用冷水浸泡 24 h，去浸出液（内含鞣酸，可引起胃肠道副作用），再加 500 ml 水，煎煮到 200 ml 左右，由于槟榔碱可与金属发生反应，使药效降低，应以陶瓷锅文火煎煮。

清晨空腹时先服南瓜子，1 h 后服槟榔煮剂，服槟榔后有便意的患者，嘱其坚忍，半小时后服 20～30 g 硫酸镁，虫体在服药后最快 15 min，最慢 8 h 排出，1～5 h 虫体排出者占 73.9%。排出困难时温水坐浴，让虫体慢慢排出，切勿用力拉扯，以免虫体前段的头节断留在消化道内。用过的水应进行适当的处理以免虫卵扩散。服药后应留取 24 h 粪便，仔细淘洗检查有无头节。如未得头节，应加强随访，若 3～4 个月未再发现节片和虫卵则可视为治愈。

（2）吡喹酮：吡喹酮导致牛带绦虫与猪带绦虫破溃死亡，能直接杀死虫体。剂量为 5 mg/kg 空腹顿服，可获 95% 以上有效率，在流行区大规模治疗时，可能有一些猪带绦虫病患者并发有脑囊虫病，使用吡喹酮驱绦虫的同时可引起脑囊虫死亡破裂，刺激脑组织炎症反应与水肿，导致危险的脑水肿甚至脑疝形成。故在以吡喹酮治疗确无囊尾蚴病并发的猪带绦虫病患者时，可采用 5～10 mg/kg 疗法，但在神经系统猪囊尾蚴病高度流行区，以采用 2.5 mg/kg 小剂量疗法为宜，既可保持驱绦虫的高效，又可避免发生严重的副作用。在有明确的脑囊尾蚴病时忌用吡喹酮驱除肠道绦虫。

（3）阿苯达唑：每日 8 mg/kg，连服 3 日副作用轻微。

另外，治疗猪带绦虫病应防止恶心、呕吐，以免孕节反流入胃或十二指肠释放出虫卵引起患者自身感染囊尾蚴病。驱虫前可先口服小剂量氯丙嗪 12.5 mg。

2. 囊尾蚴病治疗

（1）病原学治疗

1）阿苯达唑：目前治疗囊尾蚴病的首选药物是阿苯达唑。治疗囊尾蚴病常用剂量是每日 15～20 mg/kg，2 次分服，10 日为一个疗程，皮肤肌肉囊尾蚴病需 1～2 个疗程，脑囊尾蚴病需要 2～3 个疗程或更长，每个疗程间隔 1～2 个月。也可将疗程延长至 15～20 日，以减少疗程的数目。

患者对阿苯达唑有较好的耐受性。副作用主要有头痛、呕吐、低热、视力障碍、癫痫等。个别患者反应较重：原有癫痫发作更甚，脑水肿加重，可发生脑疝、脑梗死、过敏性休克，甚至死亡。反应多发生在服药后最初 2～7 日，常持续 2～3 日。少数患者于第一疗程结束后 7～10 日才出现反应。第二个疗程的不良反应明显减少而且较轻，反应主要是由于虫体死亡后产生急性炎性水肿，引起颅内压增高及过敏反应所致，给予甘露醇和地塞米松治疗后可以控制，1～2 日恢复。

2）吡喹酮：吡喹酮可快速杀死囊尾蚴，虫体死亡后释放大量抗原，引起严重的超敏反应，尤其脑囊尾蚴病患者严重时可发生脑疝，危及生命，故必须住院治疗。其剂量与疗程应根据不同临床类型而异。治疗皮肌型囊尾蚴病的剂量，成人为 600 mg，每日 3 次，10 日为一个疗程。治疗半个月后,皮下结节逐渐缩小,于1~2个月消失。治疗脑囊尾蚴病时,应根据CT或MRI结果提示的脑内囊尾蚴的寄生部位与数量采用不同的剂量。如果脑内囊尾蚴少可采用吡喹酮10 mg/kg,每日3次,4日为一个疗程。如果脑囊尾蚴为多发性,尤其弥漫性者伴有皮肤肌肉囊尾蚴病或精神障碍、颅内高压者,应特别谨慎,应进行眼底检查有无视神经乳头水肿,并测定颅内压,不宜过早用药。颅内高压者应先用地塞米松和甘露醇静脉滴注,降低颅内压,使其降至正常或接近正常,眼底视神经乳头水肿明显好转时,才可用吡喹酮治疗。剂量为每日20 mg/kg,3次分服,9~12日为一个疗程。间隔3~4个月重复一个疗程,一般需要2~3个疗程。通常疗效较好,治后半年随访时约2/3患者癫痫停止发作,神经症状大多控制或改善。副作用:常见有头痛,有时剧烈,恶心、呕吐、发热、意识障碍、癫痫发作,尤其因急性脑水肿,颅内压增高并发脑疝,可危及生命。弥漫性皮肌型囊尾蚴病治疗过程中也可产生发热与过敏反应如皮疹等,严重时可出现喉头水肿或过敏性休克,此时必须及时停药并采取有效的抗过敏措施,如皮下注射肾上腺素或静脉滴注肾上腺皮质激素等。

(2)对症治疗:对颅内压增高者,可先给予20%甘露醇250 ml静脉滴注,加用地塞米松5~10 mg,每日1次,连续3日,再开始病原治疗。发生癫痫、超敏反应者应做相应处理。

(3)手术治疗:眼内囊尾蚴病以手术摘除囊尾蚴为宜,若用药物治疗,被杀死的囊尾蚴释放大量抗原,导致全眼球炎,加重视力障碍或失明。脑内囊尾蚴病,尤其是第三和第四脑室内囊尾蚴多为单个亦可采用手术除之。

(4)治疗中应注意的几个问题:① 脑囊虫患者必须住院治疗,应根据病情需要同时采用降颅压、抗癫痫及肾上腺皮质激素等药物或其他对症治疗方法;② 不能简单以癫痫症状存在作为持续应用抗虫药物的依据;若临床和影像学检查显示病原学治愈时,则停用抗虫药,仅采用抗癫痫治疗;③ 眼囊虫患者必须先行手术治疗,如需要可再服药;④ 单纯皮肌型患者的治疗,药物剂量及疗程可酌减;⑤ 囊虫病合并猪带绦虫病患者先及早驱虫,但不宜用吡喹酮,可用槟榔-南瓜子合剂等其他驱绦虫药治疗。

【预防】　猪带绦虫病患者是唯一传染源,对患者进行驱虫治疗既可预防他人感染,又可避免自身感染囊虫病,而且可使猪囊虫病发病率下降。管好厕所,建圈养猪,控制人畜互相感染。革除不良习惯,不吃生肉,烹调时务必将肉煮熟。肉中的囊尾蚴在54℃经5 min即可被杀死,切生、熟肉的刀和砧板要分开。饭前便后洗手,以防误食虫卵。加强肉类检查,提倡肉畜统一宰杀,搞好城乡肉品的卫生检查。猪肉在-12~-13℃环境中,经12 h,其中囊尾蚴可全部被杀死。

(二) 牛带绦虫病

牛带绦虫呈世界性分布,在有吃生的或不熟牛肉习惯的地区和民族中形成流行,一般地区仅有散在的感染。我国有20多个省、市、自治区存在散在分布的牛带绦虫患者。感染率高的可达到70%以上。2001~2004年全国人体重要寄生虫病现状调查结果显示,全国人群中牛带绦虫平均感染率为0.82%,比10年前第一次全国调查时的0.18%上升了52.49%。显示我国牛带绦虫病的流行呈现明显上升的趋势。牛带绦虫病患者和带虫者是传染源,任何年龄都可感染牛带绦虫,但以 20～40 岁青壮年为多,一般男性稍多于女性。在流行区,农牧民常在牧场及野外随地大便,致使人粪便污染牧场和水源,牛带绦虫卵在外界可存活 8 周或更久,因此牛很容易吃到虫卵或孕节而受感染,导致牛感染囊尾蚴率高。

【临床表现】 寄生于人体的牛带绦虫成虫多为 1 条,最多的一例为 31 条。患者一般无明显症状,或仅有腹部不适、饥痛、消化不良、腹泻或体重减轻等症状。由于牛带绦虫孕节活动力较强,常主动从患者肛门逸出,几乎所有患者都能发现自己排出节片,并有肛门瘙痒的症状。脱落的孕节在肠内移动受回盲瓣阻挡时,可加强活动而引起回盲部剧痛。另外,偶然还可引起阑尾炎、肠腔阻塞等并发症以及节片在其他部位的异位寄生,曾有在子宫腔、耳咽管等部位寄生的报告。

【诊断及鉴别诊断】

1. 诊断

(1) 临床诊断:询问病史对发现牛带绦虫患者比猪带绦虫更有价值,这是因为牛带绦虫孕节活动力强,并常主动逸出肛门,更易引起患者重视。常见患者自带着排出的孕节前来就诊。

(2) 实验室诊断:通过粪检可查到虫卵甚至孕节,但采用肛门拭子法查到虫卵的机会更多。还可采用粪便淘洗法寻找孕节和头节,以判定虫种和明确疗效。

2. 鉴别诊断 观察孕节的方法与猪带绦虫相同,根据子宫分支的数目特征可将两者区别。若节片已干硬,可用生理盐水浸软,或以乳酸酚浸泡透明后再观察。

【治疗】

治疗和预防同猪肉绦虫病。

(杨秋林 陈家旭)

参 考 文 献

[1] 吴观陵.人体寄生虫学[M].第 4 版.北京:人民卫生出版社,2013.

[2] 汤林华,许隆祺,陈颖丹.中国寄生虫病防治与研究[M].北京:科学出版社,2012.

[3] 诸欣平,苏川.人体寄生虫学[M].第 8 版.北京:人民卫生出版社,2013.

[4] 沈一平.寄生虫与临床[M].第 3 版.北京:人民卫生出版社,2007.

[5] 王陇德.全国人体重要寄生虫病现状调查[M].北京:人民卫生出版社,2008.

[6] 全国人体重要寄生虫病现状调查办公室.全国人体重要寄生虫病现状调查报告[J].中国寄生虫学与寄生虫病杂志,2005,23(z1):332－340.

[7] 肖建华,杨秋林.分子寄生虫学实验指南[M].长沙:湖南科学技术出版社,2004.

[8] 李梦东,王宇明.实用传染病学[M].第 3 版.北京:人民卫生出版社,2004.

[9] 景涛,吴移谋.病原生物学[M].第 2 版.北京:人民卫生出版社,2007.

[10] 龙昌平,肖宁,李调英,等.四川藏区联合用药治疗带绦虫感染的效果观察[J].中国病原生物学杂志,2014,9(11):1000－1002.

附录一　沙门菌属诊断抗原（2 500 余种）表

Antigenic Formulae of the *Salmonella* Serovars

血　清　型		O 抗原	H 抗原 第 1 相	H 抗原 第 2 相	备　注
		A(O：2)群			
甲型副伤寒	Paratyphi A	1,2,12	a	[1,5]	
基尔	Kiel	1,2,12	g,p	—	
尼特拉	Nitra	2,12	g,m	—	
科森	Koessen	2,12	l,v	1,5	
		B(O：4)群			
基桑加尼	Kisangani	1,4,[5],12	a	1,2	
赫萨累克	Hessarek	4,12,[27]	a	1,5	
福利卡	Fulica	4,[5],12	a	[1,5]	
阿雷查瓦莱塔	Arechavaleta	4,[5],12	a	1,7	
俾斯倍标	Bispebjerg	1,4,[5],12	a	e,n,x	
丁达	Tinda	1,4,12,27	a	e,n,z$_{15}$	
Ⅱ		1,4,[5],12,[27]	a	e,n,x	
胡特威伦	Huettwilen	1,4,12	a	l,w	
纳库鲁	Nakuru	1,4,12,27	a	z$_6$	
Ⅱ		1,4,12,[27]	a	z$_{39}$	
马流产	Abortusequi	4,12	—	e,n,x	
乙型副伤寒	Paratyphi B	1,4,[5],12	b	1,2	[z$_5$],[z$_{33}$]
利密特	Limete	1,4,12,[27]	b	1,5	
Ⅱ		4,12	b	1,5	
加拿大	Canada	4,12,[27]	b	1,6	
乌普萨拉	Uppsala	1,4,12,27	b	1,7	
阿邦尼	Abony	1,4,[5],12,[27]	b	e,n,x	
Ⅱ		1,4,[5],12,[27]	b	[e,n,x]	
瓦根尼亚	Wagenia	1,4,12,27	b	e,n,z$_{15}$	
维也纳	Wien	1,4,12,[27]	b	l,w	
的黎波里	Tripoli	1,4,12,27	b	z$_6$	
胥莱士亥姆	Schleissheim	4,12,[27]	b	—	
利戈	Legon	1,4,12,[27]	c	1,5	
羊流产	Abortusovis	4,12	c	1,6	
阿顿道夫	Altendorf	4,12,[27]	c	1,7	
比绍	Bissau	4,12	c	e,n,x	
杰里科	Jericho	1,4,12,27	c	e,n,z$_{15}$	
霍尔弗尔德	Hallfold	1,4,12,27	c	l,w	
伯里	Bury	4,12,27	c	z$_6$	
斯坦利	Stanley	1,4,[5],12,[27]	d	1,2	
埃班道夫	Eppendorf	1,4,12,[27]	d	1,5	
布雷扎尼	Brezany	1,4,12,27	d	1,6	
胥伐成格隆	Schwarzengrund	1,4,12,27	d	1,7	
Ⅱ		4,12	d	e,n,x	
萨雷甲尼	Sarajane	1,4,[5],12,[27]	d	e,n,x	
杜伊斯雷	Duisburg	1,4,12,[27]	d	e,n,z$_{15}$	[e,h]
蒙斯	Mons	1,4,12,27	d	l,w	
埃因德	Ayinde	1,4,12,27	d	z$_6$	
彻纳	Chennai	4,12	d	z$_{35}$	
圣保罗	Saintpaul	1,4,[5],12	e,h	1,2	
里定	Reading	1,4,[5],12	e,h	1,5	[R1…]

（续表）

血清型		O抗原	H抗原 第1相	H抗原 第2相	备注
埃科	Eko	4,12	e,h	1,6	
喀普斯塔德	Kaapatad	4,12	e,h	1,7	
彻斯特	Chester	1,4,[5],12	e,h	e,n,x	
圣地亚哥	Sandiego	1,4,[5],12	e,h	e,n,z_{15}	
切彻斯	Chartres	1,4,12	e,h	l,w	
II		4,12	e,n,x	1,2,7	
II		1,4,12,[27]	e,n,x	1,[5],7	
德尔卑	Derby	1,4,[5],12	f,g	[1,2]	
阿贡纳	Agona	1,4,[5],12	f,g,s	[1,2]	[z_{27}],[z_{45}]
II		1,4,12	f,g,t	z_6	z_{42}
埃森	Essen	4,12	g,m		
哈托	Hato	1,4,[5],12	g,m,s	[1,2]	
II		1,4,12,[27]	g,[m],[s],t	e,n,x	
II		4,12	g,m,t	z_{39}	
II		1,4,12,[27]	g,[m],t	[1,5]	
加利福尼亚	California	4,12	g,m,t	[z_{67}]	
金斯敦	Kingston	1,4,[5],12,[27]	g,s,t	[1,2]	[z_{43}]
布达佩斯	Budapest	1,4,12,[27]	g,t	—	
特拉维斯	Travis	4,[5],12	g,z_{51}	1,7	
特尼森	Tennyson	4,[5],12	g,z_{51}	e,n,z_{15}	
II		4,12	g,z_{62}	—	
香蕉	Banana	1,4,[5],12	m,t	[1,5]	
马德拉斯	Madras	4,[5],12	m,t	e,n,z_{15}	
鼠伤寒	Typhimurium	1,4,[5],12	i	1,2	
拉古什	Lagos	1,4,[5],12	i	1,5	
阿格玛	Agama	4,12	i	1,6	
法斯塔	Farsta	4,12	i	e,n,x	
策维埃	Tsevie	1,4,12	i	e,n,z_{15}	
格洛斯特	Gloucester	1,4,12,27	i	l,w	
图莫迪	Tumodi	1,4,12	i	z_6	
II		4,12,27	i	z_{35}	
马森亚	Massenya	1,4,12,27	k	1,5	
新明斯特	Neumuenster	1,4,12,27	k	1,6	
II		1,4,12,27	k	1,6	
卢布尔雅那	Ljubljana	4,12,27	k	e,n,x	
德克萨斯	Texas	4,[5],12	k	e,n,z_{15}	
II		1,4,12,27	l,v	e,n,x	
II		1,4,12,27	l,v	z_{39}	
法里斯	Fyris	4,[5],12	l,v	1,2	
阿兹台克	Azteca	4,[5],12,[27]	l,v	1,5	
克拉卡玛斯	Clackamas	4,12	l,v	1,6	
布雷登尼	Bredeney	1,4,12,[27]	l,v	1,7	[z_{40}]
启门萨	Kimuenza	1,4,12,27	l,v	e,n,x	
勃兰登堡	Brandenburg	4,[5],12	l,v	e,n,z_{15}	
莫诺	Mono	4,12	l,w	1,5	
多哥	Togo	4,12	l,w	1,6	
II		4,12	l,w	e,n,x	
布拉斯尼尔	Blancmesnil	4,12	l,w	e,n,z_{15}	
埃顿	Ayton	1,4,12,27	l,w	z_6	
孔杜奇	Kunduchi	1,4,[5],12,[27]	l,[z_{13}],[z_{28}]	1,2	
蒂雷索	Tyresoe	1,4,12,[27]	l,[z_{13}],z_{28}	1,5	
哈杜纳	Haduna	4,12	l,z_{13},[z_{28}]	1,6	
库巴查	Kubacha	1,4,12,27	l,z_{13},z_{28}	1,7	
卡诺	Kano	1,4,12,27	l,z_{13},z_{28}	e,n,x	
沃姆	Vom	1,4,12,27	l,z_{13},z_{28}	e,n,z_{15}	
赖尼肯多夫	Reinichendorf	4,12	l,z_{28}	e,n,x	
II		4,12	l,z_{28}	[e,n,x]	
海德尔堡	Heidelberg	1,4,[5],12	r	1,2	
布莱福德	Bradford	4,12,[27]	r	1,5	

（续表）

血 清 型		O 抗原	H 抗原		备 注
			第 1 相	第 2 相	
温尼巴	Winneba	4,12	r	1,6	
雷摩	Remo	1,4,12,27	r	1,7	
波鸿	Bochum	1,4,[5],12	r	l,w	
南安普顿	Southampton	4,12,27	r	z_6	
德罗干纳	Drogana	1,4,12,27	r,[i]	e,n,z_{15}	
非洲	Africana	4,12	r,i	l,w	
科隆	Coeln	1,4,[5],12	y	1,2	
特拉丘	Trachau	4,12,27	y	1,5	
菲纳希	Finaghy	4,12	y	1,6	
太丁顿	Teddington	1,4,12,27	y	1,7	
鲍尔	Ball	1,4,[5],12,[27]	y	e,n,x	
乔斯	Jos	1,4,12,27	y	e,n,z_{15}	
卡摩鲁	Kamoru	1,4,12,27	y	z_6	
舒卜拉	Shubra	4,[5],12	z	1,2	
基安布	Kiambu	1,4,12	z	1,5	
Ⅱ		1,4,12,27	z	1,5	
卢博莫	Loubomo	4,12	z	1,6	
印第安纳	Indiana	1,4,12	z	1,7	
Ⅱ		4,12	z	1,7	
内夫顿巴赫	Neftenbach	4,12	z	e,n,x	
Ⅱ		1,4,12,27	z	e,n,x	
科尼斯图	Koenigstuhl	1,4,[5],12	z	e,n,z_{15}	
普雷斯顿	Preston	1,4,12	z	l,w	
恩德培	Entebbe	1,4,12,27	z	z_6	
Ⅱ		4,12	z	z_{39}	
斯坦利维尔	Stanleyville	1,4,[5],12,[27]	z_4,z_{23}	[1,2]	
沃登斯	Vuadens	4,12,27	z_4,z_{23}	z_6	
卡拉姆	Kalamu	1,4,[5],12	z_4,z_{24}	[1,5]	
海法	Haifa	1,4,[5],12	z_{10}	1,2	
伊图里	Ituri	1,4,12	z_{10}	1,5	
多杜	Tudu	4,12	z_{10}	1,6	
艾伯特	Albert	4,12	z_{10}	e,n,x	
托科恩	Tokoin	4,12	z_{10}	e,n,z_{15}	
穆拉	Mura	1,4,12	z_{10}	l,w	
福琼	Fortune	1,4,12,[27]	z_{10}	z_6	
维洛尔	Vellore	1,4,12,27	z_{10}	z_{35}	
布伦卡斯特	Brancaster	1,4,12,27	z_{29}	—	
Ⅱ		1,4,12	z_{29}	e,n,x	
帕辛	Pasing	4,12	z_{35}	1,5	
塔福	Tafo	1,4,12,27	z_{35}	1,7	
斯洛特迪克	Sloterdijk	1,4,12,27	z_{35}	z_6	
雅温德	Yaounde	1,4,12,27	z_{35}	e,n,z_{15}	
蒂耶斯	Tejas	4,12	z_{36}	—	
威廉斯堡	Wilhelmsburg	1,4,[5],12,[27]	z_{38}	[e,n,z_{15}]	
Ⅱ		1,4,12,[27]	z_{39}	1,[5],7	
塔恩根	Thayngen	1,4,12,27	z_{41}	1,(2),5	
马斯卡	Maska	1,4,12,27	z_{41}	e,n,z_{15}	
蒙古道	Mygdal	4,12	z_{91}	—	
C1(O∶7)群					
圣胡安	Sanjuan	6,7	a	1,5	
Ⅱ		6,7,14	a	1,5	
乌姆雷里	Umhlali	6,7	a	1,6	
奥斯丁	Austin	6,7	a	1,7	
奥斯陆	Oslo	6,7,14	a	e,n,x	
丹佛	Denver	6,7	a	e,n,z_{15}	
科雷帕克	Coleypark	6,7,14	a	l,w	
代曼	Damman	6,7,14	a	z_6	
Ⅱ		6,7	a	z_6	
Ⅱ		6,7	a	z_{42}	

（续表）

血清型		O抗原	H抗原第1相	H抗原第2相	备注
布拉柴维尔	Brazzaville	6,7	b	1,2	
爱丁堡	Edinburg	6,7,14	b	1,5	
阿迪姆	Adime	6,7	b	1,6	
库姆拉	Koumra	6,7	b	1,7	
洛克莱兹	Lockleaze	6,7,14	b	e,n,x	
佐治亚	Georgia	6,7	b	e,n,z_{15}	
II		6,7	b	[e,n,x]	z_{42}
俄亥俄	Ohio	6,7,14	b	l,w	[z_{59}]
利奥波德维尔	Leopoldville	6,7,14	b	z_6	
科特	Kotte	6,7	b	z_{35}	
II		6,7	b	z_{39}	
赫萨	Hissar	6,7,14	c	1,2	
丙型副伤寒	Paratyphi C	6,7,[Vi]	c	1,5	
猪霍乱	Choleraesuis	6,7	c	1,5	
猪伤寒	Typhisuis	6,7	c	1,5	
伯肯黑德	Birkenhead	6,7	c	1,6	
施沃巴赫	Schwabach	6,7	c	1,7	
科托努	Cotonou	6,7	c	z_6	
纳米比亚	Namibia	6,7	c	e,n,x	
卡杜纳	Kaduna	6,7,14	c	e,n,z_{15}	
基西	Kisii	6,7	d	1,2	
伊桑吉	Isangi	6,7,14	d	1,5	
基伍	Kivu	6,7	d	1,6	
坎博莱	Kambole	6,7	d	1,[2],7	
阿麦斯福特	Amersfoort	6,7,14	d	e,n,x	
贡贝	Gombe	6,7,14	d	e,n,z_{15}	
利文斯敦	Livingstone	6,7,14	d	l,w	
威尔	Wil	6,7	d	l,z_{13},z_{28}	
纽克尔克	Nieukerk	6,7,14	d	z_6	
II		6,7	d	z_{42}	
拉罗歇尔	Larochelle	6,7	e,h	1,2	
罗米他	Lomita	6,7	e,h	1,5	
诺里奇	Norwich	6,7	e,h	1,6	
诺拉	Nola	6,7	e,h	1,7	
布伦登卢普	Braenderup	6,7,14	e,h	e,n,z_{15}	
II		6,7	e,n,x	1,6	z_{42}
卡斯特卢普	Kastrup	6,7	e,n,z_{15}	1,6	
里森	Rissen	6,7,14	f,g	—	
艾因格迪	Eingedi	6,7	f,g,t	1,2,7	
阿福拉	Afula	6,7	f,g,t	e,n,x	
蒙得维的亚	Montevideo	6,7,14	g,m,[p],s	[1,2,7]	
II		6,7	g,m,[s],t	e,n,x	
II		6,7	(g),m,[s],t	1,5	
II		6,7	g,m,s,t	z_{39}	
II		6,7	g,[m],s,t	[z_{42}]	
普卢毛根	Plumaugat	6,7	g,s,q		
门斯顿	Menston	6,7	g,s,[t]	[1,6]	
II		6,7	g,t	[e,n,x]	z_{42}
里吉尔	Riggil	6,7	g,(t)	—	
奥兹玛森	Othmarschen	6,7,14	g,m,[t]	—	
阿拉莫	Alamo	6,7	g,z_{51}	1,5	
拉罗斯	Larose	6,7	g,z_{51}	e,n,z_{15}	
IV		6,7	g,z_{51}	—	
赫尔辛堡	Haelsingborg	6,7	m,p,t,[u]		
温斯顿	Winston	6,7	m,t	1,6	
II		6,7	m,t		
奥克	Oakey	6,7	m,t	z_{64}	
奥雷宁堡	Oranieburg	6,7,14	m,t	[z_{57}]	
奥里塔蔓林	Oritamerin	6,7	i	1,5	

（续表）

血 清 型		O 抗原	H 抗原		备 注
			第 1 相	第 2 相	
奥古斯坦堡	Augustenborg	6,7,14	i	1,2	
加罗里	Garoli	6,7	i	1,6	
利卡	Lika	6,7	i	1,7	
阿辛纳	Athinai	6,7	i	e,n,z_{15}	
诺顿	Norton	6,7	i	l,w	
斯图加特	Stuttgart	6,7,14	i	z_6	
加里玛	Galiema	6,7,14	k	1,2	
汤卜逊	Thompson	6,7,14	k	1,5	[R1…]
代顿那	Daytona	6,7	k	1,6	
巴博库姆	Baiboukoum	6,7	k	1,7	
新加坡	Singapore	6,7	k	e,n,x	
埃斯卡纳巴	Escanaba	6,7	k	e,n,z_{15}	
Ⅲb		6,7	(k)	z	[z_{55}]
Ⅱ		6,7	k	[z_6]	
康科德	Concord	6,7	l,v	1,2	
伊鲁木	Irumu	6,7	l,v	1,5	
姆卡巴	Mkamba	6,7	l,v	1,6	
Ⅲb		6,7	l,v	1,5,7	
科尔特里克	Kortrijk	6,7	l,v	1,7	
波恩	Bonn	6,7	l,v	e,n,x	
波茨坦	Potsdam	6,7,14	l,v	e,n,z_{15}	
格但斯克	Gdansk	6,7,14	l,v	z_6	
科罗曼德	Coromandel	6,7	l,v	z_{35}	
Ⅲb		6,7	l,v	z_{53}	
加蓬	Gabon	6,7	l,w	1,2	
科罗拉多	Colorado	6,7	l,w	1,5	
Ⅱ		6,7	l,w	1,5,7	
郎吉维尔德	Langeveld	6,7	l,w	e,n,z_{15}	
Ⅱ		6,7	l,w	z_{42}	
奈斯西欧那	Nessziona	6,7	l,z_{13}	1,5	
肯尼亚	Kenya	6,7	l,z_{13}	e,n,x	
纽科勒	Neukoelln	6,7	l,z_{13},[z_{28}]	e,n,z_{15}	
马凯索	Makiso	6,7	l,z_{13},z_{28}	z_6	
斯特拉斯科纳	Strathcona	6,7	l,z_{13},z_{28}	1,7	
Ⅱ		6,7	l,z_{28}	1,5	[z_{42}]
Ⅱ		6,7	l,z_{28}	e,n,x	
Ⅱ		6,7	l,z_{28}	z_6	
维尔肖	Virchow	6,7,14	r	1,2	
婴儿	Infantis	6,7,14	r	1,5	[R1…],[z_{37}],[z_{15}],[z_{49}]
尼日利亚	Nigeria	6,7	r	1,6	
科林德尔	Colindale	6,7	r	1,7	
巴布亚	Papuana	6,7	r	e,n,z_{15}	
格兰扁	Grampian	6,7	r	l,w	
里士满	Richmond	6,7	y	1,2	
巴雷利	Bareilly	6,7,14	y	1,5	
奥荣纳克斯	Oyonnax	6,7	y	1,6	
盖吐	Gatow	6,7	y	1,7	
哈特福德	Hartford	6,7	y	e,n,x	[z_{67}]
三河岛	Mikawasima	6,7,14	y	e,n,z_{15}	[z_{47}],[z_{50}]
智利	Chile	6,7	z	1,2	
波蒂尔斯	Poitiers	6,7	z	1,5	
Ⅱ		6,7	z	1,5	
奥克兰	Oakland	6,7	z	1,6,[7]	
卡亚	Cayar	6,7	z	e,n,x	
Ⅱ		6,7	z	e,n,x	
布辛加	Businga	6,7	z	e,n,z_{15}	
布鲁克	Bruck	6,7	z	l,w	
Ⅱ		6,7	z	z_6	
Ⅱ		6,7	z	z_{39}	

（续表）

血 清 型		O抗原	H抗原		备 注
			第1相	第2相	
Ⅱ		6,7	z	z_{42}	
奥布格	Obogu	6,7	z_4,z_{23}	1,5	
普兰肯达尔	Planckendael	6,7	z_4,z_{23}	1,6	
水生	Aequatoria	6,7	z_4,z_{23}	e,n,z_{15}	
戈马	Goma	6,7	z_4,z_{23}	z_6	
Ⅱ		6,7	z_4,z_{23}	—	
Ⅳ		6,7	z_4,z_{23}	—	
Ⅱ		6,7	z_4,z_{24}	z_{42}	
索蒙	Somone	6,7	z_4,z_{24}		
Ⅳ		6,7	z_4,z_{24}	—	
Ⅱ		6,7	z_6	1,7	
蒙登	Menden	6,7	z_{10}	1,2	
因冈达	Inganda	6,7	z_{10}	1,5	
埃施魏勒	Eschweiler	6,7	z_{10}	1,6	
恩吉利	Ngili	6,7	z_{10}	1,7	
丘古	Djugu	6,7	z_{10}	e,n,x	
姆班达卡	Mbandaka	6,7,14	z_{10}	e,n,z_{15}	[z_{37}],[z_{45}]
耶路撒冷	Jerusalem	6,7,14	z_{10}	l,w	
雷德巴	Redba	6,7	z_{10}	z_6	
奥姆纳	Omuna	6,7	z_{10}	z_{35}	
田纳西	Tennessee	6,7,14	z_{29}	[1,2,7]	
Ⅱ		6,7	z_{29}	[z_{42}]	
提恩巴	Tienba	6,7	z_{35}	1,6	
帕利梅	Palime	6,7	z_{35}	e,n,z_{15}	
坦皮科	Tampico	6,7	z_{36}	e,n,z_{15}	
Ⅱ		6,7	z_{36}	z_{42}	
Ⅳ		6,7	z_{36}	—	
拉姆福德	Rumford	6,7	z_{38}	1,2	[z_{82}]
里尔	Lille	6,7,14	z_{38}	—	[z_{82}]
Ⅲb		6,7,14	z_{39}	1,2	
Ⅱ		6,7	z_{39}	1,5,7	
Ⅵ		6,7	z_{41}	1,7	
希尔斯巴勒	Hillsborough	6,7	z_{41}	l,w	
坦密尔纳德	Tamilnadu	6,7	z_{41}	z_{35}	
Ⅱ		6,7	z_{42}	1,[5],7	
布洛卡	Bulovka	6,7	z_{44}	—	
Ⅱ		6,7	—	1,6	
C2 - C3(O：8)群					
比伊	Be	8,20	a	[z_6]	
瓦尔德斯塔	Valdosta	6,8	a	1,2	
唐开斯特	Doncaster	6,8	a	1,5	
库拉索	Curacao	6,8	a	1,6	
诺杜福	Nordufer	6,8	a	1,7	
习志野	Narashino	6,8	a	e,n,x	
Ⅱ		6,8	a	e,n,x	
利思	Leith	6,8	a	e,n,z_{15}	
Ⅱ		6,8	a	z_{39}	
Ⅱ		6,8	a	z_{52}	
杰勒法	Djelfa	8	b	1,2	
斯坎森	Skansen	6,8	b	1,2	
科博尔	Korbol	8,20	b	1,5	
名古屋	Nagoya	6,8	b	1,5	
Ⅱ		6,8	b	1,5	
斯托尔桥	Stourbridge	6,8	b	1,6	
桑加	Sanga	8	b	1,7	
埃博科	Eboko	6,8	b	1,7	
康斯但茨	Konstanz	8	b	e,n,x	
加瓦尼	Gatuni	6,8	b	e,n,x	
西普莱	Shipley	8,20	b	e,n,z_{15}	

（续表）

血 清 型		O 抗原	H 抗原		备 注
			第 1 相	第 2 相	
普雷肖夫	Presov	6,8	b	e,n,z_{15}	
布科鲁	Bukuru	6,8	b	l,w	
海斯托登堡	Heistopdenberg	8,20	b	l,w	
托诺姆	Tounouma	8,20	b	z_6	
巴纳利亚	Banalia	6,8	b	z_6	
威格洛夫	Wingrove	6,8	c	1,2	
盖拉克	Gaillac	8,20	c	1,5	
犹太	Utah	6,8	c	1,5	
布朗克斯	Bronx	6,8	c	1,6	
贝尔法斯特	Belfast	6,8	c	1,7	
亚历山大博尔德	Alexanderpolder	8	c	l,w	
圣地亚果	Santiago	8,20	c	e,n,x	
布莱姆	Belem	6,8	c	e,n,x	
奎拉宁	Quiniela	6,8	c	e,n,z_{15}	
塔多	Tado	8,20	c	z_6	
弗吉尼亚	Virginia	8	d	1,2	
慕尼黑	Muenchen	6,8	d	1,2	[z_{67}]
曼哈顿	Manhattan	6,8	d	1,5	[z_{58}]
约弗科姆	Yovokome	8,20	d	1,5	
波塔尼克雷	Portanigra	8,20	d	1,7	
敦夸	Dunkwa	6,8	d	1,7	
斯坦伦鲍斯	Sterrenbos	6,8	d	e,n,x	
赫斯通	Herston	6,8	d	e,n,z_{15}	
拉巴迪	Labadi	8,20	d	z_6	
II		6,8	d	z_6	z_{42}
纽波特	Newport	6,8,20	e,h	1,2	[z_{67}],[z_{78}]
巴尔多	Bardo	8	e,h	1,2	
弗鲁奇	Ferruch	8	e,h	1,5	
科特布斯	Kottbus	6,8	e,h	1,5	
克雷米尤	Cremieu	6,8	e,h	1,6	[R1...]
阿塔克帕梅	Atakpame	8,20	e,h	1,7	
菲儿摩雷	Fillmore	6,8	e,h	e,n,x	
茨昂威	Tshiongwe	6,8	e,h	e,n,z_{15}	
雷希伏特	Rechovot	8,20	e,h	z_6	
山道	Sandow	6,8	f,g	e,n,z_{15}	
II		6,8	f,g,m,t	[e,n,x]	
依麦克	Emek	8,20	g,m,s	—	
钦科	Chincol	6,8	g,m,[s]	[e,n,x]	
II		6,8	g,m,t	1,7	
卢布斯	Reubeuss	8,20	g,m,t	—	
阿尔明科	Alminko	8,20	g,s,t	—	
南诺哥	Nanergou	6,8	g,s,t	—	
约科	Yokoe	8,20	m,t	—	
II		6,8	m,t	1,5	
II		6,8	m,t	e,n,x	
巴萨	Bassa	6,8	m,t		
林登堡	Lindenburg	6,8	i	1,2	
巴格内	Bargny	8,20	i	1,5	
塔科拉迪	Takoradi	6,8	i	1,5	
瓦诺	Warnow	6,8	i	1,6	
马尔默	Malmoe	6,8	i	1,7	
波那雷恩	Bonariensis	6,8	i	e,n,x	
阿巴	Aba	6,8	i	e,n,z_{15}	
肯塔基	Kentucky	8,20	i	z_6	
麦克拉菲尔德	Magherafelt	8,20	i	l,w	
塞浦路斯	Cyprus	6,8	i	l,w	
卡罗尔	Kallo	6,8	k	1,2	
哈特	Haardt	8	k	1,5	
布洛克利	Blockley	6,8	k	1,5	[z_{58}]

（续表）

血 清 型		O 抗原	H 抗原 第 1 相	H 抗原 第 2 相	备 注
什末林	Schwerin	6,8	k	e,n,x	
夏洛顿堡	Charlottenburg	6,8	k	e,n,z_{15}	
Ⅲ b		8	(k)	z_{35}	
巴基斯坦	Pakistan	8	l,v	1,2	
利奇菲尔德	Litchfield	6,8	l,v	1,2	
罗安达	Loanda	6,8	l,v	1,5	
阿姆亥斯特	Amherstiana	8	l,v	1,6	
曼彻斯特	Manchester	6,8	l,v	1,7	
霍尔科姆	Holcomb	6,8	l,v	e,n,x	
Ⅱ		6,8	l,v	e,n,x	
爱德蒙顿	Edmonton	6,8	l,v	e,n,z_{15}	
鲁德	Lund	6,8	l,v	z_6	
法埃德	Fayed	6,8	l,w	1,2	
Ⅱ		6,8	l,w	z_6	z_{42}
海达迪夫	Hiduddify	6,8	l,z_{13},z_{28}	1,5	
布鲁克林	Breukelen	6,8	l,z_{13},[z_{28}]	e,n,z_{15}	
Ⅱ		6,8	l,z_{28}	e,n,x	
比斯拉	Bsilla	6,8	r	1,2	
海因德马希	Hindmarsh	8,20	r	1,5	
病牛	Bovismorbificans	6,8,20	r,[i]	1,5	[R1...]
诺亚	Noya	8	r	1,7	
阿坎杰	Akanji	6,8	r	1,7	
科科迪	Cocody	8,20	r,i	e,n,z_{15}	
伊达尔戈	Hidalgo	6,8	r,[i]	e,n,z_{15}	
布里卡马	Brikama	8,20	r,[i]	l,w	
黄金海岸	Goldcoast	6,8	r	l,w	
Ⅲ b		8	r	z	
阿尔顿	Altona	8,20	r,[i]	z_6	
吉萨	Giza	8,20	y	1,2	
兰菲	Lamphun	6,8	y	1,2	
文莱	Brunei	8,20	y	1,5	
坦那那雷夫	Tananarive	6,8	y	1,5	
保加利亚	Bulgaria	6,8	y	1,6	
Ⅱ		6,8	y	1,6	z_{42}
阿拉格邦	Alagbon	8,20	y	1,7	
因切帕克	Inchpark	6,8	y	1,7	
桑尼科维	Sunnycove	8	y	e,n,x	
达勒	Daarle	6,8	y	e,n,x	
布拉格	Praha	6,8	y	e,n,z_{15}	
克拉林根	Kralingen	8,20	y	z_6	
本尼	Benue	6,8	y	l,w	
辛德芬根	Sindelfingen	8,20	y	l,w	
摩伐琼	Mowanjum	6,8	z	1,5	
Ⅱ		6,8	z	1,5	
马尔门德	Marmande	6,8	z	1,7	
帕利隆	Phaliron	8	z	e,n,z_{15}	
卡隆布鲁	Kalumburu	6,8	z	e,n,z_{15}	
库鲁	Kuru	6,8	z	l,w	
道拉	Daula	8,20	z	z_6	
贝尔维尤	Bellevue	8	z_4,z_{23}	1,7	
莱蔡纳斯	Lezennes	6,8	z_4,z_{23}	1,7	
布莱达	Breda	6,8	z_4,z_{23}	e,n,x	
查理	Chailey	6,8	z_4,z_{23}	[e,n,z_{15}]	
达布	Dabou	8,20	z_4,z_{23}	l,w	
科瓦利斯	Corvallis	8,20	z_4,z_{23}	[z_6]	
阿尔巴尼	Albany	8,20	z_4,z_{24}	—	[z_{45}]
杜塞道夫	Duesseldorf	6,8	z_4,z_{24}	—	
塔拉哈西	Tallahassee	6,8	z_4,z_{32}	—	
巴森海特	Bazenheid	8,20	z_{10}	1,2	

(续表)

血　清　型		O 抗原	H 抗原		备　注
			第 1 相	第 2 相	
泽里芬	Zerifin	6,8	z_{10}	1,2	
巴黎	Paris	8,20	z_{10}	1,5	
马波	Mapo	6,8	z_{10}	1,5	
克利夫兰	Cleveland	6,8	z_{10}	1,7	
伊斯坦布尔	Istanbul	8	z_{10}	e,n,x	
哈达尔	Hadar	6,8	z_{10}	e,n,x	
乔姆德	Chomedey	8,20	z_{10}	e,n,z_{15}	
格罗斯出浦	Glostrup	6,8	z_{10}	e,n,z_{15}	
雷麦尔门特	Remiremont	8,20	z_{10}	l,w	
莫拉德	Molade	8,20	z_{10}	z_6	
威普拉	Wippra	6,8	z_{10}	z_6	
II		6,8	z_{29}	1,5	
II		6,8	z_{29}	e,n,x	z_{42}
塔马利	Tamale	8,20	z_{29}	[e,n,z_{15}]	
乌诺	Uno	6,8	z_{29}	[e,n,z_{15}]	
II		6,8	z_{29}	e,n,x	
科尔达	Kolda	8,20	z_{35}	1,2	
雅姆	Yarm	6,8	z_{35}	1,2	
翁热	Angers	8,20	z_{35}	z_6	
阿培依姆	Apeyeme	8,20	z_{38}	—	
迪埃哥义	Diogoye	8,20	z_{41}	z_6	
艾斯奇	Aesch	6,8	z_{60}	1,2	
D1(O：9)群					
仙台	Sendai	1,9,12	a	1,5	
迈阿密	Miami	1,9,12	a	1,5	
II		9,12	a	1,5	
欧斯	Os	9,12	a	1,6	
萨尔布吕肯	Saarbruecken	1,9,12	a	1,7	
罗马林达	Lomalinda	1,9,12	a	e,n,x	
II		1,9,12	a	e,n,x	
德班	Durban	1,9,12	a	e,n,z_{15}	
II		9,12	a	z_{39}	
II		1,9,12	a	z_{42}	
御成门	Onarimon	1,9,12	b	1,2	
弗林特罗普	Frintrop	1,9,12	b	1,5	
巴塔	Bata	9,12	b	1,7	
II		1,9,12	b	e,n,x	
玛纳	Mana	9,12	b	e,n,z_{15}	
II		1,9,12	b	z_6	
II		1,9,12	b	z_{39}	
哥德堡	Goeteborg	9,12	c	1,5	
伊皮科	Ipeko	9,12	c	1,6	
埃洛卡特	Elokate	9,12	c	1,7	
阿拉巴马	Alabama	9,12	c	e,n,z_{15}	
里奇	Ridge	9,12	c	z_6	
恩多洛	Ndolo	1,9,12	d	1,5	
塔西尼	Tarshyne	9,12	d	1,6	
伊施堡	Eschberg	9,12	d	1,7	
II		1,9,12	d	e,n,x	
班吉	Bangui	9,12	d	e,n,z_{15}	
蔡加	Zega	9,12	d	z_6	
贾夫纳	Jaffna	1,9,12	d	z_{35}	
II		9,12	d	z_{39}	
伤寒	Typhi	9,12[Vi]	d	—	[z_{66}]（极少数菌株一相为 H：j,而不是 H：d）
博内茅斯	Bournemouth	9,12	e,h	1,2	
伊斯特本	Eastbourne	1,9,12	e,h	1,5	
西非	Westafrica	9,12	e,h	1,7	
以色列	Israel	9,12	e,h	e,n,z_{15}	
II		9,12	e,n,x	1,[5],7	

（续表）

血清型		O抗原	H抗原 第1相	H抗原 第2相	备注
II		9,12	e,n,x	1,6	
贝塔	Berta	1,9,12	[f],g,[t]	—	
肠炎	Enteritidis	1,9,12	g,m	—	
盖勒特匹	Gueuletapee	9,12	g,m,s	—	
布利丹	Blegdam	9,12	g,m,q	—	
II		1,9,12	g,m,[s],t	[1,5,7]	[z_{42}]
II		1,9,12	g,m,s,t	e,n,x	
都柏林	Dublin	1,9,12,[Vi]	g,p	—	
内斯特韦德	Naestved	1,9,12	g,p,s	—	
罗斯托克	Rostock	1,9,12	g,p,u	—	
莫斯科	Moscow	1,9,12	g,q	—	
II		9,12	g,s,t	e,n,x	
新墨西哥	Newmexico	9,12	g,z_{51}	1,5	
II		1,9,12	g,z_{62}	[e,n,x]	
南极	Antarctica	9,12	g,z_{63}		
罗森堡	Rosenberg	9,12	g,z_{85}	—	
II		9,12	m,t	e,n,x	
彭萨科拉	Pensacola	1,9,12	m,t	[1,2]	
II		1,9,12	m,t	1,5	
II		1,9,12	m,t	z_{39}	
芙蓉	Seremban	9,12	i	1,5	
克莱伯恩	Claibornei	1,9,12	k	1,5	
戈弗德汗	Goverdhan	9,12	k	1,6	
门多萨	Mendoza	9,12	l,v	1,2	
巴拿马	Panama	1,9,12	l,v	1,5	[R1...]
休斯敦	Houston	9,12	l,v	1,5	d
卡潘巴	Kapemba	9,12	l,v	1,7	[z_{40}]
扎伊曼	Zaiman	9,12	l,v	e,n,x	
II		9,12	l,v	e,n,x	
戈丁根	Goettingen	9,12	l,v	e,n,z_{15}	
II		9,12	l,v	z_{39}	
维多利亚	Victoria	1,9,12	l,w	1,5	
II		1,9,12	l,w	e,n,x	
伊塔米	Itami	9,12	l,z_{13}	1,5	
宫崎	Miyazaki	9,12	l,z_{13}	1,7	
那波利	Napoli	1,9,12	l,z_{13}	e,n,x	
爪哇纳	Javiana	1,9,12	l,z_{28}	1,5	[R1...]
科图	Kotu	9,12	l,z_{28}	1,6	
II		9,12	l,z_{28}	1,5	z_{42}
II		9,12	l,z_{28}	e,n,x	
约克	York	9,12	l,z_{28}	e,n,z_{15}	
牙买加	Jamaica	9,12	r	1,5	
坎伯威尔	Camberwell	9,12	r	1,7	
黄刀	Yellowknife	9,12	r	e,n,x	
坎佩尼斯	Campinense	9,12	r	e,n,z_{15}	
洛美	Lome	9,12	r	z_6	
鲍威尔	Powell	9,12	y	1,7	
II		1,9,12	y	z_{39}	
牟罗兹	Mulhouse	1,9,12	z	1,2	
郎代尔	Lawndale	1,9,12	z	1,5	
吉姆皮斯	Kimpese	9,12	z	1,6	
II		1,9,12	z	1,7	
奥良尼斯	Aurelianis	9,12	z	e,n,z_{15}	
II		1,9,12	z	z_6	
II		9,12	z	z_{39}	
温加塔	Wangata	1,9,12	z_4,z_{23}	[1,7]	
纳塔尔	Natal	9,12	z_4,z_{24}	—	
弗兰肯	Franken	9,12	z_6	z_{67}	[R1...]
波特兰	Portland	9,12	z_{10}	1,5	

（续表）

血 清 型		O抗原	H抗原		备 注
			第1相	第2相	
特雷吉	Treguier	9,12	z_{10}	z_6	
卢旺达	Ruanda	9,12	z_{10}	e,n,z_{15}	
II		9,12	z_{29}	1,5	
II		1,9,12	z_{29}	e,n,x	
彭纳兹	Penarth	9,12	z_{35}	z_6	
伊洛姆雷恩	Elomrane	1,9,12	z_{38}	—	
II		1,9,12	z_{39}	1,7	
渥太华	Ottawa	1,9,12	z_{41}	1,5	
II		1,9,12	z_{42}	1,[5],7	
鸡	Gallinarum	1,9,12	—	—	
D2(O：9,46)群					
代摩尔德	Detmold	9,46	a	1,2	
巴尔登	Baildon	9,46	a	e,n,x	
多巴	Doba	9,46	a	e,n,z_{15}	
蒙太古	Montaigu	9,46	b	1,2	
切尔滕纳姆	Cheltenham	9,46	b	1,5	
扎达尔	Zadar	9,46	b	1,6	
沃尔	Worb	9,46	b	e,n,x	
II		9,46	b	e,n,x	
巴姆博伊	Bamboye	9,46	b	l,w	
兰盖尔	Linguere	9,46	b	z_6	
科拉	Kolar	9,46	b	z_{35}	
阿戎特	Argenteuil	1,9,46	c	1,7	
伊吐塔巴	Itutaba	9,46	c	z_6	
安大略	Ontario	9,46	d	1,5	
昆廷	Quentin	9,46	d	1,6	
斯特拉斯堡	Strasbourg	9,46	d	1,7	
奥尔滕	Olten	9,46	d	e,n,z_{15}	
普利茅斯	Plymouth	9,46	d	z_6	
森塞姆	Sontheim	9,46	d	z_{35}	
贝坎道夫	Bergedorf	9,46	e,h	1,2	
韦登斯维尔	Waedenswil	9,46	e,h	1,5	
盖林	Guerin	9,46	e,h	z_6	
II		9,46	e,n,x	1,5,7	
韦尼格罗德	Wernigerode	9,46	f,g		
希林登	Hillingdon	9,46	g,m		
麦克莱斯菲尔德	Macclesfield	9,46	g,m,s	1,2,7	
II		9,46	$g,[m],[s],t$	$[e,n,x]$	
盖茨黑德	Gateshead	9,46	g,s,t		
II		9,46	g,z_{62}		
II		9,46	m,t	e,n,x	
桑加尔坎	Sangalkam	9,46	m,t	—	
马图拉	Mathura	9,46	i	e,n,z_{15}	
波托	Potto	9,46	i	z_6	
马里波恩	Marylebone	9,46	k	1,2	
科坎	Cochin	9,46	k	1,5	
科隆塔夫	Clontarf	9,46	k	1,6	
塞科	Ceyco	9,46	k	z_{35}	
印度	India	9,46	l,v	1,5	
杰拉尔顿	Geraldton	9,46	l,v	1,6	
多伦多	Toronto	9,46	l,v	e,n,x	
阿克维普	Ackwepe	9,46	l,w	—	
诺德海恩	Nordrhein	9,46	l,z_{13},z_{28}	e,n,z_{15}	
德克斯坦	Deckstein	9,46	r	1,7	
肖获奇	Shoreditch	9,46	r	e,n,z_{15}	
索科德	Sokode	9,46	r	z_6	
贝宁	Benin	9,46	y	1,7	
伊尔谢勒	Irchel	9,46	y	e,n,x	
南特	Nantes	9,46	y	l,w	

（续表）

血　清　型		O抗原	H抗原		备　注
			第1相	第2相	
梅台	Mayday	9,46	y	z_6	
II		9,46	z	1,5	
II		9,46	z	e,n,x	
班贝勒	Bambylor	9,46	z	e,n,z_{15}	
II		9,46	z	z_{39}	
埃科特多	Ekotedo	9,46	z_4,z_{23}	—	
II		9,46	z_4,z_{24}	z_{39}	z_{42}
恩加帕鲁	Ngaparou	9,46	z_4,z_{24}		
利萨比	Lishabi	9,46	z_{10}	1,7	
因格里斯	Inglis	9,46	z_{10}	e,n,x	
马希纳	Mahina	9,46	z_{10}	e,n,z_{15}	
路易斯安那	Louisiana	9,46	z_{10}	z_6	
II		9,46	z_{10}	z_6	
II		9,46	z_{10}	z_{39}	
奥卡	Ouakam	9,46	z_{29}	—	[z_{45}]
希尔吉尔斯堡	Hillegersberg	9,46	z_{35}	1,5	
贝辛斯托克	Basingstoke	9,46	z_{35}	e,n,z_{15}	
特里姆登	Trimdon	9,46	z_{35}	z_6	
弗雷斯诺	Fresno	9,46	z_{38}	—	
II		9,46	z_{39}	1,7	
乌珀塔尔	Wuppertal	9,46	z_{41}	—	
D3(O：9,46,27)群					
II		1,9,12,46,27	a	z_6	
II		1,9,12,46,27	c	z_{39}	
II		9,12,46,27	g,t	e,n,x	
II		1,9,12,46,27	l,z_{13},z_{28}	z_{39}	
II		1,9,12,46,27	y	z_{39}	
II		1,9,12,46,27	z_4,z_{24}	1,5	
II		1,9,12,46,27	z_{10}	1,5	
II		1,9,12,46,27	z_{10}	e,n,x	
II		1,9,12,46,27	z_{10}	z_{39}	
E1(O：3,10)群					
阿米那土	Aminatu	3,10	a	1,2	
戈尔查	Goelzau	3,{10},{15}	a	1,5	
牛津	Oxford	3,{10},{15},{15,34}	a	1,7	
马森比	Masembe	3,10	a	e,n,x	
II		3,10	a	e,n,x	
加里尔	Galil	3,10	a	e,n,z_{15}	
II		3,10	a	l,v	
II		3,10	a	z_{39}	
卡林那	Kalina	3,10	b	1,2	
布坦坦	Butantan	3,{10},{15},{15,34}	b	1,5	
阿勒吞	Allerton	3,10	b	1,6	
胡夫斯塔	Huvudsta	3,{10},{15,34}	b	1,7	
本菲儿	Benfica	3,10	b	e,n,x	
II		3,10	b	e,n,x	
亚巴	Yaba	3,{10},{15}	b	e,n,z_{15}	
埃皮克拉蒂斯	Epicrates	3,10	b	l,w	
威明特	Wilmington	3,10	b	z_6	
威斯敏斯特	Westminster	3,{10},{15}	b	z_{35}	
II		3,10	b	z_{39}	
阿斯兰他	Asylanta	3,10	c	1,2	
哥巴达格	Gbadago	3,{10},{15}	c	1,5	
伊卡伊	Ikayi	3,{10},{15}	c	1,6	
普达米索	Pramiso	3,10	c	1,7	
阿吉基	Agege	3,10	c	e,n,z_{15}	
安德莱赫特	Anderlecht	3,10	c	l,w	
奥凯福科	Okefoko	3,10	c	z_6	
斯特蒙特	Stormont	3,10	d	1,2	

（续表）

血 清 型		O抗原	H抗原		备 注
			第1相	第2相	
山干尼	Shangani	3,{10},{15}	d	1,5	
累凯	Lekke	3,10	d	1,6	
奥尼兰凯	Onireke	3,10	d	1,7	
索查	Souza	3,{10},{15}	d	e,n,x	
II		3,10	d	e,n,x	
马特乔里沃	Madjorio	3,10	d	e,n,z_{15}	
伯明翰	Birmingham	3,{10},{15}	d	l,w	
韦布里奇	Weybridge	3,10	d	z_6	
马龙	Maron	3,10	d	z_{35}	
瓦伊勒	Vejle	3,{10}{15}	e,h	1,2	[z_{27}]
明斯特	Muenster	3,{10}{15}{15,34}	e,h	1,5	[z_{48}]
鸭	Anatum	3,{10}{15}{15,34}	e,h	1,6	[z_{64}]
尼堡	Nybory	3,{10}{15}	e,h	1,7	
纽兰	Newlands	3,{10}{15,34}	e,h	e,n,x	
兰伯赫斯特	Lamberhurst	3,10	e,h	e,n,z_{15}	
火鸡	Meleagridis	3,{10}{15}{15,34}	e,h	l,w	
塞孔迪	Sekondi	3,10	e,h	z_6	
II		3,10	e,n,x	1,7	
雷根特	Regent	3,10	f,g,[s]	[1,6]	
阿尔福特	Alfort	3,10	f,g	e,n,x	
苏贝鲁	Suberu	3,10	g,m	—	
阿姆斯特丹	Amsterdam	3,{10}{15}{15,34}	g,m,s	—	
II		3,{10}{15}	g,m,s,t	[1,5]	
西翰普顿	Westhampton	3,{10}{15}{15,34}	g,s,t	—	[z_{37}]
布隆斯伯里	Bloomsbury	3,10	g,t	1,5	
II		3,10	g,t	e,n,x	
II		3,10	m,t	1,5	
南班克	Southbank	3,{10}{15}{15,34}	m,t	[1,6]	
II		3,10	m,t	e,n,x	
库克米尔	Cuckmere	3,10	i	1,2	
阿姆德尔尼斯	Amounderness	3,10	i	1,5	
提巴迪	Tibati	3,10	i	1,6	
特鲁若	Truro	3,10	i	1,7	
贝斯	Bessi	3,10	i	e,n,x	
法尔肯泽	Falkensee	3,{10}{15}	i	e,n,z_{15}	
霍博肯	Hoboken	3,10	i	l,w	
伊罗格比里	Yeerongpilly	3,10	i	z_6	
维姆鲍	Wimborne	3,10	k	1,2	
桑给巴尔	Zanzibar	3,{10}{15}	k	1,5	
塞雷孔达	Serrekunda	3,10	k	1,7	
云顿	Yundum	3,10	k	e,n,x	
马林查尔	Marienthal	3,10	k	e,n,z_{15}	
新罗歇尔	New rochelle	3,10	k	l,w	
恩昌加	Nchanga	3,{10}{15}	l,v	1,2	
新斯托夫	Sinstorf	3,10	l,v	1,5	
伦敦	London	3,{10}{15}	l,v	1,6	
吉韦	Give	3,{10}{15}{15,34}	l,v	1,7	[d],[z_{77}]
II		3,10	l,v	e,n,x	
鲁齐齐	Ruzizi	3,10	l,v	e,n,z_{15}	
II		3,10	l,v	z_6	
辛川	Sinchew	3,10	l,v	z_{35}	
阿西纳	Assinie	3,10	l,w	z_6	[z_{45}]
弗赖堡	Freiburg	3,10	l,z_{13}	1,2	
乌干达	Uganda	3,{10}{15}	l,z_{13}	1,5	
法洛菲尔德	Fallowfield	3,10	l,z_{13},z_{28}	e,n,z_{15}	
霍顿	Hoghton	3,10	l,z_{13},z_{28}	z_6	
II		3,10	l,z_{28}	1,5	
佐尔	Joal	3,10	l,z_{28}	1,7	
拉明	Lamin	3,10	l,z_{28}	e,n,x	

（续表）

血清型		O抗原	H抗原		备注
			第1相	第2相	
Ⅱ		3,10	l,z_{28}	e,n,x	
Ⅱ		3,10	l,z_{28}	z_{39}	
乌盖利	Ughelli	3,10	r	1,5	
伊丽莎白维尔	Elisabethville	3,{10}{15}	r	1,7	
西密	Simi	3,10	r	e,n,z_{15}	
韦太夫雷登	Weltevreden	3,{10}{15}	r	z_6	
西格菲尔德	Seegefeld	3,10	r,i	1,2	
邓弗里斯	Dumfries	3,10	r,i	1,6	
阿马加尔	Amager	3,{10}{15}	y	1,2	[z_{45}]
奥里翁	Orion	3,{10}{15}{15,34}	y	1,5	
摩科拉	Mokola	3,10	y	1,7	
奥尔斯坦特	Ohlstedt	3,{10}{15}	y	e,n,x	
博尔顿	Bolton	3,10	y	e,n,z_{15}	
朗根萨尔查	Langensalza	3,10	y	l,w	
斯德哥尔摩	Stockholm	3,{10}{15}	y	z_6	
福弗	Fufu	3,10	z	1,5	
Ⅱ		3,10	z	1,5	
哈利街	Harleystreet	3,10	z	1,6	
胡丁格	Huddinge	3,10	z	1,7	
Ⅱ		3,10	z	e,n,x	
克勒肯威尔	Clerkenwell	3,10	z	l,w	
兰德瓦瑟	Landwasser	3,10	z	z_6	
Ⅱ		3,10	z	z_{39}	
阿达布拉卡	Adabraka	3,10	z_4,z_{23}	[1,7]	
瓦加杜古	Wagadugu	3,10	z_4,z_{23}	z_6	
弗罗里安	Florian	3,{10}{15}	z_4,z_{24}	—	
Ⅱ		3,10	z_4,z_{24}	—	
奥克拉雷	Okerara	3,10	z_{10}	1,2	
列克星敦	Lexington	3,{10}{15}{15,34}	z_{10}	1,5	[z_{49}]
哈里逊堡	Harrisonburg	3,{10}{15}{15,34}	z_{10}	1,6	
科奎拉特维尔	Coquilhatville	3,10	z_{10}	1,7	
波迪恩斯	Podiensis	3,10	z_{10}	e,n,x	
克里斯蒂安斯塔德	Kristianstad	3,10	z_{10}	e,n,z_{15}	
比夫拉	Biafra	3,10	z_{10}	e,n,x	
埃弗莱	Everleigh	3,10	z_{29}	e,n,x	
Ⅱ		3,10	z_{29}	[e,n,x]	
杰德堡	Jedburgh	3,{10}{15}	z_{29}	—	
雷查布里	Ratchaburi	3,10	z_{35}	1,6	
宗戈	Zongo	3,10	z_{35}	1,7	
Ⅱ		3,10	z_{35}	e,n,x,z_{15}	
香农	Shannon	3,10	z_{35}	l,w	
凯利那	Cairina	3,10	z_{35}	z_6	
马可伦	Macallen	3,10	z_{36}	—	
珊迪哥	Sandaga	3,10	z_{38}	1,2	
阿尔伯茨伦德	Albertslund	3,10	z_{38}	1,6	
博隆博	Bolombo	3,10	z_{38}	[z_6]	
Ⅱ		3,10	z_{38}	z_{42}	
Ⅱ		3,10	z_{39}	1,[5],7	
多特蒙德	Dortmund	3,10	z_{41}	1,[2],5	
彼得斯堡	Pietersburg	3,{10}{15,34}	z_{69}	1,7	
E4(O∶1,3,19)群					
扭米	Niumi	1,3,19	a	1,5	
朱巴	Juba	1,3,19	a	1,7	
果查	Gwoza	1,3,19	a	e,n,z_{15}	
阿尔克马尔	Alkmaar	1,3,19	a	l,w	
格内斯塔	Gnesta	1,3,19	b	1,5	[z_{37}]
维斯比	Visby	1,3,19	b	1,6	
塔姆巴康	Tambacounda	1,3,19	b	e,n,x	
康德	Kande	1,3,19	b	e,n,z_{15}	

(续表)

血 清 型		O抗原	H抗原		备 注
			第1相	第2相	
布劳顿	Broughton	1,3,19	b	l,w	
阿克拉	Accra	1,3,19	b	z_6	
伊斯特格格莱姆	Eastglam	1,3,19	c	1,5	
比达	Bida	1,3,19	c	1,6	
马迪亚哥	Madiago	1,3,19	c	1,7	
乌姆巴达	Umbadah	1,3,19	d	1,2	
艾哈曼迪	Ahmadi	1,3,19	d	1,5	
瓦那塔	Wanatah	1,3,19	d	1,7	
利物浦	Liverpool	1,3,19	d	e,n,z_{15}	
蒂尔堡	Tilburg	1,3,19	d	l,w	$[z_{49}]$
尼洛斯	Niloese	1,3,19	d	z_6	
维尔沃德	Vilvoorde	1,3,19	eh	1,5	
海因多哥	Hayindogo	1,3,19	eh	1,6	
桑科马克斯	Sanktmarx	1,3,19	eh	1,7	
萨奥	Sao	1,3,19	e,h	e,n,z_{15}	
卡拉巴尔	Calabar	1,3,19	e,h	l,w	
里地乌	Rideau	1,3,19	f,g	—	
佩塔提克维	Petahtikve	1,3,19	f,g,t	1,5	
迈杜古里	Maiduguri	1,3,19	f,g,t	e,n,z_{15}	
库卡	Kouka	1,3,19	g,m,[t]	—	
山夫登堡	Senftenberg	1,3,19	g,[s],t	—	$[z_{27}],[z_{34}],[z_{37}],[z_{43}],$ $[z_{45}],[z_{46}],[z_{82}]$
坎斯塔特	Cannstatt	1,3,19	m,t	—	
斯特拉特福	Stratford	1,3,19	i	1,2	
瓦拉杜古	Ouagadougou	1,3,19	i	1,5	
奇切斯特	Chichester	1,3,19	i	1,6	
马查理	Machaga	1,3,19	i	e,n,x	
阿冯矛斯	Avonmouth	1,3,19	i	e,n,z_{15}	
祖伦	Zuilen	1,3,19	i	l,w	
塔克松尼	Taksony	1,3,19	i	z_6	
欧斯特步罗	Oesterbro	1,3,19	k	1,5	
白求恩	Bethune	1,3,19	k	1,7	
恩格尔	Ngor	1,3,19	l,v	1,7	
帕克罗亚尔	Parkroyal	1,3,19	l,v	1,7	
斯韦德维	Svedvi	1,3,19	l,v	e,n,z_{15}	
富尔达	Fulda	1,3,19	l,w	1,5	
维斯特斯特特	Westerstede	1,3,19	l,z_{13}	1,2	
温特图尔	Winterthur	1,3,19	l,z_{13}	1,6	
洛克斯坦特	Lokstedt	1,3,19	l,z_{13},z_{28}	1,2	
斯蒂文堡	Stuivenberg	1,3,19	$l,[z_{13}],z_{28}$	1,5	
贝德福	Bedford	1,3,19	l,z_{13},z_{28}	e,n,z_{15}	
托海利拉	Tomelilla	1,3,19	l,z_{28}	e,n,x	
金迪亚	Kindia	1,3,19	l,z_{28}	e,n,x	
耶尔丁	Yalding	1,3,19	r	e,n,z_{15}	
法雷汉	Fareham	1,3,19	r,i	l,w	
加蒂诺	Gatineau	1,3,19	y	1,5	
捷斯	Thies	1,3,19	y	1,7	
斯莱德	Slade	1,3,19	y	e,n,z_{15}	
金松	Kinson	1,3,19	y	e,n,x	
克雷菲尔德	Krefeld	1,3,19	y	l,w	
科勒布	Korlebu	1,3,19	z	1,6	
金济	Kainji	1,3,19	z	1,6	
莱鲁姆	Lerum	1,3,19	z	1,7	
索恩堡	Schoeneberg	1,3,19	z	e,n,z_{15}	
卡诺	Carno	1,3,19	z	l,w	
香港	Hongkong	1,3,19	z	z_6	
桑布尔	Sambre	1,3,19	z_4,z_{24}	—	
耶恩	Yenne	1,3,19	z_{10}	1,5	
达尔古	Dallgow	1,3,19	z_{10}	e,n,z_{15}	
兰道夫	Llandoff	1,3,19	z_{29}	$[z_6]$	$[z_{37}]$

（续表）

血清型		O抗原	H抗原		备注
			第1相	第2相	
卡图麦古斯	Catumagos	1,3,19	z_{35}	1,5	
奥其古	Ochiogu	1,3,19	z_{38}	$[e,n,z_{15}]$	
吉大港	Chittagong	1,3,19	b	z_{35}	
比卢	Bilu	1,3,10,19	f,g,t	1,(2),7	
伊鲁根	Ilugun	1,3,10,19	z_4,z_{23}	z_6	
德绍	Dessau	1,3,$\underline{15}$,19	g,s,t	—	
坎农山	Cannonhill	1,3,{10}{$\underline{15}$},19	y	e,n,x	
	F(O：11)群				
加仑	Gallen	11	a	1,2	
马塞	Marseille	11	a	1,5	
Ⅵ		11	a	1,5	
马希利亚	Massilia	11	a	1,6	
图旺	Toowong	11	a	1,7	
露西娜	Luciana	11	a	e,n,z_{15}	
Ⅱ		11	a	e,n,z_{15}	d
埃皮内	Epinay	11	a	$1,z_{13},z_{28}$	
Ⅱ		11	a	z_6	z_{42}
阿顿托	Atento	11	b	1,2	
吕伐登	Leeuwarden	11	b	1,5	
沃伦	Wohlen	11	b	1,6	
Ⅵ		11	b	1,7	
Ⅵ		11	b	e,n,x	
法尔	Pharr	11	b	e,n,z_{15}	
欧富特	Erfurt	11	b	z_6	
希雷兹	Chiredzi	11	c	1,5	
布林迪西	Brindisi	11	c	1,6	
Ⅱ		11	c	e,n,z_{15}	
伍丁维尔	Woodinville	11	c	e,n,x	
阿提	Ati	11	d	1,2	
古斯塔维尔	Gustavia	11	d	1,5	
昌丹斯	Chandans	11	d	[e,n,x]	[r]
芬道夫	Findorff	11	d	z_6	
钦哥拉	Chingola	11	e,h	1,2	
阿丹斯吐亚	Adamstua	11	e,h	1,6	
雷德希尔	Redhill	11	e,h	$1,z_{13},z_{28}$	
阿布贾	Abuja	11	g,m	1,5	
密苏里	Missouri	11	g,s,t	—	
Ⅱ		11	g,[m],s,t	z_{39}	
Ⅳ		11	g,z_{51}	—	
莫尔斯	Moers	11	m,t	—	
Ⅱ		11	m,t	e,n,x	
阿伯丁	Aberdeen	11	i	1,2	
布里赫姆	Brijbhumi	11	i	1,5	
赫伦	Heerlen	11	i	1,6	
威尼斯	Veneziana	11	i	e,n,x	
比勒陀利亚	Pretoria	11	k	1,2	
阿巴特图巴	Abaetetuba	11	k	1,5	
夏隆	Sharon	11	k	1,6	
科罗班	Colobane	11	k	1,7	
基萨拉	Kisarawe	11	k	$e,n,x,[z_{15}]$	
曼海姆	Mannheim	11	k	l,w	
安巴	Amba	11	k	$1,z_{13},z_{28}$	
Ⅲb		11	k	z_{53}	
斯坦达尔	Stendal	11	l,v	1,2	
马拉开波	Maracaibo	11	l,v	1,5	
法恩	Fann	11	l,v	e,n,x	
布尔拜	Bullbay	11	l,v	e,n,z_{15}	
Ⅲb		11	l,v	z	$[z_{56}]$
Ⅲb		11	l,v	z_{53}	

（续表）

血　清　型		O 抗原	H 抗原		备　注
			第 1 相	第 2 相	
格莱地	Glidji	11	l,w	1,5	
图尔斯	Tours	11	l,z_{13}	1,2	
康涅狄格	Connecticut	11	l,z_{13},z_{28}	1,5	
奥斯纳布吕克	Osnabrueck	11	l,z_{13},z_{28}	e,n,x	
II		11	l,z_{28}	e,n,x	
塞内加尔	Senegal	11	r	1,5	
鲁比斯劳	Rubislaw	11	r	e,n,x	
克兰维里安	Clanvillian	11	r	e,n,z_{15}	
伊斯顿	Euston	11	r,i	e,n,x,z_{15}	
沃尔特	Volta	11	r	l,z_{13},z_{28}	
索尔特	Solt	11	y	1,5	
哈利斯科	Jalisco	11	y	1,7	
赫兹利亚	Herzliya	11	y	e,n,x	
沃姆波	Woumbou	11	y	e,n,x,z_{15}	
克鲁	Crewe	11	z	1,5	
马鲁阿	Maroua	11	z	1,7	
II		11	z	e,n,x	
尼安萨	Nyanza	11	z	z_6	[z_{83}]
II		11	z	z_{39}	
雷梅特	Remete	11	z_4,z_{23}	1,6	
埃特贝克	Etterbeek	11	z_4,z_{23}	e,n,z_{15}	
IIIa		11	z_4,z_{23}	—	
IV		11	z_4,z_{23}	—	
耶胡达	Yehuda	11	z_4,z_{24}	—	
IV		11	z_4,z_{32}	—	
温特沃斯	Wentworth	11	z_{10}	1,2	
斯特雷格奈斯	Straengnaes	11	z_{10}	1,5	
泰勒哈索摩	Telhashomer	11	z_{10}	e,n,x	
莱尼	Lene	11	z_{38}	—	
马斯特里赫特	Maastricht	11	z_{41}	1,2	
II		11	—	1,5	
		G(O：13)群			
查瓜亚	Chagoua	$\underline{1}$,13,23	a	1,5	
II		$\underline{1}$,13,23	a	1,5	
米姆	Mim	13,22	a	1,6	
II		13,22	a	e,n,x	
威德格林	Wyldegreen	$\underline{1}$,13,23	a	l,w	
马绍尔	Marshall	13,22	a	l,z_{13},z_{28}	
II		$\underline{1}$,13,23	a	z_{42}	
伊巴丹	Ibadan	13,22	b	1,5	
密西西比	Mississippi	$\underline{1}$,13,23	b	1,5	
奥德威客	Oudwijk	13,22	b	1,6	
II		$\underline{1}$,13,23	b	[1,5]	z_{42}
布拉克内尔	Bracknell	13,23	b	1,6	
罗特奈斯特	Rottnest	1,13,22	b	1,7	
瓦尔坦	Vaertan	13,22	b	e,n,x	
乌来威	Ullevi	$\underline{1}$,13,23	b	e,n,x	
巴哈蒂	Bahati	13,22	b	e,n,z_{15}	
达拉姆	Durham	13,23	b	e,n,z_{15}	
圣克托汉恩	Sanktjohann	13,23	b	l,w	
II		$\underline{1}$,13,22	b	z_{42}	
哈阿里亚	Haouaria	13,22	c	e,n,x,z_{15}	
亨德	Handen	$\underline{1}$,13,23	d	1,2	
II		13,22	d	1,5	
米什马埃梅克	Mishmarhaemek	$\underline{1}$,13,23	d	1,5	
弗里登诺	Friedenau	13,22	d	1,6	
威奇塔	Wichita	$\underline{1}$,13,23	d	1,6	[z_{37}]
格隆柏	Grumpensis	$\underline{1}$,13,23	d	1,7	
II		13,23	d	e,n,x	

（续表）

血清型		O抗原	H抗原		备注
			第1相	第2相	
迪格尔	Diguel	1,13,22	d	e,n,z_{15}	
特勒凯比尔	Telelkebir	13,23	d	e,n,z_{15}	
普顿	Putten	13,23	d	l,w	
伊苏格	Isuge	13,23	d	z_6	
参古	Tschangu	1,13,23	e,h	1,5	
威廉斯塔德	Willemstad	1,13,22	e,h	1,6	
弗里迪	Vridi	1,13,23	e,h	l,w	
II		1,13,23	e,n,x	1,[5],7	
劳斯	Raus	13,22	f,g	e,n,x	
哈瓦那	Havana	1,13,23	f,g,[s]	—	[z_{79}]
布朗	Bron	13,22	g,m	[e,n,z_{15}]	
IIIb		13,22	g,m,s	z	
阿格伯尼	Agbeni	1,13,23	g,m,[s],[t]	—	
II		1,13,22	g,m,t	[1,5]	
II		1,13,23	g,m,s,t	1,5	
II		1,13,23	g,m,[s],t	[e,n,x]	
II		1,13,23	g,m,s,t	z_{42}	
纽约	Newyork	13,22	g,s,t	—	
奥卡蒂	Okatie	13,23	g,[s],t	—	
II		1,13,22	g,t	[1,5]	
II		13,22	g,t	z_6	
II		1,13,23	g,t	1,5	
II		13,22	g,t	e,n,x	
II		1,13,23	g,[s],t	z_{42}	
IIIa		1,13,23	g,z_{51}	—	
华盛顿	Washington	13,22	m,t	—	
II		1,13,23	m,t	1,5	
II		1,13,23	m,t	e,n,x	
II		13,22	m,t	z_{42}	z_{39}
II		1,13,23	m,t	z_{42}	
金坦波	Kintambo	1,13,23	m,t	—	
V		1,13,22	i	—	
伊迪坎	Idikan	1,13,23	i	1,5	
玛瑞	Myrria	13,23	i	1,7	
约克斯顿	Jukestown	13,23	i	e,n,z_{15}	
凯杜古	Kedougou	1,13,23	i	l,w	
II		13,22	k	1,5	z_{42}
马尔堡	Marburg	13,23	k	—	
II		13,23	k	z_{41}	
洛夫莱斯	Lovelace	13,22	l,v	1,5	
IIIb		13,22	l,v	1,5,7	
博尔贝克	Borbeck	13,22	l,v	1,6	
楠加	Nanga	1,13,23	l,v	e,n,z_{15}	
II		13,23	l,w	e,n,x	
太平	Taiping	13,23	l,z_{13}	e,n,z_{15}	
II		13,22	l,z_{28}	1,5	
II		13,23	l,z_{28}	1,5	
II		13,23	l,z_{28}	z_6	
II		1,13,23	l,z_{28}	z_{42}	
V		13,22	r	—	
阿贾米	Adjame	13,23	r	1,6	
林顿	Linton	13,23	r	e,n,z_{15}	
坦格	Tanger	1,13,22	y	1,6	
亚拉巴赫	Yarrabah	13,23	y	1,7	
奥登内兹	Ordonez	1,13,23	y	l,w	
突尼斯	Tunis	1,13,23	y	z_6	
温斯洛	Winslow	13,22	z	1,5	
II		1,13,23	z	1,5	
IIIb		13,23	z	1,5	

（续表）

血　清　型		O 抗原	H 抗原		备　注
			第 1 相	第 2 相	
浦那	Poona	1,13,22	z	1,6	[z_{44}],[z_{59}]
法姆逊	Farmsen	13,23	z	1,6	
布里斯托尔	Bristol	13,22	z	1,7	
伊夫里塞纳	Ivrysurseine	1,13,23	z	z_6	
坦桑尼亚	Tanzania	1,13,22	z	e,n,z_{15}	
渥兴顿	Worthington	1,13,23	z	l,w	[z_{43}]
Ⅱ		1,13,23	z	z_{42}	
Ⅱ		13,22	z	—	
里特	Ried	1,13,22	z_4,z_{23}	[e,n,z_{15}]	
Ⅲa		13,22	z_4,z_{23}	—	
阿伊乌卜	Ajiobo	13,23	z_4,z_{23}		
Ⅲa		13,23	z_4,z_{23},[z_{32}]	—	
罗曼比	Romanby	1,13,23	z_4,z_{24}	—	
Ⅲa		13,23	z_4,z_{24}	—	
卢德波特	Roodepoort	1,13,22	z_{10}	1,5	
Ⅱ		1,13,22	z_{10}	z_6	
萨佩莱	Sapele	13,23	z_{10}	e,n,z_{15}	
德梅拉拉	Demerara	13,23	z_{10}	l,w	
Ⅱ		13,22	z_{29}	1,5	
Ⅱ		13,22	z_{29}	e,n,x	
Ⅱ		1,13,23	z_{29}	1,5	
Ⅱ		1,13,23	z_{29}	e,n,x	
阿高夫	Agoueve	13,22	z_{29}		
古巴	Cubana	1,13,23	z_{29}	—	[z_{37}],[z_{43}]
马蓬	Mampong	13,22	z_{35}	1,6	
尼姆	Nimes	13,22	z_{35}	e,n,z_{15}	
匹克派斯	Picpus	13,23	z_{35}	1,6	
安妮	Anna	13,23	z_{35}	e,n,z_{15}	
莱顿	Leiden	13,22	z_{38}	—	
法蒂	Fanti	13,23	z_{38}	—	
V		13,22	z_{39}	—	
Ⅱ		13,22	z_{39}	1,7	
Ⅱ		1,13,23	z_{39}	1,5,7	
Ⅱ		1,13,23	[z_{42}]	1,[5],7	
Ⅱ		13,23	—	1,6	
		H（O：6,14）群			
加巴	Garba	1,6,14,25	a	1,5	
Ⅵ		[1],6,14	a	1,5	
Ⅵ		[1],6,14,[25]	a	e,n,x	
班朱尔	Banjul	1,6,14,25	a	e,n,z_{15}	
恩贾梅纳	Ndjamena	1,6,14,25	b	1,2	
昆泰尔	Kuntair	1,6,14,25	b	1,5	
塔克森	Tucson	[1],6,14,[25]	b	1,7	
Ⅲb		(6),14	b	e,n,x	
布立道普	Blijdorp	1,6,14,25	c	1,5	
卡斯堡	Kassberg	1,6,14,25	c	1,6	
伦拜	Runby	1,6,14,25	c	e,n,x	
明纳	Minna	1,6,14,25	c	l,w	
马特诺斯	Martonos	6,14,24	d	1,5	
芬肯韦尔德尔	Finkenwerder	[1],6,14,[25]	d	1,5	
沃德霍尔	Woodhull	1,6,14,25	d	1,6	
中途岛	Midway	6,14,24	d	1,7	
佛罗里达	Florida	[1],6,14,[25]	d	1,7	
林登	Lindern	6,14,[24]	d	e,n,x	
查理台	Charity	[1],6,14,[25]	d	e,n,x	
坦科	Teko	[1],6,14,[25]	d	e,n,z_{15}	
恩西诺	Encino	1,6,14,25	d	l,z_{13},z_{28}	
阿尔布开克	Albuquerque	1,6,14,24	d	z_6	
巴伦菲尔德	Bahrenfeld	6,14,[24]	e,h	1,5	

（续表）

血清型		O 抗原	H 抗原		备注
			第 1 相	第 2 相	
翁德斯太浦	Onderstepoort	1,6,14,[25]	e,h	1,5	
马库曼里	Magumeri	1,6,14,25	e,h	1,6	
波德索特	Beaudesert	[1],6,14,[25]	e,h	1,7	
V		6,14	e,n,z_{15}	—	
瓦拉古尔	Warragul	[1],6,14,[25]	g,m	—	
加拉加斯	Caracas	[1],6,14,[25]	g,m,s	—	
西尔韦尼亚	Sylvania	[1],6,14,[25]	g,p	—	
卡坦查诺	Catanzaro	6,14	g,s,t		
Ⅱ		1,6,14	m,t	1,5	
Ⅱ		6,14	m,t	e,n,x	
卡塔	Kaitaan	1,6,14,25	m,t	—	
曼比查	Mampeza	1,6,14,25	i	1,5	
布佐	Buzu	[1],6,14,[25]	i	1,7	
沙尔奎克	Schalkwijk	6,14,[24]	i	e,n,z_{15}	
穆索罗	Moussoro	1,6,14,25	i	e,n,z_{15}	
哈尔堡	Harburg	[1],6,14,[25]	k	1,5	
Ⅱ		6,14,[24]	k	1,6	
Ⅱ		6,14	k	e,n,x	
Ⅲb		(6),14	k	z	
Ⅱ		1,6,14	k	z_6	z_{42}
Ⅲb		(6),14	k	z_{53}	
阿姆贝格	Amberg	6,14,24	l,v	1,7	
博克	Boecker	[1],6,14,[25]	l,v	1,7	
霍尔舍姆	Horsham	1,6,14,[25]	l,v	e,n,x	
阿尔潘奇	Alpenquai	6,14	l,v	e,n,z_{15}	
Ⅲb		(6),14	l,v	z	
Ⅲb		(6),14	l,v	z_{35}	
Ⅲb		(6),14	l,v	z_{53}	
Ⅵ		6,14	l,v	z_{88}	
阿弗劳	Aflao	1,6,14,25	l,z_{28}	e,n,x	
伊斯特里亚	Istoria	1,6,14,25	r,i	1,5	
Ⅲb		(6),14	r	z	
苏拉特	Surat	[1],6,14,[25]	r[i]	e,n,z_{15}	
卡劳	Carrau	6,14,[24]	y	1,7	
马德利亚	Madelia	1,6,14,25	y	1,7	
菲切尔凯茨	Fischerkietz	1,6,14,25	y	e,n,x	
摩宁敦	Mornington	1,6,14,25	y	e,n,z_{15}	
霍莫萨萨	Homosassa	1,6,14,25	z	1,5	
卡尼芬	Kanifing	1,6,14,25	z	1,6	
索哈尼那	Soahanina	6,14,24	z	e,n,x	
松兹瓦尔	Sundsvall	[1],6,14,[25]	z	e,n,x	
罗耶恩	Royan	1,6,14,25	z	e,n,z_{15}	
波阿诺	Poano	[1],6,14,[25]	z	l,z_{13},z_{28}	
阿拉帕欧	Arapahoe	6,14	z_4,z_{23}	1,5	
布索	Bousso	1,6,14,25	z_4,z_{23}	[e,n,z_{15}]	
Ⅳ		6,14	z_4,z_{23}	—	
契契利	Chichiri	6,14,24	z_4,z_{24}	—	
乌撒拉茂	Uzaramo	1,6,14,25	z_4,z_{24}	—	
尼萨	Nessa	1,6,14,25	z_{10}	1,2	
Ⅵ		1,6,14,25	z_{10}	1,(2),7	
Ⅱ		1,6,14	z_{10}	1,5	
拉雷多	Laredo	1,6,14,25	z_{10}	1,6	
Ⅲb		(6),14	z_{10}	e,n,x,z_{15}	
Ⅲb		(6),14	z_{10}	z	[z_{56}],[z_{90}]
Ⅱ		1,6,14	z_{10}	z_6	z_{42}
Ⅲb		6,14	z_{10}	z_{53}	
波多西	Potosi	6,14	z_{36}	1,5	
Ⅱ		6,14	z_{36}	—	
萨拉	Sara	1,6,14,25	z_{38}	[e,n,x]	

（续表）

血清型		O抗原	H抗原		备注
			第1相	第2相	
II		1,6,14	z_{42}	1,6	
IIIb		6,14	z_{52}	e,n,x,z_{15}	
IIIb		[1],6,14,[25]	z_{52}	z_{35}	
I(O：16)群					
汉诺威	Hannover	16	a	1,2	
巴西	Brazil	16	a	1,5	
阿莫尼根	Amunigun	16	a	1,6	
尼科巴	Nyeko	16	a	1,7	
托格巴	Togba	16	a	e,n,x	
弗切韦特	Fischerhuette	16	a	e,n,z_{15}	
赫伦	Heron	16	a	z_6	
赫尔	Hull	16	b	1,2	
梅拉卡	Melaka	16	b	1,2,5	
瓦邦	Wa	16	b	1,5	
格拉斯哥	Glasgow	16	b	1,6	
非丁伏斯	Hvittingfoss	16	b	e,n,x	
II		16	b	e,n,x	
桑格尔	Sangera	16	b	e,n,z_{15}	
维格萨克	Vegesack	16	b	l,w	
马尔斯塔特	Malstatt	16	b	z_6	
II		16	b	z_{39}	
II		16	b	z_{42}	
温哥华	Vancouver	16	c	1,5	
加夫萨	Gafsa	16	c	1,6	
沙姆巴	Shamba	16	c	e,n,x	
希特格林	Hithergreen	16	c	e,n,z_{15}	
约鲁巴	Yoruba	16	c	l,w	
奥尔登堡	Oldenburg	16	d	1,2	
斯库尔科茨	Sculcoates	16	d	1,5	
II		16	d	1,5	
希尔布鲁克	Sherbrooke	16	d	1,6	
加明那拉	Gaminara	16	d	1,7	
巴兰基利亚	Barranquilla	16	d	e,n,x	
II		16	d	e,n,x	
诺丁汉	Nottingham	16	d	e,n,z_{15}	
卡昂	Caen	16	d	l,w	[z_{82}]
巴尔贝克	Barmbek	16	d	z_6	
马拉卡尔	Malakal	16	e,h	1,2	
萨博雅	Saboya	16	e,h	1,5	
奥斯特里普因	Astridplein	16	e,h	1,6	
瑞地弗林	Rhydyfelin	16	e,h	e,n,x	
默阿布	Moabit	16	e,h	l,w	
威斯敦	Weston	16	e,h	z_6	
II		16	e,n,x	1,(5),7	
II		16	e,n,x	1,6	z_{42}
提兹	Tees	16	f,g	—	[z_{37}]
阿德约	Adeoyo	16	g,m,[t]	—	
尼古拉弗里特	Nikolaifleet	16	g,m,s	—	
II		16	g,[m],[s],t	[1,5]	[z_{42}]
II		16	g,[m],[s],t	[e,n,x]	
卡多尼	Cardoner	16	g,s,t	—	
II		16	m,t	e,n,x	
莫比汉	Morbihan	16	m,t	e,n,z_{15}	
II		16	m,t	[z_{42}]	
姆普托	Mpouto	16	m,t	—	
阿米纳	Amina	16	i	1,5	
阿格巴拉	Agbara	16	i	1,6	
威兹比其	Wisbech	16	i	1,7	
法兰克福	Frankfurt	16	i	e,n,z_{15}	

（续表）

血 清 型		O 抗 原	H 抗 原		备 注
			第 1 相	第 2 相	
比萨	Pisa	16	i	l,w	
阿布博	Abobo	16	i	z_6	
Ⅲb		16	i	z_{35}	
森特什	Szentes	16	k	1,2	
马奥米	Maumee	16	k	1,6	
努瓦加	Nuatja	16	k	e,n,x	
东方	Orientalis	16	k	e,n,z_{15}	
Ⅲb		16	(k)	e,n,x,z_{15}	
Ⅲb		16	k	z	
Ⅲb		16	(k)	z_{35}	
Ⅲb		16	k	z_{53}	
Ⅲb		16	l,v	1,5,7	
上海	Shanghai	16	l,v	1,6	[z_{45}]
韦利加德	Welikade	16	l,v	1,7	
索尔福德	Salford	16	l,v	e,n,x	
布尔加斯	Burgas	16	l,v	e,n,z_{15}	
Ⅲb		16	l,v	z	[z_{61}]
洛杉矶	Losangeles	16	l,v	z_6	
Ⅲb		16	l,v	z_{35}	
Ⅲb		16	l,v	z_{53}	
自贡	Zigong	16	l,w	1,5	
维斯太因德	Westeinde	16	l,w	1,6	
布鲁克林	Brooklyn	16	l,w	e,n,x	
罗姆纳瓦	Lomnava	16	l,w	e,n,z_{15}	
埃辛根	Essingen	16	l,w	z_6	
Ⅱ		16	l,w	z_6	
曼德拉	Mandera	16	l,z_{13}	e,n,z_{15}	
埃努古	Enugu	16	l,[z_{13}],z_{28}	[1,5]	
巴特尔	Battle	16	l,z_{13},z_{28}	1,6	
阿布洛加米	Ablogame	16	l,z_{13},z_{28}	z_6	
科布伦茨	Koblenz	16	l,z_{13},z_{28}	e,n,x	
Ⅱ		16	l,z_{28}	z_{42}	
罗瓦涅米	Rovaniemi	16	r,i	1,5	
象牙	Ivory	16	r	1,6	
布伦弗洛	Brunflo	16	r	1,7	
莱尔特	Lehrte	16	r	z_6	
安内达尔	Annedal	16	r,i	e,n,x	
茨维考	Zwickau	16	r,i	e,n,z_{15}	
萨夫拉	Saphra	16	y	1,5	
阿科福	Akuafo	16	y	1,6	
基柯玛	Kikoma	16	y	e,n,x	
阿维尼翁	Avignon	16	y	e,n,z_{15}	
格兰德	Gerland	16	z	1,5	
拉密堡	Fortlamy	16	z	1,6	
林瓦拉	Lingwala	16	z	1,7	
卡塞尔	Kassel	16	z	e,n,x	
Ⅱ		16	z	e,n,x	
布雷菲克	Brevik	16	z	e,n,[x],z_{15}	
波科	Bouake	16	z	z_6	
Ⅱ		16	z	z_{42}	
凯比	Kibi	16	z_4,z_{23}	[1,6]	
阿克西姆	Axim	16	z_4,z_{23}	z_6	
Ⅱ		16	z_4,z_{23}	—	
Ⅳ		16	z_4,z_{23}	—	
堪维林捷	Kaevlinge	16	z_4,z_{24}	—	
Ⅱ		16	z_4,z_{24}	—	
Ⅳ		16	z_4,z_{24}	—	
Ⅳ		16	z_4,z_{32}	—	
Ⅱ		16	z_6	1,6	

(续表)

血 清 型		O抗原	H抗原		备 注
			第1相	第2相	
巴达格里	Badagry	16	z_{10}	1,5	
IIIb		16	z_{10}	1,7	
里斯波	Lisboa	16	z_{10}	1,6	
IIIb		16	z_{10}	e,n,x,z_{15}	
雷德兰斯	Redlands	16	z_{10}	e,n,z_{15}	
昂古莱姆	Angouleme	16	z_{10}	z_6	
萨洛尼卡	Saloniki	16	z_{29}	—	
II		16	z_{29}	1,5	
II		16	z_{29}	e,n,x	
特里尔	Trier	16	z_{35}	1,6	
达科他	Dakota	16	z_{35}	e,n,z_{15}	
II		16	z_{35}	e,n,x	
IV		16	z_{36}	—	
II		16	z_{36}	e,n,z_{15}	
纳瓦尔	Naware	16	z_{38}	—	
格兰堪纳里亚	Grancanaria	16	z_{39}	[1,6]	
II		16	z_{42}	1,(5),7	
II		16	z_{42}	1,6	
IIIb		16	z_{52}	z_{35}	
		J(O:17)群			
波纳米斯	Bonames	17	a	1,2	
长湾尼	Jangwani	17	a	1,5	
基农多你	Kinondoni	17	a	e,n,x	
科尔克	Kirkee	17	b	1,2	
达哈拉	Dahra	17	b	1,5	
曼顿霍弗	Mattenhof	17	b	e,n,x	
II		17	b	e,n,x,z_{15}	
比尼奥那	Bignona	17	b	e,n,z_{15}	
II		17	b	z_6	
卢丁豪森	Luedinghausen	17	c	1,5	
维多利亚堡	Victoriaborg	17	c	1,6	
II		17	c	z_{39}	
柏林	Berlin	17	d	1,5	
卡尔施姆	Karlshamn	17	d	e,n,z_{15}	
尼亚美	Niamey	17	d	l,w	
贾比利	Jubilee	17	e,h	1,2	
II		17	e,n,x,z_{15}	1,6	
II		17	e,n,x,z_{15}	1,[5],7	
II		17	g,m,s,t	—	
洛斯托夫特	Lowestoft	17	g,s,t	—	
II		17	g,t	[e,n,z_{15}]	
II		17	g,t	z_{39}	
巴马	Bama	17	m,t	—	
II		17	m,t	—	
阿哈诺	Ahanou	17	i	1,7	
IIIb		17	i	z_{35}	
伊兰尼亚	Irenea	17	k	1,5	
班迪姆	Bandim	17	k	1,6	
沃里	Warri	17	k	1,7	
马塔迪	Matadi	17	k	e,n,x	
扎里亚	Zaria	17	k	e,n,z_{15}	
IIIb		17	k	z	
II		17	k	—	
莫罗泰	Morotai	17	l,v	1,2	
密执安	Michigan	17	l,v	1,5	
兰开斯特	Lancaster	17	l,v	1,7	
卡麦尔	Carmel	17	l,v	e,n,x	
IIIb		17	l,v	e,n,x,z_{15}	
IIIb		17	l,v	z_{35}	

（续表）

血 清 型		O抗原	H抗原 第1相	第2相	备 注
革兰罗	Granlo	17	l, z_{28}	e, n, x	
洛德	Lode	17	r	1, 2	
Ⅲb		17	r	z	
Ⅱ		17	y	—	
藤德巴	Tendeba	17	y	e, n, x	
海德加	Hadejia	17	y	e, n, z_{15}	
罗科莫	Lokomo	17	y	l, w	
哥里	Gori	17	z	1, 2	
瓦伦哥	Warengo	17	z	1, 5	
丁瑞	Dingiri	17	z	1, 6	
Ⅱ		17	z	1, 7	
昌巴	Tchamba	17	z	e, n, x, z_{15}	
Ⅱ		17	z	l, w	z_{42}
Ⅲa		17	z_4, z_{23}	—	
Ⅲa		17	z_4, z_{23}, z_{32}	—	
Ⅲa		17	z_4, z_{24}	—	
Ⅲa		17	z_4, z_{32}	—	
吉布提	Djibouti	17	z_{10}	e, n, x	
Ⅲb		17	z_{10}	e, n, x, z_{15}	[z_{56}]
Ⅲb		17	z_{10}	z	
Ⅱ		17	z_{10}	—	
坎德拉	Kandla	17	z_{29}	—	
Ⅲa		17	z_{29}	—	
Ⅳ		17	z_{29}	—	
亚琛	Aachen	17	z_{35}	1, 6	
Ⅲa		17	z_{36}	—	
Ⅳ		17	z_{36}	—	
		K(O：18)群			
布拉索斯	Brazos	6, 14, 18	a	e, n, z_{15}	
弗伦顿	Fluntern	6, 14, 18	b	1, 5	
考其斯	Cochise	18	b	1, 7	
劳瓦希	Rawash	6, 14, 18	c	e, n, x	
格罗尼坎	Groenekan	18	d	1, 5	
乌松布拉	Usumbura	6, 14, 18	d	1, 7	
庞蒂普里德	Pontypridd	18	g, m	—	
伊奥波昂	Eaubonne	18	g, s, t	—	
Ⅲa		18	g, z_{51}	—	
Ⅳ		18	g, z_{51}	—	
Ⅱ		18	m, t	1, 5	
朗根荷恩	Langenhorn	18	m, t	—	
孟菲斯	Memphis	18	k	1, 5	
Ⅲb		18	(k)	z_{53}	
Ⅲb		18	(k)	z_{54}	
Ⅲb		18	l, v	e, n, x, z_{15}	
奥兰多	Orlando	18	l, v	e, n, z_{15}	
Ⅲb		18	l, v	z	[z_{50}]
Ⅲb		18	l, v	z_{53}	
土伦	Toulon	18	l, w	e, n, z_{15}	
田纳洛赫	Tennenlohe	18	r	1, 5	
Ⅲb		18	r	z	
特洛伊	Troy	18	y	1, 7	
Ⅱ		18	y	e, n, x, z_{15}	
波特吉	Potengi	18	z	—	
塞罗	Cerro	6, 14, 18	z_4, z_{23}	[1, 5]	[z_{45}], [z_{82}]
奥尔胡斯	Aarhus	18	z_4, z_{23}	z_{64}	
Ⅱ		18	z_4, z_{23}	—	
Ⅲa		18	z_4, z_{23}	—	
布鲁克瓦	Blukwa	6, 14, 18	z_4, z_{24}	—	
Ⅱ		18	z_4, z_{24}	—	

（续表）

血 清 型		O抗原	H抗原		备 注
			第1相	第2相	
Ⅲa		18	z_4,z_{32}		
Ⅲb		18	z_{10}	e,n,x,z_{15}	
里尔	Leer	18	z_{10}	1,5	
卡纳克	Carnac	18	z_{10}	z_6	
Ⅱ		18	z_{10}	z_6	
Ⅱ		18	z_{36}	—	
Ⅳ		18	z_{36},z_{38}	—	
新齐亚	Sinthia	18	z_{38}	—	
代尔曼霍斯特	Delmenhorst	18	z_{71}	—	
柯蒂亚	Cotia	18	—	1,6	
		L(O：21)群			
阿森	Assen	21	a	[1,5]	
Ⅱ		21	b	1,5	
加纳	Ghana	21	b	1,6	
明妮苏达	Minnesota	21	b	e,n,x	[z_{33}],[z_{49}]
希德拉	Hydra	21	c	1,6	
罗纳	Rhone	21	c	e,n,x	
Ⅱ		21	c	e,n,x	
Ⅲb		21	c	e,n,x,z_{15}	
斯巴特	Spartel	21	d	1,5	
马瓜	Magwa	21	d	e,n,x	
麦迪逊	Madison	21	d	z_6	
古德	Good	21	f,g	e,n,x	
Ⅱ		21	g,[m],[s],t	—	
Ⅲa		21	g,z_{51}	—	
Ⅳ		21	g,z_{51}	—	
Ⅱ		21	m,t	—	
Ⅳ		21	m,t	—	
迪乌贝尔	Diourbel	21	i	1,2	
Ⅲb		21	i	1,5,7	
Ⅲb		21	i	e,n,x,z_{15}	
Ⅲb		21	k	e,n,x,z_{15}	
Ⅲb		21	k	z	
萨里	Surrey	21	k	1,(2),5	
Ⅲb		21	l,v	z	
Ⅲb		21	l,v	z_{57}	
凯夫	Keve	21	l,w	—	
詹姆布	Jambur	21	l,z_{28}	e,n,z_{15}	
芒特马涅特	Mountmagnet	21	r	—	
Ⅲb		21	r	z	
伊巴拉基	Ibaragi	21	y	1,2	
鲁伊鲁	Ruiru	21	y	e,n,x	
Ⅱ		21	z		
巴圭达	Baguida	21	z_4,z_{23}	—	
Ⅲa		21	z_4,z_{23}		
Ⅳ		21	z_4,z_{23}		
Ⅱ		21	z_4,z_{24}		
Ⅲa		21	z_4,z_{24}		
Ⅳ		21	z_4,z_{32}		
Ⅲb		21	z_{10}	e,n,x,z_{15}	
Ⅲb		21	z_{10}	z	
Ⅱ		21	z_{10}	[z_6]	
Ⅲb		21	z_{10}	z_{53}	
Ⅲa		21	z_{29}	—	
甘巴加	Gambaga	21	z_{35}	e,n,z_{15}	
Ⅲa		21	z_{36}	—	
Ⅳ		21	z_{36}		
Ⅲb		21	z_{65}	e,n,x,z_{15}	

（续表）

血清型		O抗原	H抗原		备注
			第1相	第2相	
		M(O：28)群			
索尔纳	Solna	28	a	1,5	
达喀尔	Dakar	28	a	1,6	
巴考	Bakau	28	a	1,7	
西雅图	Seattle	28	a	e,n,x	
Ⅱ		28	a	e,n,x	
霍纳里斯	Honelis	28	a	e,n,z_{15}	
迪布拉	Dibra	28	a	z_6	
摩罗	Moero	28	b	1,5	
亚山蒂	Ashanti	28	b	1,6	
波卡亚斯	Bokanjac	28	b	1,7	
松贝迪奥纳	Soumbedioune	28	b	e,n,x	
Ⅱ		28	b	e,n,x	
朗福德	Langford	28	b	e,n,z_{15}	
弗里佛斯	Freefalls	28	b	l,w	
Ⅱ		28	b	z_6	
赫曼斯威尔德	Hermannswerder	28	c	1,5	
埃伯斯瓦尔德	Eberswalde	28	c	1,6	
哈雷	Halle	28	c	1,7	
德累斯顿	Dresden	28	c	e,n,x	
韦丁	Wedding	28	c	e,n,z_{15}	
特切曼尼	Techimani	28	c	z_6	
阿木提夫	Amoutive	28	d	1,5	
哈特菲尔德	Hatfield	28	d	1,6	
蒙多诺波	Mundonobo	28	d	1,7	
木萨米迪斯	Mocamedes	28	d	e,n,x	
帕蒂恩斯	Patience	28	d	e,n,z_{15}	
库灵沃思	Cullingworth	28	d	l,w	
科克沙拉	Korkeasaari	28	e,h′	1,5	
喀奔	Kpeme	28	e,h	1,7	
哥佐	Gozo	28	e,h	e,n,z_{15}	
Ⅱ		28	e,n,x	1,7	
Ⅱ		28	e,n,z_{15}	z_{87}	
菲特烈施弗尔德	Friedrichsfelde	28	f,g	—	
亚德雷	Yardley	28	g,m	1,6	
阿巴迪纳	Abadina	28	g,m	［e,n,z_{15}］	
Ⅱ		28	g,(m),［s］,t	1,5	
克洛夫特	Croft	28	g,m,s	［e,n,z_{15}］	
Ⅱ		28	g,m,t	e,n,x	
Ⅱ		28	g,m,t	z_{39}	
Ⅱ		28	g,s,t	e,n,x	
奥那	Ona	28	g,s,t	—	
Ⅱ		28	m,t	［e,n,x］	
维诺赫雷迪	Vinohrady	28	m,t	［e,n,z_{15}］	
Ⅱ		28	m,t	z_{39}	
莫里隆斯	Morillons	28	m,t	1,6	
杜尔恩	Doorn	28	i	1,2	
科查姆	Cotham	28	i	1,6	
沃尔克玛斯道夫	Volkmarsdorf	28	i	1,6	
迪尤波尔	Dieuppeul	28	i	1,7	
瓦尼内明德	Warnemuende	28	i	e,n,x	
库塞尔	Kuessel	28	i	e,n,z_{15}	
杜阿拉	Douala	28	i	l,w	
吉尔福德	Guildford	28	k	1,2	
伊拉拉	Ilala	28	k	1,5	
亚当斯敦	Adamstown	28	k	1,6	
伊克贾	Ikeja	28	k	1,7	
Ⅲb		28	k	1,7	
汤顿	Taunton	28	k	e,n,x	

（续表）

血 清 型		O 抗 原	H 抗 原		备 注
			第1相	第2相	
安克	Ank	28	k	e, n, z_{15}	
利奥本	Leoben	28	l, v	1,5	
维特金	Vitkin	28	l, v	e, n, x	
纳休阿	Nashua	28	l, v	e, n, z_{15}	
拉姆西	Ramsey	28	l, w	1,6	
凯特伦尼亚	Catalunia	28	l, z_{13}, z_{28}	1,5	
潘尼拉	Penilla	28	l, z_{13}, z_{28}	e, n, z_{15}	
Ⅱ		28	l, z_{28}	1,5	
法贾拉	Fajara	28	l, z_{28}	e, n, x	
Ⅱ		28	l, z_{28}	e, n, x	
巴萨第	Bassadji	28	r	1,6	
凯布西	Kibusi	28	r	e, n, x	
Ⅱ		28	r	e, n, z_{15}	
菲儿菲尔德	Fairfield	28	r	l, w	
芝加哥	Chicago	28	$r, [i]$	1,5	
班古	Banco	28	r, i	1,7	
圣乔治	Sanktgeorg	28	$r, [i]$	e, n, z_{15}	
奥斯卡斯哈	Oskarshamn	28	y	1,2	
尼马	Nima	28	y	1,5	
波摩那	Pomona	28	y	1,7	$[z_{80}], [z_{90}]$
基滕盖	Kitenge	28	y	e, n, x	
特拉维夫	Telaviv	28	y	e, n, z_{15}	
肖摩卢	Shomolu	28	y	l, w	
塞尔贝	Selby	28	y	z_6	
瓦尼埃	Vanier	28	z	1,5	
Ⅱ		28	z	1,5	
多伊尔	Doel	28	z	1,6	
以斯拉	Ezra	28	z	1,7	
布里斯班	Brisbane	28	z	e, n, z_{15}	
Ⅱ		28	z	z_{39}	
坎诺比奥	Cannobio	28	z_4, z_{23}	1,5	
特尔托	Teltow	28	z_4, z_{23}	1,6	
巴贝尔斯贝尔	Babelsberg	28	z_4, z_{23}	$[e, n, z_{15}]$	
凯斯巴尼	Kethiabarny	28	z_4, z_{24}	—	
罗杰	Rogy	28	z_{10}	1,2	
法拉堪	Farakan	28	z_{10}	1,5	
利伯维尔	Libreville	28	z_{10}	1,6	
马来西亚	Malaysia	28	z_{10}	1,7	
翁比洛	Umbilo	28	z_{10}	e, n, x	
卢肯瓦尔德	Luckenwalde	28	z_{10}	e, n, z_{15}	
莫罗托	Moroto	28	z_{10}	l, w	
Ⅲb		28	z_{10}	z	
杰尔玛亚	Djermaia	28	z_{29}	—	
Ⅱ		28	z_{29}	1,5	
Ⅱ		28	z_{29}	e, n, x	
科诺芬根	Konolfingen	28	z_{35}	1,6	
巴比利	Babili	28	z_{35}	1,7	
桑坦德	Santander	28	z_{35}	e, n, z_{15}	
阿德里克	Aderike	28	z_{38}	e, n, z_{15}	
		N(O：30)群			
奥弗维特	Overvecht	30	a	1,2	
策伦道夫	Zehlendorf	30	a	1,5	
瓜拉比兰加	Guarapiranga	30	a	e, n, x	
杜拉萨姆	Doulassame	30	a	e, n, z_{15}	
Ⅱ		30	a	z_{39}	
罗格	Louga	30	b	1,2	
阿舍斯勒本	Aschersleben	30	b	1,5	
谭蓓	Tempe	30	b	1,7	$[z_{33}]$
厄班那	Urbana	30	b	e, n, x	

（续表）

血清型		O抗原	H抗原		备注
			第1相	第2相	
纽道夫	Neudorf	30	b	e, n, z_{15}	
Ⅱ		30	b	z_6	
扎伊尔	Zaire	30	c	1, 7	
莫宁赛特	Morningside	30	c	e, n, z_{15}	
Ⅱ		30	c	z_{39}	
墨西拿	Messina	30	d	1, 5	
利夫勒	Livulu	30	e, h	1, 2	
多胡特	Torhout	30	e, h	1, 5	
戈德斯贝格	Godesberg	30	g, m, [t]	—	
Ⅱ		30	g, m, s	e, n, x	
吉森	Giessen	30	g, m, s		
斯特恩强斯	Sternschanze	30	g, s, t	—	[z_{59}]
Ⅱ		30	g, t	—	
韦恩	Wayne	30	g, z_{51}	—	
Ⅱ		30	m, t	—	
兰道	Landau	30	i	1, 2	
摩尔海德	Morehead	30	i	1, 5	
莫旦	Mjordan	30	i	e, n, z_{15}	
色伦格	Soerenga	30	i	l, w	
希佛萨姆	Hilversum	30	k	1, 2	
拉马特根	Ramatgan	30	k	1, 5	
水	Aqua	30	k	1, 6	
安哥达	Angoda	30	k	e, n, x	
奥杜兹	Odozi	30	k	e, n, [x], z_{15}	
Ⅱ		30	k	e, n, x, z_{15}	
斯卡伯罗夫	Scarborough	30	k	l, z_{13}, z_{28}	
利吉奥	Ligeo	30	l, v	1, 2	
多那	Donna	30	l, v	1, 5	
欧肯海姆	Ockenheim	30	l, z_{13}, z_{28}	1, 6	
摩洛哥	Morocco	30	l, z_{13}, z_{28}	e, n, z_{15}	
Ⅱ		30	l, z_{28}	z_6	
格兰德黑文	Grandhaven	30	r	1, 2	
格格	Gege	30	r	1, 5	
昆西	Quincy	30	r	1, 6	
马托宾	Matopeni	30	y	1, 2	
比蒂利	Bietri	30	y	1, 5	
施太因普拉兹	Steinplatz	30	y	1, 6	
巴奎米	Baguirmi	30	y	e, n, x	
内伊梅根	Nijmegen	30	y	e, n, z_{15}	
霍汉推	Hohentwiel	30	z	e, n, x, z_{15}	
斯通费里	Stoneferry	30	z_4, z_{23}	—	
博佐内戈罗	Bodjonegoro	30	z_4, z_{24}	—	
Ⅱ		30	z_6	1, 6	
萨达	Sada	30	z_{10}	1, 2	
塞尔维尔	Senneville	30	z_{10}	1, 5	
库马西	Kumasi	30	z_{10}	e, n, z_{15}	
Ⅱ		30	z_{10}	e, n, x, z_{15}	
阿拉瓜	Aragua	30	z_{29}		
科科里	Kokoli	30	z_{35}	1, 6	
乌提	Wuiti	30	z_{35}	e, n, z_{15}	
阿戈	Ago	30	z_{38}	—	
Ⅱ		30	z_{39}	1, 7	
O(O：35)群					
乌姆拉塔查纳	Umhlatazana	35	a	e, n, z_{15}	
乍得	Tchad	35	b	—	
科马萨	Keurmassar	35	c	1, 2	
古洛博	Gouloumbo	35	c	1, 5	
姚洛	Yolo	35	c	[e, n, z_{15}]	
Ⅱ		35	d	1, 5	

(续表)

血 清 型		O抗原	H抗原		备 注
			第1相	第2相	
登贝	Dembe	35	d	l,w	[z₅₈]
加西	Gassi	35	e,h	z₆	
阿德莱	Adelaide	35	f,g	—	[z₂₇]
伊林	Ealing	35	g,m,s	—	
Ⅱ		35	g,m,s,t	—	
伊布利	Ebrie	35	g,m,t	—	
伊内霍	Anecho	35	g,s,t	—	
Ⅱ		35	g,t	1,5	
Ⅱ		35	g,t	z₄₂	
阿戈地	Agodi	35	g,t	—	
Ⅲa		35	g,z₅₁	—	
蒙绍	Monschaui	35	m,t	—	
Ⅱ		35	m,t	—	
Ⅲb		35	i	e,n,x,z₁₅	
冈比亚	Gambia	35	i	e,n,z₁₅	
班迪亚	Bandia	35	i	l,w	
Ⅲb		35	i	z	
埃瑞	Evry	35	i	z₆	
Ⅲb		35	i	z₃₅	
Ⅲb		35	i	z₅₃	
Ⅲb		35	k	e,n,x,z₁₅	
Ⅲb		35	k	z	
Ⅲb		35	(k)	z₃₅	
Ⅲb		35	k	z₅₃	[z₅₀]
Ⅲb		35	l,v	1,5,7	
Ⅲb		35	l,v	e,n,x,z₁₅	[z₅₀]
Ⅲb		35	l,v	z₃₅	[z₆₇]
Ⅱ		35	l,z₂₈	—	
Ⅲb		35	r	e,n,x,z₁₅	
马萨科里	Massakory	35	r	l,w	
Ⅲb		35	r	z	
Ⅲb		35	r	z₃₅	
Ⅲb		35	r	z₆₁	
阿拉丘	Alachua	35	z₄,z₂₃	—	[z₃₇],[z₄₅]
Ⅲa		35	z₄,z₂₃	—	
威斯特伐利亚	Westphalia	35	z₄,z₂₄	—	
Ⅲa		35	z₄,z₂₄	—	
Ⅲa		35	z₄,z₃₂	—	
坎伯伦	Camberene	35	z₁₀	1,5	
恩斯赫德	Enschede	35	z₁₀	l,w	
利格那	Ligna	35	z₁₀	z₆	
Ⅲb		35	z₁₀	z₃₅	
Ⅱ		35	z₂₉	e,n,x	
威德马希	Widemarsh	35	z₂₉	—	
Ⅲa		35	z₂₉	—	
Ⅲa		35	z₃₆	—	
哈加	Haga	35	z₃₈	—	
Ⅲb		35	z₅₂	1,5,7	
Ⅲb		35	z₅₂	e,n,x,z₁₅	
Ⅲb		35	z₅₂	z	
Ⅲb		35	z₅₂	z₃₅	
	P(O∶38)群				
奥伦	Oran	38	a	e,n,z₁₅	
Ⅱ		38	b	1,2	
里特斯巴奇	Rittersbach	38	b	e,n,z₁₅	
谢菲尔德	Sheffield	38	c	1,5	
基德明斯特	Kidderminster	38	c	1,6	[z₅₈]
威廉米特	Willamette	38	d	1,5	
Ⅱ		38	d	[1,5]	

（续表）

血清型		O抗原	H抗原		备注
			第1相	第2相	
II		38	d	z_{39}	
奇阿罗伊	Thiaroye	38	e,h	1,2	
卡森尼	Kasenyi	38	e,h	1,5	
科罗维	Korovi	38	g,m,[s]	—	
II		38	g,t	—	
IIIa		38	g,z_{51}	—	
IV		38	g,z_{51}	—	
罗森堡索特	Rothenburgsort	38	m,t	—	
姆古拉尼	Mgulani	38	i	1,2	
兰辛	Lansing	38	i	1,5	
IIIb		38	i	z	
IIIb		38	i	z_{53}	
埃查	Echa	38	k	1,2	
曼戈	Mango	38	k	1,5	
茵弗内斯	Inverness	38	k	1,6	
尼亚拉	Njala	38	k	e,n,x	
IIIb		38	k	e,n,x,z_{15}	
IIIb		38	k	z	
IIIb		38	k	z_{53}	
IIIb		38	(k)	1,5,7	
IIIb		38	(k)	z_{35}	[z_{56}]
IIIb		38	(k)	—	
IIIb		38	(k)	z_{55}	
阿尔及尔	Alger	38	l,v	1,2	
金伯利	Kimberley	38	l,v	1,5	
泰勒	Taylor	38	l,v	e,n,z_{15}	
罗昂	Roan	38	l,v	e,n,x	
IIIb		38	l,v	z	
IIIb		38	l,v	z_{35}	
IIIb		38	l,v	[z_{53}]	[z_{64}]
林迪	Lindi	38	r	1,5	
IIIb		38	r	1,5,7	
埃玛斯塔德	Emmastad	38	r	1,6	
IIIb		38	r	e,n,x,z_{15}	
IIIb		38	r	z	[z_{57}]
IIIb		38	r	z_{35}	
弗里敦	Freetown	38	y	1,5	
科伦坡	Colombo	38	y	1,6	
帕斯	Perth	38	y	e,n,x	
斯塔切斯	Stachus	38	z	—	
姚夫	Yoff	38	z_4,z_{23}	1,2	
IIIa		38	z_4,z_{23}	—	
IV		38	z_4,z_{23}	—	
曼谷	Bangkok	38	z_4,z_{24}	—	
纽科岑	Neunkirchen	38	z_{10}	[1,5]	
IIIb		38	z_{10}	z	
IIIb		38	z_{10}	z	
卡彭垂斯	Carpentras	38	z_{35}	e,n,z_{15}	
克洛托	Klouto	38	z_{38}		
IIIb		38	z_{52}	z_{35}	
IIIb		38	z_{52}	z_{53}	
IIIb		38	z_{53}	—	[z_{47}],[z_{50}],[z_{76}]
IIIb		38	z_{61}	[z_{53}]	
Q(O：39)群					
II		39	a	z_{39}	
旺兹沃斯	Wandsworth	39	b	1,2	
阿比让	Abidjan	39	b	l,w	
II		39	c	e,n,x	
洛贡	Logone	39	d	1,5	

(续表)

血 清 型		O 抗原	H 抗原		备 注
			第1相	第2相	
布鲁伯赫	Bruebach	39	e,h	1,2	
马拉	Mara	39	e,h	1,5	
II		39	e,n,x	1,7	
迪特里斯道夫	Dietrichsdorf	39	m,t	—	
II		39	[g],m,t	[e,n,x]	
霍夫特	Hofit	39	i	1,5	
坎伯兰德	Cumberland	39	i	e,n,x	
阿尔玛	Alma	39	i	e,n,z_{15}	
香班	Champaign	39	k	1,5	[z_{48}]
新泽西	Newjersey	39	k	e,n,x	
II		39	l,v	1,5	
科科姆勒尔	Kokomlemle	39	l,v	e,n,x	
厄里孔	Oerlikon	39	l,v	e,n,z_{15}	
II		39	l,z_{28}	e,n,x	
II		39	l,z_{28}	z_{39}	
安福	Anfo	39	y	1,2	
文德梅	Windermere	39	y	1,5	
德兰	Delan	39	y	e,n,z_{15}	
南姆	Namur	39	z_4,z_{23}	—	
海高	Hegau	39	z_{10}	—	
II		39	z_{10}	z_6	
II		39	—	1,7	
R(O∶40)群					
希克摩那	Shikmonah	40	a	1,5	
盐水湖	Salinas	40	a	1,7	
格里茨	Greiz	40	a	z_6	
II		40	a	z_{39}	
里奥格兰德	Riogrande	40	b	1,5	
索格斯	Saugus	40	b	1,7	
约翰内斯堡	Johannesburg	1,40	b	e,n,x	
杜伐	Duval	1,40	b	e,n,z_{15}	
本拉格	Benguella	40	b	z_6	
II		40	b	—	
II		1,40	c	e,n,x,z_{15}	
II		40	c	z_6	
II		1,40	c	z_{39}	
德里菲尔德	Driffield	1,40	d	1,5	
II		40	d	—	
蒂兰	Tilene	1,40	e,h	1,2	
II		1,40	e,n,x	1,[5],7	
II		1,40	e,n,x,z_{15}	1,6	
比尔茂	Bijlmer	1,40	g,m	—	
雅典	Athens	1,40	g,m,s	e,n,x	
II		1,40	g,[m],[s],[t]	e,n,x	
II		1,40	g,[m],[s],t	[1,5]	
II		1,40	g,t	e,n,x,z_{15}	
II		40	g,t	z_{39}	
IV		1,40	g,t	—	
II		1,40	g,[m],[s],t	z_{42}	
IIIa		40	g,z_{51}		
IIIb		40	g,z_{51}	e,n,x,z_{15}	
IV		1,40	g,z_{51}	—	
II		40	m,t	e,n,x	
II		40	m,t	z_{39}	
II		1,40	m,t	z_{42}	
IV		40	m,t	—	
IIIb		40	i	1,5,7	
高尔夫	Goulfey	1,40	k	1,5	
阿兰代尔	Allandale	1,40	k	1,6	

（续表）

血清型		O抗原	H抗原		备注
			第1相	第2相	
汉恩	Hann	40	k	e,n,x	
II		1,40	k	e,n,x,z_{15}	
IIIb		40	k	z	z_{57}
II		40	k	z_6	
IIIb		40	k	z_{53}	
密勒西	Millesi	1,40	l,v	1,2	
加那利	Canary	40	l,v	1,6	
II		40	l,v	e,n,x	
IIIb		40	l,v	z	
IIIb		1,40	l,v	z_{53}	
欧弗彻奇	Overchurch	1,40	l,w	[1,2]	
II		40	l,z_{28}	e,n,x	
提科	Tiko	1,40	l,z_{13},z_{28}	1,2	
布卡武	Bukavu	1,40	l,z_{28}	1,5	
II		1,40	l,z_{28}	1,5	z_{42}
圣齐亚巴	Santhiaba	40	l,z_{28}	1,6	
II		1,40	l,z_{28}	z_{39}	
IIIb		40	r	z_{53}	
奥迭内	Odienne	40	y	1,5	
II		1,40	z	1,5	
卡萨门斯	Casamance	40	z	e,n,x	
诺瓦韦斯	Nowawes	40	z	z_6	
II		1,40	z	z_6	
II		1,40	z	z_{39}	
II		1,40	z	z_{42}	
IIIa		40	z_4,z_{23}	—	
IV		1,40	z_4,z_{23}		
II		40	z_4,z_{24}	z_{39}	
IIIa		40	z_4,z_{24}	—	
IV		1,40	z_4,z_{24}		
IIIa		40	z_4,z_{32}	—	
IV		1,40	z_4,z_{32}		
II		1,40	z_6	1,5	
特洛查	Trotha	40	z_{10}	z_6	
II		40	z_{10}	e,n,x	
IIIb		40	z_{10}	z_{35}	
奥密夫生	Omifisan	1,40	z_{29}	—	
IIIa		40	z_{29}		
II		1,40	z_{35}	e,n,x,z_{15}	
耶科帕	Yekepa	1,40	z_{35}	e,n,z_{15}	
V		1,40	z_{35}	—	
IIIa		40	z_{36}	—	
II		1,40	z_{39}	1,5	z_{42}
II		1,40	z_{39}	1,6	
IIIb		40	z_{39}	1,6	
II		40	z_{39}	1,7	
卡拉摩亚	Karamoja	1,40	z_{41}	1,2	
II		1,40	z_{42}	1,6	
II		1,40	[z_{42}]	1,(5),7	
II		1,40	z_{81}	z_6	
V		1,40	z_{81}	—	
S(O：41)群					
布隆迪	Burundi	41	a	—	
II		41	b	1,5	
伏吉拉德	Vaugirard	41	b	1,6	
VI		41	b	1,7	
越南	Vietnam	41	b	z_6	
西卡	Sica	41	b	e,n,z_{15}	
洛斯达	Lonestar	41	c	—	

（续表）

血　清　型		O 抗原	H 抗原		备　注
			第 1 相	第 2 相	
Ⅲ b		41	c	e, n, x, z_{15}	
Ⅱ		41	c	z_6	
埃古西	Egusi	41	d	1, 5	
Ⅱ		41	d	z_6	
Ⅱ		41	g, m, s, t	z_6	
Ⅱ		41	g, t	—	
Ⅲ a		41	g, z_{51}	—	
莱茨亥德	Leatherhead	41	m, t	1, 6	
萨玛鲁	Samaru	41	i	1, 5	
维罗纳	Verona	41	i	1, 6	
弗洛	Ferlo	41	k	1, 6	
Ⅱ		41	k	1, 6	
Ⅱ		41	k	z_6	
Ⅲ b		41	(k)	z_{35}	
Ⅱ		41	l, z_{13}, z_{28}	e, n, x, z_{15}	
卢本巴希	Lubumbashi	41	r	1, 5	
康诺哥	Konongo	41	r	1, 7	
Ⅱ		41	z	1, 5	
莎莉	Sally	41	z	1, 6	
波弗伦斯	Bofflens	41	z_4, z_{23}	1, 7	
韦克罗斯	Waycross	41	z_4, z_{23}	[e, n, z_{15}]	
Ⅲ a		41	z_4, z_{23}	—	
Ⅳ		41	z_4, z_{23}	—	
Ⅲ a		41	z_4, z_{23}, z_{32}	—	
伊普斯威奇	Ipswich	41	z_4, z_{24}	1, 5	
Ⅲ a		41	z_4, z_{24}	—	
Ⅲ a		41	z_4, z_{32}	—	
Ⅱ		41	z_{10}	1, 2	
莱比锡	Leipzig	41	z_{10}	1, 5	
兰达拉	Landala	41	z_{10}	1, 6	
茵普芬	Inpraw	41	z_{10}	e, n, x	
Ⅱ		41	z_{10}	e, n, x, z_{15}	
Ⅱ		41	z_{10}	z_6	
罗兹	Lodz	41	z_{29}		
Ⅲ a		41	z_{29}		
Ⅳ		41	z_{29}		
奥特	Ahoutoue	41	z_{35}	1, 6	
Ⅲ a		41	z_{36}	—	
Ⅳ		41	z_{36}		
奥法	Offa	41	z_{38}		
Ⅳ		41	z_{52}		
Ⅱ		41	—	1, 6	
		T(O：42)群			
法杰	Faji	1, 42	a	e, n, z_{15}	
Ⅱ		42	b	1, 5	
奥贝	Orbe	42	b	1, 6	
Ⅱ		42	b	e, n, x, z_{15}	
托梅格贝	Tomegbe	1, 42	b	e, n, z_{15}	
弗兰德里克斯特	Frederiksberg	1, 42	b	l, w	
埃古西吐	Egusitoo	1, 42	b	z_6	
Ⅱ		42	b	z_6	
安特卫普	Antwerpen	1, 42	c	e, n, z_{15}	
坎帕拉	Kampala	1, 42	c	z_6	
Ⅱ		42	d	z_6	
Ⅱ		42	e, n, x	1, 6	
Ⅱ		42	g, t	—	
马里科帕	Maricopa	1, 42	g, z_{51}	1, 5	
Ⅲ a		42	g, z_{51}	—	
Ⅳ		1, 42	g, z_{51}	—	

（续表）

血 清 型		O抗原	H抗原 第1相	H抗原 第2相	备 注
II		42	m,t	[e,n,x,z₁₅]	
瓦雷尔	Waral	1,42	m,t	—	
坎内西	Kaneshie	1,42	i	l,w	
波罗姆	Borromea	42	i	1,6	
米德尔斯布勒	Middlesbrough	1,42	i	z₆	
哈佛布雷德	Haferbreite	42	k	1,6	
IIIb		42	k	e,n,x,z₁₅	
IIIb		42	k	z	
瓜利	Gwale	1,42	k	z₆	
IIIb		42	(k)	z₃₅	
IIIb		42	l,v	1,5,7	[z₇₆]
II		42	l,v	e,n,x,z₁₅	
IIIb		42	l,v	e,n,x,z₁₅	
库济	Coogee	42	l,v	e,n,z₁₅	
IIIb		42	l,v	z	
IIIb		42	l,v	z₅₃	
II		1,42	l,w	e,n,x	
帕克	Parakou	1,42	l,w	z₃₅	
II		1,42	l,[z₁₃],z₂₈	[z₆]	
西帕尼	Sipane	1,42	r	e,n,z₁₅	
布里夫	Brive	1,42	r	l,w	
IIIb		42	r	z	
IIIb		42	r	z₅₃	
II		42	r	—	
IIIb		42	r		[z₅₀]
斯帕兰托	Spalentor	1,42	y	e,n,z₁₅	
哈夫斯坦呼特	Harvestehude	1,42	y	z₆	
II		42	z	1,5	
乌尔森巴奇	Ursenbach	1,42	z	1,6	
II		42	z	e,n,x,z₁₅	
墨尔本	Melbourne	42	z	e,n,z₁₅	
II		42	z	z₆	
格拉	Gera	1,42	z₄,z₂₃	1,6	
布洛克	Broc	42	z₄,z₂₃	e,n,z₁₅	
IIIa		42	z₄,z₂₃	—	
托里卡达	Toricada	1,42	z₄,z₂₄	—	
IIIa		42	z₄,z₂₄	—	
IV		1,42	z₄,z₂₄	—	
II		42	z₆	1,6	
II		42	z₁₀	1,2	
II		42	z₁₀	e,n,x,z₁₅	
IIIb		42	z₁₀	e,n,x,z₁₅	[z₆₀]
IIIb		42	z₁₀	z	
伦加	Loenga	1,42	z₁₀	z₆	
II		42	z₁₀	z₆	
IIIb		42	z₁₀	z₃₅	
IIIb		42	z₁₀	z₆₇	
贾马	Djama	1,42	z₂₉	[1,5]	
II		42	z₂₉	—	
卡拉	Kahla	1,42	z₃₅	1,6	
汉尼坎普	Hennekamp	42	z₃₅	e,n,z₁₅	
特马	Tema	1,42	z₃₅	z₆	
维斯拉哥	Weslaco	42	z₃₆	—	
IV		42	z₃₆	—	
沃干	Vogan	1,42	z₃₈	z₆	
塔西特	Taset	1,42	z₄₁	—	
IIIb		42	z₅₂	z	
IIIb		42	z₅₇	1,5	

(续表)

血 清 型		O 抗原	H 抗原		备 注
			第 1 相	第 2 相	
U(O∶43)群					
格拉茨	Graz	43	a	1,2	
伯克利	Berkeley	43	a	1,5	
II		43	a	1,5	
II		43	a	z_6	
尼德罗德维茨	Niederoderwitz	43	b	—	
埃德	Ede	43	b	e,n,z_{15}	
II		43	b	z_{42}	
蒙特利尔	Montreal	43	c	1,5	
奥尔良	Orleans	43	d	1,5	
II		43	d	e,n,x,z_{15}	
II		43	d	z_{39}	
II		43	d	z_{42}	
II		43	e,n,x,z_{15}	1,(5),7	
		43	e,n,x,z_{15}	1,6	
密尔沃基	Milwaukee	43	$f,g,[t]$	—	
II		43	$g,m,[s],t$	$[z_{42}]$	
II		43	g,t	$[1,5]$	
IIIb		43	g,t	—	
IIIa		43	g,z_{51}	—	
IV		43	g,z_{51}	—	
II		43	g,z_{62}	e,n,x	
姆巴奥	Mbao	43	i	1,2	
沃尔特	Voulte	43	i	e,n,x	
塞特福特	Thetford	43	k	1,2	
阿呼查	Ahuza	43	k	1,5	
IIIb		43	k	z	
IIIb		43	l,v	z_{53}	$[z_{56}]$
埃派林斯	Epalinges	43	l,w	$[z_{44}]$	
苏丹	Sudan	43	l,z_{13}	—	
II		43	l,z_{13},z_{28}	1,5	
IIIb		43	r	e,n,x,z_{15}	
IIIb		43	r	z	
IIIb		43	r	z_{53}	
法查	Farcha	43	y	1,2	
金加布瓦	Kingabwa	43	y	1,5	
奥贝特	Ogbete	43	z	1,5	
II		43	z	1,5	
阿鲁沙	Arusha	43	z	e,n,z_{15}	
法明得勒	Farmingdale	43	z_4,z_{23}	$[1,2]$	
II		43	z_4,z_{23}		
IIIa		43	z_4,z_{23}	—	
IV		43	z_4,z_{23}	—	
IIIa		43	z_4,z_{24}	—	
IV		43	z_4,z_{24}	—	
IV		43	z_4,z_{32}	—	
阿达纳	Adana	43	z_{10}	1,5	
II		43	z_{29}	e,n,x	
II		43	z_{29}	z_{42}	
马基林	Makiling	43	z_{29}	—	
IIIa		43	z_{29}	—	
IV		43	z_{29}	—	
阿亥普	Ahepe	43	z_{35}	1,6	
IIIa		43	z_{36}	—	
IV		43	z_{36},z_{38}	—	
伊里格尼	Irigny	43	z_{38}	—	
II		43	z_{42}	$[1,5,7]$	
IIIb		43	z_{52}	z_{53}	
V(O∶44)群					
IV		44	a	—	

（续表）

血清型		O抗原	H抗原		备注
			第1相	第2相	
尼亚卡	Niakhar	44	a	1,5	
蒂尔加吞	Tiergarten	44	a	e,n,x	
尼亚里本	Niarembe	44	a	l,w	
撒哈伦姆	Shahalam	44	b	1,6	
伊尔比夫	Elbeuf	44	b	e,n,x	
塞奇威克	Sedgwick	44	b	e,n,z₁₅	
马迪冈	Madigan	44	c	1,5	
魁北克	Quebec	44	c	e,n,z₁₅	
博博	Bobo	44	d	1,5	
克迈勒	Kermel	44	d	e,n,x	
菲切斯特雷斯	Fischerstrasse	44	d	e,n,z₁₅	
帕拉马内	Palamaner	1,44	d	z₃₅	
Ⅱ		1,44	e,n,x	1,6	
弗鲁敦	Vleuten	44	f,g	—	
加马巴	Gamaba	1,44	g,m,[s]	[1,6]	
斯普洛特	Splott	44	g,s,t	[1,7]	
Ⅱ		44	g,t	z₄₂	
Ⅲb		1,44	g,t	1,5	z₄₂
卡斯韦尔	Carswell	44	g,z₅₁	—	
Ⅳ		44	g,z₅₁	—	
穆古加	Muguga	44	m,t	—	
Ⅱ		1,44	m,t	z₄₂	
马里兹堡	Maritzburg	1,44	i	e,n,z₁₅	
劳拉	Lawra	44	k	e,n,z₁₅	
马利卡	Malika	44	l,z₂₈	1,5	
艾伯特班究	Albertbanjul	44	r	1,5	
布雷菲特	Brefet	44	r	e,n,z₁₅	
Ⅴ		44	r	—	
布莱肯里奇	Brackenridge	44	z	1,5	
乌兰赫斯特	Uhlenhorst	44	z	l,w	
伯拉马	Bolama	44	z	e,n,x	
库阿	Kua	44	z₄,z₂₃		
普鲁弗兰根	Ploufragan	1,44	z₄,z₂₃	e,n,z₁₅	
Ⅱ		44	z₄,z₂₃	—	
Ⅲa		44	z₄,z₂₃	—	
Ⅳ		44	z₄,z₂₃	—	
Ⅲa		44	z₄,z₂₃,z₃₂	—	
克里斯蒂安斯堡	Christiansborg	44	z₄,z₂₄	—	
Ⅲa		44	z₄,z₂₄	—	
Ⅳ		44	z₄,z₂₄	—	
Ⅲa		44	z₄,z₃₂	—	
Ⅳ		1,44	z₄,z₃₂	—	
几内亚	Guinea	1,44	z₁₀	1,7	
罗布雷哥特	Llobregat	1,44	z₁₀	e,n,x	
Ⅱ		44	z₂₉	e,n,x	z₄₂
津德尔	Zinder	44	z₂₉	—	
Ⅳ		44	z₂₉	—	
Ⅳ		44	z₃₆,[z₃₈]	—	
科克提姆	Koketime	44	z₃₈	—	
Ⅱ		1,44	z₃₉	e,n,x,z₁₅	
Ⅴ		44	z₃₉	—	
		W(O∶45)群			
Ⅵ		45	a	e,n,x	
米卡塔拉	Meekatharra	45	a	e,n,z₁₅	
Ⅱ		45	a	z₁₀	
河边	Riverside	45	b	1,5	
福麦科	Fomeco	45	b	e,n,z₁₅	
德佛索	Deversoir	45	c	e,n,x	
杜格贝	Dugbe	45	d	1,6	

(续表)

血清型		O抗原	H抗原		备注
			第1相	第2相	
卡拉奇	Karachi	45	d	e,n,x	
瓦姆森	Warmsen	45	d	e,n,z_{15}	
苏尔道夫	Suelldorf	45	f,g	—	
多诺	Tornow	45	$g,m,[s],[t]$	—	
II		45	g,m,s,t	1,5	
II		45	g,m,s,t	e,n,x	
II		45	g,m,t	e,n,x,z_{15}	
比宁根	Binningen	45	g,s,t	—	
IIIa		45	g,z_{51}	—	
IV		45	g,z_{51}	—	
II		45	m,t	1,5	
阿巴帕	Apapa	45	m,t	—	
伏维亚斯	Verviers	45	k	1,5	
拉萨布兰卡	Casablanca	45	k	1,7	
凯恩斯	Cairns	45	k	e,n,z_{15}	
伊莫	Imo	45	l,v	$[e,n,z_{15}]$	
克法多卡	Kofandoka	45	r	e,n,z_{15}	
II		45	z	1,5	
约波根	Yopougon	45	z	e,n,z_{15}	
II		45	z	z_{39}	
IIIa		45	z_4,z_{23}	—	
IV		45	z_4,z_{23}	—	
特兰士瓦	Transvaal	45	z_4,z_{24}	—	
IIIa		45	z_4,z_{24}	—	
IIIa		45	z_4,z_{32}	—	
阿普拉德	Aprad	45	z_{10}		
焦特布尔	Jodhpur	45	z_{29}	—	$[z_{45}]$
II		45	z_{29}	1,5	
II		45	z_{29}	e,n,x	
II		45	z_{29}	z_{42}	
IIIa		45	z_{29}		
拉吞坎普	Lattenkamp	45	z_{35}	1,5	
巴尔康奈斯	Balcones	45	z_{36}		
IIIa		45	z_{36}		
IV		45	z_{36},z_{38}		
X(O:47)群					
II		47	a	1,5	
II		47	a	e,n,x,z_{15}	
威纳奇	Wenatchee	47	b	1,2	
II		47	b	1,5	
II		47	b	e,n,x,z_{15}	
谢米亚	Sya	47	b	z_6	
II		47	b	z_6	
IIIb		47	c	1,5,7	
哥德约维	Kodjovi	47	c	1,6	$[z_{78}]$
IIIb		47	c	e,n,x,z_{15}	$[z_{57}]$
IIIb		47	c	z	
IIIb		47	c	z_{35}	
II		47	d	1,5	
施特林根	Stellingen	47	d	e,n,x	$[z_{58}]$
		47	d	e,n,x,z_{15}	
II		47	d	z_{39}	
II		47	e,n,x,z_{15}	1,6	
斯莱米	Sljeme	1,47	f,g		
卢克	Luke	1,47	g,m	—	
II		47	$[g,t]$	e,n,x	
IIIa		47	g,z_{51}	—	
梅斯必特	Mesbit	47	m,t	e,n,z_{15}	
IIIb		47	i	e,n,x,z_{15}	$[z_{50}]$

（续表）

血 清 型		O 抗 原	H 抗 原 第 1 相	H 抗 原 第 2 相	备 注
卑尔根	Bergen	47	i	e, n, z_{15}	
Ⅲb		47	i	z	
Ⅲb		47	i	z_{35}	
Ⅲb		47	i	z_{53}	$[z_{57}], [z_{84}]$
斯达威里	Staoueli	47	k	1,2	
布特尔	Bootle	47	k	1,5	
Ⅲb		47	k	1,5,7	
达荷美	Dahomey	47	k	1,6	$[z_{58}]$
Ⅲb		47	k	e, n, x, z_{15}	
里昂	Lyon	47	k	e, n, z_{15}	
Ⅲb		47	k	z	
Ⅲb		47	k	z_{35}	
Ⅲb		47	k	z_{53}	$[z_{84}]$
Ⅲb		47	l, v	$1, [5], 7$	$[z_{50}]$
德拉克	Drac	47	l, v	e, n, x	
Ⅲb		47	l, v	e, n, x, z_{15}	
Ⅲb		47	l, v	z	
Ⅲb		47	l, v	z_{35}	
Ⅲb		47	l, v	z_{53}	
Ⅳ		47	l, v	z_{57}	
		47	l, v	—	
特希	Teshie	1,47	l, z_{13}, z_{28}	e, n, z_{15}	
Ⅲb		47	r	e, n, x, z_{15}	
达庞戈	Dapango	47	r	1,2	
Ⅲb		47	r	1,5,7	
Ⅲb		47	r	z	
Ⅲb		47	$r, [i]$	z_{35}	
Ⅲb		47	r	z_{53}	$[z_{70}], [z_{74}], [z_{77}], [z_{90}]$
姆瓦林	Moualine	47	y	1,6	
布利塔	Blitta	47	y	e, n, x	
芒特普莱特	Mountpleasant	47	z	1,5	
考拉克	Kaolack	47	z	1,6	
Ⅱ		47	z	e, n, x, z_{15}	
Ⅱ		47	z	z_6	
塔布利博	Tabligbo	47	z_4, z_{23}	e, n, z_{15}	
弗贝林	Fehrbellin	47	z_4, z_{23}	1,6	
宾什	Bere	47	z_4, z_{23}	z_6	$[z_{45}], [z_{58}]$
贝雷	Binche	47	z_4, z_{23}	l, w	
Ⅲa		47	z_4, z_{23}	—	
坦伯马	Tamberma	47	z_4, z_{24}	—	
Ⅱ		47	z_6	1,6	
Ⅲb		47	z_{10}	1,5,7	
纳莫达	Namoda	47	z_{10}	e, n, z_{15}	
Ⅲb		47	z_{10}	z	
Ⅲb		47	z_{10}	z_{35}	
Ⅱ		47	z_{29}	e, n, x, z_{15}	
埃克普	Ekpoui	47	z_{29}	—	
Ⅲa		47	z_{29}	—	
姚比萨里	Yombesali	47	z_{35}	z_6	
班热维尔	Bingerville	47	z_{35}	e, n, z_{15}	
Ⅳ		47	z_{36}	—	
亚历山大普拉兹	Alexanderplatz	47	z_{38}	—	
归仁	Quinhon	47	z_{44}	—	
Ⅲb		47	z_{52}	1,5	z_{54}
Ⅲb		47	z_{52}	1,5,7	
Ⅲb		47	z_{52}	e, n, x, z_{15}	
Ⅲb		47	z_{52}	z	
Ⅲb		47	z_{52}	z_{35}	
Ⅲb		47	z_{53}	—	$[z_{90}]$

（续表）

血清型		O抗原	H抗原		备注
			第1相	第2相	
Y(O∶48)群					
希辛根	Hisingen	48	a	1,5,7	
Ⅱ		48	a	z_6	
Ⅱ		48	a	z_{39}	
Ⅱ		48	b	z_6	
Ⅱ		48	b	e,n,x,z_{15}	
Ⅴ		48	b	—	
Ⅲ b		48	c		
Ⅱ		48	d	1,2	
Ⅱ		48	d	z_6	
布科耶	Buckeye	48	d	—	$[z_{58}]$
菲茨罗伊	Fitzroy	48	e,h	1,5	
Ⅱ		48	e,n,x,z_{15}	z_6	
Ⅱ		48	g,m,t	—	
Ⅲ a		48	g,z_{51}	—	
Ⅳ		48	g,z_{51}	—	
Ⅲ b		48	i	z	$[z_{72}]$
Ⅲ b		48	i	z_{35}	$[z_{57}]$
Ⅲ b		48	i	z_{53}	
Ⅲ b		48	i	z_{61}	
Ⅴ		48	i	—	
Ⅲ b		48	k	1,5,(7)	
Ⅱ		48	k	e,n,x,z_{15}	
Ⅲ b		48	k	e,n,x,z_{15}	
达莱姆	Dahlem	48	k	e,n,z_{15}	
Ⅲ b		48	k	z	
Ⅲ b		48	k	z_{35}	$[z_{75}]$
Ⅱ		48	k	z_{39}	
Ⅲ b		48	k	z_{53}	
澳大利亚	Australia	48	l,v	1,5	
Ⅲ b		48	l,v	1,5,(7)	$[z_{47}],[z_{50}],[z_{89}]$
Ⅲ b		48	l,v	z	
Ⅲ b		48	l,w	1,5,7	$[z_{50}]$
Ⅲ b		48	r	e,n,x,z_{15}	
Ⅲ b		48	r	—	
图克拉	Toucra	48	z	1,5	$[z_{58}]$
Ⅱ		48	z	1,5	
Ⅲ b		48	z	1,5,7	
Ⅲ a		48	z_4,z_{23}	—	
Ⅳ		48	z_4,z_{23}	—	
Ⅲ a		48	z_4,z_{23},z_{32}	—	
雅加达	Djakarta	48	z_4,z_{24}	—	
Ⅲ a		48	z_4,z_{24}	—	
Ⅲ b		48	z_4,z_{24}	—	
Ⅲ a		48	z_4,z_{32}	—	
Ⅳ		48	z_4,z_{32}	—	
Ⅱ		48	z_{10}	$[1,5]$	
Ⅵ		48	z_{10}	1,5	
Ⅱ		48	z_{10}	1,6	
伊莎塞克	Isaszeg	48	z_{10}	e,n,x	
Ⅲ b		48	z_{10}	e,n,x,z_{15}	
Ⅲ b		48	z_{10}	z	
Ⅱ		48	z_{29}	—	
Ⅲ a		48	z_{29}	—	
Ⅳ		48	z_{29}	—	
Ⅲ b		48	z_{35}	z_{52}	
Ⅴ		48	z_{35}	—	
Ⅲ a		48	z_{36}	—	
Ⅳ		48	$z_{36},[z_{38}]$	—	

（续表）

血 清 型		O 抗原	H 抗原		备 注
			第 1 相	第 2 相	
Ⅱ		48	z_{39}	z_{81}	
V		48	z_{39}	—	
V		48	z_{41}	—	
Ⅲb		48	z_{52}	e,n,x,z_{15}	
Ⅲb		48	z_{52}	z	
V		48	z_{65}	—	
V		48	z_{81}	—	
Z(O：50)群					
Ⅳ		50	a		
罗奇代尔	Rochdale	50	b	e,n,x	
Ⅱ		50	b	z_6	
Ⅳ		50	b		
海明弗德	Hemingford	50	d	1,5	$[z_{82}]$
Ⅳ		50	d		
Ⅱ		50	e,n,x	1,7	
Ⅱ		50	$g,[m],s,t$	[1,5]	
Ⅲa		50	g,z_{51}	—	
Ⅳ		50	g,z_{51}	—	
Ⅱ		50	g,z_{62}	e,n,x	
Ⅱ		50	m,t	z_6	z_{42}
Ⅲb		50	i	1,5,7	
Ⅲb		50	i	e,n,x,z_{15}	
Ⅲb		50	i	z	
Ⅲb		50	i	z_{53}	
Ⅲb		50	k	1,5,7	
Ⅱ		50	k	e,n,x	z_{42}
Ⅲb		50	k	e,n,x,z_{15}	
Ⅲb		50	k	z	$[z_{50}],[z_{57}],[z_{68}],[z_{86}]$
Ⅱ		50	k	z_6	
Ⅲb		50	k	z_{35}	
Ⅲb		50	k	z_{53}	
法斯	Fass	50	l,v	1,2	
Ⅲb		50	l,v	e,n,x,z_{15}	
Ⅲb		50	l,v	z	
Ⅲb		50	l,v	z_{35}	
Ⅲb		50	l,v	z_{57}	
Ⅵ		50	l,v	z_{67}	
Ⅱ		50	l,w	e,n,x,z_{15}	z_{42}
Ⅱ		50	l,z_{28}	z_{42}	
Ⅲb		50	r	1,5,(7)	
Ⅲb		50	r	e,n,x,z_{15}	
Ⅲb		50	r	z	$[z_{67}]$
Ⅲb		50	r	z_{35}	$[z_{58}]$
Ⅲb		50	r	z_{53}	
道基	Dougi	50	y	1,6	
Ⅱ		50	z	e,n,x	
Ⅲb		50	z	z_{52}	
Ⅲa		50	z_4,z_{23}	—	
Ⅳ		50	z_4,z_{23}	—	
Ⅲa		50	z_4,z_{23},z_{32}	—	
Ⅲa		50	z_4,z_{24}	—	
Ⅳ		50	z_4,z_{24}	—	
Ⅲa		50	z_4,z_{32}	—	
Ⅳ		50	z_4,z_{32}	—	
Ⅲb		50	z_{10}	z	$[z_{56}]$
Ⅱ		50	z_{10}	z_6	z_{42}
Ⅲb		50	z_{10}	z_{53}	
象牙海岸	Ivorycoast	50	z_{29}	—	
Ⅲa		50	z_{29}	—	

（续表）

血 清 型		O 抗原	H 抗原		备 注
			第 1 相	第 2 相	
Ⅲa		50	z_{36}	—	
Ⅱ		50	z_{42}	1,7	
Ⅲb		50	z_{52}	1,5,7	
Ⅲb		50	z_{52}	z_{35}	
Ⅲb		50	z_{52}	z_{53}	
			O：51 群		
Ⅳ		51	a	—	
温德海姆	Windsheim	51	a	1,2	
蒂翁	Tione	51	a	e,n,x	
卡拉亚	Karaya	51	b	1,5	
Ⅳ		51	b	—	
Ⅱ		51	c	—	
戈库尔	Gokul	1,51	d	1,5	
墨斯金	Meskin	51	e,h	1,2	
Ⅱ		51	g,s,t	e,n,x	
Ⅲa		51	g,z_{51}	—	
丁顿	Djinten	51	m,t	—	
卡贝特	Kabete	51	i	1,5	
达恩	Dan	51	k	e,n,z_{15}	
Ⅲb		51	k	z_{35}	
哈考特	Harcourt	51	l,v	1,2	
奥弗斯奇	Overschie	51	l,v	1,5	
达德季	Dadzie	51	l,v	e,n,x	
Ⅲb		51	l,v	z	
芒多	Moundou	51	l,z_{28}	1,5	
Ⅱ		51	l,z_{28}	z_6	
Ⅱ		51	l,z_{28}	z_{39}	
鲁特提亚	Lutetia	51	r,i	1,z_{13},z_{28}	
安查洛克	Antsalova	51	z	1,5	
特雷福斯特	Treforest	1,51	z	1,6	
莱希勒	Lechler	51	z	e,n,z_{15}	
Ⅲa		51	z_4,z_{23}	—	
Ⅳ		51	z_4,z_{23}	—	
Ⅲa		51	z_4,z_{24}	—	
Ⅲa		51	z_4,z_{32}	—	
伯古斯	Bergues	51	z_{10}	1,5	
Ⅱ		51	z_{29}	e,n,x,z_{15}	
Ⅱ		51	—	1,7	
			O：52 群		
尤素福	Uithof	52	a	1,5	
奥德	Ord	52	a	e,n,z_{15}	
莫莱赛	Molesey	52	b	1,5	
弗洛特贝克	Flottbek	52	b	e,n,x	
Ⅱ		52	c	k	
乌德勒支	Utrecht	52	d	1,5	
Ⅱ		52	d	e,n,x,z_{15}	
Ⅱ		52	d	z_{39}	
布塔雷	Butare	52	e,h	1,6	
德克莱	Derkle	52	e,h	1,7	
圣玛丽	Saintemarie	52	g,t	—	
Ⅱ		52	g,t	—	
波尔多	Bordeaux	52	k	1,5	
Ⅲb		52	k	e,n,x,z_{15}	
Ⅲb		52	k	z_{35}	
Ⅲb		52	k	z_{53}	
Ⅲb		52	l,v	z_{53}	
马沙堡	Marsabit	52	l,w	1,5	
Ⅱ		52	z	z_{39}	
Ⅲb		52	z	z_{52}	

（续表）

血清型		O抗原	H抗原		备注
			第1相	第2相	
Ⅱ		52	z_{39}	1,5,7	
Ⅱ		52	z_{44}	1,5,7	
		O：53 群			
Ⅱ		53	c	1,5	[R1...]
Ⅱ		53	d	1,5	
Ⅱ		$\underline{1},53$	d	z_{39}	
Ⅱ		53	d	z_{42}	
Ⅲa		53	g,z_{51}	—	
Ⅳ		$\underline{1},53$	g,z_{51}	—	
Ⅲb		53	i	z	
Ⅲb		53	k	e,n,x,z_{15}	
Ⅲb		53	k	z	
Ⅲb		53	(k)	z_{35}	
Ⅲb		53	k	z_{53}	
Ⅲb		53	l,v	e,n,x,z_{15}	
Ⅲb		53	l,v	z	
Ⅲb		53	l,v	z_{35}	
Ⅱ		53	l,z_{28}	e,n,x	
Ⅱ		53	l,z_{28}	z_6	
Ⅱ		53	l,z_{28}	z_{39}	
Ⅲb		53	r	z	
Ⅲb		53	r	z_{35}	
Ⅲb		53	r	z_{68}	
Ⅱ		53	z	1,5	
Ⅲb		53	z	1,5,(7)	
Ⅱ		53	z	z_6	
Ⅲa		53	z_4,z_{23}	—	
Ⅳ		53	z_4,z_{23}	—	
Ⅲa		53	z_4,z_{23},z_{32}	—	
Ⅱ		53	z_4,z_{24}	—	
Ⅲa		53	z_4,z_{24}	—	
Ⅲb		53	z_{10}	z	
Ⅲb		53	z_{10}	z_{35}	
Ⅲa		53	z_{29}	—	
Ⅳ		$\underline{1},53$	z_{36},z_{38}	—	
Ⅲb		53	z_{52}	z_{35}	
Ⅲb		53	z_{52}	z_{53}	
莱达	Leda	53	—	1,6	
		O：54 群			
托奈夫	Tonev	21,54	b	e,n,x	
温尼伯	Winnipeg	54	e,h	1,5	
罗斯里本	Rossleben	3,54	e,h	1,6	
博雷兹	Borreze	54	f,g,s	—	
于克勒	Uccle	3,54	g,s,t	—	
纽奥兰德	Newholland	4,12,54	m,t	—	
波塞道夫	Poeseldorf	$8,\underline{20},54$	i	z_6	
奥森威尔	Ochsenwerder	6,7,54	k	1,5	
蒙得维的亚	Montevideo	$\{6,7,\underline{14}\}\{54\}$	g,m,s	—	
捷尼灵	Czernyring	54	r	1,5	
斯太因威尔德	Steinwerder	3,15,54	y	1,5	
耶尔巴	Yerba	54	z_4,z_{23}	—	
广州	Canton	54	z_{10}	e,n,x	
巴里	Barry	54	z_{10}	e,n,z_{15}	
穆杜贝拉	Mundubbera	54	z_{29}	—	
		O：55 群			
Ⅱ		55	k	z_{39}	
		O：56 群			
Ⅱ		56	b	[1,5]	
Ⅱ		56	d	—	

(续表)

血 清 型		O 抗原	H 抗原		备 注
			第1相	第2相	
II		56	e,n,x	1,7	
II		56	l,v	z_{39}	
II		56	l,z_{28}	—	
II		56	z	z_6	
III a		56	z_4,z_{23}	—	
III a		56	z_4,z_{23},z_{32}	—	
II		56	z_{10}	e,n,x	
III a		56	z_{29}	—	
		O:57 群			
安东尼奥	Antonio	57	a	z_6	
II		57	a	z_{42}	
马里兰	Maryland	57	b	1,7	
巴顿鲁日	Batonrouge	57	b	e,n,z_{15}	
III b		57	c	e,n,x,z_{15}	
III b		57	c	z	$[z_{70}]$,$[z_{90}]$
II		57	d	1,5	
II		57	g,[m],s,t	z_{42}	
II		57	g,t	—	
III b		57	i	e,n,x,z_{15}	
III b		57	i	z	
III b		57	k	e,n,x,z_{15}	
IV		57	z_4,z_{23}	—	
III b		57	z_{10}	z	
III b		57	z_{29}	z_{42}	
II		57	z_{39}	e,n,x,z_{15}	
II		57	z_{42}	1,6	z_{53}
		O:58 群			
II		58	a	z_6	
II		58	b	1,5	
II		58	c	z_6	
II		58	d	z_6	
III b		58	i	e,n,x,z_{15}	
III b		58	i	z_{53}	
III b		58	k	z	
III b		58	l,v	e,n,x,z_{15}	
III b		58	l,v	z_{35}	
II		58	l,z_{13},z_{28}	1,5	
II		58	l,z_{13},z_{28}		
III b		58	r	e,n,x,z_{15}	
III b		58	r	z	
III b		58	r	z_{53}	$[z_{47}]$,$[z_{57}]$,$[z_{70}]$,$[z_{73}]$
II		58	z_6	1,6	
II		58	z_{10}	1,6	
III b		58	z_{10}	e,n,x,z_{15}	
II		58	z_{10}	z_6	
III b		58	z_{10}	z_{53}	$[z_{50}]$
II		58	z_{39}	e,n,x,z_{15}	
III b		58	z_{52}	z	
III b		58	z_{52}	z_{35}	
		O:59 群			
III b		59	c	e,n,x,z_{15}	
III b		59	i	e,n,x,z_{15}	
III b		59	i	z	
III b		59	i	z_{35}	$[z_{84}]$
III b		59	(k)	e,n,x,z_{15}	
II		59	k	z_{65}	
III b		59	(k)	z	
III b		59	(k)	z_{35}	
III b		59	k	z_{53}	

（续表）

血 清 型	O 抗原	H 抗原 第 1 相	H 抗原 第 2 相	备 注
Ⅲb	59	l,v	z	
Ⅲb	59	l,v	z_{53}	
Ⅲb	59	r	z_{35}	
Ⅱ	1,59	z	z_6	
Ⅲa	59	z_4 , z_{23}	—	
Ⅲb	59	z_{10}	z_{53}	
Ⅲb	59	z_{10}	z_{57}	
Ⅲa	59	z_{29}	—	
Ⅲa	59	z_{36}	—	
Ⅵ	59	z_{36}	—	
Ⅲb	59	z_{52}	z_{53}	
O∶60 群				
Ⅱ	60	b	—	[R1...]
Ⅱ	60	g,m,t	z_6	
Ⅲb	60	i	[e,n,x,z_{15}]	[z_{50}]
Ⅲb	60	i	[z]	[z_{50}]
Ⅲb	60	i	[z_{35}]	[z_{50}]
Ⅲb	60	k	z	
Ⅲb	60	k	z_{35}	
Ⅲb	60	(k)	z_{53}	
Ⅲb	60	l,v	z	
Ⅲb	60	r	e,n,x,z_{15}	
Ⅲb	60	r	z	
Ⅲb	60	r	z_{35}	
Ⅲb	60	r	z_{53}	
Ⅱ	60	z	e,n,x	
Ⅲb	60	z_{10}	z	
Ⅲb	60	z_{10}	z_{35}	
Ⅲb	60	z_{10}	z_{53}	
Ⅱ	60	z_{29}	e,n,x	
Ⅴ	60	z_{41}	—	
Ⅲb	60	z_{52}	1,5,[7]	
Ⅲb	60	z_{52}	z	
Ⅲb	60	z_{52}	z_{35}	
Ⅲb	60	z_{52}	z_{53}	
O∶61 群				
Ⅲb	61	c	1,5,(7)	
Ⅲb	61	c	z_{35}	
Ⅲb	61	i	e,n,x,z_{15}	
Ⅲb	61	i	z	
Ⅲb	61	i	z_{35}	
Ⅲb	61	i	z_{53}	
Ⅲb	61	k	1,5,(7)	
Ⅲb	61	k	z_{35}	
Ⅲb	61	(k)	z_{53}	
Ⅲb	61	l,v	1,5,7	[z_{57}]
Ⅲb	61	l,v	z	
Ⅲb	61	l,v	z_{35}	
Ⅲb	61	r	1,5,7	
Ⅲb	61	r	z	
Ⅲb	61	r	z_{35}	
Ⅲb	61	r	z_{53}	[z_{47}],[z_{50}]
Ⅲb	61	z_{10}	z_{35}	
Ⅴ	61	z_{35}	—	
Ⅲb	61	z_{52}	1,5,7	
Ⅲb	61	z_{52}	z	
Ⅲb	61	z_{52}	z_{35}	
Ⅲb	61	z_{52}	z_{53}	

(续表)

血 清 型		O 抗原	H 抗原		备 注
			第 1 相	第 2 相	
O：62 群					
Ⅲa		62	g,z_{51}	—	
Ⅲa		62	z_4,z_{23}	—	
Ⅲa		62	z_4,z_{32}	—	
Ⅲa		62	z_{29}	—	
Ⅲa		62	z_{36}	—	
O：63 群					
Ⅲa		63	g,z_{51}	—	
Ⅲb		63	(k)	z	
Ⅲa		63	z_4,z_{23}	—	
Ⅲa		63	z_4,z_{32}	—	
Ⅲa		63	z_{36}	—	
O：65 群					
Ⅲb		65	c	1,5,7	
Ⅲb		65	c	z	
Ⅲb		65	c	z_{53}	
Ⅱ		65	g,t	—	
Ⅲb		65	i	e,n,x,z_{15}	
Ⅲb		65	i	z	
Ⅲb		65	(k)	z	
Ⅲb		65	(k)	z_{35}	
Ⅲb		65	(k)	z_{53}	
Ⅲb		65	l,v	e,n,x,z_{15}	
Ⅲb		65	l,v	z	
Ⅲb		65	l,v	z_{35}	
Ⅲb		65	l,v	z_{53}	
Ⅲb		65	r	z_{35}	
Ⅲb		65	z_{10}	e,n,x,z_{15}	
Ⅲb		65	z_{10}	z	
Ⅲb		65	z_{52}	e,n,x,z_{15}	
Ⅲb		65	z_{52}	z	
Ⅲb		65	z_{52}	z_{35}	
Ⅲb		65	z_{52}	z_{53}	
Ⅱ		65	—	1,6	
O：66 群					
Ⅴ		66	z_{35}	—	
Ⅴ		66	z_{39}	—	
Ⅴ		66	z_{41}	—	
Ⅴ		66	z_{65}	—	
Ⅴ		66	z_{81}	—	
O：67 群					
克罗斯奈斯	Crossness	67	r	1,2	

注：此表引自 *Antigenic Formulae of the Salmonella Serovars*(《沙门菌血清型抗原表》)，第 9 版，2007 年，WHO 沙门菌参
考和研究合作中心。

说明：表中首列为沙门菌肠道种肠道亚种的血清型名称，对沙门菌邦戈尔种和肠道种中的其他亚种以如下方式表示：Ⅱ
为沙门菌肠道种萨拉姆亚种血清型；Ⅲa 为沙门菌肠道种亚利桑那亚种血清型；Ⅲb 为沙门菌肠道种双相亚利桑那
亚种血清型；Ⅳ为沙门菌肠道种豪顿亚种血清型；Ⅴ为沙门菌邦戈尔种血清型；Ⅵ为沙门菌肠道种印第卡亚种血
清型。

表中各符号解释如下：

　__ （下划线）：下划线标记的 O 因子是由噬菌体转换所决定的，只有在菌株被相关噬菌体溶源化时才会出现。

〔　〕（大括号）：O 因子以大括号标记，与其他大括号标记的 O 因子之间具有排他性，如 O：3,10 群中 O：15 或 O：15,34
出现时，将替代 O：10，表示为 O：3,{10},{15},{15,34}。

〔　〕（中括号）：中括号标记的 O 或 H 因子表示该因子可能出现或不出现，且与噬菌体转换无关。当 H 因子以中括号标
记时表示此因子在极特殊情况下会在野生株中出现，例如大多数甲型副伤寒沙门菌 H 因子只有 1 相 H：
a，但在极少数情况下会出现 2 相 H：1,5，抗原表中以[1,5]提示。

（　）（小括号）：O 或 H 因子与对应血清仅发生弱的凝集，例如肠道沙门菌亚利桑那亚种 H：K 与标准 K 血清仅见弱的凝
集，但与 K 多价血清则正常凝集。

附录二　水和食品卫生细菌学检验

Water and Food Sanitary Inspection

卫生细菌学是应用微生物的理论和实验方法，根据卫生学的观点，来研究与人类有关的外界因素（如水、土壤、空气、食品等）中微生物的种类、性质、活动规律及其对人类生活和健康的影响。通过卫生细菌学检验结合流行病学调查，可以判断环境或食品的卫生状况，为各项卫生管理政策、传染病防控策略等的制订提供科学依据。

卫生细菌学检验虽然是以医学细菌检验的理论和实践为基础，但是又不同于医学细菌检验，主要表现在：外界环境因素虽然受人类及动物的病原体污染，但常不易检出致病菌，所以水、食品的卫生状况通常除了用是否检出致病菌来判断外，一般选择更具有普遍性及代表性的菌落总数、大肠菌群、粪大肠埃希菌等作为卫生学的评价指标。

一、水的卫生细菌学检验

水是各种肠道传染病传播的重要媒介之一，目前国家规定的水的卫生学检验包括饮用天然矿泉水、生活应用水及其水源水、游泳池水、医院污水等。具体检验流程如下。

（一）生活饮用水、水源水检验程序

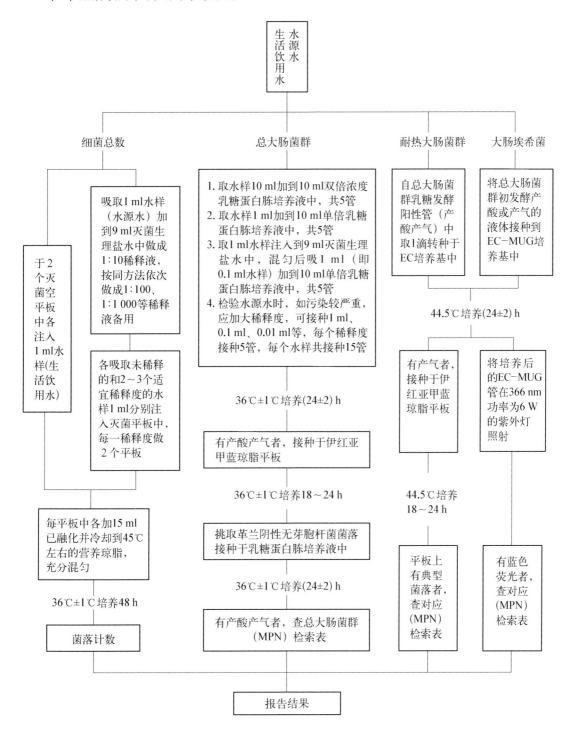

（二）饮用天然矿泉水检验程序

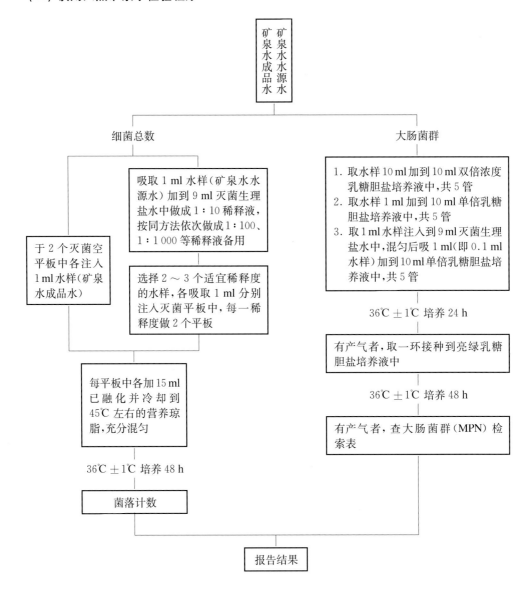

（三）游泳池水检验程序

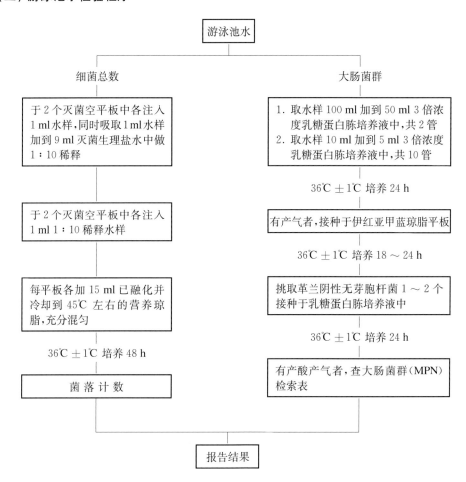

游泳池水

细菌总数

于 2 个灭菌空平板中各注入 1 ml 水样,同时吸取 1 ml 水样加到 9 ml 灭菌生理盐水中做 1：10 稀释

于 2 个灭菌空平板中各注入 1 ml 1：10 稀释水样

每平板各加 15 ml 已融化并冷却到 45℃ 左右的营养琼脂,充分混匀

36℃ ±1℃ 培养 48 h

菌 落 计 数

大肠菌群

1. 取水样 100 ml 加到 50 ml 3 倍浓度乳糖蛋白胨培养液中,共 2 管
2. 取水样 10 ml 加到 5 ml 3 倍浓度乳糖蛋白胨培养液中,共 10 管

36℃ ±1℃ 培养 24 h

有产气者,接种于伊红亚甲蓝琼脂平板

36℃ ±1℃ 培养 18 ～ 24 h

挑取革兰阴性无芽胞杆菌 1 ～ 2 个接种于乳糖蛋白胨培养液中

36℃ ±1℃ 培养 24 h

有产酸产气者,查大肠菌群（MPN）检索表

报告结果

（四）医疗机构污水检验程序

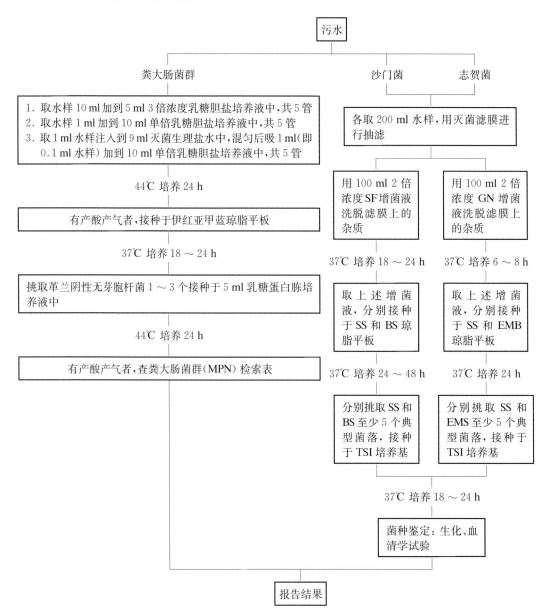

二、 食品微生物学检验

食品微生物学检验是用细菌学的指标来检查食品是否符合卫生要求，通过卫生细菌学检验可以推测食品在加工、运输、保存等过程中的卫生状况。同时，在发生食物中毒时，通过对可疑食物的细菌学检验，寻找出可能的致病微生物。目前食品安全国家标准食品微生物学检验中规定了菌落总数、大肠菌群、沙门菌、志贺菌、金黄色葡萄球菌等食品中常见的细菌检验。检验流程如下。

(一) 志贺菌检验程序

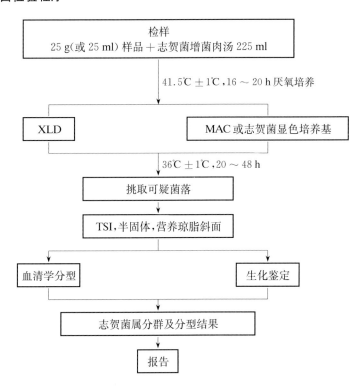

检样
25 g(或 25 ml) 样品＋志贺菌增菌肉汤 225 ml

41.5℃±1℃,16～20 h 厌氧培养

XLD　　　　MAC 或志贺菌显色培养基

36℃±1℃,20～48 h

挑取可疑菌落

TSI,半固体,营养琼脂斜面

血清学分型　　　　生化鉴定

志贺菌属分群及分型结果

报告

(二) 金黄色葡萄球菌定性检验程序

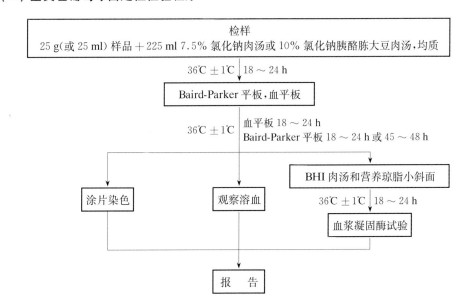

检样
25 g(或 25 ml) 样品＋225 ml 7.5% 氯化钠肉汤或 10% 氯化钠胰酪胨大豆肉汤,均质

36℃±1℃ 18～24 h

Baird-Parker 平板,血平板

36℃±1℃　血平板 18～24 h
Baird-Parker 平板 18～24 h 或 45～48 h

BHI 肉汤和营养琼脂小斜面

36℃±1℃ 18～24 h

涂片染色　　　观察溶血　　　血浆凝固酶试验

报　告

（三）金黄色葡萄球菌 Baird-Parker 平板计数

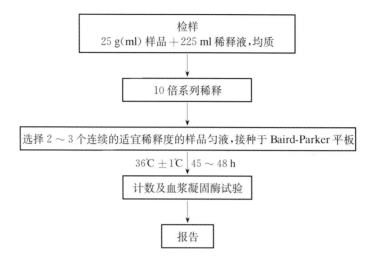

检样
25 g(ml) 样品＋225 ml 稀释液,均质

↓

10 倍系列稀释

↓

选择 2～3 个连续的适宜稀释度的样品匀液,接种于 Baird-Parker 平板

36℃±1℃ | 45～48 h

计数及血浆凝固酶试验

↓

报告

（四）金黄色葡萄球菌 MPN 计数

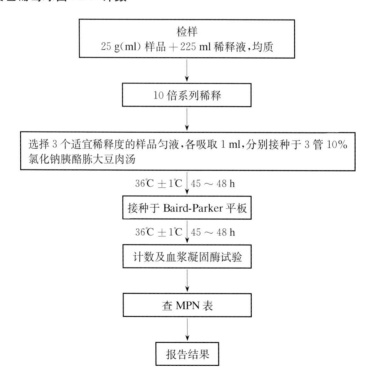

检样
25 g(ml) 样品＋225 ml 稀释液,均质

↓

10 倍系列稀释

↓

选择 3 个适宜稀释度的样品匀液,各吸取 1 ml,分别接种于 3 管 10%
氯化钠胰酪胨大豆肉汤

36℃±1℃ | 45～48 h

接种于 Baird-Parker 平板

36℃±1℃ | 45～48 h

计数及血浆凝固酶试验

↓

查 MPN 表

↓

报告结果

（五）菌落总数的检验程序

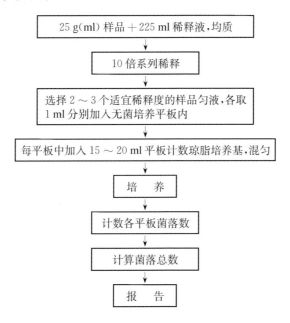

```
25 g(ml) 样品＋225 ml 稀释液,均质
            ↓
      10 倍系列稀释
            ↓
选择 2～3 个适宜稀释度的样品匀液,各取
1 ml 分别加入无菌培养平板内
            ↓
每平板中加入 15～20 ml 平板计数琼脂培养基,混匀
            ↓
         培　养
            ↓
      计数各平板菌落数
            ↓
       计算菌落总数
            ↓
         报　告
```

（六）大肠菌群 MPN 计数法检验程序

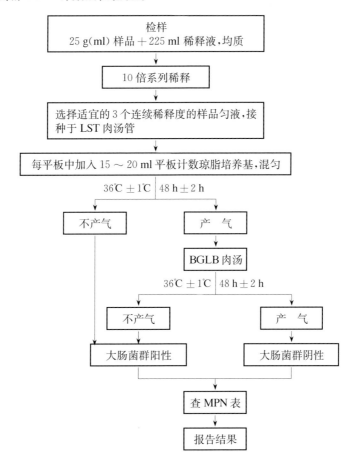

```
              检样
25 g(ml) 样品＋225 ml 稀释液,均质
            ↓
      10 倍系列稀释
            ↓
选择适宜的 3 个连续稀释度的样品匀液,接
种于 LST 肉汤管
            ↓
每平板中加入 15～20 ml 平板计数琼脂培养基,混匀
       36℃±1℃ │ 48 h±2 h
       ↓              ↓
     不产气          产　气
       │              ↓
       │           BGLB 肉汤
       │       36℃±1℃ │ 48 h±2 h
       │          ↓         ↓
       │        不产气      产　气
       ↓          ↓          ↓
    大肠菌群阳性          大肠菌群阴性
              ↓
           查 MPN 表
              ↓
           报告结果
```

（七）大肠菌群平板计数法检验程序

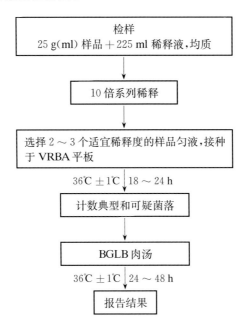

附录三　常用培养基
Common Medium

一、增菌培养基

（一）大肠埃希菌增菌培养基

煌绿乳糖胆盐肉汤（BGLB）

【用途】 用于大肠菌群及大肠埃希菌的测定。

【成分】 蛋白胨 10 g/L，乳糖 10 g/L，牛胆粉 20 g/L，煌绿 0.0133 g/L，去离子水 1 g/L。pH 7.2±0.2(25℃)。

【用法】 称取干粉培养基 40 g 加 1 L 去离子水，加热至完全溶解，分装于有倒管的试管中，121℃灭菌 15 min，备用。灭菌后培养基呈淡绿色，澄清，无沉淀。

【质控】 36℃±1℃培养 18～20 h。具体如下。

菌　　株	菌源 CMCC	生 长 情 况	产　　气
产气肠杆菌	45103	良好	＋
大肠埃希菌	44113	良好，黄色	＋
金黄色葡萄球菌	26003	受抑制	－

乳糖蛋白胨肉汤

【用途】 用于饮用水、水源水，特别是混浊度高的水质中大肠菌群的增菌。

【成分】 蛋白胨 10 g/L，乳糖 5 g/L，牛肉浸粉 3 g/L，氯化钠 5 g/L，溴甲酚紫 0.001 6 g/L，去离子水 1 g/L。pH 7.2±0.2(25℃)。

【用法】 称取干粉培养基 23 g，加 1 L 去离子水，加热溶解，分装于装有倒管的试管中。121℃灭菌 15 min，备用。灭菌后培养基呈紫色，澄清，无沉淀。

【质控】 36℃±1℃培养 18～20 h。具体如下。

菌　　株	菌源 CMCC	生 长 情 况	产酸/产气
产气肠杆菌	45103	良好	＋/＋
大肠埃希菌	44113	良好、黄色	＋/＋
铜绿假单胞菌	10110	受抑制	－/－
粪肠球菌	ATCC29212	受抑制	－/－

改良 EC 肉汤

【用途】 用于大肠埃希菌 O157：H7 的增菌。

【成分】 胰蛋白胨 20 g/L，三号胆盐 1.12 g/L，氯化钠 5 g/L，磷酸氢二钾（K_2HPO_4）4.0 g，乳糖 5 g/L，磷酸二氢钾（KH_2PO_4）1.5 g，去离子水 1 g/L。pH 6.9±0.1(25℃)。

【用法】 称取干粉培养基 37 g，加 1 L 去离子水，加热溶解，分装，121℃灭菌 15 min。待培养基温度冷却至 50℃以下时，按 1 000 ml 培养基内加 1 ml 新生霉素储备液，使最终浓度为 20 mg/L。灭菌后培养基呈淡黄色，澄清，无沉淀。

【质控】 36℃±1℃培养 18～20 h。具体如下。

菌　　　株	菌源 CMCC	生 长 情 况
大肠埃希菌 O157：H7	NCTC12900	良好
粪肠球菌	ATCC29212	被抑制

【说明】　用过滤法除菌制备浓度为 20 mg/ml 的新生霉素储备溶液。

（二）沙门菌增菌培养基

亚硒酸盐增菌培养基

【用途】　用于沙门菌增菌培养。

【成分】　蛋白胨 5 g/L，磷酸氢二钠 3 g/L，乳糖 4 g/L，磷酸二氢钠 7 g/L，亚硒酸氢钠 4 g/L，去离子水 1 g/L。pH 7.0±0.2(25℃)。

【用法】　称取干粉培养基 23 g，加 1 L 去离子水，加热溶解，分装，100℃ 流动蒸汽灭菌 10 min。灭菌后培养基呈淡黄色，澄清，无沉淀。

【质控】　36℃±1℃培养 18～20 h。具体如下。

菌　　　株	菌源 CMCC	生 长 情 况
伤寒沙门菌	50098	良好
福氏志贺菌	51573	受抑制
金黄色葡萄球菌	26003	被抑制

【说明】　① 蛋白胨与乳糖分别为氮源与碳源，磷酸盐为缓冲剂，亚硒酸盐为抑菌剂，可抑制革兰阳性球菌而不影响沙门菌生长。② 灭菌后若发现培养基有绛红色沉淀，则不能使用。

亚硒酸盐胱氨酸增菌培养基

【用途】　用于沙门菌增菌培养。

【成分】　蛋白胨 5 g/L，磷酸氢二钠 5.5 g/L，乳糖 4 g/L，磷酸二氢钾 4.5 g/L，亚硒酸氢钠 4 g/L，L 胱氨酸 0.01 g/L，去离子水 1 g/L。pH 7.0±0.2(25℃)。

【用法】　称取干粉培养基 23 g，加 1 L 去离子水，加热溶解，分装，100℃ 流动蒸汽灭菌 10 min。灭菌后培养基呈淡黄色，澄清，无沉淀。

【质控】　36℃±1℃培养 18～20 h。具体如下。

菌　　　株	菌源 CMCC	生 长 情 况
鼠伤寒沙门菌	50220	良好
福氏志贺菌	51573	受抑制
金黄色葡萄球菌	ATCC6538	被抑制

【说明】　亚硒酸盐能对食品、乳制品等标本中的伤寒杆菌和其他沙门菌进行选择性增菌。亚硒酸盐和蛋白胨中的含硫氨基酸结合，形成亚硒酸和硫的复合物，影响细菌硫的代谢，从而抑制大肠埃希菌、肠球菌和变形杆菌的增殖。因一般蛋白胨的含硫氨基酸较少，

故此培养基加入胱氨酸,以增强抑菌作用。此外,胱氨酸作为必需氨基酸,还能促进沙门菌的生长,减少亚硒酸盐对细菌的毒性作用。灭菌后发现培养基有绛红色沉淀,因硒析出而不能使用。

缓冲蛋白胨水

【用途】 用于食品样本中沙门菌前增菌。

【成分】 蛋白胨 10 g/L,氯化钠 5 g/L,磷酸氢二钠 3.5 g/L,磷酸二氢钾 1.5 g/L,去离子水 1 g/L。pH $7.2\pm0.2(25℃)$。

【用法】 称取干粉培养基 20 g,加 1 L 蒸馏水,加热溶解,分装,121℃ 灭菌 15 min。灭菌后培养基呈淡黄色,澄清,无沉淀。

【质控】 36℃$\pm$1℃培养 18～20 h。具体如下。

菌 株	菌源 CMCC	生 长 情 况
甲型副伤寒沙门菌	50093	良好
伤寒沙门菌	50098	良好
福氏志贺菌	51573	受抑制

【说明】 此培养基中加有磷酸盐缓冲剂,具有较强的缓冲作用,在食品加工过程中,可使因受加热、干燥、防腐剂、渗透压或 pH 改变等因素影响而损伤的沙门菌恢复生长繁殖的能力,又可以使细菌在培养过程中减少培养基 pH 变化对其的影响。

(三)志贺菌增菌培养基

志贺菌增菌肉汤

【用途】 用于志贺菌增菌培养。

【成分】 胰蛋白胨 20 g/L,氯化钠 5 g/L,葡萄糖 1 g/L,吐温 80(Tween 80)1.5 ml,磷酸氢二钾 2.0 g/L,磷酸二氢钾 2.0 g/L,去离子水 1 g/L。pH $7.0\pm0.2(25℃)$。

【用法】 称取干粉培养基 30 g,加 1 L 去离子水,加热溶解,分装,121℃ 灭菌 15 min。灭菌后培养基呈淡黄色,澄清,无沉淀。冷却至 50℃,加入除菌过滤的新生霉素溶液(0.5 μg/ml),分装 225 ml 备用。

注:如不立即使用,在 2～8℃ 条件下可储存一个月。

【质控】 36℃$\pm$1℃培养 18～20 h。具体如下。

菌 株	菌源 CMCC	生 长 情 况
福氏志贺菌	51572	良好
金黄色葡萄球菌	ATCC6538	被抑制

【说明】 ① 新生霉素溶液配法:新生霉素 25.0 mg,蒸馏水 1 L。将新生霉素溶解于去离子水中,用 0.22 μm 过滤膜除菌,如不立即使用,在 2～8℃ 条件下可储存一个月。② 临用时每 225 ml 志贺菌增菌肉汤加入 5 ml 新生霉素溶液,混匀。

（四）耶尔森菌增菌培养基

改良磷酸盐缓冲液

【用途】 用于小肠结肠炎耶尔森菌增菌。

【成分】 磷酸氢二钠 8.23 g/L,磷酸二氢钠 1.2 g/L,氯化钠 5 g/L,三号胆盐 1.5 g/L,山梨醇 20 g/L,去离子水 1 g/L。pH 7.4±0.2(25℃)。

【用法】 称取干粉培养基 36 g,加 1 L 去离子水,加热溶解,分装,121℃灭菌 15 min,备用。灭菌后培养基呈淡黄色,澄清,无沉淀。

【质控】 25℃±1℃培养 48 h。具体如下。

菌　　株	菌源 CMCC	生 长 情 况
小肠结肠炎耶尔森菌	52210	良好

（五）弧菌增菌培养基

碱性蛋白胨水

【用途】 用于霍乱弧菌增菌。

【成分】 蛋白胨 10 g/L,氯化钠 10 g/L,去离子水 1 g/L。pH 8.5±0.2(25℃)。

【用法】 称取干粉培养基 20 g,加 1 L 去离子水,加热溶解,分装,121℃灭菌 15 min。灭菌后培养基呈淡黄色,澄清,无沉淀。

【质控】 36℃±1℃培养 18～20 h。具体如下。

菌　　株	菌源 CMCC	生 长 情 况
霍乱弧菌	16147	良好
霍乱弧菌	18003	良好
大肠埃希菌	44113	被抑制

【说明】 在 pH 8.0～9.0 的环境中,霍乱弧菌能较好地生长繁殖,而其他大部分细菌在此环境中不能生长繁殖或生长较差。因此霍乱弧菌在此培养基中生长占优势,达到初步纯化,为进一步分离培养提供有利条件。

3%氯化钠碱性蛋白胨水

【用途】 用于副溶血弧菌的增菌培养。

【成分】 蛋白胨 10 g/L,氯化钠 30 g/L,去离子水 1 g/L。pH 8.5±0.2(25℃)。

【用法】 称取干粉培养基 40 g,加 1 L 去离子水,加热溶解,分装,121℃灭菌 15 min,备用。灭菌后的培养基呈淡黄色,澄清,无沉淀。

【质控】 36℃±1℃培养 18～20 h。具体如下。

菌　　株	菌源 CMCC	生 长 情 况
副溶血弧菌	20001	良好
大肠埃希菌	44113	受抑制

（六）弯曲菌增菌培养基

改良布氏肉汤

【用途】　用于空肠弯曲菌增菌。

【成分】　胰酪蛋白胨 10 g/L，酵母浸粉 2 g/L，蛋白胨 10 g/L，氯化钠 5 g/L，葡萄糖 l g/L，硫乙醇酸钠 1.5 g/L，偏重亚硫酸钠 0.1 g/L，去离子水 1 g/L。pH 7.0±0.2(25℃)。

【用法】　称取干粉培养基 29.6 g，加 IL 去离子水，加热溶解，分装，121℃ 灭菌 15 min。灭菌后培养基为淡紫色，澄清，无沉淀。

【质控】　42℃±1℃ 培养 24～48 h。具体如下。

菌　　株	菌源 ATCC	生长情况
空肠弯曲菌	33291	良好

【说明】　偏重亚硫酸钠和硫乙醇酸钠是还原剂，有助于在培养基中造成微需氧环境，有利于弯曲菌的生长繁殖。此培养基能使难分离的和生长缓慢的厌氧菌生长，也常用于厌氧菌的药敏试验。

Waterman 增菌培养基

【用途】　用于空肠弯曲菌增菌。

【成分】　胰酪蛋白胨 17 g/L，硫乙醇酸钠 0.5 g/L，大豆胨 3 g/L，亚硫酸钠 0.1 g/L，酵母浸粉 2 g/L，琼脂 0.16 g/L，葡萄糖 6 g/L，L 胱氨酸 0.25 g/L，氯化钠 2.5 g/L，去离子水 1 g/L。pH 7.2±0.1(25℃)。

【用法】　称取干粉培养基 32 g，加 1 L 去离子水，加热溶解，分装，121℃ 灭菌 15 min，备用。临用前，每 100 ml 基础培养基中，无菌加入冻融马血清 5 ml 及 TMP 抗生素混合液 2 ml，充分摇匀，分装于无菌试管，配成的培养基应淡黄色，澄清，无沉淀。

TMP 抗生素混合液配法：20 ml 溶液中，加入万古霉素 4 mg，多黏菌素 B 0.015 mg 及放线菌酮 10 mg，混匀而成。放线菌酮抑制霉菌的作用比两性霉素 B 更强。冻融马血制法：将脱纤维马血（或羊血），经反复冻融 2 次，使红细胞完全破裂即成。

【质控】　42℃±1℃ 培养 24～48 h。具体如下。

菌　　株	菌源 ATCC	生长情况
空肠弯曲菌	33291	良好

二、分离培养基

（一）大肠埃希菌分离培养基

肠毒素产毒培养基

【用途】　用于肠产毒性大肠埃希菌分离培养。

【成分】　胰酪蛋白胨 0.2 g/L，氯化钠 5 g/L，磷酸氢二钾 1 g/L ，氯化钙 0.1 g/L ，硫酸镁

0.5 g/L,芋酸 0.01 g/L,琼脂粉约 13 g/L,去离子水 1 g/L。pH 7.2±0.2(25℃)。

【用法】 称取干粉培养基 20 g,加 1 L 去离子水,加热溶解,121℃灭菌 30 min,冷至 55℃时,倾注于无菌平板。

【质控】 培养基制成后呈黄色。36℃±1℃培养 18~24 h。具体如下。

菌　　株	菌源 CMCC	生 长 情 况
肠产毒性大肠埃希菌	44813	良好
肠产毒性大肠埃希菌	44815	良好

山梨醇麦康凯琼脂

【用途】 用于肠出血性大肠埃希菌(EHEC)O157 菌分离。

【成分】 蛋白胨 20 g/L,D 山梨醇 10 g/L,氯化钠 5 g/L,三号胆盐 1.5 g/L,琼脂粉约 13 g/L,中性红 0.03 g/L,结晶紫 0.001 g/L,去离子水 1 g/L。pH 7.1±0.2。

【用法】 取本品 50 g,加 1 L 蒸馏水,加热溶解,121℃灭菌 15 min,冷至 55℃,倾注于灭菌平板。

【质控】 具体如下。

菌　　株	CMCC	生 长 情 况	菌 落 颜 色
O157(EHEC)	44752	良好	无色
大肠埃希菌	44113	良好	红色

大肠埃希菌显色培养基

【用途】 用于大肠埃希菌的分离鉴别。

【成分】 胰酪蛋白胨 20 g/L,氯化钠 5 g/L,琼脂粉约 12 g/L,牛胆盐 1 g/L,显色剂 0.1 g/L,乳糖 10 g/L,去离子水 1 g/L,pH 7.2±0.2(25℃)。

【用法】 称取干粉培养基 48 g,加 1 L 去离子水,加热溶解,121℃灭菌 15 min,冷却至 55℃左右,倾注于无菌平板。使用前储存于暗处。

【质控】 培养基制成后呈黄色。36℃±1℃培养 18~24 h。具体如下。

菌　　株	菌源 CMCC	菌 落 颜 色
大肠埃希菌	44113	蓝色
鼠伤寒沙门菌	50220	无色

【说明】 在此培养基上,其他革兰阴性菌无色,如果要求对其他细菌有较强的抑制作用,亦可在 44℃培养。

大肠埃希菌 O157 显色培养基

【用途】 用于分离和鉴别大肠埃希菌 O157。

【成分】 蛋白胨 10 g/L,牛肉膏粉 4 g/L,氯化钠 5 g/L,琼脂粉约 13 g/L,显色剂 0.28 g/L,

牛胆盐 1.5 g/L,山梨醇 15 g/L,肌醇 5 g/L,去离子水 1 g/L,pH 7.1±0.1(25℃)。

【用法】 称取干粉培养基 54 g,加 1 L 去离子水,煮沸溶解,冷却至 55℃,加入抑菌剂,倾注于无菌平板。此培养基不需高压灭菌。使用前储存于暗处。

【质控】 培养基制成后呈黄色。36℃±1℃培养 18～24 h。具体如下。

菌 株	菌源 CMCC	菌 落 颜 色
大肠埃希菌 O157	44752	蓝绿色
大肠埃希菌	44113	桃红色

【说明】 如果样本污染较重,可以考虑加入亚碲酸钾 2 mg、头孢克肟 0.04 mg。菌种最后鉴定必须做生化试验或 Vero 细胞毒素试验。

(二) 沙门菌、志贺菌分离培养基

木糖赖氨酸脱氧胆酸盐琼脂

【用途】 从粪便中分离志贺菌和沙门菌。

【成分】 酵母浸膏 3 g/L,木糖 3.75 g/L,乳糖 7.5 g/L,L 赖氨酸盐酸盐 5 g/L,蔗糖 7.5 g/L,硫代硫酸钠 6.8 g/L,脱氧胆酸钠 2.5 g/L,氯化钠 5 g/L,枸橼酸铁铵 0.8 g/L,酚红 0.08 g/L,琼脂粉约 13 g/L,去离子水 1 g/L,pH 7.3±0.2(25℃)。

【用法】 称取干粉培养基 55 g,加 1 L 去离子水,煮沸溶解,冷却至 55℃左右,倾注于无菌平板。不需高压灭菌。

【质控】 培养基制成后呈红色,有极微乳光。36℃±1℃培养 18～24 h。具体如下。

菌 株	菌源 ATCC	生 长 情 况	菌 落 颜 色
大肠埃希菌	25922	不受抑制	黄色
鼠伤寒沙门菌	14028	良好	红有黑心
宋内志贺菌	25931	良好	红
金黄色葡萄球菌	25923	被抑制	

【说明】 ① Oxoid 手册第六版所载,此培养基中脱氧胆酸钠的含量为 0.1%。② 在一些强选择性的培养基中,志贺菌均不同程度地被抑制,但在此培养基中生长良好。而且因为大多数非致病性肠道菌能迅速发酵木糖,故可与志贺菌鉴别。③ 虽然赖氨酸被大肠菌群等脱羧产碱,但被乳糖、蔗糖发酵产酸所中和,故培养基 pH 不发生变化,且可控制产 H_2S 的细菌在培养 18～24 h 菌落不变黑。④ 沙门菌由于对赖氨酸脱羧产碱的量超过其发酵木糖产酸的量,所以菌落仍为红色。

HE 琼脂

【用途】 分离沙门菌及志贺菌。

【成分】 蛋白胨 12 g/L,牛肉膏粉 3 g/L,胆盐 9 g/L,乳糖 12 g/L,蔗糖 12 g/L,水杨苷 2 g/L,氯化钠 5 g/L,硫代硫酸钠 5 g/L,柠檬酸铁铵 1.5 g/L,琼脂粉约 13 g/L,溴麝香草酚蓝

0.015 g/L ,酸性复红 0.1 g/L,去离子水 1 g/L,pH 7.5±0.2(25℃)。

【用法】 称取干粉培养基 75 g,加 1 L 去离子水,煮沸溶解,冷却至 55℃左右,倾注于无菌平板。不需高压灭菌。

【质控】 培养基制成后呈棕绿色。36℃±1℃培养 18～24 h。具体如下。

菌 株	菌源 CMCC	生 长 情 况	菌 落 颜 色
大肠埃希菌	44113	良好	橘黄
鼠伤寒沙门菌	50220	良好	有黑心
福氏志贺菌	51573	良好	无色

【说明】 ① 此培养基增加碳水化合物、蛋白胨及低毒性指示剂,克服了同类培养基强抑制性的缺点,可较好地分离志贺菌。② 能抑制正常肠道菌群细菌生长。③ 国外的 HE 琼脂常指干草浸液琼脂,引用时应注意。

沙门菌、志贺菌琼脂(SS)

【用途】 分离沙门菌及志贺菌。

【成分】 胨蛋白胨 5 g/L,牛肉膏粉 5 g/L,乳糖 10 g/L,柠檬酸铁铵 1 g/L,胆盐 8.5 g/L,柠檬酸钠 8.5 g/L,硫代硫酸钠 8.5 g/L,煌绿 0.000 33 g/L,中性红 0.025 g/L ,琼脂粉约 13 g/L,去离子水 1 g/L,pH 7.1±0.1(25℃)。

【用法】 称取干粉培养基 60 g,加 1 L 去离子水,煮沸溶解,冷却至 55℃左右,倾注于无菌平板。不需高压灭菌。

【质控】 培养基制成后呈橙红色。36℃±1℃培养 18～24 h。具体如下。

菌 株	菌源 CMCC	生 长 情 况	菌 落 颜 色
大肠埃希菌	44113	受抑制	桃红
鼠伤寒沙门菌	50220	良好	有黑心
福氏志贺菌	51573	良好	无色,半透明
金黄色葡萄球菌	26003	被抑制	

沙门菌显色培养基

【用途】 用于分离沙门菌。

【成分】 蛋白胨 12 g/L,酵母浸粉 5 g/L,氯化钠 5 g/L,胆盐 5 g/L,琼脂粉约 13 g/L ,色素 0.55 g/L,pH 7.0±0.2(25℃)。

【用法】 称取干粉培养基 41 g,加 1 L 去离子水,煮沸溶解,冷却至 55℃左右,倾注于无菌平板。不需高压灭菌。

【质控】 培养基制成后呈淡黄色。36℃±1℃培养 18～24 h。具体如下。

菌　　株	CMCC	生 长 情 况	菌 落 颜 色
鼠伤寒沙门菌	50220	良好	紫红
大肠埃希菌	44113	受抑制	蓝色

【说明】　① 有极少数假单胞菌属能出现阳性菌落,用氧化酶试验可排除。最后的鉴定须做生化试验和血清学试验。② 使用前储存于暗处。

(三) 耶尔森菌分离培养基

耶尔森菌选择性琼脂

【用途】　用于小肠结肠炎耶尔森菌分离。

【成分】　胨蛋白胨 3 g/L,蛋白胨 17 g/L,甘露醇 20 g/L,酵母浸膏 2 g/L,去氧胆酸钠 0.5 g/L,丙酮酸钠 2 g/L,硫酸镁 0.01 g/L,结晶紫 0.001 g/L,胆酸钠 0.5 g/L,氯化钠 1 g/L,中性红 0.03 g/L,琼脂粉约 13 g/L,Irgasan 氯(二氯苯氧基)苯酚 0.004 g/L,去离子水 1 g/L,pH 7.4±0.2(25℃)。

【用法】　称取干粉培养基 59 g,加 1 L 去离子水,加热溶解,121℃ 灭菌 15 min,冷却至 55℃ 左右,加入头孢磺啶溶液最终含量 0.004 g/L,新生霉素溶液最终含量0.002 5 g/L,倾注于无菌平板。

【质控】　培养基制成后呈粉红色。23℃±1℃培养 24~48 h。具体如下。

菌　　株	菌源 CMCC	生 长 情 况	菌 落 颜 色
小肠结肠炎耶尔森菌	52210	良好	粉色中心,胆酸沉淀
大肠埃希菌	44113	受抑制	
粪肠球菌	32219	受抑制	

【说明】　① 此培养基对沙雷菌抑制差。枸橼酸杆菌菌落与耶尔森菌不易区别。② 本培养基选择性稳定,在室温中存放 9 日,其选择性抑制性均无变化。③ Irgasan 的商品名是Irgasan DP300,是一种抑制革兰阳性菌和某些革兰阴性菌的选择性抑制剂。

(四) 弧菌分离培养基

副溶血弧菌选择性琼脂

【用途】　用于副溶血弧菌分离。

【成分】　蛋白胨 20 g/L,氯化钠 40 g/L,结晶紫水溶液 0.000 5 g/L,猪胆盐 2.5 g/L,蔗糖 10 g/L,麝香草酚蓝 0.04 g/L,溴麝香草酚蓝 0.04 g/L,琼脂粉约 13 g/L,去离子水 1 g/L,pH 8.6±0.1(25℃)。

【用法】　称取干粉培养基 86 g,加 1 L 去离子水,煮沸溶解,121℃ 灭菌 15 min,冷却至 55℃ 左右,倾注于无菌平板。

【质控】　培养基制成后呈深绿色。36℃±1℃培养 18~24 h。具体如下。

菌　　株	菌源 CMCC	生 长 情 况	菌 落 颜 色
副溶血弧菌	20001	良好	绿
大肠埃希菌	44113	良好	黄

【说明】 ① 结晶紫的主要作用是抑制枯草杆菌及其他革兰阳性细菌的生长。② 高浓度氯化钠所形成的渗透压,使一般细菌不能生长。③ 利用对蔗糖的分解特性,以区别于其他弧菌。

TCBS 琼脂

【用途】 用于霍乱、副溶血弧菌分离。

【成分】 蛋白胨 10 g/L,氯化钠 10 g/L,枸橼酸钠 10 g/L,硫代硫酸钠 10 g/L,蔗糖 20 g/L,麝香草酚蓝 0.04 g/L,酵母浸粉 5 g/L,琼脂粉约 13 g/L,柠檬酸铁 1 g/L,牛胆粉 8 g/L,去离子水 1 g/L,pH 8.6±0.2(25℃)。

【用法】 称取干粉培养基 87 g,加 1 L 去离子水,煮沸溶解,冷却至 55℃ 左右,倾注于无菌平板。不需高压灭菌。

【质控】 培养基制成后呈绿色。36℃±1℃ 培养 18～24 h。具体如下。

菌　　株	菌源 CMCC	生 长 情 况	菌 落 颜 色
副溶血弧菌	20001	良好	绿
霍乱弧菌	16147	良好	黄
霍乱弧菌	18003	良好	黄

【说明】 ① 本培养基 1963 年由小林氏所创,因有较好的选择性,目前国际上广泛使用,并被一些国家作为标准培养基。② 亦可用其他胆盐混合,取代牛胆粉,但必须经试验合格。③ 培养副溶血弧菌及溶藻弧菌等高嗜盐菌,可再加入氯化钠 10 g 或更多。④ 不同生产厂家与不同生产批次之间,差异甚大,使用前应预试。

弧菌显色培养基

【用途】 用于弧菌的分离鉴别。

【成分】 蛋白胨 20 g/L,氯化钠 5 g/L,酵母浸粉 10 g/L ,添加剂 18 g/L,琼脂粉约 13 g/L,色素 8 g/L,去离子水 1 g/L,pH 8.6±0.1(25℃)。

【用法】 称取干粉培养基 74 g,加 1 L 去离子水,煮沸溶解,冷却至 55℃ 左右,倾注于无菌平板。不需高压灭菌。

【质控】 培养基制成后呈黄色。36℃±1℃ 培养 18～24 h。具体如下。

菌　　株	菌源 CMCC	生 长 情 况	菌 落 颜 色
副溶血弧菌	20001	良好	紫红
霍乱弧菌	16147	良好	蓝绿
溶藻弧菌	18003	良好	无色

（五）弯曲菌分离培养基

改良 Skirrow 琼脂

【用途】 用于空肠弯曲菌的分离。

【成分】 蛋白胨 15 g/L，氯化钠 5 g/L，酵母浸粉 5 g/L，胰酪胨 2.5 g/L，琼脂粉约 13 g/L，去离子水 1 g/L，pH 7.2±0.2(25℃)。

【用法】 称取干粉培养基 41 g，加 1 L 去离子水，煮沸溶解，121℃灭菌 15 min，冷却至 55℃左右，加入含有甲氧苄啶(TMP) 5 mg、万古霉素 10 mg、多黏菌素 B 2 500 U 的抗生素混合液和冻融 2 次的马血 70 ml，摇匀，倾注于无菌平板。

【质控】 培养基制成后呈红色。微需氧，43℃±1℃培养 24～48 h。具体如下。

菌　　株	菌源 ATCC	生　长　情　况
空肠弯曲菌	33291	良好

改良 Campy BAP 琼脂

【用途】 用于空肠弯曲菌的分离。

【成分】 蛋白胨 10 g/L，氯化钠 5 g/L，酵母浸粉 2 g/L，胰酪胨 10 g/L，重亚硫酸氢钠 0.1 g/L，硫乙醇酸钠 1.5 g/L，琼脂粉约 13 g/L，葡萄糖 1 g/L，去离子水 1 g/L，pH 7.0±0.2(25℃)。

【用法】 称取干粉培养基 43 g，加 1 L 去离子水，煮沸溶解，121℃灭菌 15 min，冷却至 55℃左右，加入含有两性霉素 B 2 mg、万古霉素 10 mg、多黏菌素 B 2 500 U，头孢霉素 15 mg 的抗生素混合液和脱纤维羊血 50 ml，摇匀，倾注于无菌平板。

【质控】 培养基制成后呈红色。微需氧，43℃±1℃培养 24～48 h。具体如下。

菌　　株	菌源 ATCC	生　长　情　况	菌　落　颜　色
空肠弯曲菌	33291	良好	灰色

弯曲菌血琼脂

【用途】 用于弯曲菌的分离。

【成分】 蛋白胨 10 g/L，氯化钠 5 g/L，酵母浸粉 2 g/L，胰酪胨 10 g/L，重亚硫酸氢钠 0.1 g/L，葡萄糖 1 g/L，琼脂粉约 13 g/L，去离子水 1 g/L，pH 7.2±0.2(25℃)。

【用法】 称取干粉培养基 41 g，加 1 L 去离子水，煮沸溶解，121℃灭菌 15 min，冷却至 55℃左右，加入含有甲氧苄啶 5 mg、两性霉素 B 2 mg、万古霉素 10 mg、多黏菌素 B 2 500 U、头孢拉定 15 mg 的抗生素混合液和脱纤维羊血 50 ml，摇匀，倾注于无菌平板。

【质控】 培养基制成后呈红色。微需氧，43℃±1℃培养 24～48 h。具体如下。

菌　　株	菌源 ATCC	生　长　情　况	菌　落　颜　色
空肠弯曲菌	33291	良好	灰色

三、鉴别培养基

碳水化合物代谢试验培养基

克氏双糖铁琼脂(KIA)

【用途】 用于细菌糖发酵及产 H_2S 试验。

【成分】 蛋白胨 20 g/L,牛肉浸粉 3 g/L,氯化钠 5 g/L,酵母浸粉 3 g/L,葡萄糖 1 g/L,枸橼酸铁 0.3 g/L,乳糖 10 g/L,硫代硫酸钠 0.3 g/L,琼脂粉约 12 g/L,酚红 0.025 g/L,去离子水 1 g/L,pH 7.3±0.1(25℃)。

【用法】 称取干粉培养基 55 g,加 1 L 去离子水,加热溶解,分装小管,121℃灭菌 15 min,制成高层(2~3 cm)短斜面。

【质控】 培养基制成后呈红色。36℃±1℃培养 24~48 h。具体如下。

菌 株	菌源 CMCC	斜 面	底 层	产 气	H₂S
大肠埃希菌	44113	A	A	+	−
普通变形杆菌	49001	K	A	+	+
福氏志贺菌	51573	K	A	−	−
鼠伤寒沙门菌	50220	K	A	+	+

注:A:产酸;K:产碱

【说明】 本培养基用于观察细菌是否产生 H_2S 及对糖的发酵能力,可初步鉴别细菌的类属。大肠埃希菌能发酵乳糖和葡萄糖而产酸产气,使斜面与底层均呈黄色,并有气泡。伤寒沙门菌和志贺菌只能发酵葡萄糖而不能发酵乳糖,分解葡萄糖产酸使 pH 降低,因此斜面和底层都呈黄色,但因葡萄糖含量较少,所产生含氮物质生成碱性化合物,使斜面部分又变成红色,底层由于是在缺氧状态下,细菌发酵葡萄糖所生成的酸类一时不被氧化而仍保持黄色。沙门菌、变形杆菌能分解蛋白胨中的胱氨酸及培养基中的硫代硫酸钠产生 H_2S,H_2S 与硫酸亚铁生成黑色硫化铁,使培养基变黑。

三糖铁琼脂(TSI)

【用途】 用于细菌糖发酵及产 H_2S 试验。

【成分】 蛋白胨 20 g/L,硫酸亚铁 0.2 g/L,牛肉浸粉 5 g/L,硫代硫酸钠 0.2 g/L,乳糖 10 g/L,酚红 0.025 g/L,蔗糖 10 g/L,琼脂粉约 12 g/L,葡萄糖 1 g/L,氯化钠 5 g/L,去离子水 1 g/L,pH 7.3±0.1(25℃)。

【用法】 称取干粉培养基 63 g,加 1 L 去离子水,加热溶解,分装小试管,115℃灭菌 10 min,制成高层(2~3 cm)短斜面。

【质控】 培养基制成后呈红色。36℃±1℃培养 24~48 h。具体如下。

菌 株	CMCC	斜 面	底 层	产 气	H₂S
大肠埃希菌	44113	A	A	+	−
普通变形杆菌	49001	A	A	+	+

(续表)

菌　　株	CMCC	斜　面	底　层	产　气	H₂S
福氏志贺菌	51573	K	A	—	—
鼠伤寒沙门菌	50220	K	A	＋	＋

注：A：产酸；K：产碱

【说明】　三糖铁与克氏双糖铁的作用基本一致，可互相替代。三糖铁琼脂不仅能完成克氏双糖铁大部分功能，而且可借助蔗糖的存在来确定是否有变形杆菌。

肠道综合发酵管 1

【用途】　用于细菌葡萄糖、甘露醇和脲酶的复合试验。

【成分】　蛋白胨 15 g/L，牛肉浸粉 2 g/L，甘露醇 10 g/L，酵母浸粉 2 g/L，葡萄糖 1 g/L，脲酶 10 g/L，溴麝香草酚蓝 0.024 g/L，麝香草酚蓝 0.02 g/L，琼脂粉约 12 g/L，甲酚红 0.008 g/L，去离子水 1 g/L，pH 7.1±0.1(25℃)。

【用法】　称取干粉培养基 52 g，加 1 L 去离子水，加热溶解，分装小管，115℃灭菌 10 min，制成高层(2～3 cm)短斜面。

【质控】　培养基制成后呈墨绿色。36℃±1℃培养 24～48 h。具体如下。

菌　　株	菌源 CMCC	葡萄糖	甘露醇	脲　酶	产　气
大肠埃希菌	44113	A(黄)	A(黄)	—	＋
普通变形杆菌	49001	K(蓝)	K(蓝)	＋	—
福氏志贺菌	51573	A(黄)	—	—	—
伤寒沙门菌	50098	A(黄)	A(黄)	—	—
宋内志贺菌	51334	A(黄)	A(黄)	—	—
粪产碱杆菌	40001	K(蓝)	K(蓝)	—	—
汤卜逊沙门菌	50024	A(黄)	A(黄)	—	＋

注：A：产酸；K：产碱

肠道综合发酵管 2

【用途】　用于细菌蔗糖、靛基质、H₂S 和动力的复合试验。

【成分】　蛋白胨 10 g/L，胰蛋白胨 10 g/L，蔗糖 10 g/L，氯化钠 5 g/L，硫代硫酸钠 0.025 g/L，磷酸氢二钠 0.25 g/L，溴麝香草酚蓝 0.01 g/L，琼脂粉约 3 g/L，去离子水 1 g/L。pH 7.6±0.1(25℃)。

【用法】　称取干粉培养基 38 g，加 1 L 去离子水，加热溶解，分装小管，115℃灭菌 10 min，备用。

【质控】　培养基制成后呈绿色。36℃±1℃培养 24～48 h。具体如下。

菌 株	菌源 CMCC	蔗 糖	靛基质	H_2S	动 力
大肠埃希菌	44113	A(黄)	+	-	+
普通变形杆菌	49001	A(黄)	+	+	+
福氏志贺菌	51573	-	+	-	-
伤寒沙门菌	50098	-	-	+	+
宋内志贺菌	51334	-	-	-	-
粪产碱杆菌	40001	-	-	-	+
汤卜逊沙门菌	50024	-	-	+	+

注：A：产酸；K：产碱

【说明】 本管穿刺接种完毕后,分别在试管口挂上靛基质和 H_2S 纸条,并塞紧管塞,培养后观察结果。

动力-吲哚-脲酶培养基

【用途】 用于细菌复合生化试验。

【成分】 蛋白胨 28 g/L ,氯化钠 5 g/L,胰酪蛋白胨 2 g/L,酚红 0.005 g/L,磷酸二氢钾 1 g/L,琼脂粉约 4 g/L,去离子水 1 g/L,pH 6.9±0.2(25℃)。

【用法】 称取干粉培养基 4 g,加 100 ml 去离子水,加热溶解,121℃ 灭菌 15 min,冷却至 55℃ 无菌加入 40% 的脲酶溶液 5 ml,混匀,分装试管备用。

【质控】 培养基制成后呈淡黄色。36℃±1℃ 培养 18~24 h。具体如下。

菌 株	菌源 CMCC	动 力	吲 哚	脲 酶
普通变形杆菌	49001	+	+	+
大肠埃希菌	44113	+	+	-
福氏志贺菌	51573	-	-	-

【说明】 本培养基可同时观察动力、吲哚及脲酶反应,有鞭毛的细菌在穿刺线周围扩散生长,无鞭毛的细菌只沿穿刺线生长,不扩散。由于色氨酸被细菌分解产生吲哚,加试剂后上层呈红色,脲酶阳性者呈桃红色。

硫化氢-靛基质-动力培养基

【用途】 用于细菌靛基质、动力及 H_2S 反应。

【成分】 氯化钠 5 g/L ,硫代硫酸钠 0.2 g/L,胰酪蛋白胨 20 g/L,琼脂粉约 3.5 g/L,蛋白胨 6 g/L ,硫酸亚铁铵 0.2 g/L,去离子水 1 g/L,pH 7.3±0.1(25℃)。

【用法】 称取干粉培养基 35 g,加 1 L 去离子水,加热溶解,分装试管,121℃ 灭菌 15 min。

【质控】 培养基制成后呈淡黄色。36℃±1℃ 培养 18~24 h。具体如下。

菌　　　株	菌源 CMCC	靛基质	动　力	H$_2$S
鼠伤寒沙门菌	50220	－(无色)	＋	＋(黑色)
普通变形杆菌	49001	＋(红色)	＋	＋(黑色)
福氏志贺菌	51573	－(无色)	－	－(无色)

【说明】　本培养基可同时观察 H$_2$S、靛基质及动力。由于色氨酸被细菌分解产生吲哚，在加入 Kovac 试剂后，滞留 10 min，显红色即为靛基质试验阳性，无颜色改变则为阴性。硫酸盐还原可产生硫化氢，沿穿刺线形成硫化铁(变黑色)；有鞭毛的细菌则在穿刺线周围扩散生长，无鞭毛的细菌则沿穿刺线生长。

附录四　胃肠道感染相关问题解答

Gastrointestinal Tract Infection Related Problems

问题 1. 某患者,中午 12 时吃了昨日的剩饭(未低温保存),当日下午 3 时出现恶心、呕吐(最为突出),中上腹部痉挛性疼痛,腹泻(水样便),2 h 内腹泻 5 次。疑似哪种细菌感染? 送检哪些标本培养? 接种何种培养基?

解析:金黄色葡萄球菌。取剩饭、呕吐物、粪便培养。接种于血琼脂平板。

患者从进食到发病仅 3 h,呕吐表现突出,痉挛性腹痛和水样泻,无发热症状,完全符合金黄色葡萄球菌的特征,是毒素型的食物中毒。

若蜡样芽胞呕吐型:呕吐明显,潜伏期符合,但是腹泻不明显;腹泻型:腹泻明显,呕吐又不明显,潜伏期也不符合,可以排除。

标本分离出金黄色葡萄球菌,必须进行分子分型和流行病学调查才能确定。

问题 2. 被金黄色葡萄球菌污染的食物,经煮沸后食用,会引起食源性疾病吗?

解析:可引起食源性疾病(需做肠毒素检测)。

金黄色葡萄球菌在淀粉类(如剩饭、粥、米面等)、乳及乳制品、鱼肉、蛋类等食品中,室温搁置 5 h 以上,便会大量繁殖并产生肠毒素。肠毒素耐热力很强,经加热煮沸 30 min,仍可保持其毒力(加热只能杀死细菌,并不能完全破坏肠毒素的活性),肠毒素可引起恶心、呕吐、腹泻等。

因此,在夏季,烹饪过的食物,不应在室温环境中放置时间过长,以防止金黄色葡萄球菌食源性疾病的发生。

问题 3. 2015 年 7 月 23 日,中午 11:30,某患者食用外卖盒饭(没有海鲜),食后约 1 h 出现胃部不适、恶心、呕吐等症状。晚上 8 时出现腹泻、水样便。请问疑似哪些细菌感染? 取何种标本培养? 接种哪些培养基?

解析:蜡样芽胞杆菌。怀疑细菌:蜡样芽胞杆菌、金黄色葡萄球菌。标本种类:呕吐物、剩余食品、粪便。培养基选择:血平板、甘露醇卵黄多黏菌素琼脂平板(MYP)。

蜡样芽胞杆菌食物中毒在临床上可分为呕吐型和腹泻型两类。呕吐型的潜伏期为0.5～6 h,中毒症状以恶心、呕吐为主,偶尔有腹痉挛或腹泻等症状。

该患者既有呕吐型(进食后约 1 h)又有腹泻型(进食后 9 h)食物中毒,水样便,无发热症状,基本符合蜡样芽胞杆菌毒素引起的食物中毒。蜡样芽胞杆菌与金黄色葡萄球菌食物中毒的区别是,前者潜伏期较长。

问题 4. 蜡样芽胞杆菌致病毒素是什么?

解析:蜡样芽胞杆菌有部分菌株能产生肠毒素,进入人体后能产生耐热和不耐热两种毒素,耐热的为致吐肠毒素,不耐热的为致腹泻肠毒素,肠毒素刺激胃肠黏膜引发恶心、呕吐、腹痛和腹泻。

问题 5. 所谓沙门菌血清 A～F 多价,包括哪些菌体抗原?

解析:A～F 6 个 O 群,O 特异性抗原:O2 为 A 群,O4 为 B 群,O7 为 C1 亚群,O8 为 C2 亚群,O9 为 D 群,O3、O10 为 E 群,O11 为 F 群。

问题 6. 沙门菌的抗原结构是什么? 具有 Vi 抗原的沙门菌包括哪些?

解析:① O 抗原:即菌体抗原。沙门菌属的菌体抗原有 67 种,以阿拉伯数字依次标记,沙门菌分成 46 个群(或组),即 A、B、C……Z 和 O16～O67 群。每群都有群特异性抗原,如 A 群 O2,B 群 O4,D 群 O9 等。② H 抗原:即鞭毛抗原。沙门菌 H 抗原有两相,第一相为特异性抗原,用 a、b、c……表示;第二相为共同抗原,用 1、2、3……表示。③ 表面抗原:沙门菌属有 Vi、M 和 5 抗原三种。

具有 Vi 抗原的沙门菌包括:伤寒沙门菌、丙型副伤寒沙门菌、部分都柏林沙门菌。

问题 7. 生化反应符合沙门菌,A～F 多价血清不凝集,该如何处理?

解析:首先考虑是否存在 Vi 抗原。Vi 抗原属于 K 抗原群,会阻止 O 抗原与相应抗体发生凝集,导致 A～F 多价血清不凝集。可将待检菌制成浓菌液,100℃煮沸 30～60 min,破坏 Vi 抗原,然后再挑取菌液做 O 多价血清凝集试验。

如果不凝集,有可能是:① 诊断血清是否存在质量问题。② A～F 多价血清以外的血清型。③ 新型菌株。可送上级实验室或相关实验室进一步鉴定。

问题 8. 伤寒、副伤寒沙门菌包括哪些种? 何谓非伤寒沙门菌?

解析:伤寒的病原菌为伤寒沙门菌,属 D 群沙门菌;副伤寒的病原菌包括甲型副伤寒沙门菌、乙型副伤寒沙门菌和丙型副伤寒沙门菌,分别归属于沙门菌属 A 群、B 群和 C 群。

所谓非伤寒沙门菌是除了伤寒和副伤寒沙门菌以外的沙门菌,如鼠伤寒沙门菌、鸭沙门菌、肠炎沙门菌、猪霍乱沙门菌、都柏林沙门菌等。

问题 9. 自动微生物鉴定仪鉴定为沙门菌属,沙门菌 A～F 多价血清不凝集,加热煮沸也不凝集,是否需进一步鉴定? 可能是何种菌?

解析:亚利桑那沙门菌。若血清质量没问题,应进一步鉴定。由于 A～F 多价血清包含 O1～O12 单价,而亚利桑那沙门菌 O 抗原为 O43、O58,不包括在 A～F 多价血清内,所以 A～F 多价血清不凝集。自动微生物鉴定仪鉴定为沙门菌,必须再做血清凝集试验,才可鉴定菌种。

问题 10. 分离一株疑似沙门菌,三糖铁底层发酵葡萄糖,上层不变,动力阳性,H_2S 阳性,脲酶阴性,沙门菌 A～F 多价血清不凝,但单价 O 抗原凝集,可能是何种菌?

解析:猪霍乱沙门菌。

A～F 多价血清是 A～F 群 O 单价的混合血清,其效价往往要低于某种 O 单价血清,在实际工作中会出现多价凝集不明显或者不凝集,而 O 单价凝集(该菌株 O7、H 第一相 C,第二相 1,5 凝集)。如果生化反应符合沙门菌,除考虑血清效价和新型菌株外,还应考虑常用血清试剂盒未涵盖的血清型。

问题 11. SS 平板上菌落中等大小,中心为黑色,边缘粉红色。克氏双糖铁底层及斜面均产酸,产 H_2S,不产气。乳糖、动力阳性。吲哚、尿素阴性。血清学试验:A～F 多价凝集,O4 凝集,Hi 凝集。可能是何种菌?

解析:鼠伤寒沙门菌。生化反应符合沙门菌,血清凝集也符合。某些鼠伤寒沙门菌可发酵乳糖,呈粉红色菌落。

问题 12. 如何进行志贺菌血清学分型?

解析:(1) 首先用志贺菌属 4 种(痢疾志贺菌 1 型、2 型,福氏志贺菌,宋内志贺菌)多价血清做玻片凝集(取 1 滴血清于载玻片一端,再取少许待测菌与之混合,同时在玻片另一端取待测菌与生理盐水混合对照。对照呈均匀混浊,待检菌与志贺菌 4 种多价血清混合后,数分钟内出现肉眼可见的颗粒状凝集物即为阳性)。如凝集,再用福氏志贺菌 1～6 型、痢疾志贺菌 1～2 型以及宋内志贺菌鉴定到种、型。

(2) 志贺菌 4 种多价血清不凝集的培养物,应用 C 群鲍氏志贺菌多价血清及 1～18 型因子血清检查。若鲍氏多价血清仍不凝集,再用 A 群痢疾志贺菌 3～12 型多价血清凝集。

(3) 若 4 种多价血清凝集,与相应的多价、单价诊断血清均不凝集,且菌落较粗糙,应考虑宋内志贺菌Ⅱ相(R 型,即粗糙型)。可用宋内志贺菌Ⅱ相诊断血清做凝集反应。

(4) 志贺菌含有 O 抗原和 K 抗原。O 抗原是血清学分类的依据,可将志贺菌分为 4 个血清群和 40 余个血清型(含亚型)。K 抗原在血清学分型上无意义,但可阻止 O 抗原与相应抗血清的凝集反应。如出现生化反应符合志贺菌而与 4 种多价血清不凝集的菌株,应考虑为 K 抗原存在,将菌液加热到 100℃,15～30 min 后再进行凝集。

问题 13. 分离一株疑似志贺菌,TSI 为 K/A,发酵葡萄糖,不发酵乳糖,无动力,脲酶、H_2S 试验阴性,4 种多价血清、鲍氏志贺菌、痢疾志贺菌 3～12 型均不凝,可能是何种菌? 如何处理?

解析:痢疾志贺菌 2 型。志贺菌属主要有菌体抗原(O 抗原)而无鞭毛抗原(H 抗原),个别菌型及新分离菌株有 K 抗原。由于此菌株存在 K 抗原阻止凝集,所以不凝。可加热 100℃ 1 h 破坏 K 抗原,即可出现凝集。在生化反应符合志贺菌的前提下,若出现常规多价血清不凝,应考虑是否存在 K 抗原。

问题 14. 分离一株疑似志贺菌,TSI 为 K/A,发酵葡萄糖,不发酵乳糖,无动力,脲酶、H_2S 试验阴性,4 种多价不凝集,100℃ 30 min 后仍然不凝,可能是何种菌?

解析:痢疾志贺菌 5～8 型。志贺菌属 4 种多价血清(痢疾志贺菌 1 型、2 型,福氏志贺菌 1～6 型、X 及 Y 变种,宋内志贺菌血清)。若生化反应鉴定为志贺菌,而 4 种多价血清不凝集的菌株,可考虑痢疾志贺菌其他型(共有 12 个型),可用型因子进行凝集;而痢疾志贺菌 5～8 型不包括在 4 种多价血清内,所以 4 种多价不凝集的菌株被丢弃就会造成漏检。

凡是生化反应符合志贺菌的菌株,即使 4 种多价血清不凝,也应考虑其他痢疾志贺菌血清型可能。

问题 15. 克氏双糖铁(KIA)斜面或三糖铁(TSI)结果符合痢疾志贺菌,4 种多价不凝集,100℃ 30 min 后仍然不凝,痢疾志贺菌 3～12 型均不凝,怀疑是什么菌?

解析:KIA 斜面或 TSI 结果符合痢疾志贺菌,但不与任何志贺菌多价血清凝集,应考虑两种可能。一种考虑是沙门菌属,可能是一个不产 H_2S 的伤寒沙门菌菌株(如甲型副伤寒沙门菌),分群抗血清进行试验,用 A 群和 Vi 抗血清进行凝集试验。另一种可考虑是一株不常见的志贺菌,或是一个新的志贺菌血清型。

若两者都不凝集,必须进行系统生化试验鉴定,应送上级实验室做进一步鉴定。

问题 16. 某医院一例尿细菌培养,仪器鉴定为志贺菌,该如何报告?

解析:志贺菌引起泌尿系统感染的病例很少见,仪器结果不一定准确。应重新观察菌落特征,以作甄别。若菌落呈无色透明,建议用赖氨酸、动力试验加以区别。复查后若仍是志贺菌,应进一步做血清学试验。若确定志贺菌,必须结合生化与血清学试验,两者缺一不可。

问题 17. 志贺菌增菌液常用的有哪几种?

解析:志贺菌增菌液。GN 肉汤增菌不建议用。

问题 18. 大肠埃希菌 O157 可引起肠内感染,是否可引起肠外感染?痰及其他标本分离株,仪器鉴定为大肠埃希菌 O157,结果应如何报告?

解析:大肠埃希菌 O157 感染是一种以急性血性腹泻为典型特点的综合征,可导致溶血性尿毒症综合征,其引起肠外感染的病例尚未见报道。痰标本及其他标本仪器鉴定结果不一定准确,应重新鉴定并观察菌落特征,排除仪器错误。若两次结果一致,需进行血清学鉴定,若凝集,有条件需进行毒力检测。若血清学试验不凝集,直接报告大肠埃希菌。

问题 19. 大肠埃希菌 O157 选用什么平板?其他致病性大肠埃希菌用什么平板?致病性大肠埃希菌与普通大肠埃希菌在麦康凯琼脂平板上菌落特征有无区别?

解析:选用山梨醇麦康凯琼脂平板或大肠埃希菌 O157 显色琼脂平板,同时可选用 mEC 肉汤增菌后接种于平板。其他致病性大肠埃希菌选用麦康凯琼脂平板。

两者的菌落特征没有区别。

问题 20. 如何更高效地对致腹泻大肠埃希菌毒力基因进行检测?

解析:由于致腹泻大肠埃希菌包括 EPEC、ETEC、EIEC、EAggEC、EHEC 五大类,因此对于未知标本,采用能够同时检测多个毒力基因的多重 PCR 方法。在标本阳性率低的情况下,挑取多个菌落分纯后,对标本混合后进行检测也可以减少用于排除阴性标本的 PCR 操作,极大降低成本。而在确定标本中致腹泻大肠埃希菌种类后,则可以直接针对目标基因进行检测以提高效率。

问题 21. 什么叫嗜冷菌?包括哪些种?

解析:嗜冷菌(psychrophile)是在低温环境中,适宜 $-15\sim20℃$ 生长的一类细菌。嗜冷菌包括耶尔森菌、李斯特菌等。

问题 22. 小肠结肠炎耶尔森菌与哪些菌在血清学上有交叉反应,用何种试验区别?

解析:与布鲁菌(O:9)、沙门菌(O:12)血清学有交叉反应,可以根据生化反应来区别。小肠结肠炎耶尔森菌 25℃ 动力阳性、氧化酶阴性;布鲁菌相反;沙门菌 H_2S 阳性、脲酶阴性。

问题 23. O1 群与 O139 群霍乱弧菌有什么区别?

解析:历史上 O1 群霍乱弧菌曾引起多次霍乱世界大流行,其他血清型一般不引起霍乱。自

1992 年以来,O139 群霍乱弧菌也可引起霍乱,但没有引起大流行。两者生化反应相似,遗传背景相关,但抗原结构不同,血清学无交叉反应。

问题 24. O1 群与非 O1 群霍乱弧菌有什么区别?

解析:从与 O1 群抗血清是否凝集来看,可将霍乱弧菌分为 O1 群和非 O1 群(O2、O3、O4 等不与 O1 群血清发生凝集的其他血清群弧菌),后者也被称为不凝集弧菌。霍乱的 7 次世界大流行均由 O1 群霍乱弧菌引起。非 O1 群霍乱弧菌一般不引起霍乱,但 1992 年之后,O139 群霍乱弧菌也可引起霍乱。

问题 25. 非肠道标本分离株仪器鉴定为霍乱弧菌,是否可以直接报告临床?

解析:霍乱弧菌只有 O1 群和 O139 群能引起霍乱,其他霍乱弧菌仅引起一般腹泻和肠道外感染。肠外分离株生化鉴定为霍乱弧菌时,应进行血清学确认和生化反应复核,与 O1 群或 O139 群血清不凝集时应及时报告临床,如发生凝集,还应报告当地疾控中心。

问题 26. 气单胞菌属和邻单胞菌属的培养生化特性有什么区别?

解析:气单胞菌在血平板上生长良好,菌落平滑、凸起,最重要特征为呈 β 溶血性,在麦康凯亦生长良好,三糖铁反应为斜面碱性(红色)、底部酸性(黄色)及气体,靛基质为阳性,氧化酶阳性,且有极鞭毛。

邻单胞菌属(类志贺邻单胞菌)在三糖铁底层产酸,不产生气体,在血平板上没有 β 溶血性,肌醇、精氨酸、鸟氨酸、赖氨酸、氧化酶阳性,且有极鞭毛。

问题 27 如何区分气单胞菌与肠杆菌科细菌?

解析:气单胞菌氧化酶阳性可与肠杆菌科细菌区分,亦可由鞭毛特性(前者有极鞭毛,肠杆菌科大多为周鞭毛)来区分。气单胞菌 V－P 试验阳性可能与沙雷菌属混淆,若 V－P 试验阴性可能与大肠埃希菌混淆。

问题 28. 类志贺邻单胞菌与其他菌属如何区别?

解析:可根据氧化酶阳性和发酵葡萄糖,与肠杆菌科以及非发酵菌属假单胞菌区别;根据嗜盐性、精氨酸双水解酶、甘露醇试验,与弧菌属及气单胞菌属区别。显著的生化特点是赖氨酸脱羧酶、鸟氨酸脱羧酶、精氨酸双水解酶和肌醇阳性。

问题 29. 脓血便标本,临床高度怀疑肠内沙门菌或志贺菌感染,但沙门菌、志贺菌培养为阴性,原因可能有哪些?

解析:① 在留取粪便标本前是否已使用抗生素;② 是否选择了合适的培养基,XLD 平板优于 SS 琼脂平板;标本是否增菌(亚硒酸盐增菌液);③ 接种标本时是否挑取脓血部位;④ 没有控制标本接种量,菌落长得太密集,掩盖了可疑菌落,造成未能辨别单个菌落;⑤ 在选择平板上是否挑取到可疑菌落;⑥ 除沙门菌、志贺菌以外,还有肠出血性大肠埃希菌、肠侵袭性大肠埃希菌、空肠弯曲菌等均可引起脓血便。

问题 30. 类志贺邻单胞菌与哪些细菌有交叉凝集反应?

解析:邻单胞菌根据 O 抗原,可分为 102 个群;根据 H 抗原分为 50 个群。与志贺菌属的宋内血清型,痢疾志贺菌 1、7、8 血清型,鲍氏志贺 2、9、13 血清型以及福氏志贺菌的 6 型有交叉,应引起重视。

问题 31. 空肠弯曲菌与其他肠道病原菌培养条件有何区别？常用培养基有哪几种？

解析：空肠弯曲菌培养需要微需氧，在含 $2.5\%\sim5\%$ O_2 和 10% CO_2 的环境中生长最好。最适温度为 $37\sim42℃$。

普通培养基上生长不良，在含万古霉素、多黏菌素 B 等抗菌药物的血液或血清培养基上生长良好。常用培养基有 CCDA 琼脂平板、Skirrow 琼脂平板、改良 CCD 琼脂平板。

问题 32. 空肠弯曲菌镜下有哪些形态特征？

解析：涂片染色镜下观察，革兰阴性杆菌，菌体很小，不易着色，形状如海鸥展翅形、S 形、螺旋形或逗点形。菌体大小为 $(0.2\sim0.8)\mu m\times(0.5\sim5.0)\mu m$。陈旧培养物中可呈球形或和球杆菌形。

问题 33. 幽门螺杆菌培养应采取何种标本，用什么培养基？如何鉴定？

解析：采集胃黏膜活检标本，用研磨棒取适量匀浆直接接种在脑心浸液琼脂、布氏血琼脂或哥伦比亚血琼脂培养基上。可选用脑心浸液琼脂、布氏血琼脂、哥伦比亚血琼脂、胰蛋白胨大豆琼脂以及 Wilkins-Chalgren 琼脂。

通过菌落特征、形态染色以及生化反应如脲酶、氧化酶及触酶等鉴定。一般来说，只要具有典型的菌落特征及细菌形态，加上脲酶试验快速阳性便可确定诊断。

问题 34. 产气荚膜梭菌产生几种毒素？哪些毒素可以致病？

解析：产气荚膜梭菌根据产生 4 种致病性毒素（α、β、ε、ι 毒素）的不同，分为 A、B、C、D、E 5 型。A、C 型可对人类致病，其中 A 型最为常见，引起人类气性坏疽和食物中毒；C 型可致坏死性肠炎。

问题 35. 粪便标本培养产气荚膜梭菌与培养沙门、志贺菌有何区别？

解析：粪便标本培养沙门菌、志贺菌时，直接接种于平板，而培养产气荚膜梭菌时，粪便标本需经 80℃ 水浴 30 min 杀灭其他细菌，疱肉培养基煮沸 15 min 后，用接种环挑一环黏液粪便接种在疱肉培养基中（厌氧环境中），35℃ 培养 $18\sim24$ h 后，观察有无气体产生（发现培养基凡士林及橡胶塞弹出，说明有气体产生），如有气体产生则疑有产气荚膜梭菌，涂 2 张涂片分别做革兰染色和荚膜染色，油镜观察见革兰阳性有荚膜的梭杆菌则为阳性。

问题 36. 检测艰难梭菌、沙门菌与志贺菌时粪便标本的采集有何区别？如分离出艰难梭菌是否能确定其是致病菌？

解析：与沙门菌、志贺菌标本的采集没有区别，艰难梭菌芽胞在体外存活时间较长，可以长期保存在 $-80℃$。艰难梭菌是人体肠道内的正常寄生菌，分离出艰难梭菌后必须进行毒素检测，根据有无毒素来确定是否是致病菌，这个非常重要，因为不产毒素的艰难梭菌没有临床意义。

问题 37. 疑似艰难梭菌感染，长期使用抗生素，24 h 内出现 3 次以上腹泻（水样、黏液便），建议做艰难梭菌培养，若是脓血便，是否还要做艰难梭菌培养？为什么不推荐肛拭子？

解析：如果是水样、黏液便标本，建议做艰难梭菌和毒素检测，便于临床及时确定治疗方案。脓血便不建议做培养，因为毒素不会引起脓血便（不同于志贺菌，志贺菌便为脓＋血＋黏液）。不推荐肛拭子，因为毒素检测的标本要求足量、新鲜。拭子无法保证足够标本量，不建议使用。但是，如果为了流行病学调查研究进行菌株分离，可以用肛拭子。

问题 38. 艰难梭菌引起的症状有哪些？哪些患者推荐做艰难梭菌检查？该如何治疗？

解析：艰难梭菌感染的典型体征和症状包括水样腹泻（24 h 内≥3 次不成形大便）、食欲不振、恶心和中性粒细胞占优势的白细胞增多等，有些伴发热、血压低等全身症状，比较严重的假膜性肠炎甚至死亡。

长期住院使用广谱抗生素过量（在过去 2 个月内）导致肠道菌群失调而致腹泻，或者对于有症状且伴随危险因素（老年患者，化疗，近期有住院史，免疫力低下，伴随其他疾病和抗生素使用史等）存在的患者，24 h 内出现 3 次以上腹泻，推荐进行艰难梭菌培养和毒素检测。

根据疾病的严重程度选择适当的药物治疗，轻中度病情选用甲硝唑，严重者选用万古霉素，或者严重且病情复杂者选择两种药物联合应用。除甲硝唑外，所有药物应口服给药，因为经静脉途径给药，其药物活性均经过肠肝循环灭活。具体的用药量参照美国 ISDA 标准。

问题 39. 艰难梭菌在成人与儿童之间阳性结果的解读，儿童早期携带率较高，为什么没有产生腹泻？

解析：在正常 0～1 月龄的婴幼儿中艰难梭菌的携带率为 37%，1～6 月龄婴幼儿携带率为 30%，6～12 月龄的携带率为 14%，3 岁以上儿童的携带率跟正常非住院成人的携带率相当，为 0～3%。住院儿童和成人的携带率为 20%。因此在判断是否为 CDI 感染时，除了参考实验室检查，还要结合患者临床表现，从而得出正确的结论。关于儿童中艰难梭菌携带率较高但没有发生腹泻的原因可能是，儿童早期肠道淋巴系统发育不成熟或肠道内缺乏相应的毒素受体。

问题 40. 为什么儿童不推荐做艰难梭菌检查？

解析：因为儿童的艰难梭菌携带率较高，且很多是无症状的携带者，因此进行艰难梭菌毒素检测和培养，并不能推测该患儿是否为艰难梭菌感染，需要结合临床症状和其他实验室检查才能确认其是否为艰难梭菌感染。

问题 41. 治疗后是否需要再进行艰难梭菌的检测？

解析：不需要，因为艰难梭菌感染治疗后，该菌并不能马上消失，会无症状携带一段时间。有文献表明，在艰难梭菌治疗后的 2 周，艰难梭菌毒素的检出率为 13%～24%，4 周后为 6%。因此通过检测艰难梭菌的毒素或者培养来判断艰难梭菌感染是否治愈是错误的，不建议也不提倡把艰难梭菌检测阴性作为 CDI 的治愈标准。

问题 42. 抗生素相关性腹泻的致病菌主要有哪些？

解析：主要包括艰难梭菌（第一位），其次是金黄色葡萄球菌、A 型产气荚膜梭菌、白念珠菌、沙门菌等。但是大多数的抗生素相关性腹泻是无法解释的，很多有可能与肠道菌群失调有关。

问题 43. 艰难梭菌培养与非培养方法有何优缺点？

解析：不同方法学的比较如下。

检 测 方 法	敏感性	特异性	可获得性	备　　注
培养	低	中	限制	只有产毒株才引起疾病
TC	高	高	限制	参考方法
CCNA	高	高	限制	参考方法

(续表)

检 测 方 法	敏感性	特异性	可获得性	备 注
GDH	高	低	广泛	可作为筛查,须联合其他方法
毒素 EIA 检测	低	高	广泛	同时检测毒素 A 和 B,敏感性低
NAATs	高	高	广泛	用于急性感染和辨别假阳性

注:TC:产毒艰难梭菌检测;CCNA:艰难梭菌毒素中和试验;GDH:谷氨酸脱氢酶检测;EIA:酶联免疫试验;NAATs:核酸确认试验

问题 44. 什么叫假膜性肠炎？什么叫抗生素相关性腹泻？

解析:假膜性肠炎(PMC):是一种主要发生于结肠和小肠的急性纤维素渗出性炎症,多是在应用抗生素后导致正常肠道菌群失调,艰难梭菌大量繁殖,产生毒素而致病。

抗生素相关性腹泻:应用抗生素后发生的与抗生素有关的腹泻,在体内的潜伏期为 5～10 日,之后导致大量棕色或水样腹泻,持续 1 周左右。

问题 45. 肉毒梭菌有几种毒素？哪些可以致病？致病力如何？

解析:肉毒梭菌根据抗原性分为 8 个毒素型(A、B、C1、C2、D、E、F、G),对人致病的有 A、B、E、F 型,其中 A、B 型最常见,国内报告大多是 A 型。肉毒梭菌产生的肉毒毒素是目前发现的毒性最强的毒物之一,不到 1 μg 就可以置人于死地。

问题 46. 粪便标本培养肉毒梭菌与沙门菌、志贺菌有何区别？

解析:沙门菌、志贺菌培养时,粪便标本直接接种于平板,而肉毒梭菌培养需先将庖肉培养基隔水煮沸 10～15 min,驱氧并迅速冷却。以 1～28 g 粪便及其他固体接种于两管相同的增菌培养基中,分别置 35℃ 和 26℃ 培养。5 日后观察培养物浑浊度、有无气体产生、气味及肉渣的消化情况,并涂片镜检,此时可检测毒素。

问题 47. 粪便标本培养沙门菌、痢疾志贺菌,在选择平板(SS、XLD)上如何挑选可疑菌落?

解析:由于在粪便标本中正常菌群多于致病菌,往往致病菌被正常菌群掩盖,应注意它们之间的区别。在 SS 平板上,沙门菌为无色透明、半透明、中心黑色菌落;志贺菌为无色透明、半透明小菌落。在 XLD 平板上,沙门菌为无色半透明、中心黑色或黑色菌落(培养时间长),志贺菌为无色或粉红色透明菌落。通常出现上述典型菌落,但也可有非典型菌落,例如有些沙门菌不产 H_2S,在 XLD 平板上呈无色透明菌落;有些沙门菌可出现黏液型菌落(鼠伤寒沙门菌等);有些宋内志贺菌在 SS 平板上可为粉红色。即使是从事细菌检验多年的人员,也可能被不典型的菌落形态所迷惑,因此,在寻找沙门菌和志贺菌时,应多挑取几个典型和非典型菌落进行鉴定,避免漏检。在挑取单个菌落时,应仔细寻找,不可草率。

问题 48. 如何提高粪便标本培养沙门菌、痢疾志贺菌阳性检出率?

解析:(1)标本采集:抗生素使用前(用药后难以检出)、采样时间(伤寒沙门菌感染患者第二、三周粪便阳性检出率高,志贺发病早期采集黏液脓血便)、尽量挑脓血和黏液部位、立即送检(志贺菌体外存活时间较短),不能及时送检要放入运送培养基。

（2）培养基选择：选择多种培养基（XLD、SS、MAC），同时肉汤增菌，有条件再接种于沙门菌和志贺菌显色平板。

（3）标本接种：尽量挑取脓血部位，分四区划线，每划一区，接种环灼烧一次，冷却后再划下一区，使菌量逐步减少，形成单个菌落（一次性接种环不能用于粪便接种）。

（4）可疑菌落的挑选：除了在 SS、XLD 平板上挑取典型菌落，沙门菌为无色透明、半透明、中心黑色菌落；志贺菌为无色透明、半透明小菌落。还应挑取不典型菌落，SS 平板上粉红色小菌落（某些宋内志贺菌迟缓发酵乳糖）和黏液型菌落（某些鼠伤寒沙门菌）。应多挑取几个典型和非典型菌落进行初步生化反应。

（5）初步生化反应：除了会判断典型 KIA、动力、脲酶，还应识别不典型生化反应（福氏志贺菌 6 型、依波德志贺菌血清型 14 型产气；有些沙门菌不产硫化氢）。

（6）血清学试验：更新血清学知识，避免沙门菌和志贺菌漏检。

问题 49. 引起腹泻的常见病原菌有哪些？

解析：沙门菌属、志贺菌属、致腹泻大肠埃希菌、小肠结肠炎耶尔森菌、弧菌属、嗜水气单胞菌、类志贺邻单胞菌、空肠弯曲菌、幽门螺杆菌、金黄色葡萄球菌、蜡样芽胞杆菌、艰难梭菌、肉毒梭菌、产气荚膜梭菌、念珠菌属（白念珠菌）、曲霉、毛霉等。

问题 50. 分离肠道致病菌选择何种培养基？

解析：肠道致病菌检测不同培养基的选择及其培养特征如下。

细菌名称	培养基选择	菌落特征	备注
沙门菌	XLD	中心黑色、边缘无色透明菌落	
志贺菌	XLD	粉红色或无色透明菌落	
霍乱弧菌	TCBS	黄色菌落	
副溶血弧菌等	TCBS	绿色菌落	
邻单胞菌、气单胞菌	麦康凯琼脂平板	无色透明菌落	
耶尔森菌属	麦康凯琼脂平板	无色透明菌落	
弯曲菌属	CCDA	半透明菌落	初次分离：5% O_2、10% CO_2 和 85% N_2
肠致病性大肠埃希菌	麦康凯平板	粉红色菌落	
肠出血性大肠埃希菌 O157	山梨醇麦康凯平板	无色透明菌落，不发酵山梨醇	
艰难梭菌	CCFA	黄色菌落	需毒素检测
产单核细胞李斯特菌	血琼脂平板	β溶血菌落	

问题 51. 根据粪便的性状，如何判断感染的可能病原菌？

解析：具体如下。

粪便性状	可 能 病 原 菌
脓血便	志贺菌、肠侵袭性大肠埃希菌、肠出血性大肠埃希菌、弯曲菌(幼儿)、拟态弧菌、鼠伤寒沙门菌(偶见)
黏液便	鼠伤寒沙门菌(黄绿色)、肠集聚性大肠埃希菌、肠致病性大肠埃希菌(重者)、小肠结肠炎耶尔森菌、嗜水气单胞菌(30%～50%)、空肠弯曲菌、结核分枝杆菌(肠结核)
水样便	金黄色葡萄球菌(黄绿色水样便)、蜡样芽胞杆菌、鼠伤寒沙门菌、肠集聚性大肠埃希菌、肠致病性大肠埃希菌(蛋花稀便)、肠产毒素性大肠埃希菌、小肠结肠炎耶尔森菌、霍乱弧菌(黄色水样、米泔样)、副溶血弧菌、拟态弧菌、嗜水气单胞菌、艰难梭菌、白念珠菌(蛋清样)

注:此表仅供参考,不作为标准。暗红色或果酱样:阿米巴肠病;褐色便、柏油样:上消化道出血(如胃、十二指肠溃疡,胃癌出血或药物所致)

问题 52. 引起侵袭性腹泻有哪些常见病原体? 发病机制、临床表现是什么?

解析:志贺菌、沙门菌属、肠侵袭性大肠埃希菌、肠出血性大肠埃希菌、空肠弯曲菌、耶尔森菌、产气荚膜梭菌、溶组织内阿米巴等。机制:病原体破坏上皮细胞,造成肠黏膜损伤或溃疡,表现为黏液脓血便。临床表现:中毒症状重,常有发热、腹痛明显、排稀便、黏液脓血便、里急后重、排便次数多等,EHEC 中 O157 : H7 同时产生 VT 毒素和溶血素,可能导致溶血性尿毒症综合征。

溶组织内阿米巴,腹痛腹泻,大便次数 10～15 次,伴有里急后重,表示病变已波及直肠。大便带血和黏液,多呈暗红色或紫红色,糊状,具有腥臭味,病情较重者可为血便。

问题 53. 粪便培养有"纯"铜绿假单胞菌、枸橼酸杆菌或变形杆菌生长,是否要进行鉴定和药敏试验?

解析:不需要做鉴定和药敏试验,铜绿假单胞菌、变形杆菌和枸橼酸杆菌都是肠道正常菌群,一定要慎重,否则会误导临床医生乱用抗生素,杀灭正常菌群,造成不良后果,特别是对个体而言,虽然国内有报道,但在国外,目前没有文献报道上述细菌是引起肠内感染的病原菌。

问题 54. 胃肠道致病菌中哪些发酵乳糖,哪些不发酵乳糖?

解析:不发酵乳糖:沙门菌属、志贺菌属(宋内志贺菌除外)、类志贺邻单胞菌、嗜水气单胞菌、小肠结肠炎耶尔森菌、霍乱弧菌(7%乳糖阳性)、副溶血弧菌、拟态弧菌(21%乳糖阳性)、幽门螺杆菌等。发酵乳糖:致腹泻大肠埃希菌、创伤弧菌生物群(85%乳糖阳性)、宋内志贺菌迟缓发酵型。

问题 55. 生化反应符合沙门菌,H_2S 阳性,A～F 多价血清凝集,O4 抗原凝集,Hi 凝集,H 第二相抗原不凝集,如何处理?

解析:可用平板诱导试验(双相或单相)或肉汤培养方法进行诱导。诱导后还不凝集,可进行多次诱导(曾经有实验室诱导 7 代后才凝集),若还不凝集(排除诊断血清的质量问题),采用质谱技术或分子生物学测序技术进行鉴定,或考虑新的菌种。推荐平板诱导试验,方法如下。

双相诱导平板法:将菌接种在半固体平板表面中心,35℃,培养 16～24 h,可见菌苔扩散生长至接近平板的边缘处,挑取此边缘的菌苔制成悬液,做玻片凝集。

单相诱导平板法:将约 15 ml 的半固体琼脂倾入平板,立即在平板中心加入 2 环已出现凝集的 H 因子血清,用环在中心搅匀,待凝固后,将菌接种在半固体平板表面中心,35℃,培养 16～24 h,可见菌苔扩散生长至接近平板的边缘处,挑取此边缘的菌苔制成悬液,作另一相 H 因子的玻片凝集,通常经 2～3 代的诱导后可出现另一相抗原。

问题 56. 目前沙门菌常用的增菌液有哪几种?

解析:沙门菌增菌液:SBG 增菌液、TTB 四硫磺酸增菌液、SC 亚硒酸盐胱氨酸增菌液和 SF 亚硒酸盐增菌液。

问题 57. 用什么方法将粗糙型菌落诱导成光滑型?

解析:可采用多次传代或肉汤培养。

问题 58. 何为沙门菌诊断血清的多克隆抗体和单克隆抗体?

解析:沙门菌诊断血清的多克隆抗体为使用沙门菌某抗原免疫动物所获得的针对该抗原的血清,而单克隆抗体为使用杂交瘤技术(B 淋巴细胞与骨髓瘤细胞融合)而获得的针对某沙门菌抗原单一表位的抗体。

问题 59. 伤寒患者不同病程采取何种标本?

解析:① 血培养:病程的第 1 周,采取血培养(毒血症状逐渐加重,血培养常为阳性)。② 粪便培养:2～3 周,粪便培养(从潜伏期开始即可从粪便排菌)。③ 尿培养:3 周也可以采尿培养(从病程第 1 周末开始经尿排菌,病程第 3 周,伤寒沙门菌继续随血流散播至全身各脏器与皮肤等处,经胆管进入肠道随粪便排出,经肾脏随尿液排出,此时粪便、尿液培养可获阳性)。④ 骨髓培养:全程均可骨髓培养(骨髓中伤寒沙门菌最多,持续时间较长,故培养阳性率最高)。

问题 60. 肥达反应是什么? 结果如何判断?

解析:肥达反应是指用已知伤寒、副伤寒沙门菌 O 和 H 抗原,检测受检血清中有无相应抗体及其效价的凝集试验,用来辅助诊断伤寒和副伤寒。

结果判断:血清特异性抗体阳性,肥达反应 O 抗体凝集效价≥1:80,H 抗体凝集效价≥1:160,恢复期效价增高 4 倍以上者。

问题 61. 为什么"黏液型"沙门菌(如鼠伤寒、都柏林沙门菌)在肠外标本中容易分离出,而在粪便标本中却检测不到?

解析:肠外标本(如胸腔积液、腹水、尿等)若分离出细菌往往种类单一,容易被发现,而粪便标本中细菌种类多,容易被其他细菌所掩盖。在挑取伤寒沙门菌可疑菌落时,往往只考虑透明、半透明、黑心的菌落,忽视不典型"黏液型"菌落。而且"黏液型"菌落容易与不分解乳糖的肺炎克雷伯菌、大肠埃希菌、鲍曼不动杆菌等相混淆。

同时,由于教科书上仅描述典型的沙门菌属菌落形态(透明、半透明、黑心的菌落),而忽略了"黏液型"菌落的存在,因此,造成在实际工作中"黏液型"沙门菌的漏检。

问题 62. 如何进一步进行沙门菌血清学鉴定?

解析:对生化反应符合伤寒沙门菌的菌株,先用沙门菌(A～F)多价 O 血清进行凝集分群(95%以上的沙门菌属于 A～F 群),确定其是否在 A～F 6 个 O 群的范围内,然后选择 O 特异性抗原将可疑菌鉴定到群(若 O2 凝集为 A 群,O4 为 B 群,O7 为 C1 亚群,O8 为 C2 亚群,O9 为 D 群,O3、O10 为 E 群,O11 为 F 群)。

再用 H 因子血清第一相(特异相)定型,最后用 H 因子第二相(非特异相)辅助定型。按照沙门菌属诊断抗原表(附录一)判定菌型。

若生化反应符合沙门菌,但 A～F 多价血清不凝集(首先考虑是否存在 Vi 抗原,因为 Vi 抗原能阻断 O 抗原与相应抗体发生凝集),应将细菌制成菌悬液,放入沸水中 15～30 min,冷却后再次做凝集试验。若去除 Vi 抗原后仍不凝集,此时应考虑是否为 A～F 以外菌群,送专业实验室进行鉴定。

问题 63. KIA 或 TSI 结果符合志贺菌,但不与任何志贺菌多价抗血清凝集,有哪几种可能?

解析:首先考虑是否存在 K 抗原,其可阻止 O 抗原和相应抗血清发生凝集反应,将菌液加热到 $100℃$,15～30 min 后再进行凝集。

若凝集则是某志贺菌;若不凝集,可能是一个不产 H_2S 的伤寒沙门菌菌株。可用 A～F 沙门菌多价和分群抗血清进行试验。用 D 群和 Vi 抗血清进行凝集试验。或者是一株不常见的志贺菌,或是一个新的志贺菌血清型。若两者都排除,必须进行系统生化试验鉴定,应送上级实验室进一步鉴定。

问题 64. 临床上 KIA 或 TSI 的初步生化反应符合志贺菌,做血清凝集试验结果符合志贺菌,直接报告临床某某志贺菌,这样可行吗?

解析:这是错误的。KIA 或 TSI 不代表系统生化反应,血清凝集后,还要通过仪器鉴定或系统生化反应来确定最终报告。鉴定志贺菌应做生化试验和血清学试验,两者缺一不可,不可仅凭生化试验或血清学试验结果来判断,因为诊断血清的非特异性交叉凝集并不少见。

问题 65. 粪便培养沙门菌、志贺菌为阴性时,报告未检出致病菌,这种报告方式可以吗?

解析:不应采用“未检出致病菌”的报告方式。报告方式应以检验目标菌的结果而定,如粪便培养(沙门菌、志贺菌)阳性者,应报告菌名(X 沙门菌或 X 志贺菌);阴性者应报告“未检出沙门菌或志贺菌”。引起腹泻的病原菌很多,当分离粪便中的病原菌时,目前没有一种选择培养基能使所有致病菌生长,未检出沙门菌或志贺菌并不意味着不存在由其他病原菌引起的感染。

问题 66. 仪器鉴定生化反应符合志贺菌,血清凝集试验出现自凝现象,应该如何处理?

解析:应进行传代培养(3～5 代),再进行凝集,若还出现自凝现象,可用 MALDI‐TOF MS 或测序技术进行鉴定。

(周庭银)

附录五　抗生素药物名称英汉对照

Comparison of Antibiotic Name in English With that in Chinese

（注：括号内中文为别名或商品名）

青霉素类

　　Benzathine　苄星青霉素

　　Cloxacillin　氯唑西林

　　Dicloxin　双氯青霉素

　　Dicloxacillin　双氯西林

　　Flucloxacillin　氟氯西林

　　Methicillin（ME）　甲氧西林（新青霉素Ⅰ）

　　Nafcillin　萘夫西林（新青霉素Ⅲ）

　　Oxacillin（OX）　苯唑西林（新青霉素Ⅱ）

　　Penicillin　青霉素

　　Amoxicillin　阿莫西林

　　Ampicillin（AM）　氨苄西林

　　Hetacillin　海他西林

　　Carbenicillin（CB）　羧苄西林

　　Piperacillin　哌拉西林（氧哌嗪青霉素）

　　Azlocillin　阿洛西林（咪氨苄青霉素）

　　Mezlocillin（MEZ）　美洛西林

　　Ticarcillin（TIC）　替卡西林（羟噻吩青霉素）

头孢菌素类

第一代头孢菌素

　　Cefacetrile　头孢乙氰（先锋霉素Ⅶ）

　　Cefadroxil　头孢羟氨苄

　　Cefalexin　头孢氨苄（先锋霉素Ⅳ）

　　Cefaloglycin　头孢来星（先锋霉素Ⅲ）

　　Cefapirin　头孢匹林（先锋霉素Ⅷ）

　　Cefazolin　头孢唑林（先锋霉素Ⅴ）

　　Cefradine　头孢拉定（先锋霉素Ⅵ）

　　Cefroxadine　头孢沙定

Ceftezole　头孢替唑

Cephaloridine　头孢噻啶(先锋霉素Ⅱ)

Cefalotin(CF)　头孢噻吩(先锋霉素Ⅰ)

第二代头孢菌素

Cefaclor(CEC)　头孢克洛

Cefamandole(CFM)　头孢孟多

Cefmenoxime　头孢甲肟

Cefmetazole　头孢美唑

Cefonicid　头孢尼西

Ceforanide　头孢雷特

Cefotiam　头孢替安

Cefprozil　头孢丙烯(头孢普罗)

Cefuroxime(CXM)　头孢呋辛(头孢呋肟)

Cefuroxime Axetil　头孢呋辛酯

第三代头孢菌素

Cefdinir　头孢地尼

Cefetamet(CTM)　头孢他美

Cefixime(CEX)　头孢克肟

Cefodizime　头孢地嗪

Cefoperazone(CFP)　头孢哌酮(头孢氧哌唑、先锋必)

Cefotaxime(CTX)　头孢噻肟(凯福隆)

Cefpinmizole　头孢咪唑

Cefpiramide　头孢匹胺

Cefpodoxime　头孢泊肟

Cefsulodin　头孢磺啶

Ceftazidime(CAZ)　头孢他啶(复达欣)

Cefteram　头孢特仑

Ceftibuten　头孢布烯

Ceftizoxime　头孢唑肟(头孢匹美)

Ceftriaxone(CRO)　头孢曲松(罗氏芬)

第四代头孢菌素

Cefepime(FEP)　头孢吡肟

Cefpirome　头孢匹罗

头霉素类

Cefmetazole(CMZ)　头孢美唑

Cefotetan　头孢替坦

Cefoxitin（CFX） 头孢西丁（美福仙）

碳青霉烯类

Imipenem（IPM） 亚胺培南（亚胺硫霉素）

Imipenem/Cilastatin 亚胺培南-西司他丁（泰能）

Meropenem 美罗培南（美平）

Panipenem 帕尼培南

其他 β-内酰胺类

Aztreonam（AZT） 氨曲南（菌克单）

Carumonam 卡芦莫南

β-内酰胺酶抑制剂

Amoxicillin/Clavulanic acid（AMC） 阿莫西林-克拉维酸（奥格门汀）

Ampicillin/Sulbactam（AM/SU） 氨苄西林-舒巴坦（优力新）

Cefoperazone/Sulbactam（CSL） 头孢哌酮-舒巴坦（舒普深）

Piperacillin/Tazobactam（TZP） 哌拉西林-他唑巴坦

Ticarcillin/Clavulanic Acid（TCC） 替卡西林-克拉维酸（替门丁）

氧头孢烯类

Folmoxef 氟氧头孢

Latamoxef（Moxalaxtam） 拉氧头孢

喹诺酮类

第一代喹诺酮

Fleroxacin（FLE） 氟罗沙星

Nalidixan Acid（NAL） 萘啶酸

第二代喹诺酮

Oxiolinic Acid 奥索利酸

Piromidic Acid 吡咯米酸

Pipemidic Acid 吡咯酸

第三代喹诺酮

Amifloxacin 氨氟沙星

Cinoxacin 西诺沙星

Ciprofloxacin（CIP） 环丙沙星（环丙氟哌酸）

Enoxacin（ENO） 依诺沙星（氟啶酸）

Levofloxacin（LVF） 左氧氟沙星

Lomefloxacin（LMF） 洛美沙星（罗氟酸）

Norfloxacin（NOR） 诺氟沙星（氟哌酸）

Ofloxacin（OFX） 氧氟沙星（氟嗪酸）

Pefloxacin（PEF） 培氟沙星

Rosoxacin　罗索沙星

Rufloxacin　芦氟沙星

Sparfloxacin（SPF）　司氟沙星

第四代喹诺酮

Clinafloxacin（CLX）　克林沙星

Gatifloxacin（GAT）　加替沙星

Moxifloxacin（MFX）　莫西沙星

氨基糖苷类

Amikacin（AMK）　阿米卡星(丁胺卡那霉素)

Etimicin　依替米星

Gentamicin（GM）　庆大霉素

Isepamicin（ISE）　异帕米星

Kanamycin（KAN）　卡那霉素

Miconomicin（MCR）　小诺米星(小诺霉素)

Monomycin　单霉素

Netilmicin（NET）　奈替米星

Pristinamycin　普那霉素(原始霉素)

Ribostamycin　核糖霉素

Sisomicin　西梭米星

Spectinomycin（SPT）　大观霉素

Streptomycin（STR）　链霉素

Tobramycin（TM）　妥布霉素

四环素类

Doxycycline（DOX）　多西环素(强力霉素)

Lymecycline　赖甲环素

Metacycline　美他环素

Minocycline（MNO）　米诺环素(二甲胺四环素)

Oxytetracycline（OXY）　土霉素

Tetracycline（TCY）　四环素

氯霉素类

Chloramphenicol（CHL）　氯霉素

Thiamphenicol（THI）　甲砜霉素

大环内酯类

Acetylkitasamycin　乙酰吉他霉素

Acetylspiramycin（SPI）　乙酰螺旋霉素

Azithromycin（AZM）　阿奇霉素

Clarithromycin（CLA） 克拉霉素

Erythromycin（E） 红霉素

Erythromycin Ethylsuccinate 琥乙红霉素

Josamycin（JOS） 交沙霉素

Kitasamycin 吉他霉素

Albomycin 白霉素

Midecamycin 麦迪霉素

Roxithromycin（ROX） 罗红霉素

Tylosin 泰洛星

林可霉素类

Clindamycin（CM） 克林霉素（氯洁霉素）

Lincomycin（LIN） 林可霉素（洁霉素）

多肽类

Colistin 多黏菌素 E

Polymyxin B 多黏菌素 B

Norvancomycin 去甲万古霉素

Teicoplanin（TCL） 替考拉宁

Vancomycin 万古霉素

磺胺类

Sulfadiazine（SDI） 磺胺嘧啶

Compound Sulfadiazine 复方磺胺嘧啶

Compound Sulfamethoxazole（SXT） 复方磺胺甲噁唑（复方新诺明）

Trimethoprim（TMP） 甲氧苄啶

硝基呋喃类

Furazolidone（FRZ） 呋喃唑酮（痢特灵）

Nitrofurantoin（FT） 呋喃妥因（呋喃坦啶）

硝基咪唑类

Metronidazole（MTR） 甲硝唑（灭滴灵）

Tinidazole（TIN） 替硝唑

Ornidazole（ORN） 奥硝唑

其他抗生素

Bacitracin 杆菌肽

Fosfomycin（FOS） 磷霉素

Fusidic Acid 夫西地酸

Novobiocin 新生霉素

抗真菌药

Amphotericin B　两性霉素 B

Clotrimazole　克霉唑

Econazole　益康唑

Fluconazole　氟康唑

Flucytosine　氟胞嘧啶

Griseofulvin　灰黄霉素

Itraconazole　伊曲康唑

Ketoconazole　酮康唑

Miconazole　咪康唑

Nystatin　制霉菌素

Terbinafine　特比萘芬

抗结核药

Isoniazid　异烟肼

Rifampicin（RA）　利福平

Rifapentine　利福喷丁

Rifamycin　利福霉素

抗病毒药

Aciclovir　阿昔洛韦（无环鸟苷）

Adefovir Dipivoxil　阿德福韦酯

Cytarabine　阿糖胞苷

Desciclovir　地昔洛韦

Ganciclovir　更昔洛韦

Lamivudine　拉米夫定

Moroxydine　吗啉胍（病毒灵）

Ribavirin　利巴韦林

Vidarabine　阿糖腺苷

Zidovudine　齐多夫定

HIV protease inhibitors　HIV 蛋白酶抑制剂

Nelfinavir　奈非那韦

Indinavir　茚地那韦

Ritonavir　利托那韦

Saquinavir　沙奎那韦

附录六　常见细菌的天然耐药

Natural Resistance

一、革兰阴性菌

1. 肠杆菌科　肠杆菌科的天然耐药如下。

菌　名	天　然　耐　药
奇异变形杆菌	四环素-替加环素;多黏菌素 B-黏菌素;呋喃妥因
普通变形杆菌/潘氏变形杆菌	氨苄西林;头孢唑林;头孢噻吩;头孢呋辛;四环素-替加环素;多黏菌素 B-黏菌素;呋喃妥因
克雷伯菌属(肺炎克雷伯菌)	氨苄西林;替卡西林
摩根菌属(摩根摩根菌)	氨苄西林;阿莫西林-克拉维酸;头孢唑林;头孢噻吩;头孢呋辛;四环素-替加环素;多黏菌素 B-黏菌素;呋喃妥因
阴沟肠杆菌复合群*	氨苄西林;氨苄西林-舒巴坦;阿莫西林-克拉维酸;头孢唑林;头孢噻吩;头孢西丁;头孢替坦;头孢呋辛
赫氏埃希菌	氨苄西林;替卡西林
黏质沙雷菌	氨苄西林;氨苄西林-舒巴坦;阿莫西林-克拉维酸;头孢唑林;头孢噻吩;头孢西丁;头孢替坦;头孢呋辛;多黏菌素 B-黏菌素;呋喃妥因
弗氏枸橼酸杆菌	氨苄西林;氨苄西林-舒巴坦;阿莫西林-克拉维酸;头孢唑林;头孢噻吩;头孢西丁;头孢替坦;头孢呋辛
克氏枸橼酸杆菌	氨苄西林;哌拉西林;替卡西林
产气肠杆菌	氨苄西林;阿莫西林-克拉维酸;氨苄西林-舒巴坦;头孢唑林;头孢噻吩;头孢西丁;头孢替坦;头孢呋辛
雷氏普罗威登斯菌/斯氏普罗威登斯菌	氨苄西林;阿莫西林-克拉维酸;头孢唑林;头孢噻吩;四环素-替加环素;多黏菌素 B-黏菌素;呋喃妥因
蜂房哈夫尼亚菌	氨苄西林;氨苄西林-舒巴坦;阿莫西林-克拉维酸;头孢唑林;头孢噻吩;头孢西丁;头孢替坦
小肠结肠炎耶尔森菌	氨苄西林;阿莫西林-克拉维酸;替卡西林;头孢唑林;头孢噻吩;头孢西丁

说明:① 普罗威登斯菌对除了阿米卡星和链霉素之外的所有氨基糖苷类耐药,对四环素耐药。② 变形杆菌属、雷氏普罗威登斯菌、摩根菌属对亚胺培南的最小抑菌浓度升高,是除产碳青霉烯酶以外的耐药机制,药敏试验为敏感的菌株应报告敏感。③ * 阴沟肠杆菌复合群包含阴沟肠杆菌、溶解肠杆菌、霍氏肠杆菌、阿氏肠杆菌。④ 斯氏普罗威登斯菌对氨基糖苷类、庆大霉素、奈替米星和妥布霉素耐药,但对阿米卡星无天然耐药。⑤ 第三代头孢菌素、头孢吡肟、氨曲南、替卡西林-克拉维酸、哌拉西林-他唑巴坦和碳青霉烯类抗生素没有列出,因为肠杆菌科对它们无天然耐药。⑥ 肠杆菌科同样对克林霉素、达托霉素、夫西地酸、糖肽类抗生素(万古霉素、替考拉宁)、利奈唑胺、达福普汀、利福平和大环内酯类抗生素(红霉素、克拉霉素和阿奇霉素)天然耐药。有些肠杆菌对大环内酯类抗生素例外(如沙门菌属及志贺菌属对阿奇霉素并无天然耐药)

2. 非发酵菌　非发酵菌的天然耐药如下。

菌　名	天　然　耐　药
铜绿假单胞菌	氨苄西林;阿莫西林;氨苄西林-舒巴坦;阿莫西林-克拉维酸;头孢噻肟;头孢曲松;厄他培南;四环素-替加环素;甲氧苄啶;复方新诺明;氯霉素;磷霉素
鲍曼-醋酸钙不动杆菌*	氨苄西林;阿莫西林;阿莫西林-克拉维酸;氨曲南;厄他培南;甲氧苄啶;氯霉素;磷霉素
洋葱伯克霍尔德菌	氨苄西林;阿莫西林;哌拉西林;替卡西林;氨苄西林-舒巴坦;阿莫西林-克拉维酸;哌拉西林-他唑巴坦;头孢噻肟;头孢曲松;头孢吡肟;氨曲南;亚胺培南;厄他培南;多黏菌素 B-黏菌素;氨基糖苷类抗生素;甲氧苄啶;磷霉素
嗜麦芽窄食单胞菌**	氨苄西林;阿莫西林;哌拉西林;替卡西林;氨苄西林-舒巴坦;阿莫西林-克拉维酸;哌拉西林-他唑巴坦;头孢噻肟;头孢曲松;氨曲南;亚胺培南;美罗培南;厄他培南;氨基糖苷类抗生素;甲氧苄啶;磷霉素
木糖氧化无色杆菌	氨苄西林;头孢唑林;头孢噻肟;头孢曲松;头孢西丁;头孢呋辛;厄他培南
脑膜炎败血金黄杆菌	氨苄西林;替卡西林;替卡西林-克拉维酸;头孢唑林;头孢噻肟;头孢曲松;头孢他啶;头孢西丁;头孢呋辛;厄他培南;亚胺培南;美罗培南;多黏菌素 B-黏菌素
人苍白杆菌	氨苄西林;阿莫西林-克拉维酸;替卡西林;替卡西林-克拉维酸;哌拉西林;哌拉西林-他唑巴坦;头孢唑林;头孢噻肟;头孢曲松;头孢他啶;头孢西丁;头孢呋辛;厄他培南

注:* 鲍曼-醋酸钙不动杆菌复合菌可因舒巴坦有抗菌活性而表现对氨苄西林-舒巴坦敏感。**嗜麦芽窄食单胞菌对四环素天然耐药,但对多西环素、米诺环素和替加环素无天然耐药

说明:革兰阴性非发酵菌同样对青霉素(苄青霉素)、第一代头孢(头孢噻吩、头孢唑啉)、第二代头孢(头孢呋辛)、头霉素类(头孢西丁、头孢替坦)、克林霉素、达托霉素、夫西地酸、糖肽类抗生素(万古霉素、替考拉宁)、利奈唑胺、大环内酯类(红霉素、阿奇霉素、克拉霉素)、达福普汀和利福平天然耐药

3. 其他革兰阴性菌　这些细菌的天然耐药如下。

菌　名	天　然　耐　药
流感嗜血杆菌	大环内酯类;夫西地酸
卡他莫拉菌	甲氧苄啶
奈瑟菌属	甲氧苄啶
胎儿弯曲杆菌	夫西地酸;链阳霉素类;甲氧苄啶;萘啶酸
空肠弯曲杆菌	夫西地酸;链阳霉素类;甲氧苄啶

二、革兰阳性菌

革兰阳性菌的天然耐药如下。

菌　名	天　然　耐　药
金黄色葡萄球菌/路邓葡萄球菌	多黏菌素 B-黏菌素；萘啶酸；氨曲南
表皮葡萄球菌	多黏菌素 B-黏菌素；萘啶酸；氨曲南
溶血葡萄球菌	多黏菌素 B-黏菌素；萘啶酸；氨曲南
腐生葡萄球菌	磷霉素；新生霉素；夫西地酸；多黏菌素 B-黏菌素；萘啶酸；氨曲南
头状葡萄球菌	磷霉素；多黏菌素 B-黏菌素；萘啶酸；氨曲南
孔氏葡萄球菌	新生霉素；多黏菌素 B-黏菌素；萘啶酸；氨曲南
木糖葡萄球菌	新生霉素；多黏菌素 B-黏菌素；萘啶酸；氨曲南
链球菌属	夫西地酸；氨基糖苷类
粪肠球菌	头孢菌素*；氨基糖苷类*；克林霉素*；奎奴普丁-达福普汀；甲氧苄啶；复方新诺明*；夫西地酸；氨曲南；多黏菌素 B-黏菌素；萘啶酸
铅黄/鹑鸡肠球菌	头孢菌素*；万古霉素；氨基糖苷类*；克林霉素*；奎奴普丁-达福普汀；甲氧苄啶；复方新诺明*；夫西地酸；氨曲南；多黏菌素 B-黏菌素；萘啶酸
屎肠球菌	头孢菌素*；氨基糖苷类*；克林霉素*；甲氧苄啶；复方新诺明*；夫西地酸；氨曲南；多黏菌素 B-黏菌素；萘啶酸
棒状杆菌属	磷霉素
产单核细胞李斯特菌	头孢他啶；头孢菌素(除头孢他啶)
明串珠菌属、片球菌属、乳杆菌属(某些种)	万古霉素；替考拉宁

注：＊警告：对于肠球菌属，头孢菌素类、氨基糖苷类抗生素(除高水平耐药筛查)、克林霉素和复方新诺明体外试验可表现出活性，但临床无效，所以不应报告敏感。

苯唑西林耐药金黄色葡萄球菌和凝固酶阴性葡萄球菌[甲氧西林耐药葡萄球菌(MRS)]对其他 β-内酰胺酶类药物，如青霉素、β-内酰胺-β-内酰胺酶抑制剂、头孢类[除外抗甲氧西林耐药金黄色葡萄球菌(MRSA)的头孢菌素]、碳青霉烯类天然耐药。因大多数结果表明 MRS 引起的感染性疾病对 β-内酰胺治疗反应差，或因尚未发现有疗效药物的临床数据

三、常见真菌的天然耐药

常见真菌的天然耐药如下。

微　生　物	天　然　耐　药
克柔念珠菌	氟康唑
新型隐球菌	棘白菌素类(卡泊芬净、米卡芬净)
毛孢子菌属	棘白菌素类(卡泊芬净、米卡芬净)
烟曲霉	氟康唑
黄曲霉	氟康唑
土曲霉	氟康唑；多烯类(两性霉素 B)

（续表）

微　生　物	天　然　耐　药
尖端赛多孢子菌、多育赛多孢子菌	氟康唑；伊曲康唑；棘白菌素类（卡泊芬净、米卡芬净）；多烯类（两性霉素 B）
镰刀菌属	氟康唑；棘白菌素类（卡泊芬净、米卡芬净）
接合菌（犁头霉属、毛霉属、根霉属）	氟康唑；伏立康唑；棘白菌素（卡泊芬净、米卡芬净）；伊曲康唑
皮炎芽生菌	棘白菌素类（卡泊芬净、米卡芬净）
粗球孢子菌	棘白菌素类（卡泊芬净、米卡芬净）
荚膜组织胞浆菌	棘白菌素类（卡泊芬净、米卡芬净）
申克孢子丝菌	氟康唑；伏立康唑；棘白菌素（卡泊芬净、米卡芬净）

注：白念珠菌、热带念珠菌、光滑念珠菌、近平滑念珠菌、季也蒙念珠菌、葡萄牙念珠菌、杜氏念珠菌、暗色霉菌（链格孢属、离蠕孢属/弯孢霉属、外瓶霉属）对表中所列抗真菌药物无天然耐药